医博士健康问答丛书
Dauqsaw Canghyw Bozsw Dap Gij Vwndiz Ndangcangq

健康百科

GAK GOH GANGJ NDANGCANGQ

Liz Ningz Cawjbien
黎宁 主编

Lanz Siujyinz Hoiz
兰小云 译

Minzcuz Sawcih Okbanj Cienhangh Swhginh Bangfuz Hanghmoeg
民族文字出版专项资金资助项目

广西科学技术出版社
Gvangjsih Gohyoz Gisuz Cuzbanjse

U0396663

图书在版编目（CIP）数据

健康百科：汉文、壮文 / 黎宁主编；兰小云译. —
南宁：广西科学技术出版社，2020.11（2024.1重印）
（医博士健康问答丛书）
ISBN 978 - 7 - 5551 - 1486 - 4

Ⅰ. ①健… Ⅱ. ①黎… ②兰… Ⅲ. ①保健—
问题解答—壮、汉 Ⅳ. ①R161-44

中国版本图书馆 CIP 数据核字（2020）第 229362 号

健康百科
JIANKANG BAIKE

黎　宁　主编

兰小云　译

策　　划：罗煜涛　　　　　　　责任编辑：李　媛　李宝娟　韦文印
助理编辑：梁佳艳　　　　　　　责任校对：夏晓雯
特约编辑：韦愿娜　　　　　　　壮文审读：覃祥周
装帧设计：韦娇林　　　　　　　责任印制：陆　弟

出 版 人：卢培钊　　　　　　　出版发行：广西科学技术出版社
社　　址：广西南宁市东葛路 66 号　　邮政编码：530023
网　　址：http://www.gxkjs.com
印　　刷：北京虎彩文化传播有限公司

开　　本：787 mm×1092 mm　　1/16
字　　数：505 千字　　　　　　　　印　　张：20.75
版　　次：2020 年 11 月第 1 版　　　印　　次：2024 年 1 月第 2 次印刷
书　　号：ISBN 978 - 7 - 5551 - 1486 - 4
定　　价：100.00 元

《医博士健康问答丛书》编委会

《Dauqsaw Canghyw Bozsw Dap Gij Vwndiz Ndangcangq》Bienveijvei

前言
Vahbaihnaj

当今世界，什么最宝贵？人生的问题中，什么最重要？答案都是两个字——健康。

有了健康，就有了幸福，就有了未来；没有健康，就没有一切。

健康是人全面发展的基础，关系到千家万户的幸福。健康是身体、心理、社会人际和精神道德上的良好完满状态。百姓常说："有啥别有病，没啥别没钱；不怕挣得少，就怕走得早。"

世界卫生组织指出，健康有四大影响因素：父母遗传占15%，环境因素占17%，医疗条件占8%，生活方式占60%。

良好的生活方式有四大基石：合理膳食、适量运动、戒烟限酒、心理平衡。其中合理膳食占13%，心理平衡占30%，其余占57%。由此可以看出，健康的关键在于自己的生活方式，健康的金钥匙在自己手中，最好的医生就是自己。研究表明，健康的生活方式可以使高血压患病率下降55%，糖尿病患病率下降50%，肿瘤患病率下降33%，各种慢性病患病率总体上减少一半。不但使健康寿命延长10年，而且生活质量大大提高。

正是基于这样的理念，广西壮族自治区科学技术协会十分重视在人民群众中普及医药、卫生、保健、养生知识，他们从所主管的医药科普报纸《医药星期三》上，精选出许多由医学专家编写、深受广大读者欢迎、能正确解答群众防病治病疑惑的医学科普文章，汇编成《医博士健康问答丛书》，内容涵盖名医经验、奇方妙术、药物食疗、健康百科等诸多方面的保健知识，用问答的形式，专业且通俗易懂地解答广大人民群众在医疗保健、防病养生方面的常见问题，并且尽量做到"贴近百姓、贴近生活、贴近实践"，使普通百姓"一看就懂、一懂就用、一用就灵"。《医博士健康问答丛书》的出版发行，旨在向广大人民群众普及医药、卫生、保健、养生知识，使读者学会自我保健、防病养生的方法，帮助人们真正保持健康。希望本丛书能成为广大读者生活中的健康指南、良师益友。

由于每个人存在个体差异，患病后所表现的症状轻重不同，因此读者在使用本丛书的中医药验方之前，请先咨询中医师的意见，在医师指导下用药，以便达到少花钱治好病的效果。

Gwnzbiengz ngoenzneix, gijmaz ceiq dijbauj? Gij vwndiz ciuhvunz, gijmaz ceiq youqgaenj? Dapanq cungj dwg song cih saw——Ndangcangq.

Ndangcangq, couh miz vuenyungz, couh miz daengzcog; ndang mbouj cangq, gijmaz cungj mbouj miz.

Ndangcangq dwg aen giekdaej bouxvunz ndaej cienzmienh fazcanj, nangq daengz cien gya fanh hoh ndaej mbouj ndaej vuenyungz. Ndangcangq dwg cungj yienghndei caezcienz bau daengz ndangdaej、simleix、gij gvanhaeh vunz caeuq vunz youq gwnzbiengz nem gwnz cingsaenz daudwz fuengmienh. Beksingq ciengz gangj: "Miz maz gaej miz bingh, mbouj miz maz gaej mbouj miz cienz, mbouj lau ngaenz ra ndaej noix, caenh lau vunz bae ndaej caeux."

Seiqgyaiq Veiswngh Cujciz gangj daengz, miz seiq daih yienzsuq yingjyangj daengz ndangcangq: Bohmeh cienzhawj ciemq 15%, vanzging yinhsu ciemq 17%, yihliuz diuzgen ciemq 8%, swnghhoz fuengsik ciemq 60%.

Swnghhoz fuengsik ndei miz seiq aen goekdaej: Hableix gwnndoet、habdangq yindung、gaiq ien hanh laeuj、simleix doxdaengh. Ndawde gwnndoet hableix ciemq 13%, simleix doxdaengh ciemq 30%, gizyawz ciemq 57%. Daj neix yawj ndaej ok, yaek aeu ndangcangq ceiq youqgaenj dwg swnghhoz fuengsik bonjfaenh, fagseiz gim ndangcangq dawz youq gwnz fwngz bonjfaenh, boux canghyw ceiq ndei hix dwg bonjfaenh.

Yenzgiu biujmingz, gij swnghhoz fuengsik bauj ndangcangq ndaej hawj gij bingh hezyaz sang doekdaemq 55%, baenz cungj binghnyouhdangz doekdaemq 50%, gij bingh baenz foeg doekdaemq 33%, baenz gij binghmenhsingq cungjdaej gemjnoix dingz ndeu. Mboujdanh hawj vunz lai souh lai ndangcangq 10 bi, caemhcaiq swnghhoz caetliengh ndaej daezsang lailai.

Cingq aenvih miz yiengh leixniemh neix, Gvangjsih Bouxcuengh Swcigih Gohyoz Gisuz Hezvei haemq yawjnaek youq ndaw yinzminz ginzcung bujgiz gij cihsiz yihyoz、veiswngh、bauj ndangcangq、ciengxndang haenx, gyoengqde daj faenh bauqceij yihyoz gohbuj 《Yihyoz Singhgizsam》 gag guenj haenx, genj ok haujlai faenzcieng yihyoz gohbuj youz doengh boux lauxhangz yihyoz biensij、ndaej daengz gyoengq bouxdoeg haengjheiq, ndaej cingqdeng daeuj gejdap gij ngeizvaeg cungqvunz baenzlawz fuengzbingh ywbingh, gyoebbien baenz 《Dauqsaw Canghyw Bozsw Dap Gij Vwndiz Ndangcangq》, ndaw saw neiyungz baudaengz gij gingniemh canghyw mizmingz、gij danyw daegbied ywfap giuj、gwn doxgaiq ndaej ywbingh、bak goh gangj ndangcangq daengj haujlai fuengmienh gij cihsiz baujgen, yungh cungj hingzsik camdap, conhyez caemhcaiq doengsug heih rox daeuj gejdap gyoengq yinzminz ginzcung youq yihliuz baujgen、fuengzbingh ciengxndang fuengmienh gij vwndiz ciengz raen haenx, caemhcaiq caenhliengh guh daengz "depgaenh beksingq、depgaenh swnghhoz、depgaenh sizcen", hawj bujdungh beksingq "baez yawj couh rox、baez rox couh yungh、baez yungh couh lingz". 《Dauqsaw Canghyw Bozsw Dap Gij Vwndiz Ndangcangq》oksaw fathengz, muzdiz dwg hawj gyoengq yinzminz ginzcung bujgiz yihyoz、veiswngh、bauj ndangcangq、ciengxndang, hawj bouxdoeg hag rox gij fuengfap gag bauj bonjfaenh、fuengz bingh ciengxndang haenx, bang gyoengqvunz caencingq baujciz ndangcangq. Maqmuengh dauq saw neix ndaej dazyinx gyoengq bouxdoeg ndangcangq、baenz boux lauxsae ndei baengzyoux ndei ndaw swnghhoz.

Aenvih ndangdaej gak boux gak mbouj doxdoengz, baenzbingh le gij binghyiengh de biujyienh okdaeuj haenx naekmbaeu mbouj doxdoengz, ndigah bouxdoeg youq mwh caengz yungh gij danyw Ywdoj bonj saw neix gaxgonq, cingj cam gij cawjeiq bouxcanghyw Ywdoj, youq canghyw cijdauj baihlaj yungh yw, yawhbienh ndaej aen yaugoj noix yungh cienz yw ndei bingh.

目录
Moegloeg

内　科
Neigoh

外　科
Vaigoh

其他科

Goh'wnq

内　科
Neigoh

一、呼吸内科
It、Neigoh Diemheiq

胸闷气喘为啥要查肺功能？
Aekndaet ngaebheiq vih gijmaz aeu caz gunghnwngz bwt?

慢性阻塞性肺疾病（COPD）是一种以咳嗽咳痰、慢性进行性加重的胸闷气促为主要症状的气道疾病。疾病初期大多没有症状或症状轻微，一旦患者感到胸闷后就诊，已经是中重度以上了。肺功能检查是确诊 COPD、判断病情严重程度的关键手段，简单易行，不抽血，无痛苦。

建议 40 岁以上人群应该定期检查肺功能，尤其是吸烟、工作环境空气质量差、经常烹饪、有 COPD 家族史的高危人群，无论有没有呼吸道症状都应每年检查一次。

Binghbwt heiq saek singqnumq (COPD) dwg cungj bingh saiheiq ndeu, cungj bingh neix cujyau binghyiengh dwg ae、ae miz myaiz、aekndaet ngaebheiq menhmenh gya naek baenz gij bingh youqgaenj. Baenz bingh cogeiz dingzlai mbouj miz binghyiengh roxnaeuz miz binghyiengh mbaeu, miz saek ngoenz vunzbingh roxnyinh aekndaet cix bae yawjbingh, gaenq dwg deng bingh maqhuz naek lo. Bwt gunghnwngz genjcaz dwg aen soujduenh ceiq youqgaenj bae doekdingh bingh COPD、duenqdingh binghcingz youqgaenj cingzdoh haenx, genjdanh yungzheih guh, mbouj yungh cou lwed, mbouj miz haemzhoj.

Genyi gyoengq vunz 40 bi doxhwnj haenx wnggai dinghgeiz bae genjcaz aen gunghnwngz bwt, daegbied dwg doengh gyoengq vunz yungyiemj lai beijlumj bouxcitien、boux youq ndaw vanzging hoengheiq caetliengh yaez guhhong、boux ciengzseiz dajcawj、boux miz COPD gyahcuz lizsij haenx, mboujlwnh miz mbouj miz gij binghyiengh saidiemheiq, cungj wngdang moix bi genjcaz baez ndeu.

老年人呼吸音有变化意味着什么？
Bouxlaux sing diemheiq miz bienqvaq, eiqsei dwg naeuz gijmaz?

老年人如果呼吸的节奏变化明显、呼吸声音异常，就要引起重视。

如果呼吸节奏由慢变快，然后由快变慢，接着停顿 5～30 秒钟，又重复上述变化，像潮水涨落一样反复进行，说明可能呼吸道不通畅，如慢性阻塞性肺疾病引起堵痰、缺氧，或脑动脉硬化致使大脑神经供血不足，最好及时就医。

如果表现为规律呼吸几次后，突然停止一段时间又开始，原因与上述潮式呼吸类似，但病情可能更重。

如果呼气时突然中断，呼吸变得浅而快，叫做抑制性呼吸，意味着可能胸部受了外伤，如肋骨骨折或有胸膜病变等。

还有一种叹气样呼吸，即在正常呼吸中会插入一次像叹气一样的大口呼吸，并同时叹气，这主要由情绪变化所致，如神经衰弱、精神紧张或患抑郁症。

此外，老年人如果呼吸声变粗变大，或呼吸变得短促，特别是在轻微体力活动后感觉喘不上气，可能是因肺部感染或心功能异常造成的，需及时就诊。

Bouxlaux danghnaeuz diemheiq cezcou bienqvaq mingzyienj、sing diemheiq mbouj doengz bingzciengz, couh yaek aeu yawjnaek de lo.

Danghnaeuz gij cezcou diemheiq youz menh bienq vaiq, yienzhaeuh youh youz vaiq bienq menh, ciep roengzdaeuj dingz 5～30 miuxcung le, youh cungzfuk gij bienqvaq baihgwnz, lumj raemxcauz hwnj roengz baedauq nei, gangjmingz saidiemheiq aiq mbouj doengswnh lo, lumjbaenz binghbwt heiq saek singqnumq cauhbaenz myaiz saek、yangjgi noix, roxnaeuz doenghmeg uk giet ndongj, sawj saenzging uk gung lwed mbouj gaeuq, ceiq ndei gibseiz bae yihyen yw.

Danghnaeuz biujyienh baenz gvilwd diemheiq geij baez le, sawqmwh dingz duenh seizgan ndeu youh hainduj, yienzaen caeuq baihgwnz gangj Cauzsiz diemheiq doxlumj, hoeng binghcingz aiq engq naek lo.

Danghnaeuz youq mwh cuengq heiq sawqmwh gatduenh, diemheiq bienq ndaej feuh youh vaiq, heuhguh hanhhaed diemheiq, couh dwg naeuz, aen aek aiq deng sieng baihrog lo, lumjbaenz ndoksej raek roxnaeuz muegaek baenzbingh daengj.

Lij miz cungj diemheiq ndeu lumj danqheiq nei, couh dwg youq cingqciengz diemheiq ndawde cap haeuj baez diemheiq hung lumj danqheiq nei, caemhcaiq doengzseiz danqheiq, neix cujyau dwg aenvih simcingz bienqvaq nyexhwnj, lumjbaenz saenzging doeknyieg、cingsaenz gaenjcieng roxnaeuz baenz bingh nyapnyuk doengh gij bingh neix cauhbaenz.

Linghvaih, bouxlaux danghnaeuz sing diemheiq bienq co bienq hung, roxnaeuz diemheiq bienq dinj bienq vaiq, daegbied dwg guh didi hong mbaeu gvaq le roxnyinh diemheiq mbouj hwnj, aiq dwg aenvih aenbwt deng bingh roxnaeuz gunghnwngz sim mbouj doengz bingzciengz cauhbaenz, aeu gibseiz bae yihyen yw.

呼吸音变粗暗示什么？
Sing diemheiq bienq co amqnaeuz gijmaz?

人的呼吸系统从 25 岁以后开始逐步老化，到 80 岁时其功能已降到 20 岁时的 60%，尤以呼吸系统的贮备功能受损最早和最明显。随着年龄的增长，老人的通气功能逐渐减弱，肺泡逐渐失去弹性，气道阻力增加（主要是气道口径狭窄所致），换气功能减弱。

因此老人更容易产生呼吸费力、呼吸音变粗等症状，以弥补其功能的不足。

老人应该注意呼吸的这些生理变化，尤其当老人患有相关呼吸道疾病，如慢性阻塞性肺疾病、哮喘、慢性支气管炎时，呼吸症状就会加重，甚至出现呼吸衰竭威胁生命。此时，老人必须引起重视，需到医院做相关检查，进行积极治疗。

Aen hidungj diemheiq bouxvunz daj 25 bi gvaqlaeng hainduj cugbouh bienq geq, daengz 80 bi seiz gij gunghnwngz de gaenq doek daengz seiz 20 bi 60％, daegbied dwg gij gunghnwngz bwhyo diemheiq hidungj, deng vaih ceiq caeux caeuq ceiq mingzyienj. Riengz nienzgeij demmaj, gij gunghnwngz doengheiq bouxlaux cugciemh gemjnyieg, bopbwt cugciemh mbouj miz danzsing, saiheiq cujliz demgya (cujyau dwg conghbak saiheiq gaebged cauhbaenz), gunghnwngz vuenh heiq gemjnyieg. Ndigah bouxlaux engq yungzheih ok gij yienghsiengq diemheiq dwgrengz、sing diemheiq bienq co daengj, daeuj bouj gij gunghnwngz mbouj gaeuq de.

Bouxlaux wnggai haeujsim diemheiq doengh gij sengleix bienqvaq neix, daegbied dwg bouxlaux baenz gij bingh caeuq saidiemheiq mizgven haenx, lumj binghbwt heiq saek singqnumq、ae'ngab、cihgi'gvanjyenz singqnumq seiz, binghyiengh diemheiq couh rox gyanaek, lij miz diemheiq doekbaih haep daengz sengmingh bae dem. Seizneix, bouxlaux itdingh aeu yawjnaek, aeu bae yihyen genjcaz, cizgiz bae yw.

练吹气球为何能预防慢性阻塞性肺疾病？
Lienh boq gigiuz vihmaz ndaej yawhfuengz gij binghbwt heiq saek singqnumq ne?

在临床上，腹式呼吸和缩唇呼吸两者相结合锻炼，可有效改善肺功能，增加肺活量，对预防慢性阻塞性肺疾病很有帮助。

这里为大家推荐一个颇为有趣的预防慢性阻塞性肺疾病的方法——吹气球。吹气球是深呼吸运动，有利于肺部机能的锻炼。男性练习的时候可以选稍微大点的气球，每天锻炼2次，每次吹5遍左右，以后可循序渐进，根据个人耐受度逐渐加大吹气量。

Youq seiz yawjbingh ywbingh, aeu dungx diemheiq caeuq suk naengbak diemheiq song yiengh neix doxgiethab daeuj lienh, ndaej mizyauq gaijndei gunghnwngz bwt, demgya feihozlieng, doiq yawhfuengz binghbwt heiq saek singqnumq gig miz bangcoh.

Gizneix doigawj hawj daihgya aen fuengfap yawhfuengz binghbwt heiq saek singqnumq ndeu——Boq gigiuz. Boq gigiuz dwg aen yindung diemheiq hung ndeu, doiq lienh bwt gihnwngz mizleih. Mwh bouxsai lienh, ndaej genj aen gigiuz loq hung di, moix ngoenz lienh 2 baez, moix baez boq 5 baez baedauq, gvaqlaeng ndaej lunz guh baenaj, ciuq gag boux naihsouh cingzdoh cugciemh lai boq di heiq haeuj bae.

周围环境过于干净为何反而易致哮喘？

Seiqhenz vanzging seuqcingh gvaqbouh，vihmaz dauqfanj yungzheih baenz ae'ngab？

最新研究表明，越是只见鲜花草木、高楼大厦，不见垃圾的发达国家和地区，哮喘的发病率就越高。若在居住环境中长期使用有抗菌作用的清洁剂或经常使用杀虫剂等，与病原微生物的接触以及被细菌或病毒自然感染的概率减少，但机体却易于发生过敏性哮喘。因此，在日常生活中，不必过分在意环境是否干净，切忌打扫过度频繁，在清扫时也应少用有杀菌作用的清洁剂和卫生用品。

Gij yenzgiu ceiq moq de biujmingz，yied dwg cijraen miz va hai faex maj、ranz hung laeuz sang，mbouj raen miz nyapnyaj doengh aen guekgya fatdad caeuq digih de，baenz bingh ae'ngab couh yied lai. Danghnaeuz youq ndaw diegyouq ciengzgeiz sawjyungh gijyw cawzseuq ndaej ganggin de roxnaeuz ciengzseiz sawjyungh gijyw gajnengz daengj，gij daihgaiq beijlwd caeuq gij veizswnghvuz ndaej hawj vunz baenz bingh haenx ciepcuk gemjnoix，gij daihgaiq beijlwd deng sigin roxnaeuz binghdoeg swhyienz lahdawz de gemjnoix，hoeng aenndang dauqfanj yungzheih deng gominjsing ae'ngab. Vihneix，youq bingzciengz swnghhhoz ndawde，vanzging seuqcingh mbouj seuqcingh mbouj yungh dawzhaeujsim baenzlai，dinghgeih baet ranz deih gvaqbouh，youq mwh baet ranz hix wnggai noix yungh gij yw cawzseuq caeuq gij doxgaiq guh veiswngh ndaej gaj nengz haenx.

缺乏维生素 D 为何会加重肺病病情？

Veizswnghsu D noix vihmaz binghbwt ndaej gyanaek？

研究表明，维生素 D 有助于减轻炎症。因此维生素 D 缺乏者更容易发生炎症、感染，导致慢性阻塞性肺疾病。不过，最新研究发现，给中重度慢性阻塞性肺疾病患者补充维生素 D 后，只有明显缺乏维生素 D 的患者呼吸困难发作次数大幅减少。

有证据表明，缺乏维生素 D 可加重哮喘、减弱肺功能。所以，慢性肺病患者可在医生指导下合理补充钙剂，同时要注意多晒太阳。

Yenzgiu biujmingz，veizswnghsu D ndaej gemjmbaeu yenzcwng. Ndigah，boux veizswnghsu D noix de engq yungzheih deng yenzcwng、lahdawz，yinxhwnj binghbwt heiq saek singqnumq. Mboujgvaq，gij yenzgiu ceiq moq de fatyienh，bouj veizswnghsu D hawj boux baenz binghbwt heiq saek singqnumq binghnaek caeuq bingh mbouj naek geijlai de le，cijmiz bouxbingh veizswnghsu D noix ndaej mingzyienj de diemheiq hojnanz baezsoq ndaej gemjnoix haujlai.

Miz baengzgawq biujmingz, veizswnghsu D noix rox gyanaek ae'ngab、gemjnyieg gij gunghnwngz bwt. Ndigah, boux baenz binghbwt singqnumq yaek hawj canghyw cijdauj bae hableix bouj ywgaiq, doengzseiz aeu haeujsim lai bae dak di ndit.

老人感冒为何不能硬扛？
Bouxlaux deng dwgliengz vihmaz mbouj ndaej nyengh gwed?

秋季早晚温差大，老人容易感冒，若不引起重视，在病毒感染的基础上，很快会合并细菌感染，极易发生重症肺炎。由于老人发病时往往症状不典型，可能不发热或只是低热，咳嗽少，痰不多，无胸痛，也可以突然畏寒、发热、神志不清、呼吸频率加快、血压下降〔可低于90/60毫米汞柱（12/8千帕）〕、出现感染性休克。因此，老人一旦感冒应立即到医院诊治，千万别硬扛。

预防感冒，首先要保持充足的睡眠、勤锻炼、勤洗手，室内保持通风，均衡饮食，根据天气变化及时增减衣服，并养成良好的个人卫生习惯。另外，每天早、晚用食醋在房间内各熏蒸一次。

Seizcou haethaemh dohraeuj doxca lai, bouxlaux yungzheih deng dwgliengz, danghnaeuz mbouj yawjnaek, deng binghdoeg lahdawz le, gig vaiq couh gyoebhab deng sigin lahdawz, baenz feiyenz binghnaek. Aenvih bouxlaux fatbingh seiz, binghyiengh ciengzciengz mbouj denjhingz, miz mbouj fatndat roxnaeuz cijmiz di ndat, ae noix, myaiz mbouj lai, aek mbouj in, hix miz sawqmwh lau nit、fatndat、mbouj cingsingj、diemheiq binzliz gyavaiq, hezyaz doekdaemq〔ndaej daemq gvaq 90/60 hauzmij gungjcu（12/8 cenhba）〕、okyienh deng daima lahdawz. Vihneix, bouxlaux baez dwgliengz wngdang sikhaek bae yihyen yawjbingh, itdingh gaej nyengh gwed.

Yawhfuengz dwgliengz, sien aeu baujciz ninz gaeuq、gaenx lienhndang、gaenx swiq fwngz, ndaw ranz baujciz doeng rumz, bingzyaenx gwnndoet, gaengawq dienheiq bienqvaq gibseiz demgemj buhvaq, caemhcaiq guhbaenz gij veiswngh sibgvenq ndei bonjfaenh. Linghvaih, moix ngoenz haet、haemh aeu meiq youq ndaw rug gak loemz naengj baez ndeu.

如何治疗空调性咳嗽？
Yienghlawz yw baenzae gunghdiuz?

不少人发现自己只要一进入空调房里，就立刻开始咳嗽，且反反复复不见好转。这很可能是因对冷空气过敏而引起的过敏性疾病。对于抵抗力差、过敏体质的人而言，上呼吸道突然受到冷空气的袭击，导致气管、支气管反射性痉挛，就会引起咳嗽、气喘。

对于"空调咳"，不要急着吃止咳药，应尽量不要长时间待在空调房里，空调温度不宜调得过低，保持室内湿度，多喝水，保持咽喉部湿润，症状就会有所缓解。"空调

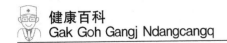

咳"患者多为肺气虚寒,如果咳嗽迁延不愈,可用止咳散的汤药来治疗,但是舌苔黄、火气大的患者不宜服用。使用空调前首先要注意防尘清洁,及时清洗空调上的过滤器,以防止病原微生物在过滤器上繁殖生长,给人体带来危害。

Miz haujlai vunz raen bonjfaenh cijaeu baez haeuj ndaw ranz gunghdiuz, couh sikhaek ae hwnjdaeuj, caemhcaiq fanfan foekfoek mbouj rox ndei. Neix aiq dwg aenvih doiq hoengheiq gyoet gominj cix yinxhwnj bingh gominj. Doiq boux dingj bingh ca、ndang gominj haenx daeuj gangj, saidiemheiq sawqmwh deng rumznit caegguk hoenx, yinxhwnj hozgyongx、cihgi'gvanj fanjsesing hwnjgeuq, couh yinxhwnj ae、ae'ngab.

Doiq "baenzae gunghdiuz", gaej gip gwn yw dingz ae, wnggai caenhliengh gaej youq ndaw fuengz gunghdiuz dingz seizgan nanz lai, dohraeuj gunghdiuz mbouj hab diuz ndaej daemq lai, baujciz dohdumz ndaw rug, lai gwn raemx, baujciz conghhoz yinh, binghyiengh couh ndaej gemjmbaeu lo. Boux "baenzae gunghdiuz" dingzlai dwg heiqbwt hawcaep, danghnaeuz ae seizgan nanz mbouj rox ndei, ndaej aeu gij ywraemx dingzaesanq daeuj yw, hoeng bouxbingh ailinx henj、huj lai haenx mbouj hab gwn. Sawjyungh gunghdiuz gaxgonq sien aeu haeujsim cawz faenx seuqcingh, gibseiz swiq gij doxgaiq daihlawh ndaw gunghdiuz, fuengzre gij veizswnghvuz goekbingh sengsanj youq giz daihlawh, daiq sienghaih hawj ndang vunz.

感冒后久咳怎么办?
Dwgliengz le baenzae nanz mbouj rox ndei baenzlawz guh ne?

有的人感冒了,经过治疗后其他症状明显好转,可就是一直咳嗽,晚上睡觉时咳得更厉害。拍胸片、抽血化验检查均未见明显异常,吃了不少抗菌药物,效果也不好。

其实,这种情况属于"感冒后咳嗽"。原因在于:病毒或细菌感染后导致气道上皮损伤,待气道上皮修复后,咳嗽才会停止。这类患者做胸片、血象等检查一般都不会发现异常,多表现为咽痒、刺激性干咳或咳少量白色黏液痰。有的患者白天轻咳,一到晚上平躺后咳嗽就加重,这种症状一般持续3～8周,甚至更长时间。如果咳嗽患者拼命吃消炎药、抗生素等,不仅对治疗咳嗽无益,而且还容易造成体内菌群失调。对部分咳嗽症状明显的患者可以短期使用镇咳药、抗组胺药等治疗。

Mbangj boux deng dwgliengz le, ginggvaq ywbingh, binghyiengh gizyawz bienq ndei haujlai lo, hoeng itcig ae, gyanghaemh ninz seiz ae ndaej engq haenq. Ingj duzben aek、cou lwed vaqniemh genjcaz, cungj mbouj raen gijmaz mingzyienj mbouj doengz bingzciengz, gwn yw dingj gin mbouj noix, yaugoj hix mbouj raen ndei.

Gizsaed, cungj cingzgvang neix dwg "dwgliengz baenzae". Yienzaen dwg: Binghdoeg roxnaeuz sigin lahdawz le, cauhbaenz naeng saiheiq deng sieng, caj naeng saiheiq yw ndei dauq le, ae cij dingz roengzdaeuj. Cungj vunzbingh neix itbuen ingj duzbcn aek、niemh lwed guh itbuenq genjcaz daengj genjcaz cungj genjcaz mbouj ok，dingzlai biujyienh baenz conghhoz humz、gikcoi ae'ngangx roxnaeuz ae ok di myaizniu hau daeuj. Mbangj bouxbingh doengxngoenz ae di，baez daengz doengxhaemh ninz roengzdaeuj le ae couh lai，cungj binghyiengh neix itbuen lienzdaemh 3 daengz 8 aen singhgiz，mizseiz caiqlij engq nanz dem. Danghnaeuz boux baenzae buekmingh gwn ywsiuhyenz、ywgangswnghsu daengj，mboujdan doiq yw bingh'ae mbouj miz ik，caemhcaiq yungzheih cauhbaenz gyoengqgin ndawndang saetdiuz. Doiq mbangj boux baenzae binghyiengh mingzyienj haenx，ndaej aeu yw dingz ae、yw gangcujan daengj yw daeuj gwn duenh seizgan dinj ndeu ywbingh.

冬天咳嗽如何缓解？
Seizdoeng deng ae，hauhlawz gemjmbaeu?

寒冷的冬季，突如其来的咳嗽症状常常让人措手不及。睡觉时试着把枕头垫高一点，咳嗽症状就能得到缓解。

睡觉时垫高枕头不仅能缓解感冒引发的夜咳，而且对另外两类疾病的患者也有帮助。一类是心脏功能不好的人，头部垫高一点，能减轻心脏负荷，避免反射性咳嗽。另一类是胃食管反流的人，高枕卧位可以避免胃中酸性物质返流到呼吸道，产生刺激性咳嗽。需要注意的是，最好是头部、颈部、背部从高到低同时垫高，逐渐过渡，形成一个从头到背的斜坡。有一种办法值得借鉴：用两个枕头，一个横放，另一个竖着搭在上面，呈"T"字形状。

Seizdoeng mbwn nityauyau，bingh ae sawqmwh couh daeuj，hawj vunz re fuengz mbouj gib. Mwh ninz sawq demh aenswiz sang di，couh mbouj ae geijlai lo.

Mwh ninz demh aenswiz sang hwnjdaeuj，mboujdanh ndaej gemjmbaeu gij binghyiengh haemh ae deng dwgliengz yinxfat haenx，caiqlix doiq linghvaih song cungj vunzbingh miz bangcoh dem. Cungj ndeu dwg gij vunz simdaeuz gunghhnwngz mbouj ndei haenx，aen'gyaeuj demh sang di，ndaej gemjmbaeu gij rapdawz simdaeuz，mienx bae fanjsesing baenzae. Lingh cungj dwg gij vunz gwn haeuxndawdungx dauq riuz haenx，ninz swiz sang ndaej mienx gij doxgaiq soemj ndaw dungx dauq roenx daengz saidiemheiq，nyexhwnj gikcoi baenzae. Gij aeu louzsim de dwg，ceiq ndei dwg aen'gyaeuj、diuzhoz、baihlaeng daj sang daengz daemq doengzseiz demh sang，cugciemh gvaqdoh，cauxbaenz aen bolingq daj gyaeuj daengz laeng ndeu. Miz cungj banhfap ndeu cigndaej hag：Yungh song aen swiz，aen ndeu cuengq vang dwk，lingh aen daengj youq baihgwnz，yiengh baenz aen cih "T".

刻意练咳嗽有哪些好处?
Daegdaengq lienh ae miz gij ndeicawq lawz?

说到咳嗽,不少人认为是疾病。其实,咳嗽也是一种保护性反应。刻意练习咳嗽可以清除气管与支气管内的痰液,保障呼吸道通畅。

老人可以在每天早晨起床后或晚上临睡前,选择一处空气清新的地方做深呼吸运动。吸气时将双臂缓缓抬起,然后咳嗽,同时迅速垂下双臂,使气流从口、鼻中喷出,咳出痰液。如此反复做 10 遍左右。做深呼吸运动前可以先喝一杯温开水,具有稀释痰液的作用。每次间歇期做几次正常呼吸,以防过度换气。

Gangj daengz ae, dingzlai vunz nyinhnaeuz dwg bingh. Gizsaed, ae hix dwg cungj baujhusing fanjying ndeu. Daegdaengq lienh ae ndaej siu myaiz ndaw hozgyongx caeuq cihgi'gvanj, baujcang saidiemheiq doengswnh.

Bouxlaux ndaej youq moix ngoenz haetromh hwnqmbonq roxnaeuz gyanghaemh yaek ninz gaxgonq, genj giz dieg hoengqheiq singjsien ndeu guh yindung diemheiq hung. Sup heiq seiz menhmenh yaengx song gen hwnjdaeuj, yienzhaeuh ae, doengzseiz sikhaek diuq song gen roengzdaeuj, hawj heiq daj ndaw bak、ndaw ndaeng daengh okdaeuj, ae myaiz okdaeuj. Yienghneix fanfoek guh 10 baez baedauq. Guh yindung diemheiq hung gaxgonq ndaej gwn cenj raemxraeuj ndeu, miz gij cozyung siu myaiz. Moix baez yietnaiq seizgan guh geij baez cingqciengz diemheiq, fuengzre vuenh heiq gvaqmauh.

为何会咳粉红色泡沫痰?
Vihmaz ae ok myaiz fugfauz saekhoengzmaeq daeuj ne?

高温湿闷的天气,使得急性心肌梗死和心衰发病较多。对心肌梗死病人,发现得越早,挽救生命的希望越大。

急性心肌梗死发作时,病人多有突发性的心前区胸骨后压榨样疼痛,可持续半小时以上,舌下含服硝酸甘油或休息也不能缓解,胸口好像被一块大石头压住而喘不过气来,并伴有大汗淋漓、面色苍白、恐惧和濒死感。有粉红色泡沫痰、不能平卧是这类心肌梗死的信号。患有高血压、冠心病、糖尿病的病人,尤其是中老年人,如果突然出现不明原因的心慌气短、不能平卧、咳嗽、咳粉红色泡沫痰、出冷汗、血压降低、面色苍白、精神萎靡、困倦乏力、胃部不适、胀满恶心、脉搏细弱不规则等征象时,应想到发生急性心肌梗死的可能,要及时到医院就诊,做心电图等检查,早确诊、早治疗,防止猝死发生。

Gij dienheiq oem dumz dohraeuj youh sang haenx, sawj ndaej bingh simgwngj singqgip caeuq bingh simnyieg fat bingh haemq lai. Doiq boux vunzbingh simgwngj, fatyienh ndaej yied caeux, gij maqmuengh ndaej gouq sengmingh haenx couh yied daih.

Bingh simgwngj singqgip fatbingh seiz, boux vunzbingh dingzlai roxnyinh ndokaek baihlaeng simdaeuz baihnaj sawqmwh indot lumj deng dok nei, ndaej lienzdaemh buenq aen cungdaeuz doxhwnj, lajlinx hamz siuhsonh ganhyouz roxnaeuz yietnaiq hix mbouj ndaej gemjmbaeu, bakaek lumjnaeuz deng ndaek rin hung ndeu daenz dwk nei, diem mbouj hwnj heiq daeuj, caemhcaiq buenx miz hanh conhswdswd, naj heu, roxnyinh yieplau caeuq lumj yaekdai nei. Ok myaiz fugfauz saekhoengzmaeq, mboujndaej daengjhai ninzsoh dwg gij saenqhauh cungj simgwngj neix. bouxbingh baenz hezyaz sang, gvansinhbing, dangzniubing, daegbied dwg bouxcungnienz caeuq bouxlaux, danghnaeuz sawqmwh okyienh simvueng heiqdinj, mbouj ndaej ninz daengjhai, ae, ae ok myaiz fugfauz saekhoengzmaeq, ok hanhheu, hezyaz doekdaemq, naj heu, naiqnuek mbouj miz cingsaenz, naetnaiq mbouj miz rengz, dungx mbouj ndei souh, dungxraeng siengj rueg, meg naek nyieg mbouj caezcingj daengj doengh cungj yienghsiengq neix seiz, wnggai siengj daengz aiq baenz bingh gizsing sinhgih gwngjswj, aeu gibseiz bae yihyen yawjbingh, guh sinhdenduz daengj genjcaz, caeux duenh bingh, caeux ywbingh, fuengzre fwt couh dai bae.

如何预防禽流感来袭?
Hauhlawz fuengzre ginzliuzganj lahdawz?

春季，是人群高致病性禽流感的高发期。防范禽流感，应不接触病死家禽和野生禽鸟；到正规的市场购买禽蛋产品，不购买流动商贩来源不明的禽类产品；烹调时注意生、熟食物分开；烹调禽蛋时彻底煮熟。禽流感病毒对高温敏感，在100℃温度下加热2分钟，禽流感病毒即可被杀死。改变一些饮食习惯，如不要相信"生喝鸡血""生吃鸡胆"等偏方，不要生吃鸡蛋，对一些半生不熟的鸡类菜肴也尽量少摄取。保持健康的生活方式。平时应加强体育锻炼，避免过度劳累，注意个人卫生，打喷嚏或咳嗽时应掩住口鼻。保持室内清洁。使用可清洗的地垫，避免使用难以清理的地毯。保持室内空气流通，每天开窗换气两次，每次至少10分钟，或使用排气扇保持空气流通。

患者若出现疑似禽流感症状应立即就医。若出现发热及呼吸道症状，应戴上口罩，及早就医，并告诉医生发病前是否外出游玩及有无与禽类接触史。

Seizcin, dwg aen seizgeiz gyoengqvunz baenz gij bingh ginzliuzganj gig lai ndeu. Fuengzre ginzliuzganj, wnggai mbouj ciepcuk gij bitgaeq binghdai caeuq duzroeg cwx; Bae daengz aen hawciengz cwnggveih de cawx gij canjbinj gyaeq gaeqbit, gaej cawx gij canjbinj gaeqbit gyoengq canghbuenq riuzdoengh mbouj rox daj gizlawz aeu daeuj haenx; Dajcawj seiz haeujsim gijgwn ndip, cug faenhai; Cawj gyaeqgaeqbit aeu cawj cug bae. Gij binghdoeg ginzliuzganj doiq dohraeuj sang minjganj, youq ndaw vwnhdu 100 doh gya ndat 2 faencung, gij binghdoeg ginzliuzganj couh deng gajdai. Gaijbienq di sibgvenq gwn gijgwn, lumjbaenz gaej saenq "gwn lwedndip duzgaeq" "gwn mbeindip duzgaeq" daengj bienfueng, gaej gwn gyaeqgaeq ndip, doiq gij byaeknoh duzgaeq gab ndip haenx hix caenhliengh noix gwn. Baumaenh gij swnghhoz fuengsik cangqheiq haenx. Bingzseiz wnggai gyagiengz lienhndang, gaej baeg gvaqbouh, haeujsim guh veiswngh, haetcwi roxnaeuz ae seiz wnggai goemq ndaeng goemq bak hwnjdaeuj. Baumaenh ndaw ranz seuqcingh. Sawjyungh gij demhdieg ndaej swiq haenx, bietmienx sawjyungh gij deihdamj nanz ndaej cingleix haenx. Baujciz ndaw rug hoengheiq riuzdoeng, moix ngoenz hai cueng vuenh heiq song baez, moix baez ceiqnoix 10 faencung, roxnaeuz yungh baizgisan baujciz hoengheiq riuzdoeng.

Langh bouxbingh okyienh ngeizlumj doihduz liuzganj nei, wngdang sikhaek couh bae ywbingh. Danghnaeuz fatyienh fathwngq caeuq gij binghyiengh saidiemheiq, wnggai daenj aengoemqbak hwnjdaeuj, vaiqdi bae yihyen ywbingh, caemhcaiq naeuz canghyw nyi, baenz bingh gaxgonq dwg mbouj dwg ok rog bae youz, caeuq miz mbouj miz caeuq gaeqbit dox ciepcuk gvaq.

肺部疾病患者为何要注意咳痰？
Boux bwt baenz bingh vihmaz aeu haeujsim ae miz myaiz？

一些医院的急诊科经常会接诊因痰液堵塞气管而需要急救的患者，这些人大都是年老体弱或有慢性阻塞性肺疾病、哮喘等基础病的患者，甚至还有几个月大的婴儿。他们因肺部有炎症，痰液多而黏稠，但又无力咳出，导致痰液阻塞气道而引起呼吸困难甚至危及生命。

医生提醒，年老体弱或有慢性阻塞性肺疾病、哮喘等基础病的患者应注意防护，稍有着凉即使无明显症状也需密切观察。若呼吸道感染有痰要及时排清，气管发生急性气道阻塞，应及时想办法呼救。而遇到年纪大、身体衰弱者，因咳痰乏力发生急性气道阻塞，家属或身边亲友应及时帮其保持气道通畅，如帮助其侧卧、清除口腔分泌物、取出假牙等，也可用手拍背或者让他们吸入温热的水蒸气，以助其排痰。

Mbangj yihyen gizcinjgoh ciengzseiz miz vunzbingh aenvih deng myaiz saek hozgyongx cauhbaenz diemheiq mbouj hwnj le, couh daeuj ywbingh, di vunz neix dingzlai dwg boux nienz laux ndang nyieg roxnaeuz bouxbingh miz bingh giekdaej lumjbaenz binghbwt heiq saek singqnumq、binghhae'ngab daengj doengh cungj bingh neix, lij miz lwgnding geij ndwen hung dem. Gyoengqde aenvih bwt miz yenzcwng, raemxmyaiz lai youh niugwd, hoeng youh mbouj miz rengz ae okbae, cauhbaenz myaiz saek saiheiq cix yinxhwnj diemheiq gunnanz, mizseiz lij haih daengz sengmingh bae dem.

Canghyw daezsingj naeuz, boux laux ndang nyieg roxnaeuz miz binghbwt heiq saek singqnumq、binghhae'ngab daengj doengh gij bingh giekdaej neix, wngdang louzsim fuengzre, loq deng di liengz seiz, couhcinj mbouj miz gij binghyiengh mingzyienj de okdaeuj hix aeu maedcaed cazyawj. Danghnaeuz diuz saidiemheiq deng ganjyenj miz myaiz, aeu gibseiz baiz seuq, hozgyongx baenz bingh saidiemheiq laengzsaek gaenjgip, wnggai gibseiz siengj banhfap heuhgouq. Hoeng bungz daengz boux nienzgeij laux、 ndang nyieg, aenvih ae myaiz okdaeuj mbouj miz rengz, deng saidiemheiq laengzsaek youqgaenj, vunz ndaw ranz roxnaeuz caencik baengzyoux henzndang wngdang gibseiz bang de baujciz lohheiq doengswnh, lumjbaenz bang de fan ndang ninz mbiengj ndeu、 cawzseuq gij doxgaiq mug myaiz、aeu heuj gyaj okdaeuj daengj, hix ndaej yungh fwngz bek baihlaeng de roxnaeuz aeu fwi raeujndat hawj de sup haeuj bae, bang de baiz myaiz.

拍震法助老人排痰有效吗？
Fapbongxdaenh bang bouxlaux baiz myaiz mizyauq lwi?

由于受到某些老年性疾病的困扰，有些老年病人必须长期卧床，但因体质衰弱、咳嗽无力、痰液黏稠，很容易引起呼吸道感染和肺炎。此时不妨试用拍震法排痰。即在患者的背部覆盖一条大毛巾，手掌握成空心拳，拍打病人的背部，力度以患者能够接受为宜。通过震动，促进附着在气管、支气管上的分泌物脱落下来，以便于病人咳出。拍震法可持续 5～10 分钟，然后让病人用力咳嗽，通常可以重复一次拍震操作，每天可做 2 次。

Aenvih deng mbangjdi bingh bouxgeq gaujyauj, miz di vunzbingh bouxgeq itdingh aeu ciengzgeiz ninz gwnzmbonq, hoeng aenvih ndangdaej hawnyieg、ae mbouj miz rengz、myaiz niugwd, gig yungzheih ganjyenj saidiemheiq caeuq baenz feiyenz. Seizneix mboujfuengz aeu fapbongxdaenh daeuj baiz myaiz. Couhdwg youq giz baihlaeng vunzbingh hoemqcw mbaw sujbaq hung ndeu, fwngz gaem baenz aen gienz ndaw gyoeng, bongx baihlaeng bouxbingh, ligdoh aeu vunzbingh ciep ndaej couh ngamj. Doenggvaq saenqdoengh, coicaenh gij doxgaiq nemyouq hozgyongx、cihgi'gvanj haenx loenq roengzdaeuj, yawhbienh hawj bouxbingh ae okdaeuj. Fapbongxdaenh ndaej lienzdaemh guh 5 daengz 10 faencung, yienzhaeuh hawj vunzbingh yungh rengz ae, itbuenq ndaej cungzfuk guh baez bongxdaenh ndeu, moix ngoenz ndaej guh 2 baez.

患慢性支气管炎咳脓痰是怎么回事？
Baenz cihgi'gvanjyenz singqnumq ae ok myaiznong dwg gijmaz eiqseiq?

老年人因呼吸道免疫功能减退，单核吞噬细胞系统功能衰退，使得呼吸道防御功能退化，容易罹患慢性支气管炎。这里给您提个醒，若患了慢性支气管炎咳黏液脓痰就要提高警惕了，可能是慢性支气管炎加重的信号。

慢性支气管炎引发的咳嗽一般早晨较重，白天较轻，晚间睡前有阵咳，痰呈白色黏液泡沫状，不易咳出。当发生急性呼吸道感染时，炎性刺激使得支气管黏膜充血、水肿，支气管腺体增生肥大，黏液腺泡明显增多，腺管扩张，腺体分泌功能亢进，黏液分泌增多，使得痰量增多、黏稠度增大，出现发热、咳嗽加剧、咳痰增多且呈脓性。患有慢性支气管炎的老人应随时留心病情变化，以便及时就医。

Bouxlaux aenvih saidiemheiq menjyiz gunghnwngz gemj doiq, danhhwz ndwnjgwn sibauh hidungj gunghnwngz gemjnyieg, sawj saidiemheiq fuengzhen gunghnwngz doiqvaq, yungzheih baenz cihgi'gvanjyenz singqnumq. Gizneix daezsingj mwngz, danghnaeuz baenz cihgi'gvanjyenz singqnumq, ae myaiz niu myaiz nong, couh aeu singjgaeh, aiq dwg aen saenqhauh cihgi'gvanjyenz singqnumq gya naek lo.

Cihgi'gvanjyenz singqnumq itbuenq haetromh ae ndaej haemq naek, gyangngoenz mbouj ae geijlai, gyanghaemh yaek ninz seiz ae baenzraq, myaiz niu hau lumj fugfauz nei, mbouj yungzheih ae okdaeuj. Mwh deng saidiemheiq ganjyenj singqgip, yenzsing gikcoi sawj nemmuek hozgyawhsaeq cunglwed、foegfouz, hozgyawhsaeq sendij demmaj biz hung, senbau raemxniu mingzyenj demlai, sen'gvanj gya'gvangq, sendij iemqok gunghnwngz angq gvaqbouh, raemxniu iemqok demlai, hawj myaizhaux demlai、yied daeuj yied niugwd, okyienh fatndat、ae engq lai、ae ok myaiz gyalai caemhcaiq lumj nong nei. Bouxlaux baenz bingh cihgi'gvanjyenz singqnumq, wnggai seizseiz haeujsim binghcingz bienqvaq, yawhbienh gibseiz bae ywbingh.

引痰用冷水好还是用热水好？
Cit myaiz aeu raemxgyoet ndei roxnaeuz aeu raemxndat ndei ne？

每当有痰咳不出来时，可尝试"冷水引痰法"：口含冷水，仰头漱口并发出"哦哦"的声音，让冷水在口腔中滚动几次，然后低头吐出并稍用力咳嗽。黏痰遇冷收缩凝固后，就会较为容易地脱离喉咙，轻而易举地吐出来。如反复用凉水含漱，引痰效果会更好。此方法简便易行，老年人或吸烟者咳嗽时不妨一试。

Mboujguenj seizlawz miz myaiz ae mbouj okdaeuj, cungj ndaej sawq guh "fap raemxgyoet cit myaiz"：Bak hamz raemxgyoet, ngiengx gyaeuj riengx bak caemhcaiq fatok sing "o o" haenx, hawj raemxgyoet youq ndawbak fanfoedfoed geij baez, yienzhaeuh ngaem gyaeuj haiz okbae, caemhcaiq yungh di rengz ae. Myaizniu bungz daengz nit sousuk gietndaek le, couh haemq yungzheih duetliz conghhoz, vivangq biq okdaeuj lo. Danghnaeuz fanfoek aeu raemxgyoet hamz soegbak, cit myaiz yaugoj couh engq ndei. Cungj fuengfap neix genjdanh yungzheih guh, bouxlaux roxnaeuz boux gwn ien, mwh ae mboujfuengz sawq baez ndeu yawj.

二、消化内科
Ngeih、Neigoh Siuvaq

消化系疾病怎么会导致背痛？
Bingh siuhvahi baenzlawz ndaej yinxhwnj baihlaeng in?

发现背痛后要考虑有无消化系统各类疾病发生的可能，对照其他症状加以分析，有可能会早期发现某种消化系疾病，做到防患于初起。

一般来说，上部背脊（胸第 4～7 棘突）中线疼痛，与食管疾病关系较大，常见者有食管炎症、食管溃疡、食管功能障碍等。如果发生在中部背脊（胸第 7～12 棘突）中线附近，这种背痛可能与胃及十二指肠疾患有关，常见的有胃溃疡、十二指肠溃疡、胃炎症、十二指肠炎症等，相当于胃脘痛等病痛。如果是左下背部疼痛，常见于急性胰腺炎后期患者、慢性胰腺炎患者。右中下背部疼痛，常见于肝、胆疾病患者。

Raen baihlaeng in le aeu naemjyawj dwg mbouj dwg aiq baenz gak cungj bingh siuvaq hidungj, doiqciuq gij binghyiengh wnq bae guh faensik, goulau ndaej geizcaeux fatyienh moux cungj bingh siuhva hidungj, guh daengz fuengz bingh daj hainduj hwnj.

Itbuen daeuj gangj, baihlaeng duenh baihgwnz cungqgyang (ndokaek 4 daengz 7 aen doedok) in, caeuq gij bingh saihoz gvanhaeh haemq daih, ciengzseiz raen gij bingh de miz：Saihoz yenzcwng、saihoz naeuhnwd、gunghhnwngz saihoz gazngaih daengj. Danghnaeuz in youq laengndang duenh cungqgyang henz cungqgyang (ndokaek 7 daengz 12 aen doedok), cungj baihlaeng in neix aiq caeuq dungx dem cibngeihcijcangz baenz bingh miz gvanhaeh, ciengz raen miz i dungx naeuh、i cibngeihcijcangz naeuh、dungx yenzcwng、cibngeihcijcangz yenzcwng daengj, caeuq dungx in daengj bingh doxha. Danghnaeuz dwg baihlaeng mbiengj baihswix baihlaj in, ciengzseiz raen youq ndaw boux binghhyizsenyenz singqgaenj geizlaeng、boux binghhyizsenyenz singqnumq. Youq baihlaeng mbiengj baihgvaz cungqgyang roengzbae di ndeu in, ciengzseiz raen youq ndaw boux binghdaep、boux binghhmbei.

微生态制剂能否治疗腹泻？
Guh baenz fukyw veizswnghdai，ndaej mbouj ndaej yw oksiq ne？

微生态制剂包括益生菌、益生元、合生元，目前应用较多的是益生菌。微生态制剂适宜治疗 4 类消化系疾病：①腹泻，可以预防和治疗腹泻；②炎症性肠炎，包括克罗恩病和溃疡性肠炎；③肠易激综合征；④幽门螺杆菌感染。

对于免疫缺陷者、抵抗力低下的特殊人群，要慎用微生态制剂。另外，在服用时应警惕过敏反应，特别是过敏体质者。微生态制剂正确的用药方法是在使用抗感染药和抗病毒药后期，辅助给予微生态制剂，以恢复菌群平衡，一般不宜与抗生素、抗菌药、药用炭、鞣酸蛋白、铋剂、氢氧化铝同服，以免杀灭菌株或减弱药效，前后需要间隔2小时，不宜用热水送服。储存时最好放入冰箱冷藏室。

Guh baenz fukyw veizswnghdai baudaengz yw yizswnghgin、yizswnghyenz、hozswnghyenz, seizneix yungh ndaej haemq lai de dwg yw yizswnghgin. Guh baenz fukyw veizswnghdai hab yw 4 loih bingh siuhvahi：①Okdungx, ndaej yawhfuengz caeuq yw oksiq；② Yenzcwngsing bingh cangzyenz, baudaengz bingh gwzlozwnhbing caeuq bingh cangzyenz naeuhnwd；③ Saej heih gik cunghhozcwng；④ Youhmwnzlozganjgin lahdawz.

Doiq gyoengq vunz daegbied menjyiz mbouj gaeuq ndei, dijgangliz doekdaemq haenx, aeu siujsim yungh gij yw guh baenz fukyw veizswnghdai. Linghvaih, youq mwh gwn de wngdang singjgaeh gominj fanjying, daegbied dwg doengh boux ndang heih gominj de. Gij yw guh baenz fukyw veizswnghdai, gij fuengfap yungh yw guh ndaej deng haenx dwg, youq mwh yungh gij yw dingj ganjyenj caeuq gij yw dingj binghdoeg geizlaeng, bangbouj gij yw guh baenz fukyw veizswnghdai, ndaej hoizfuk gyoengq gin doxdaengh, itbuen mbouj hab caeuq gangswnghsu、ywdingjnengz、danq ywyungh、youzsonh danbwz、fukyw Bi、ginghyangjvalij doengzcaez gwn, mienxndaej gaj dai gincuh roxnaeuz gemjnyieg yw yaugoj, gonqlaeng aeu gek 2 aen cungdaeuz, mbouj hab aeu raemxgoenj ndat soengq gwn. Mwh romce, ceiq ndei cuengq haeuj ndaw binghsiengh doengjgvihcaepyo bae.

冬季频繁腹泻是何原因？
Seizdoeng oksiq deih dwg vih gijmaz?

冬天里的腹泻病往往被人们所忽视。冬季能引发流行性腹泻的病毒叫作诺如病毒，特点是不像细菌那样"怕冷"，常常在数九寒天流行，尤其容易在新年和春节期间聚会时和冬季旅游期间发生。它的感染症状很像夏季多发的细菌性食物中毒，潜伏期很短，多在24～48个小时内发病。病人表现为恶心、呕吐、腹部痉挛性疼痛、腹泻，粪便像水一样，量较多，没有脓血。有些病人表现有头痛和低热。大多数病人不用治疗，2～3天后可自愈，但年老体弱的病人可因此发生脱水或其他并发症，甚至引起死亡。

节日期间聚会、外出旅游，要注意饮食卫生，尤其是牡蛎等贝类水生物，一定要完全熟透才吃。发现不明原因腹泻的病人要及时隔离，接触腹泻病人要用肥皂洗手，病人衣物要立即用肥皂水浸泡后清洗，衣物用品要用含氯的消毒液擦拭消毒。

Seizdoeng okdungx, vunzlai ciengzseiz mbouj yawjnaek. Gij binghdoeg seizdoeng ndaej yinxfat liuzhingzsing okdungx haenx hcuhguh binghdoeg nozyuz, daegdiemj de dwg mbouj lumj sigin yienghhaenx "lau nit", ciengzseiz youq mbwn ceiq nit seizhaenx riuzhengz, daegbied yungzheih youq ciengmoq caeuq ndwencieng geizgan doxcomz seiz caeuq seizdoeng lijyouz geizgan fatseng. Gij binghyiengh deng lah de gig lumj dengdoeg gijgwn uqlah seizhah lai fat haenx, cenzfuzgiz gig dinj, dingzlai youq 24～48 aen cungdaeuz ndawde fatbingh. Bouxbingh biujyienh baenz siengj rueg、rueg、dungx in hwnjgeuq、okdungx, haex lumj raemx ityiengh, liengh haemq lai, mbouj miz lwednong. Mbangj boux vunzbingh biujyienh miz gyaeujdot caeuq miz di ndat. Dingzlai vunzbingh mbouj yungh yw, gvaq 2 daengz 3 ngoenz le couh gag ndei, hoeng boux vunzbingh nienzgeij geq ndang nyieg haenx, vihneix aiq deng duetraemx roxnaeuz fatbingh gizyawz, mizseiz vanzlij dai bae dem.

Ndaw ngoenzciet doxcomz、ok rog bae youz, aeu haeujsim gijgwn veiswngh, daegbied dwg gyapbangx daengj suijswnghvuz beiloih, itdingh aeu cawj cug bae cij ndaej gwn. Fatyienh bouxbingh mbouj rox vih gijmaz deng okdungx, aeu gibseiz gekliz, ciepcuk boux deng okdungx aeu yungh genj swiq fwngz, gij buhvaq boux vunzbingh yaek sikhaek aeu raemx genj cimq le swiq seuq bae, gij doxgaiq yungh gyoengqde aeu raemxsiudoeg ndaw hamzmiz luz haenx ma cat guh siudoeg.

中毒性痢疾为何伤脑又伤心？
Dengdoeg okleih vihmaz sieng uk youh sieng sim？

老年人如果患了中毒性痢疾（简称"毒痢"）后，常祸及大脑和心脏，病情险恶，应引起高度警惕。

老年人患了急性"毒痢"后，在炎症的侵袭下，肠黏膜保护屏障遭到破坏，肠道内痢疾杆菌以及释放的毒素就会被肠静脉吸收进入血液。

由于老年人肝脏解毒能力下降，这些病毒和毒素会逃逸出来，通过体循环到达全身血管，引发动脉壁易损部位产生炎性反应。血小板、纤维蛋白原、破碎的红细胞叠层聚集于炎性反应处，致使硬化的脑动脉壁变得粗糙，血管腔狭窄，血流不畅。加上毒素的刺激，体内可分泌一种叫儿茶酚胺的物质，促使全身小血管发生痉挛，出现微循环障碍，导致各组织器官缺血缺氧，而大脑又首当其冲。只要缺血10多秒，就会导致大脑的功能发生变化。如果大脑某一部分血流在较短时间内完全阻断，则会发生局部脑组织坏死，这就是脑梗死；病情重者还容易并发凶险的脑疝。

因此，对于老年人患"毒痢"，应引起重视。预防老年人患"毒痢"，关键是把住病从口入关。只有饮食卫生了，才能防患于未然。

Bouxlaux danghnaeuz dengdoeg okleih（genjdanh heuhguh "okleih doeg"）le, ciengzciengz huxhaih daengz aen uk caeuq simdaeuz, binghcingz yungyiemj, wnggai yaek gig singjgaeh cij ndaej.

Bouxlaux deng "okleih doeg" le, yenzcwng daeuj ciemqhoenx, nemmuek baujhoh saej deng buqvaih, licizganjgin ndaw saej caeuq gij doeg de cuengq okdaeuj haenx couh deng megsaej supsou haeuj ndaw lwed bae.

Aenvih bouxlaux aendaep gej doeg naengzlig doekdaemq, doengh gij binghdoeg caeuq duzsu neix ndaej ndojdeuz okdaeuj, doenggvaq ndangsinzvanz bae daengz sailwed daengx aenndang, yinxfat bangxnaeng doenghmeg giz yungzheih vaih de okyienh yenzcwng fanjying daeuj. Hezsiujbanj、senhveiz danbwzyenz、sibauhhoengz rwixvaih caengz daeb caengz comz youq giz yenzcwng fanjying de, sawj bangxnaeng doenghmeg bienq ndongj haenx bienq ndaej cocat, ndaw congh sailwed gaebged, lwed lae mbouj swnh. Caiq gya duzsu gikcoi, ndaw ndang ndaej iemqok cungj doxgaiq heuh wzcazfwnh'an ndeu daeuj, coisawj sailwed iq daengx ndang fatnyinzgeuq, okyienh veizsinzvanz gazngaih, cauhbaenz gak cujciz gi'gvanh noix lwed noix yangjgi, aen uk youh haidaeuz souhdeng. Cijaeu lwed noix 10 lai miux, couh yaek cauhbaenz gij gunghnwngz aen uk fatseng bienqvaq. Danghnaeuz youq duenh seizgan haemq dinj ndeu cienzbouh gatduenh aen uk moux giz lwed lae, couh yaek cauhbaenz mbangj ukcujciz vaih dai, neix couh dwg uk saek dai; Boux binghcingz naek de lij yungzheih gyoeb baenz naujsan yungyiemj.

Ndigah, doiq bouxlaux baenz "okleih doeg", wnggai yawjnaek. Yawhfuengz bouxlaux deng "okleih doeg", gij ceiq youqgaenj de dwg, souj ndei aen dou bingh daj bak haeuj haenx. Cijmiz gwnndoet veiswngh le, cij ndaej youq caengz bingh seiz fuengz bingh.

老人经常便秘为何要警惕肿瘤？
Bouxlaux ciengzseiz deng haexgaz, vihmaz aeu singjgaeh baezfoeg?

老年人便秘非常常见，直肠癌患者也会出现便秘，那究竟是普通便秘还是患肿瘤呢？对于近期出现的便秘，老人应该警惕，首先要搞清楚：①便秘是最近出现的吗？②有便血的情况吗？③伴有消瘦吗？④伴有进食困难吗？如果同时出现以上3个问题，建议到医院检查一下。

直肠癌的便秘常常是因为肿瘤堵塞肠腔，肠管堵塞造成肠梗阻了。老年人直肠癌的表现：①长期便秘，近期加重；②有原因不明的便血；③消瘦，不想吃东西；④精神变差，萎靡不振；⑤肚子胀了起来。有便秘的老年朋友，及时到医院看看，如果不是患肿瘤不就放心了吗？

Bouxlaux haexgaz gig ciengz raen, bouxbingh caetconq baenz aiz hix raen deng haexgaz, dauqdaej dwg bingzciengz haexgaz roxnaeuz baezfoeg ne? Doiq gij haexgaz mboengqneix okyienh haenx, bouxlaux wnggai singjgaeh, sien aeu loengh cingcuj：① Gij haexgaz dwg mboengqneix ngamq deng lwi? ②Miz cungj cingzgvang haexlwed lwi?

③Vunz gaenriengz byom lwi? ④Buenxriengz miz gwnhacux gunnanz lwi? Danghnaeuz doengzseiz okyienh 3 aen vwndiz gwnzneix, genyi bae yihyen genjcaz baez ndeu.

Gij haexgaz caetconq baenz bingh'aiz, dwg aenvih baezfoeg le dimzsaek ndaw conghsaej, diuzsaej deng saek cauhbaenz saejgaz lo. Gij biujyienh bouxgeq caetconq baenz bingh'aiz: ①Ciengzgeiz haexgaz, mboengqneix gyanaek; ②Ok haexlwed mbouj cingcuj dwg gijmaz yienzaen; ③Bienq byom, mbouj siengj gwn doxgaiq; ④Cingsaenz bienq yaez, duixdwddwd; ⑤ Dungx bongz hwnjdaeuj. Baengzyoux nienzlaux deng haexgaz, aeu gibseiz bae yihyen yawjyawj, danghnaeuz mbouj dwg baezfoeg couh cuengqsim lo.

大口喝水能否防治便秘？
Daih gaemz gwn raemx ndaej mbouj ndaej fuengzceih haexgaz?

大口喝水能防治便秘。要排便通畅，就要使摄入的水分成为排泄的动力。便秘的人喝水最好大口大口地喝，吞咽动作快一些，这样水能够尽快地到达结肠，同时刺激结肠蠕动，从而使大便及时排出体外，达到有效改善便秘症状的目的。

最好选择早晨空腹时，倒一杯水（300毫升左右），喝一满口，然后咽下，直到全部喝完。在这样的刺激下，体内经过一晚上消化吸收产生的代谢废物，就可以轻松排出了，有利于清理肠胃。睡前最好按摩腹部，促进结肠蠕动，增强腹肌张力，使次日清晨喝水促排便事半功倍。具体方法：仰卧在床上，用右手或双手叠加按于腹部，按摩腹部30～40次，顺序是右下腹→右上腹→左上腹→左下腹，力量适度，按摩3～5分钟。同时，要多吃粗纤维膳食。

Daih gaemz gwn raemx ndaej fuengzceih haexgaz. Okhaex yaek doeng, couh aeu hawj gij raemx suphaeuj ndawndang haenx bienqbaenz gij doenghlig baizcuengq de. Boux baenz haexgaz gwn raemx ceiq ndei daih gaemz daih gaemz gwn, ndwnj roengzbae vaiq di, yienghneix, raemx couh ndaej vaiq di bae daengz saejlaux, doengzseiz gikcoi saejlaux noddoengh, baenzneix sawj haex gibseiz baiz ok rog ndang bae, dabdaengz aen muzdiz mizyauq gaijndei gij yienghsiengq haexgaz.

Ceiq ndei genj haetromh mwh dungxiek, raix boi raemx ndeu (300 hauzswngh baedauq), ndoet rim bak, yienzhaeuj ndwnj roengz dungx bae, cigdaengz cienzbouh gwn caez. Baenzneix gikcoi, ndaw ndang ginggvaq haemh ndeu siuvaq supsou baizok gij huqfeiq haenx, couh ndaej soengswt baiz ok daeuj lo, doiq cingleix dungxsaej mizik. Yaek ninz gaxgonq ceiq ndei nunaenx aendungx, coicaenh saejlaux noddoengh, demgiengz aendungx canghliz, sawj haetlaeng gwn raemx coi haex ndaej dabdaengz guh noix ndaej lai. Gidij fuengfap dwg: Ninz daengjhai youq gwnz mbonq, yungh fwngzgvaz roxnaeuz song fwngz doxdab gaemh gwnz aendungx, nunaenx aendungx 30～40 baez, gonqlaeng dwg dungxlaj baihgvaz → dungxgwnz baihgvaz → dungxgwnz baihswix →

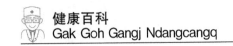

dungxlaj baihswix yienghneix swnh roengzbae, ligliengh habdoh, nunaenx 3～5 faencung. Doengzseiz, aeu lai gwn gij haeuxgwn senhveiz co haenx.

转腰运动能否防治便秘？
Yindung cienj hwet ndaej mbouj ndaej fuengzceih haexgaz？

便秘是中老年人的常见症状，经常转动腰部能治疗便秘。每天做1～3次，清晨锻炼最好，睡前和饭后不宜做，一般连续做10～15天见效。

具体方法：两足分立，呈"八"字形，足距略宽于肩宽，两膝微屈，上身保持正直，两手叉腰，目视前方，肩膀放松，呼吸自然。以小腹部的转动为主，以肚脐为轴心，按顺时针和逆时针方向平转，连续做小幅度圆周运动。运动量不宜大，每次各转30～50圈即可。转腰时动作宜和缓、连贯，重点要放在腰部和腹部。

Haexgaz dwg cungj binghyiengh bouxcungnienz caeuq bouxlaux ciengz raen ndeu, ciengz cienj hwet ndaej yw haexgaz. Ngoenz guh 1～3 baez, haetromh lienhndang ceiq ndei, yaek ninz caeuq gwnngaiz gvaq mbouj hab guh, itbuen lienzdaemh guh 10～15 ngoenz couh raen miz yaugoj lo.

Gidij fuengfap：Hai song din, yienh'ok yiengh cih Gun "bet", song din doxliz loq gvangq gvaq mbaq, song aen gyaeujhoq loq gungq, baujciz hwet soh gyaeuj soh, song fwngz capeiq, yawj coh baihnaj, cuengqsoeng aenmbaq, swhyienz diemheiq. Cujyau cienj aen dungxbongq, aeu saejndw guh cungsim, swnh diuzcim cungbiuj doxbae caeuq doxdauq cienj doxbingz, laebdaeb guh aen gien iq yindung. Yindung mbouj hab lai, moix baez gak cienj 30 daengz 50 gien couh ndaej lo. Cienj hwet seiz dungcoz aeu hab'eiq unqswnh、doxlienz, cungdenj aeu cuengq youq hwet caeuq dungx gizde.

便秘为何会导致咳喘？
Haexgaz vihmaz cauhbaenz ngae'ngab？

秋季，咳嗽、哮喘患者日渐增多，有的患者治疗后能很快缓解，而有些患者疗效不明显，其间往往是因为忽略了肺与肠的关系。中医认为，"肺与大肠相表里"，肺气正常的宣发肃降是大肠传导功能正常发挥的重要条件；而大肠的传导通降功能正常，则有助于肺气的宣发肃降。

因此，在治疗咳嗽、哮喘这些肺部疾病的时候，中医大夫都特别注意大便通畅与否。秋季燥气多，为了预防因此引起的咳喘及大便干燥，可以适当多吃些滋阴润燥的食物，如芝麻、胡桃（俗称核桃）、蜂蜜、银耳、百合、藕、梨等。

Seizcou, boux baenzae、boux baenz ae'ngab ngoenz beij ngoenz demlai, mbangj boux bae yw le gig vaiq couh ndaej gemjmbaeu lo, hoeng mizmbangj boux bae yw le yaugoj mbouj mingzyienj, ndawde ciengzseiz dwg aenvih mbouj yawjnaek gij gvanhaeh bwt caeuq saej. Ywdoj nyinhnaeuz, "bwt caeuq saejlaux ndaw rog dox boiqhab, gungh baenz aen cingjdaej ndeu", heiqbwt hwnjroengz baedauq cingqciengz dwg gij diuzgienh youqgaenj gunghnwngz saejlaux supsou baizok fazveih cingqciengz haenx; caemhcaiq gij gunghnwngz saejlaux supsou baizok fazveih cingqciengz, couh doiq heiqbwt hwnjroengz baedauq cingqciengz fazveih miz bangcoh.

Ndigah, youq mwh yw ae, ae'ngab gij bingh neix, canghyw ywdoj daegbied haeujsim haex doeng mbouj soengswnh. Seizcou heiqsauj lai, vihliux yawhfuengz vihneix cauhbaenz ae'ngab caeuq haex sauj, ndaej habdangq lai gwn di gijgwn boujyaem nyinh sauj, lumj lwgraz, makhuzdauz (bingzciengz heuhguh hwzdauz), dangzrwi, raetngaenz, vabakhab, ngaeux, makleiz daengj.

大便难排怎么办?
Deng haexgaz baenzlawz guh?

不少人为便秘所困扰,在此介绍两个促进排便的小技巧,大家不妨试一试。

如果排不出大便,用双手捧着下巴往上托,不一会儿,肛门就有要大便的反应。这时再稍稍用力,大便便会很容易排出来。也可以在便秘的时候双手食指指肚按摩鼻子两侧的迎香穴几分钟。这样可以刺激手阳明大肠经的起点和终点,从而有力地促进大肠经的气血流通,加快大肠的蠕动,进而顺利排便。

Miz haujlai vunz deng haexgaz gaujxnyaux, youq gizneix gaisau song aen gi'gyauj iq caenx haex ok daeuj, daihgya sawqsawq yawj.

Danghnaeuz haex ok mbouj daeuj, aeu song fwngz bungj lajhangz dak coq baihgwnz, mbouj yaep ndeu, conghhaex couh miz gij fanjying yaek okhaex. Seizneix caiq yungh di rengz, haex couh gig yungzheih baiz okdaeuj lo. Hix ndaej youq seiz haexgaz aeu song byai lwgfwngzvix nunaenx gumz yingzyanghhez song mbiengj ndaeng haenx geij faencung. Yienghneix ndaej gikcoi giz hainduj caeuq giz satbyai meg soujyangzmingz dacangzgingh, baenzneix ndaej mizrengz bae coicaenh gij heiqlwed dacangzgingh riuzdoeng, gyavaiq noddoengh saejlaux, ciep roengzbae swnhleih baiz haex okbae.

患肠胃感冒如何自我调理?
Deng dungx liengz baenzlawz gag diuzlij?

胃肠感冒指的是病毒性的胃肠炎造成胃肠的不舒服。其致病的原因有4点:①先吐后拉、粪便带有酸味、合并轻度发烧,应是轮状病毒惹的祸(偶尔合并轻微呼吸道感染的症状);②眼睛不适、发高烧、急性头疼、腹泻、恶心,应是肠型腺病毒在作怪;③

喉痛如刀割、口水难咽、头晕、发烧合并腹痛与腹泻，应属肠病毒感染；④粪便带血、腹胀呕吐合并高烧，应为沙门氏杆菌感染，为急症，须立刻就医。

肠胃感冒患者饮食宜清淡，初期宜大量饮水，后期应大量进食水果，对减轻症状、缩短病程有益。日常饮食以面食为主，可摄取高维生素、高蛋白质的食物，但不宜食入过量的油腻食品和脂肪。

Dungx liengz dwg baenz bingh veicangzyenz binghdoeg, cauhbaenz dungxsaej mbouj cwxcaih. Gij yienzaen baenz bingh de miz geij diemj：①Rueg le couh ok、haex daiq miz heiq soemj、gyoeb miz fatndat daemq, wngdang dwg cungj bingh binghdoeg yiengh lumj aenloek nei nyexhwnj haenx (saekseiz doxgyoeb gij binghyiengh mbaeu saidiemheiq deng lahdawz)；②Lwgda mbouj cwxcaih、fatndat sang、gyaeuj in gaenjgip、oksiq、siengj rueg, wnggai dwg cangzhingz senbinghdoeg guh gvaiq；③Conghhoz in lumj cax heh nei、nanz ndwnj myaiz、gyaeujngunh、fatndat doxgyoeb dungx in caeuq oksiq, wnggai gvihaeuj lahdawz binghdoeg saej；④Ndaw haex miz lwed、dungx raeng youh rueg, gyoeb miz fatndat sang, wngdang dwg deng lahdawz sahmwnzsiganjgin, dwg bingh gaenj, aeu sikhaek bae ywbingh.

Boux deng dungxsaej liengz gwnndoet hab cit, cogeiz hab daihliengh gwn raemx, geizlaeng wnggai daihliengh gwn mak, ndaej gemjmbaeu binghyiengh、sukdinj binghcingz. Ngoenznaengz gwnndoet aeu gwn gijgwn mienh guhgoek, gwn gijgwn veizswnghsu lai、danbwzciz lai haenx, hoeng mbouj hab gwn gijgwn youznywnx daiq lai.

扭胯走路为何能锻炼肠胃？
Niuj hwet byaij loh vihmaz ndaej lienh dungxsaej?

患了脂肪肝，想要恢复肝功能，最有效的办法就是大步快走。扭胯走路不仅有助于恢复肝功能，而且还可以锻炼肠胃，增强腰部力量和身体的柔韧性。

扭胯走路的具体方法：抬头挺胸站直，双手叉腰，双脚并拢，在原地做扭胯动作，可以在晚饭后看电视时进行；也可以向前行走，步幅不用太大；还可以手臂呈跑步时姿势，肩部放松，前臂自然弯曲，随着脚下动作自然前后摆动，像竞走一样。一般坚持扭胯走 200~500 步，就会有比较明显的效果。

Baenz bingh daeplauz le, siengj aeu hoizfuk gij gunghnwngz aen daep, aen banhfap ceiq mizyauq de couh dwg daih yamq byaij loh vaiq. Niuj hwet byaij loh mboujdan doiq hoizfuk gij gunghnwngz daep miz bangcoh, vanzlix ndaej lienh dungxsaej dem, demgiengz rengz hwet caeuq ndangdaej unqnyangq.

Gij gidij fuengfap niuj hwet byaij loh：Ngiengx gyaeuj enjaek ndwn soh, song fwngz capeiq, song ga doxnem, guh niuj hwet, ndaej youq gwn haeuxcaeuz gvaqlaeng mwh yawj densi guh；Hix ndaej byaij coh baenaj, gaej yamq hung lai；Lij ndaej gen fwngz guh yiengh lumj buet nei，gen cucngqsoeng，genbongz swhyienz ut，riengz din baihlaeng baihnaj swhyienz bi，lumj doxdax gingcouj byaij ityiengh. Itbuen genhciz niuj hwet byaij 200～500 yamq，couh miz yaugoj haemq mingzyienj lo.

幽门螺杆菌感染一定要治疗吗？
Deng youhmwnzlozganjgin lahdawz itdingh aeu yw lwi?

一旦查出幽门螺杆菌（Hp）感染，是否都需要进行杀菌治疗呢？在临床上大部分医生主张，对于没有消化性溃疡病史、胃癌家族史、胃部分切除术后的患者，如果没有胃部不适的症状，不一定要进行杀菌治疗。

目前，幽门螺杆菌感染需要治疗的适应证：①消化性溃疡；②胃黏膜相关性淋巴瘤；③早期胃癌术后；④有胃癌家族史；⑤萎缩性胃炎、糜烂性胃炎；⑥计划长期使用非甾体消炎药，如阿司匹林、芬必得等。对于以上患者根除 Hp 的益处是可以促进溃疡愈合，降低溃疡复发率和并发症发生率，缓解消化道症状，降低发生胃癌的风险等。对没有上述危险因素和没有治疗要求的人群，可暂不进行杀菌治疗。

Danghnaeuz caz ok deng youhmwnzlozganjgin（Hp）lahdawz，dwg mbouj dwg cungj aeu gaj nengz bae yw de ne? Youq gwnz linzcangz dingzlai canghyw cujcangh，doiq doengh boux vunzbingh mbouj deng gvaq siuvaqsingq i naeuh，ndaw ranz vunz baudaengz bouxlaux bouxgeq miz mbouj miz vunz deng gvaq bingh dungxnganz、bouhfaenh dungx deng gaet bae haenx，danghnaeuz mbouj miz gij binghyiengh dungx mbouj cwxcaih，mbouj itdingh aeu doenggvaq gaj nengz bae yw.

Seizneix，gij bingh deng youhmwnzlozganjgin ganjyenj aeu bae yw de lumjbaenz bingh lajneix：① Siuvaqsingq i naeuh；② Boqfoeg caeuq i dungx mizgven haenx；③ Bingh dungx baenznganz seizcaeux guh soujsuz gvaqlaeng；④Miz gij gyahcuz lizsij dungx baenznganz haenx；⑤Dungxin reuq、dungxin i naeuhnwd；⑥Dajsuenq ciengzgeiz yungh yw feihcaihdij siuhyenzyoz，lumjbaenz ahswhbizlinz、fwnhbizdwz daengj. Doiq gij vunzbingh gwnzneix daeuj gangj，gij ndeicawq cawzseuq goekbingh Hp de dwg，ndaej coicaenh i naeuh hobndei，gyangqdaemq aen beijlwd fukfat gij bingh i naeuh caeuq aen beijlwd gyoebhab fat bingh，gemjmbaeu gij binghyiengh saisiuvaq，gyangqdaemq gij fungyiemj baenz binghdungxnganz daengj. Doiq gyoengq vunz mbouj miz gij yinhsu yungyiemj gwnzneix caeuq mbouj yungh yw haenx，couh camhseiz mbouj guh gaj sigin ywbingh lo.

怎样发现幽门螺杆菌？
Hauhlawz ndaej fatyienh youhmwnzlozganjgin?

大部分十二指肠溃疡、胃溃疡、慢性胃炎、消化不良患者的病情是由幽门螺杆菌

（Hp）引起的。此外，幽门螺杆菌还是胃癌的主要诱发因素之一。早发现 Hp，早治疗，是防治以上疾病的手段之一。

吹气检查幽门螺杆菌，是一种不用经过胃镜，安全、快速、无痛苦的检查幽门螺杆菌的方法。检查者仅需呼一口气即可，是目前诊断幽门螺杆菌感染准确性最高的方法之一。此外，吹气试验还可用于判断幽门螺杆菌感染和治疗后的复查。

Dingzlai binghcingz boux vunzbingh i cibngeihcijcangz naeuh、i dungx naeuh、dungx in singqnumq、siuvaq mbouj ndei, dwg youz youhmwnzlozganjgin （Hp） yinxhwnj. Linghvaih, youhmwnzlozganjgin lij dwg aen yinhsu cujyau yaeuhfat baenz bingh dungxnganz ndeu. Caeux fatyienh Hp, caeux ywbingh, dwg cungj soujduenh fuengzceih gij bingh baihgwnz gangj ndeu.

Boq heiq genjcaz youhmwnzlozganjgin, dwg cungj fuengfap mbouj yungh ginggvaq veiging genjcaz youhmwnzlozganjgin ndeu, aen fuengfap neix ancienz、riengjvaiq、mbouj miz haemzhoj. Boux deng genjcaz dan aeu "ha" gaemz heiq ndeu couh ndaej lo, dwg seizneix aen fuengfap duenhbingh youhmwnzlozganjgin lahdawz ceiq cinj ndeu. Linghvaih, boq heiq sawqniemh lij ndaej yungh daeuj duenhdingh youhmwnzlozganjgin lahdawz caeuq ywbingh gvaqlaeng fukcaz.

共用餐具会传染胃病吗?
Caemh gwn caez yungh vanjdawh, deng binghdungx lahdawz lwi?

临床上，90％以上的十二指肠溃疡患者，80％左右的胃溃疡、慢性胃炎、消化不良患者的病情是由幽门螺杆菌引起的。此外，幽门螺杆菌还是胃癌的主要诱发因素之一。幽门螺杆菌可长期存在于人的唾液和粪便中，其最主要的传播途径是共餐、共用牙具和接吻等。因此，如果有家庭成员被确诊患有幽门螺杆菌感染的疾病，其他家庭成员就应注意预防此病。

家庭成员间应养成单独使用和清洗自己的碗筷、在夹菜时使用公共筷、定期消毒碗筷等良好的卫生习惯。如果使用木筷，应每隔 3 个月更换一次。一旦发现自己感染了幽门螺杆菌，要及时咨询医生是否需要服用药物进行治疗。

Youq gwnz linzcangz, gij bingh i cibngeihcijcangz naeuh miz 90％ boux doxhwnj, i dungx naeuh、dungx in singqnumq、siuvaq mbouj ndei miz 80％ boux baedauq, youz youhmwnzlozganjgin yinxhwnj. Linghvaih, Youhmwnzlozganjgin lij dwg aen yinhsu cujyau yaeuhfat dungx nganz ndeu. Gij youhmwnzlozganjgin ndaej ciengzgeiz mizyouq ndaw raemxmyaiz caeuq haexnyouh bouxvunz, gij roenloh cienzboq ceiq cujyau de dwg caemh gwn、caez yungh doxgaiq catheuj caeuq doxcup daengj. Ndigah, danghnaeuz ndaw ranz miz vunz deng doekdingh baenz bingh lahdawz youhmwnzlozganjgin le, vunz ndaw ranz gizyawz couh wngdang haeujsim yawhfuengz cungj bingh neix lo.

Ndawranz vunz wnggai guhbaenz aen veiswngh sibgvcnq ndei gag yungh caeuq swiq swiq vanjdawh bonjfaenh、youq mwh naep byaek sawjyungh dawh goengyungh、dinghgeiz siudoeg vanjdawh daengj. Danghnaeuz yungh dawhfaex, wnggai moix gek 3 ndwen vuenh baez ndeu. Danghnaeuz raen bonjfaenh deng lahdawz youhmwnzlozganjgin le, aeu gibseiz bae cam canghyw yawj dwg mbouj dwg aeu gwn yw ywbingh.

胃食管反流病患者适合用什么枕头？
Boux baenz bingh haeux ndawdungx dauq riuz, hab yungh gijmaz swiz?

胃食管反流病是一种消化道动力障碍性疾病，发病与食管黏膜屏障被破坏，食管下端括约肌压力降低，以及胃排空延迟和胃酸分泌增加有关。这些因素常与年龄有关，故而越到老年，胃食管反流病的患病率越高。

患者夜间睡眠时垫高床头 15～20 厘米，对减轻夜间胃液反流是行之有效的办法。另外，老年人不要穿紧身衣裤、避免扎紧腰带和过度弯腰，可防止腹内压增加，减少胃食管反流机会。

Aenbingh haeux ndawdungx dauq riuz, dwg cungj bingh rengz gazngaih saivaq ndeu, fat bingh caeuq caengz nemmuek saihoz deng buqvaih, gij atlig gozyozgih saihoz gyaeuj baihlaj doekdaemq, nem aendungx siuvaq nguh caeuq gij soemj ndaw dungx iemqok demgya mizgven. Doengh gij yinhsu neix ciengzseiz caeuq nienzgeij miz gvanhaeh, ndigah yied daengz nienzlaux, gij beijlwd baenz bingh haeuxndawdungx dauq riuz yied sang.

Bouxbingh gyanghwnz ninz seiz demh gyaeuj mbonq sang 15～20 lizmij, dwg aen banhfap mizyauq gemjmbaeu gyanghwnz gij raemx ndaw dungx dauq riuz ndeu. Linghvaih, bouxlaux gaej daenj buhvaq ndaet、gaej cug ndaet saivaq caeuq gungj hwet gvaqbouh, ndaej fuengzre atlig ndaw dungx demgya, gemjnoix gij gihvei baenz bingh haeuxndawdungx dauq riuz.

如何治疗胆汁反流性胃炎？
Yienghlawz yw bingh dungx in raemx mbei liuz doxdauq?

胆汁反流性胃炎大多是由于胃—幽门—十二指肠系统功能失调，胆汁反流入胃内而引起的。此病患者应使用具有中和胆汁酸、保护胃黏膜的药物进行治疗。对使用雷尼替丁、法莫替丁、吗丁啉等药物进行治疗效果不佳的患者，建议使用铝碳酸镁进行治疗，此药可在酸性环境下中和胃内的胆汁酸，减轻胆汁酸对胃黏膜的损害。另外，铝碳酸镁还具有中和胃酸、增强胃黏膜防御修复因子功能的作用，是治疗此病较为理想的药物。

患者可在医师指导下，每次服铝碳酸镁 1 克，每日服 3 次，在餐后 2 小时嚼碎服下。此药的副作用少而轻微，仅有少数患者在服用此药后可能出现胃肠道不适、恶心、大便

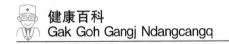
次数增多及糊状便等相关症状，一般不会影响继续治疗。

Gij dungx in raemxmbei lae doxdauq dingzlai dwg aenvih aendungx—youhmwnz—cibngeihcijcangz hidungj gunghnwngz saetdiuz, raemxmbei lae doxdauq haeuj ndaw dungx yinxhwnj. Boux baenz cungj bingh neix wnggai yungh gij yw cungngamj soemjraemxmbei、baujhoh nemmuek ndaw dungx haenx daeuj yw. Doiq boux sawjyungh gij yw leiznizdidingh、fazmozdidingh、majdinghlinz daengj daeuj yw yaugoj mbouj ndei haenx, genyi sawjyungh lijdansonhmeij daeuj yw, cungj yw neix ndaej youq ndaw soemj cungngamj gij soemjraemxmbei ndaw dungx, gemjmbaeu soemjraemxmbei haihvaih nemmuek ndaw dungx. Linghvaih, lijdansonhmeij lij miz gij cozyung cungngamj gij soemj ndaw dungx、demgiengz gij gunghnwngz nemmuek ndaw dungx fuengzhen coihndei yinhswj, dwg gij yw haemq hab'eiq ndaej yw cungj bingh neix.

Bouxbingh ndaej hawj canghyw sonyinx, moix baez gwn lijdansonhmeij 1 gwz, moix ngoenz gwn 3 baez, gwn haeux 2 aen cungdaeuz le nyaij soiq yw gwn roengzbae. Gij fucozyung cungj yw neix noix youh mbaeu, cij miz dingznoix vunzbingh gwn cungj yw neix le, aiq raen gij binghyiengh doxgven lumjbaenz dungxsaej mbouj cwxcaih、siengj rueg、okhaex baezsoq demlai caeuq gij haex lumj giengh nei daengj, itbuen mbouj yingjyangj laebdaeb ywbingh roengzbae.

治疗肠道炎症为何要先验大便？
Yw yenzcwng diuzsaej vihmaz yaek sien niemh haex？

大便化验可判断肠道炎症的轻重、肠道肿瘤的风险高低以及明确致病菌。挑取标本时要挑黏液或脓血部分送检。

（1）大便常规检测：如果白细胞特别多，同时有红细胞，意味着肠道炎症比较严重；如果红细胞特别多，意味着肠道出血。在腹泻高发地区和（或）高发季节，检验医师还会特别查找霍乱弧菌。

（2）大便潜血检测：如果反复多次进行大便潜血检测均呈阳性，特别对于那些近期明显消瘦的人，要警惕肠道肿瘤。

（3）大便细菌培养：将大便放入相应的培养基，可能会长出一些致病菌，帮助明确腹泻的病原菌，如痢疾杆菌、大肠埃希菌、空肠弯曲菌、霍乱弧菌等。

Vaqniemh haex ndaej duenqdingh yenzcwng diuzsaej naek roxnaeuz mbaeu, gij fungyiemj diuzsaej baenz foeg sangdaemq caeuq mingzbeg cungj nengz lawz nyexhwnj baenz bingh. Genj gij haex daeuj vaqniemh seiz, aeu genj bouhfaenh miz raemxniu roxnaeuz miz lwednong haenx soengq bae niemh.

（1）Fapbingzseiz niemhdingh haex：Danghnaeuz bwzsibauh daegbied lai, doengzseiz miz hoengzsibauh, eiqsei couh dwg bingh diuzsaej haemqnaek；Danghnaeuz hoengzsibauh daegbied lai，eiqsei couh dwg saej ok lwcd. Youq ranghdieg vunz deng oksiq lai haenx caeuq（roxnaeuz）aen geiqciet fatbingh lai de，canghyw cazniemh lij yaek daegbied cazra nengzgungq binghraq dem.

（2）Niemhdingh haex caeglwed：Danghnaeuz fanfoek lai baez bae guh niemhdingh，haex caeglwed cungj dwg yangzsing，daegbied doiq doengh boux mboengqneix byom mingzyienj haenx，aeu singjgaeh diuzsaej baezfoeg.

（3）Beizyangj sigin haex：Dwk haex roengz aen beizyangjgih doxhab bae le，aiq rox maj ok di nengz nyex bingh ndeu，bang mingzbeg doekdingh gij nengzbingh baenz oksiq，beijlumj ganjgin okleih、nengzbingh gungjhihgin saejlaux、nengzbingh gungjgeq duenh gunghcangz、nengzgungq binghraq daengj.

肠炎难愈是精神因素所致吗？
Cangzyenz yw nanz ndei，dwg cingsaenz yinhsu cauhbaenz lwi？

慢性结肠炎难治人所共知，但精神因素也是其久治不愈的原因之一。据调查，肠胃病患者中约有 15％ 伴有抑郁或焦虑症状。人的喜怒哀乐都会在肠胃中反映出来。如大喜或大悲时吃不下饭，大怒时胃肠胀满，恐惧时腹痛、腹泻、腹有下坠感等。如经常焦虑或抑郁，就会造成肠道功能紊乱，以致长期腹痛、腹泻。这时，服用一般的止泻药、抗菌药难以奏效，须辅用抗抑郁或抗焦虑药物才有良好的治疗效果。

Binghcangzyenz singqnumq nanz yw ndaej ndei vunz cungj rox，hoeng cingsaenz yinhsu hix dwg aen yienzaen yw mbouj ndei ndeu. Gaengawq diucaz，boux baenz bingh dungxsaej ndawde daih'iek miz 15％ boux buenx miz gij binghyiengh nyapnyuk roxnaeuz youheiq. Gij angq huj daej riu bouxvunz，cungj ndaej youq ndaw dungx caeuq ndaw saej fanjyingj okdaeuj. Lumj youq mwh angq lai roxnaeuz siengsim lai gwn mbouj roengz，mwh hoznyaek lai dungx saej gawh rim，lau seiz dungx in、oksiq、dungxlaj roxnyinh doemqroengz daengj. Danghnaeuz ciengzseiz simgip youheiq roxnaeuz nyapnyuk，couh cauhbaenz gunghnwngz diuzsaej luenhlablab，cauhbaenz ciengzgeiz dungx in、oksiq. Mwhneix，gwn yw dingz oksiq、yw dingjnengz bingzciengz nanz mizyauq，itdingh aeu yungh gij yw dingj nyapnyuk roxnaeuz dingj simgip youheiq haenx daeuj ywbingh，ywbingh yaugoj cij ndei.

胃胀气捏手指可缓解吗？
Dungxraeng nyaenj lwgfwngz ndaej hoizsoeng lwi？

很多老人都有胃胀气的毛病。除了吃药缓解，采用下面简单的四缝穴按摩法，只需要坚持 1 周，就可以见到明显的效果。

四缝穴，是消宿食、化积滞的专用穴。它不是单一的某个穴位，而是 4 个穴位的合称，分别位于食指、中指、无名指、小指的第一指与第二指关节相交处的横纹中点。按摩时，采用坐式或卧式，一般选用拇指或中指，以指腹按压穴位，以自觉稍痛为度。每日进行 2 次或 3 次，坚持 1 周即可缓解胃胀、胃痛、消化不良的症状。

Haujlai bouxgeq cungj miz aen mauzbingh dungxraeng neix. Cawz le gwn yw ndaej soeng, sawjyungh fap nunaenx swfungzhez genjdanh lajneix, dan aeu genhciz aen singhgiz ndeu, couh ndaej raen yaugoj mingzyienj.

Swfungzhez, dwg giz dieg cienmonz yungh daeuj siu gij gwn cwk、vaq gij rom cwk haenx. De mbouj dwg dandan aen hezvei ndeu, cix dwg aen habcwng 4 aen hezvei, faenbied youq gij rizvang cungqgyang lwgfwngzvix、lwgfwngzgyang、lwgfwngzcaemj、lwgfwngzcod hoh daih'it caeuq hoh daihngeih dox gapgyaiq gizde. Mwh nunaenx, naengh dwk roxnaeuz ninz dwk, itbuen genj yungh lwgfwngzmeh roxnaeuz lwgfwngzgyang, yungh byai lwgfwngz daeuj naenx hezvei, gag roxnyinh loq in di couh ndaej. Moix ngoenz guh 2 baez roxnaeuz 3 baez, genhciz aen singhgiz ndeu couh ndaej gemjmbaeu gij binghyiengh dungxraeng、dungx in、siuvaq mbouj ndei.

如何预防老年人腹胀？
Yienghlawz fuengzre bouxlaux dungxraeng?

老年人的消化系统功能往往减弱或出现紊乱，常感到腹胀，引起不适。

注意下面几点可减少腹胀：①少吃高纤维食物，如马铃薯（土豆、洋芋）、面食、豆类以及卷心菜、花菜、洋葱等，它们都易在肠胃部产生气体，导致腹胀。②不要吃炒豆、硬煎饼等不易消化的食物。③切忌进食太快，或边走边吃，否则容易吞进空气。常用吸管喝饮料也会让大量空气潜入胃部，引起腹胀。④焦躁、忧虑、悲伤、沮丧、抑郁等不良情绪都可能使消化功能减弱，加剧腹胀。⑤每天坚持 1 小时左右的适量运动，不仅有助于克服不良情绪，而且还可以帮助消化系统维持正常功能。⑥注意某些疾患，因为对某些疾患来说，腹胀或是先兆，或是症状之一，如过敏性肠炎、溃疡性结肠炎、膀胱瘤等。

Gij gunghnwngz siuvaq hidungj bouxlaux ciengzciengz gemjnyieg roxnaeuz okyienh luenhlablab, ciengzseiz roxnyinh dungxraeng, yinxhwnj mbouj cwxcaih.

Haeujsim geij diemj lajneix ndaej gemjnoix dungxraeng：① Noix gwn gijgwn senhveiz lai haenx, lumjbaenz maenzdoengzlingz （majlingzsuz、yangzyi）、gijgwn mienh、duh caeuq byaekgienjsim、byaekva、yangzcoeng daengj, gyoengqde cungj yungzheih youq ndaw saej cauh heiq, yinxhwnj dungxraeng. ② Gaej gwn duhcauj、bingjcien geng daengj gijgwn mbouj yungzheih siuvaq haenx. ③Ciengeiz gaej gwn haeux vaiq lai, roxnaeuz doq gwn doq byaij, mboujne yungzheih ndwnj hoengheiq roengz bae. Ciengz aeu guenj daeuj gwnndoet, hix rox hawj daihliengh hoengheiq ndonj haeuj ndaw dungx bae, yinxhwnj dungxraeng. ④ Singqgaenj simfanz、youheiq、siengsim、doeknaiq、nyapnyuk daengj doengh gij simcingz mbouj ndei neix, cungj aiq sawj siuvaq gunghnwngz gemjnyieg, gyahaenq dungxraeng. ⑤ Moix ngoenz genhciz habliengh yindung aen cungdaeuz ndeu baedauq, mboujdan doiq haekfug doengh gij simcingz mbouj ndei haenx miz bangcoh, caemhcaiq vanzlij ndaej bangcoh siuvaq hidungj veizciz cingqciengz gunghnwngz. ⑥ Haeujsim mbangj bingh, aenvih doiq mbangj bingh daeuj gangj, dungxraeng aiq dwg baenzbingh ciudaeuz, hix aiq dwg cungj binghyiengh ndeu, lumjbaenz gominjsing cangzyenz、gezcangzyenz i naeuh、rongznyouhfoeg daengj.

如何缓解老年人肠胀气?

Yienghlawz gemjmbaeu bouxlaux saej raeng heiq?

顺腹式呼吸法对老年人肠胀气有较好的缓解作用。所谓顺腹式呼吸就是先用鼻子缓慢吸气同时凸腹,吸足气后屏气 3~5 秒;然后缓慢呼气收腹,同时提肛。1 分钟约 8 次。如患有心脑血管疾病可不屏气,1 分钟做 15~20 次,每次可连续做 5~10 分钟,每日 2 次,锻炼周期不少于 100 天。

Aen fap swnh dungx ciuqei diemheiq, ndaej haemq ndei gemjmbaeu bouxlaux saej raeng heiq. Sojgangj swnh dungx ciuqei diemheiq couh dwg, sien yungh ndaeng menh sup heiq doengzseiz doed aendungx hwnjdaeuj, sup heiq gaeuq le maetheiq 3~5 miux; Yienzhaeuh menhmenh cuengqheiq sou dungx, doengzseiz sup caetconq hwnjdaeuj. faencung ndeu daihgaiq 8 baez. Danghnaeuz baenz gij bingh sailwed sim uk ndaej mbouj mbaetheiq guh, faencung ndeu guh 15 daengz 20 baez, moix baez ndaej lienzdaemh guh 5 daengz 10 faencung, moix ngoenz 2 baez, hopgeiz duenhlienh mbouj ndaej noix gvaq 100 ngoenz.

怎样防治吸收不良综合征?

Yienghlawz fuengzceih supsou mbouj ndei cunghhozcwng?

老年人一旦患上吸收不良综合征,要按下列方法积极进行防治:

第一,加强体育锻炼,适宜参加的运动有快走、慢跑、打乒乓球、打太极拳、骑自行车、游泳等。

第二,对饮食进行调节,少吃多餐,每顿饭不要吃得过饱,宜吃些容易消化的软饭,少吃高蛋白、高脂肪食物,多吃新鲜蔬菜、水果。

第三,在医生指导下服用胃蛋白酶合剂、胰酶片、多酶片及中成药大山楂丸、六味安消胶囊、香砂养胃丸等。

第四,经常按摩腹部,具体方法是:先用右手掌在腹部上下按摩,再左右按摩,最后转圈按摩,连续 15 分钟,每日早、晚各做 1 次。

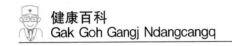

第五，有吸收不良综合征的老年人，忌食冷饮，戒烟酒，腹部宜保暖，防止着凉。

Bouxlaux danghnaeuz deng supsou mbouj ndei cunghhozcwng, aeu ciuq gij fuengfap lajneix hwnjheiq bae guh fuengzceih：

Daih'it, gyagiengz lienhndang, gij yindung hab camgya haenx miz vaiq byaij、menh buet、dwk binghbanghgiuz、dwk daigizgenz、gwih danci、youzraemx daengj.

Daihngeih, diuzcez gwnndoet, noix gwn lai donq, moix donq haeux gaej gwn imq lai, hab gwn di haeux unq yungzheih siuvaq haenx, noix gwn gijgwn danbwz lai、youzlauz lai, lai gwn byaekheu caeuq lwgmak singjsien.

Daihsam, hawj canghyw cijdauj gwn fukywhab veidanbwzmeiz、yizmeizben、dohmeizben caeuq ywdoj yienzsanhcah hung、luzveianhsiuh gyauhnangz、yanghsah yangjveivanz daengj.

Daihseiq, ciengzseiz nunaenx aendungx, gidij fuengfap dwg：Sien yungh fajfwngzgvaz youq gwnz dungx nunaenx aenndang gwnz laj, caiq nunaenx aenndang swix gvaz, doeklaeng heux gien nunaenx, laebdaeb 15 faencung, moix ngoenz haethaemh gak guh baez ndeu.

Bouxlaux deng supsou mbouj ndei cunghhozcwng, geih gwnndoet gij nit, gaiq ien gaiq laeuj, dungx hab bauj raeuj, fuengz dwgliengz.

患胃部疾病喝水有何讲究？
Baenz binghdungx gwn raemx aeu yawjnaek gijmaz？

如果您是胃病患者，喝白开水时可要谨慎了，尤其是在冬季。因为喝过多的白开水可能会致使胃病反复发作，迁延不愈。

饮水过多会使胃液稀释，影响消化，而且胃里东西呈液态，会加重反酸。还有，一些胃药因其特殊的起效方式，服药时不仅不能多喝水，甚至不能喝水，否则会降低药效，导致胃病反复发作。比如，治疗胃溃疡的药物——硫糖铝和氢氧化铝凝胶，服这类胃药半小时内不要喝水，因为喝水会把刚形成的保护膜冲掉，使受损的胃黏膜重新暴露在有腐蚀性的胃酸中。因此，服用治疗胃溃疡的药物，只需用水把药片送服即可，不能再多喝水。有的胃药甚至只需直接嚼碎吞服，无需喝水。

专家提醒患者，服用治疗胃溃疡、咳嗽、咽炎等药物应尽量少喝水，吃药前要仔细阅读说明书。如果想喝水，应在服药半小时后，等保护膜稳定或达到药物作用时间后，再适量喝水。胃病病人对饮水量不必严格限制，根据自己的情况，1000～1500毫升就可以，这里面包括粥、汤等的水分。平时饮水要少量多次饮用，以每次半杯（约150毫升）为宜。

Danghnaeuz aendungx mwngz baenz bingh, mwh gwn raemxgoenj aeu siujsim lo, daegbied dwg youq seizdoeng. Aenvih gwn raemxgoenj lai le, aiq cauhbaenz binghdungx fanfoek fat, ngaiznyed mbouj rox ndei.

Gwn raemx daiq lai rox hawj raemx ndaw dungx saw bae, yingjyangj siuvaq, caemhcaiq gij doxgaiq ndaw dungx bienqbaenz raemx yiengh le, rox gyanaek fansoemj. Lij miz, mbangjdi ywdungx aenvih gij fuengsik ok yaugoj de daegbied, mwh gwn yw mboujdan mbouj ndaej lai gwn raemx, caiqlij mbouj ndaej gwn raemx, mboujne gij yw yaugoj couh gyangqdaemq lo, cauhbaenz binghdungx fanfoek fat. Lumjbaenz, gij yw yw i dungx naeuh——liuzdangzlij caeuq ginghyangjvalij ningzgyauh, gwn cungj yw ywbingh dungx neix buenq aen cungdaeuz ndawde gaej gwn raemx, aenvih gwn raemx rox cung deuz gij i henhoh ngamq cauxbaenz haenx, sawj gij i aendungx deng'vaih, dauqcungz loh youq ndaw dungxsoemj deng ndukvaih haenx. Ndigah, gwn yw ywbingh i dungx naeuh, aeu raemx soengq yw roengzbae couh ndaej, mbouj ndaej caiq gwn raemx lai. Mizmbangj yw ywbingh dungx vanzlij cijaeu cigsoh nyaij yw soiq, mbouj yungh gwn raemx.

Conhgyah daezsingj bouxbingh naeuz, gwn yw ywbingh i dungx naeuh、ae、hoz in daengj wngdang caenhliengh noix gwn raemx, gwn yw gaxgonq aeu sijsaeq doeg sawgangjmingz. Danghnaeuz siengj gwn raemx, wnggai gwn yw gvaq buenq aen cungdaeuz le, caj i henhoh onjdingh roxnaeuz dabdaengz seizgan yw ok cozyung le, caiq habliengh gwn raemx. Boux baenz binghdungx doiq gwn raemx soqliengh mbouj yungh yiemzgek hanhhaed haenx, gaengawq cingzgvang bonjfaenh, gwn 1000 daengz 1500 hauzswngh couh ndaej, ndawde hamz miz gij raemx ndaw haeuxcuk、dang daengj. Bingzseiz gwn raemx aeu siuj liengh lai baez gwn, ceiq ndei moix baez buenq boi (daihgaiq 150 hauzswngh).

转氨酶偏高的哪一种情况需要治疗?
Cungj cingzgvang conjanhmeiz biensang lawz wngdang yw?

转氨酶是反映肝功能正常与否的指标之一,很多原因都可引起转氨酶升高。劳动、运动强度过大、晚上熬夜、失眠、过量饮酒后、妇女月经期均可引起转氨酶轻度增高,此属于生理性问题,不需要治疗。

然而,在病理情况下,当细胞损伤时(如肝炎、脂肪肝、肝硬化、肝癌等),转氨酶会释放入血,血中转氨酶会明显增高。如果超过正常上限的 $2\sim3$ 倍($80\sim120$ U/L),并持续 2 周以上,排除嗜酒、化学药物中毒等情况下,提示肝胆疾病的可能;如果测定值超过正常上限的 20 倍(>800 U/L),且肝炎病毒标志物呈"阳性",伴有恶心、呕吐、厌油等症状时,应去医院做进一步的检查。

Conjanhmeiz dwg aen cijbyauh fanjyingj gij gunghnwngz daep dwg mbouj dwg cingqciengz ndeu, haujlai yienzaen cungj ndaej yinxhwnj conjanhmeiz swng sang. Guh hong、yindung daiq lai、gyanghaemh ngauzhwnz、ninz mbouj ndaek、gwnlaeuj daiq lai、 mehmbwk geiz dawzsaeg cungj ndaej yinxhwnj conjanhmeiz demsang di ndeu， neix gvihaeuj swnghlijsing vwndiz， mbouj yungh yw.

Hoeng， youq binghleix cingzgvang baihlaj， mwh sibauh deng sieng（lumjbaenz ganhyenz、cijfangzganh、daep ndongj、daep baenz nganz daengj）， conjanhmeiz rox cuengq haeuj ndaw lwed bae， conjanhmeiz ndaw lwed couh demgya haujlai. Danghnaeuz mauhgvaq gij hanhdoh cingqciengz de 2～3 boix（80～120 danhvei/swngh）， caemhcaiq lienzdaemh 2 aen singhgiz doxhwnj， baizcawz lanh laeuj、dengdoeg vayoz yozbinj daengj cingzgvang， daezsingj mwngz aiq baenz bingh daep；Danghnaeuz gij soq rau dingh mauhgvaq cingqciengz ceiq sang hanhdoh 20 boix（＞800 danhvei/swngh）， caemhcaiq gij doxgaiq biuhauh ganhyenz bingdoeg baenz "yangzsing"， buenx miz gij binghyiengh siengj rueg、rueg、mbwq youz daengj seiz， wnggai bae yihyen guh caenh'itbouh genjcaz.

乙型肝炎治疗过程中转氨酶升高要紧吗？

Youq mwh ywbingh yizhingz ganhyenz, conjanhmeiz swng sang youqgaenj lwi?

有的乙型肝炎（简称乙肝）患者在使用干扰素治疗过程中，转氨酶又升高了，有人问这是不是提示病情严重了？

注射干扰素后转氨酶升高并不是表示病情严重了，而是一个好兆头。因为注射干扰素后，激活了体内的免疫功能，转氨酶升高标志着正在清除病毒，免疫功能上调，这是很正常的，患者不用担心。此时需要注意的是，一定要继续注射干扰素，不可擅自停止，同时定期到医院做检查。

Mizmbangj bouxbingh yizhingz ganhyenz（genjdanh heuhguh yizganh）youq mwh yungh ganhyaujsu daeuj ywbingh， conjanhmeiz youh swng sang lo， miz vunz cam， neix dwg mbouj dwg daezsingj binghcingz gyanaek lo?

Dajcim ganhyaujsu le conjanhmeiz swng sang bingq mbouj dwg naeuz bingh naek lo， cix dwg aen ciudaeuz ndei ndeu. Aenvih dajcim ganhyaujsu le， couh sawj menjyiz gunghnwngz ndaw ndang bienqhoengh， conjanhmeiz swng sang dwg aen geiqhauh cingq cingcawz binghdoeg， menjyiz gunghnwngz diuz hwnj gwnz， neix dwg cingqciengz dangqmaz bae， vunzbingh mbouj yungh you. Seizneix aeu haeujsim de dwg， itdingh aeu laebdaeb dajcim ganhyazujsu， mbouj ndaej gag dingz， doengzseiz dinghgeiz bae yihyen guh genjcaz.

如何看懂乙型肝炎化验单？

Yienghlawz yawj rox mbaw dan vaqniemh yizhingz ganhyenz?

乙型肝炎（简称乙肝）五项检查对于发现乙肝病情十分重要。若在检查单上，HBsAg（乙肝表面抗原）为加号，代表阳性，可确诊为感染乙肝病毒。如"大三阳"则指 HBsAg、HBeAg（乙肝 e 抗原）、HBcAb（乙肝核心抗体）三项呈阳性，各有一个加号；"小三阳"则指 HBsAg、HBeAb（乙肝 e 抗体）、HBcAb（乙肝核心抗体）三项呈阳性，各有一个加号。

Yizhingz ganhyenz（genjdanh heuhguh yizganh）haj hangh genjcaz doiq fatyienh yizganh binghcingz cibfaen cungyau. Danghnaeuz youq ndaw mbawdan genjcaz, hangh HBsAg（yizganh byaujmen gangyenz）dwg gya hauh, daibyauj yangzsing, ndaej caensaed yawj baenz deng ganjyenj yizganh binghdoeg. Lumjbaenz "Dasanh yangz", cix dwg ceij HBsAg、HBeAg（yizganh E gangyenz）、HBcAb（yizganh hwzsinh gangdij）sam hangh baenz yangzsing, gak miz aen gya hauh ndeu; "Siujsanhyangz" cix ceij HBsAg、HBeAb（yizganh E gangdij）、HBcAb（yizganh hwzsinh gangdij）sam hangh baenz yangzsing, gak miz aen gya hauh ndeu.

清除乙型肝炎病毒是否有"新疗法"？
Cawzseuq gij binghdoeg yizhingz ganhyenz，miz mbouj miz "ywfap moq"?

一些小广告称，使用具有高科技性能的某离子肽系列药物，不论病情长短，服药 2～3 个疗程后可清除乙型肝炎（简称乙肝）病毒，实现转阴。不少乙肝患者仿佛看到了希望。

其实，国内外公认抗病毒是目前治疗乙型肝炎的关键，而目前公认的抗病毒药是干扰素和核苷（酸）类药物。而且，抗病毒药物也只能抑制乙肝病毒复制，使乙肝病毒 DNA 转阴，或把乙肝"大三阳"转为"小三阳"，并不能彻底清除乙肝病毒。事实上，至今为止能清除乙肝病毒的药物和疗法还没有。另外，不论病情长短就保证一概转阴的说法不但缺乏科学性，而且是无稽之谈。对于此类宣传，患者应保持警惕。

Miz di gvangjgau naeuz, sawjyungh yw moux lizswjdai hilez miz gauhgohgi singnwngz haenx, mboujlwnh binghcingz raez roxnaeuz dinj, gwn yw 2～3 aen liuzcwngz le, ndaej cawzseuq gij binghdoeg yizhingz ganhyenz（genjdanh heuhguh yizganh）liux bae, saedyienh cienj yaem. Haujlai boux baenz yizganh lumj ndaej raen miz maqmuengh lo.

Gizsaed, ndaw guek rog guek cungj nyinhnaeuz dingj binghdoeg dwg seizneix aen gvanhgen bae yw yizhingz ganhyenz ndeu, seizneix gij yw dingj binghdoeg caeznyinh haenx dwg gij yw ganhyaujsu caeuq hwzganh（soemj）loih. Caiqlij, yw dingj binghdoeg hix cijndaej naenxhaed yizganh binghdoeg fuzci, sawj yizganh binghdoeg DNA cienjyaem, roxnaeuz cienj yizganh "dasanhyangz" baenz "siujsanhyangz", bingq mbouj ndaej cawzseuq yizganh binghdoeg daengzdaej bae. Gizsaed, daengz seizneix cij, lij caengz miz cungj yw caeuq ywfap lawz ndaej cawzseuq yizganh binghdoeg. Linghvaih, mboujlwnh binghcingz raezdinj couh baujcwng cienzbouh cienjyaem cungj gangjfap neix,

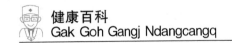
mboujdan mbouj gohyoz, caemhcaiq dwg cungj vah mbouj miz goekgaen ndeu. Doiq cungj senhconz neix, bouxbingh wngdang baujciz singjgaeh.

家庭内是否会传染乙型肝炎病毒？

Yizganh binghdoeg rox mbouj rox lah hawj vunz ndaw ranz?

乙型肝炎（简称乙肝）传染性很强，但乙肝患者的配偶却很少患乙肝，化验显示他们曾感染过乙肝病毒，但体内产生了抗体。这是因为成年人具备健全的免疫体系，当乙肝病毒入侵后，机体的免疫系统立刻启动起来，清除乙肝病毒。

研究表明，感染乙肝病毒的年龄和乙肝的发病及慢性化有密切的关系。1个月大的新生儿感染乙肝病毒后，80％以上会转为慢性携带者，留下祸根。但成年人感染乙肝病毒，只有大约6％的感染者会慢性化，而大部分会形成抗体阳性，主动清除病毒。基于这一事实，根治、根除乙肝的基点必须放在切断母婴传播这一重要途径上。因此，待产孕妇及婴幼儿普遍接种乙肝疫苗和高效价乙肝免疫球蛋白意义十分重大。

Yizhingz ganhyenz （genjdanh heuhguh yizganh） cienzlah gig giengz, hoeng gvan roxnaeuz yah boux baenz yizganh cix gig noix baenz binghyizganh, vaqniemh raen gyoengqde gaenq deng lah gvaq binghdoeg yizganh, hoeng ndaw ndang miz gangdij okdaeuj lo. Neix dwg aenvih vunzhung miz aen menjyiz dijhi caezcienz ndeu, mwh yizganh binghdoeg ciemqhaeuj, aen gihdij menjyiz hidungj sikhaek haidoengh hwnjdaeuj, cawzseuq gij binghdoeg yizganh bae.

Yenzgiu biujmingz, gij nienzgeij deng lahdawz yizganh binghdoeg caeuq baenz binghyizganh nem mansing'va haenx gvanhaeh maedcaed. Lwgnding ndwen ndeu deng lahdawz yizganh binghdoeg le, miz 80％ doxhwnj rox cienj baenz boux raekdawz binghdoeg yizganh singqnumq, louz gij goekhux de roengzdaeuj. Hoeng vunzhung lahdawz gij binghdoeg yizganh le, dan miz daihgaiq 6％ boux lahdawz de rox mansing'va, hoeng dingzlai cix rox bienqbaenz gangdij yangzsing, gag cawzseuq binghdoeg. Gaengawq aen saedsaeh neix, yw ndei goekbingh、cawzraeg yizganh, itdingh aeu cuengq youq gatgoenq daxmeh cienzboq hawj lwgnding diuz roenloh youqgaenj neix. Ndigah, mehdaiqndang caeuq lwgnyez 3 bi doxroengz cungj ciepndaem doh yizganh yizmyauz caeuq gauhyaugya yizganh menjyiz giuzdanbwz, yiyi cibfaen hungnaek.

乙型肝炎治疗停药后如何预防复发？

Ywbingh yizhingz ganhyenz dingz yw le，yienghlawz yawhfuengz fukfat?

乙型肝炎（简称乙肝）患者抗病毒治疗停药后，有35％～60％的患者会复发。乙肝经治疗复发患者一般有两种类型：一种是经过规范治疗后，达到了乙肝治疗指南中停药标准的患者，停药后复发；另一种是没有进行规范治疗，抗病毒药物吃吃停停，或擅自减量，导致乙肝复发。

对于经治疗复发的患者，在以下两种情况下，特别建议联合治疗：第一，对于未达到停药标准的复发患者，特别是既往有耐药史者，再治疗时建议联合治疗；第二，对于经治疗复发时乙肝病毒水平高的患者，或者已经明确是肝硬化的乙肝患者，再治疗时建议给予联合治疗。

Vunzbingh yizhingz ganhyenz (genjdanh heuhguh yizganh) ginggvaq dingj binghdoeg ywbingh dingz yw le, miz 35％ daengz 60％ rox fukfat. Boux baenz yizganh ginggvaq ywbingh deng fukfat de itbuen miz song cungj loihhingz: Cungj ndeu dwg vunzbingh ginggvaq gveihfan ywbingh le, ndaej dabdaengz yizganh ywbingh cijnanz dingzyw biucinj, dingz yw le dauqcungz fatbingh; Lingh cungj dwg mbouj guh gveihfan ywbingh, gij yw dingj binghdoeg gwn gwn dingz dingz, roxnaeuz gag gemj ywliengh, cauhbaenz yizganh fukfat.

Doiq doengh boux ginggvaq ywbingh youh fukfat haenx, youq song cungj cingzgvang lajneix, daegbied genyi lienzhab ywbingh: Daih'it, doiq boux deng fukfat mbouj dabdaengz aen biucinj dingz yw de, daegbied dwg boux gaxgonq rox naihyw de, caiq yw seiz genyi lienzhab ywbingh; Daihngeih, doiq bouxbingh ginggvaq ywbingh fukfat, yizganh binghdoeg suijbingz sang haenx, roxnaeuz gaenq mingzbeg doekdingh de dwg boux baenz binghyizganh daep giet ndongj haenx, caiq yw seiz genyi lienzhab ywbingh.

性生活会引起丙型肝炎病毒传染吗？

Singq swnghhoz ndaej cienzlah binghdoeg bingjhingz ganhyenz lwi?

丙型肝炎病毒主要是通过被污染的血液及血制品传播，通常又被称为"输血后肝炎"。但在生活中，实际上有不少患者是通过非输血途径传播的。

据统计，慢性丙型肝炎在其配偶中的传播率可高达21％左右，显著高于其他家庭成员，并且研究表明，夫妻间感染的丙型肝炎病毒，其核糖核酸（RNA）基本是一样的，因此确信丙型肝炎病毒可以通过性生活传播。而且感染丙型肝炎病毒的产妇在产后有肝炎发作时进行母乳喂养，有可能增加丙型肝炎病毒传播给婴儿的风险。

Binghdoeg bingjhingz ganhyenz cujyau dwg doenggvaq gij lwed caeuq lwed cibinj deng uqlah haenx cienzboq, bingzciengz youh heuh de guh "ganhyenz dwklwed gvaqlaeng". Hoeng youq ndaw swnghhoz, gizsaed miz dingzlai vunzbingh mbouj dwg doenggvaq diuz roenloh dwklwed cienz daeuj.

Gaengawq gyoebsuenq, bingjhingz ganhyenz singqnumq youq ndaw gvanbaz cienzlah gij beijlwd de ndaej sang daengz 21％ baedauq, sang gvaq vunz ndaw ranz gizyawz gig mingzyienj, yenzgiu lij biujmingz, gij binghdoeg bingjhingz ganhyenz ndaw gvanbaz lahdawz haenx, hwzdangz hwzsonh（RNA）gyoengqde daihdaej ityiengh, ndigah, cingqcaen saenq gij binghdoeg bingjhingz ganhyenz ndaej doenggvaq doxej bae cienzlah. Caemhcaiq mehnaenghndwen ganjyenj binghdoeg bingjhingz ganhyenz, youq mwh senglwg gvaqlaeng ganhyenz cingq fat de, hawj lwgnding gwn cij, aiq demlai gij fungyiemj cienzlah gij binghdoeg bingjhingz ganhyenz hawj lwgnding.

肝病患者过度劳累会有什么后果？
Boux baenz binghdaep dwgrengz lai，miz gijmaz hougoj?

肝病患者过度运动，肌肉会产生大量的乳酸，这些乳酸进入肝脏可引起肝细胞的损伤。正常的肝脏可以处理掉身体产生的乳酸，患病的肝脏却难以处理，使乳酸堆积越来越多，肝脏的损伤也会越来越严重。另外，人在劳累后，身体内的血液会重新分配，主要是肝脏内的血液量锐减。据研究，劳累时肝脏内的血液可比平时减少二分之一，肝脏血液减少，给肝脏带来的营养减少，带出去的废物也会减少，不利于肝细胞的康复。

Boux baenz binghdaep yindung gvaqbouh, ndangnoh couh miz daihliengh yujsonh okdaeuj, doengh gij yujsonh neix haeuj ndaw daep bae, ndaej sawj sibauh daep deng sieng. Aendaep cingqciengz haenx ndaej cawqleix gij yujsonh ndangdaej miz okdaeuj haenx, aendaep baenz bingh cix nanz cawqleix ndaej, sawj yujsonh yied doi yied lai, aendaep deng sieng hix yaek yied daeuj yied yenzcung. Linghvaih, vunz baegnaiq le, gij lwed ndaw ndang yaek dauqcungz faenboiq, cujyau dwg gij lwed ndaw daep gig vaiq gemjnoix. Gaengawq yenzgiu, youq mwh baegnaiq gij lwed ndaw daep ndaej beij bingzseiz gemjnoix bae ngeih faenh cih it, lwed daep gemjnoix, gij yingzyangj gunghawj aendaep haenx couh gemjnoix, gij huqfeiq daiq okbae haenx hix yaek gemjnoix, doiq gij sibauh aendaep dauqfuk ndei mbouj leih.

饮木瓜籽茶可以保护肝脏吗？
Gwn caz cehmoeggva ndaej baujhoh aendaep lwi?

随着年龄的增加，中老年朋友肝脏的免疫、解毒、排泄等功能减弱，易诱发多种疾病，饮木瓜籽茶对保护肝脏、增强肝功能大有帮助。

方法：取木瓜籽15粒，水煎2分钟后去籽代茶饮用，每次200毫升，餐后2小时饮用效果最佳，连饮2周。

Riengz nienzgeij doxbae, gij gunghnwngz menjyiz、gejdoeg、baiz ok daengj aendaep baengzyoux cungnienz caeuq bouxlaux gemjnyieg, yungzheih yaeuhfat lai cungj bingh, cehmoeggva doiq baujhoh aendaep、demgiengz gunghnwngz daep miz bangcoh lai.

Fuengfap：Aeu cehmoeggva 15 naed，cienq raemx 2 faencung le aeu ceh okbae dingj caz gwn，moix baez 200 hauzswngh，gwnhaeux gvaq 2 aen cungdaeuz le caiq gwn，yaugoj ceiq ndei，lienzdaemh gwn 2 aen singhgiz.

肝病患者为何慎服保健品?
Boux baenz binghdaep vihmaz yaek siujsim gwn ywbouj?

肝病患者慎服保健品有以下三个原因：

（1）肝病多为湿热型，"补"是火上浇油。中医认为，肝病患者多以湿热为患，服用补品、保健品等可能会"火上浇油"，加重肝病的火热病理，从而导致肝病发作、加重，所以肝无补法。

（2）保健品成分多，补服"激素"是雪上加霜。蜂胶等保健品一般都含有天然的类激素成分，而慢性肝病患者由于对雌激素灭活功能有障碍，本来体内就存在激素失衡状态，因此，长期服用这类保健品，无疑是雪上加霜。

（3）品牌都有真假，"水货"会加重病情。本来蛋白粉、鱼油、氨基酸等补品，肝病患者是可以服食的，但如果肝病患者服的是"挂羊头，卖狗肉"的伪蛋白粉、伪鱼油、伪氨基酸，加上如果此类伪产品中加入了激素之类的药物，久服的结果是十分令人恐惧的。

Boux baenz binghdaep siujsim gwn ywbouj，miz sam aen yienzaen lajneix：

（1）Bingh daep dingzlai dwg hwngqcumxhingz，"bouj" lumjdwg youq gwnz feiz rwed youz. Ywdoj nyinhnaeuz，boux baenz binghdaep dingzlai dwg hwngqcumx baenz bingh，gwn huqbouj、ywbouj daengj aiq ndaej lumj "youq gwnz feiz rwed youz"，gya-naek gij huj cauhbaenz binghdaep，yienghneix yinxhwnj binghdaep fatbingh、gyanaek，ndigah daep mbouj miz bouj fap.

（2）Ywbouj cwngzfwn lai，bouj gwn "gizsu" dwg lumj youq gwnz siet gya mwi. Gaurwi daengj ywbouj itbuen cungj sengcingz hamz miz loih gizsu cwngzfwn，hoeng boux baenz binghdaep singqnumq aenvih doiq swzgizsu mied lix gunghnwngz miz gazngaih，bonjlaiz ndaw ndang couh louzmiz yienghceij gizsu mbouj doxdaengh，ndigah，ciengzgeiz gwn cungj ywbouj neix，bietdingh couhlumj youq gwnz nae gya mwi nei.

（3）Binjbaiz cungj miz caen miz gyaj，"huqcoujswh huqyaez" ndaej gyanaek binghcingz. Bonjlaiz danbwzfwnj、youzbya、anhgihsonh daengj doxgaiq boux neix，boux baenz binghdaep gwn ndaej，hoeng danghnaeuz boux baenz binghdaep gwn doiq danbwzfwnj gyaj、youzbya gyaj、anhgihsonh gyaj doengh gij yw "venj gyaeuj yiengz，gai nohma" neix，caiq gya danghnaeuz youq ndaw loih canjbinj gyaj neix，youh gya doenghgij yw gizsu haenx haeuj bae ne，gwn yw nanz le，cix hawj vunz yieplau raixcaix lo.

肝硬化有何危害？

Aendaep bienq ndongj miz maz sienghaih?

在肝硬化早期，即肝功能代偿期，患者的症状和体征均较轻微，肝功能检查可能仅有轻度异常，一般不影响正常生活和工作。但是，晚期肝硬化危害严重，会出现一系列不同程度的门静脉高压和肝功能障碍，甚至危及生命。肝硬化危害主要表现在全身、消化道、并发症等方面。患者可出现食欲下降、消瘦乏力、腹痛、腹泻、牙龈出血、发烧、黄疸、腹壁静脉曲张、腹水等症状和体征。

肝硬化长期存在可出现肝性脑病，并发多种严重感染。肝硬化消化道出血、肝衰竭等均可导致死亡。一项调查表明，由失代偿期肝硬化引起的肝性脑病发病率为84%，食管胃底静脉曲张出血的发病率为50%，5年内发生腹水的比例为30%，而在肝硬化患者中每年肝癌的发生率为3%～6%。

Youq mwh daep bienq ndongj geizcaeux, couhdwg aen seizgeiz gunghnwngz daep gag ndaej diuzcez cingqciengz haenx, gij binghyiengh caeuq dijcwngh vunzbingh cungj haemq mbaeu, genjcaz gij gunghnwngz daep aiq ngamq miz di mbouj doengz bingzciengz, itbuen mbouj yingjyangj cingqciengz swnghhoz caeuq guhhong. Hoeng, aendaep bienq ndongj geizlaeng couh sienghaih youqgaenj lo, yaek okyienh baenz roix meg daep aendou atlig sang caeuq gunghnwngz aendaep gazngaih cingzdoh mbouj doengz haenx, vanzlij haih daengz sengmingh dem. Aendaep bienq ndongj sienghaih cujyau biujyienh youq daengx ndang、saisiuvaq、gyoebhab fat bingh daengj fuengmienh. Bouxbingh ndaej okyienh mbouj ngah gwn doxgaiq、byom mbouj miz rengz、dungx in、oksiq、nohheuj ok lwed、fatndat、vuengzbiu、meg naengdungx utcengq、dungx cikraemx daengj binghyiengh caeuq dijcwngh.

Aendaep ciengzgeiz bienq ndongj ndaej baenz bingh uk aenvih binghdaep yinxhwnj haenx, caemhcaiq gyoeb fat lai cungj yenzcung lahdawz dem. Aendaep bienq ndongj saisiuvaq ok lwed、daep doekbaih daengj cungj ndaej daivunz. Hangh diucaz ndeu biujmingz, bingh uk aendaep aenvih aendaep bienq ndongj yungh mbouj ndaej haenx yinxhwnj fatbingh beijlwd dwg 84%, meg saihoz caeuq meg lajdaejdungx utcengq ok lwed gij fatbingh beijlwd de dwg 50%, ndaw 5 bi deng dungx cikraemx gij beijlwd de dwg 30%, youq ndaw doengh boux daep bienq ndongj de, moix bi baenz daep nganz gij fat bingh beijlwd de dwg 3%～6%.

喝橘子汁对防治肝癌有效吗？

Gwn raemxmakgam doiq fuengzceih binghdaepnganz mizyauq lwi?

柑橘之所以呈橘红色，是因为富含维生素 A 原（即胡萝卜素）。日本国家果树科学研究所对日本静冈县三木镇 1073 名居民进行调查，这些人平时都食用大量的柑橘类水果。结果发现，这些居民患肝脏疾病、动脉硬化和与糖尿病有关的疾病的风险很低。

他们在另一项研究中发现，饮用橘子汁明显能减少肝炎患者发展成肝癌的风险。科研人员让这些肝炎患者都喝一些类胡萝卜素汁和橘子汁等混合饮料。一年后，与具有相同病情但没有饮用类胡萝卜素汁和橘子汁的病人相比，喝橘子汁的肝炎患者没有发现一人患肝癌，而后者发展成肝癌的概率是 8.9%。

Makgam vihmaz baenz saekhoengz makdoengj, dwg aenvih hamz miz veizswnghsu A yienz (couhdwg huzlozbusu). Yizbwnj guekgya gomak gohyoz yenzgiusoj doiq Yizbwnj Cinggangh Yen Sanhmuz Cin 1073 boux gihminz guh diucaz, doengh gij vunz neix bingzseiz cungj gwn haujlai lwgmak makgam. Doeklaeng fatyienh, gij fungyiemj doengh gij gihminz neix baenz caeuq binghdaep、doenghmeg giet ndongj nem binghnyouhdangz mizgven haenx gig daemq.

Gyoengqde youq lingh hangh yenzgiu ndawde fatyienh, gwn raemxmakgam, mingzyenj ndaej gemjnoix gij fungyiemj boux baenz binghdaep fazcanj baenz binghdaepnganz. Boux guh gohyenz hawj doengh boux baenz binghdaep haenx, cungj gwn di raemxleihuzlozbusu caeuq raemxmakgam daengj yinjliu doxgyaux haenx. Gvaq bi ndeu le, caeuq bouxbingh doxdoengz hoeng mbouj gwn raemxleihuzlozbusu caeuq raemxmakgam haenx doxbeij, boux baenz binghdaep gwn raemxmakgam mbouj raen miz saek boux baenz binghdaepnganz, hoeng boux baenz binghdaep, mbouj gwn song cungj raemx doxgyaux neix, fazcanj baenz daepnganz gij gailiz de dwg 8.9%.

单纯性脂肪肝患者需要服药吗？
Boux baenz danhcunzsing cihfangzganh aeu gwn yw lwi?

调查显示，九成脂肪肝患者都处于单纯性脂肪肝阶段，这时是不需服药的，只要戒酒、控制体重、适当运动、改变不良生活方式，比如每周至少运动 3 次，每次心率在 120 次/分钟以上并保持半小时，长期坚持可阻止脂肪肝进一步恶化，甚至完全治愈。第二个阶段为脂肪性肝炎，这个时期是治疗的关键，通过积极的综合治疗，也是可以治愈的。第三个阶段则是肝硬化，脂肪性肝炎如果治疗不当，只需 3~5 年的时间，就可发展到肝硬化。

对于脂肪肝患者来说，降低血脂非常重要，但有些患者为了减轻疾病，盲目服用他汀类降脂药，不料却出现转氨酶升高、肝功能受损的情况。治疗脂肪肝没有特效药，很多病人由于胡乱吃药，导致病情加重，停药后反而马上开始好转。

Diucaz yienh'ok, boux baenz cihfanghganh miz gouj cingz, cungj dwg cawqyouq aen gaihdon danhcunzsing cihfangzganh, seizneix mbouj yungh gwn yw, cijaeu gaiq laeuj、gaemhanh ndangnaek、habdangq yindung、gaijbienq gij swnghhoz fuengsik mbouj ndei de, lumjbaenz moix singhgiz ceiqnoix yaek yindung 3 baez, moix baez sinhliz aeu miz 120 baez/faencung doxhwnj caemhcaiq baujciz buenq aen cungdaeuz, ciengzgeiz genhciz ndaej lanz cihfangzganh caenh'itbouh bienq rwix, mizseiz vanzlij ndaej cienzbouh yw ndei. Aen gaihdon daihngeih dwg cihfangzsing ganhyenz, aen seizgeiz neix ceiq youqgaenj dwg ywbingh, doenggvaq hwnjheiq gyoebhab ywbingh, hix ndaej yw ndei. Aen gaihdon daihsam couh dwg daep ndongj, cihfangzsing ganhyenz danghnaeuz yw mbouj habdangq, cijaeu yungh 3 daengz 5 bi seizgan, couh ndaej fazcanj baenz daep ndongj.

Doiq boux baenz cihfangzganh daeuj gangj, gyangqdaemq hezcih gig youqgaenj, hoeng mizmbangj bouxbingh vihliux gemjmbaeu bingh, luenh gwn cungj yw dahdinghloih gyangcijh haenx, mboujliuh cix miz cungj cingzgvang conjanhmeiz swng sang、gunghnwngz daep deng vaih okdaeuj. Yw cihfangzganh mbouj miz yw daegbied mizyauq, haujlai vunzbingh aenvih luenh gwn yw, cauhbaenz bingh engqgya naek, dingz yw le dauqfanj sikhaek bienq ndei.

揉腹能否防治脂肪肝？
Nu aendungx ndaej mbouj ndaej fuengzceih cihfangzganh？

现代研究表明，按揉腹部可调整内分泌功能，还可疏肝理气、健脾和中、化痰除湿，治疗脂肪肝。常按揉腹部，利于人体保持精神愉悦，有助于入睡，防止失眠。

方法：将双手掌重叠放在肚脐上，以腕关节连同前臂做环形有节律地揉动，按照顺时针方向按揉，并逐渐扩大至全腹部。每次揉5分钟，每日1次。揉腹时，肘关节呈微屈状。放松腕部，手指自然伸直，动作要缓和而协调，速度为每分钟60次左右。

Seizneix yenzgiu biujmingz, nunaenx aendungx ndaej diuzcingj neifwnhmi gunghnwngz, lij ndaej soqsanq heiq daep comzgiet、cangq mamx hab dungx、vaq myaiz cawz cumx, yw cihfangzganh. Ciengzseiz nu dungx, hawj vunz baujciz cingsaenz vuenheij, doiq haeujninz miz bangcoh, fuengzre ninz mbouj ndaek.

Fuengfap：Song fajfwngz doxdab cuengq youq gwnz saejndw, aeu hoh gengoenh caeuq genbongz guh gengxluenz, miz banj miz gvilwd bae nunaenx, swnh diuzcim cungbiuj cienj doxbae nunaenx, caemhcaiq cugciemh gyahung daengz daengx aendungx. Moix baez nu 5 faencung, ngoenz baez ndeu. Mwh nu dungx, hoh gencueg loq miz di ut. Cuengqsoeng hoh gengoenh, lwgfwngz swhyienz iet soh, dungcoz aeu soeng caiq doxdaengh, vaiqmenh dwg moix faencung 60 baez baedauq.

患了脂肪肝为何血脂仍正常？
Baenz cihfangzganh le，vihmaz hezcih lij cingqciengz？

有的人在做完体检后发现，血脂结果正常，但彩超报告却提示脂肪肝，这是为什么？

正常情况下，肝脏脂质含量占肝湿重的 4％～5％，一旦肝脏脂质含量超过 5％，就可以诊断为脂肪肝。脂肪肝中有一种特殊类型，即局灶性脂肪肝，它是肝内出现孤立性脂肪浸润，一般直径小于 5 厘米。局灶性脂肪肝病变范围较小，因此查血时血脂水平常常在正常范围内，只有通过彩超等影像学检查才能发现病变。所以，脂肪肝合并血脂水平正常也不足为怪。

Miz di vunz guhcaez ndangdaej genjcaz le fatyienh, hezcih gezgoj dwg cingqciengz, hoeng caijcauh baugau cix daezsingj dwg cihfangzganh, neix dwg vih gijmaz?

Cingqciengz cingzgvang laj de, gij lauz aendaep hamzliengh ciemq daepcumxnaek 4％～5％, langh lauz aendaep hamzliengh mauhgvaq 5％, couh ndaej duenh baenz cihfangzganh. Ndaw cihfangzganh miz cungj loihhingz daegbied ndeu, couh dwg gizcausing cihfangzganh, de dwg ndaw daep okyienh gij lauzhaj dandog de cimqnyinh haeujbae, itbuen cizging iq gvaq 5 lizmij. Gizcausing cihfangzganh aen'gvaengh bingh bienq de haemq iq, vihneix mwh caz lwed hezcih suijbingz ciengzciengz youq ndaw gvaengh cingqciengz de, cijmiz doenggvaq caijcauh daengj yingjsiengyoz genjcaz cijndaej fatyienh bingh bienq. Ndigah, cihfangzganh doxgyoeb hezcih suijbingz cingqciengz hix mbouj miz gijmaz geizheih.

喝豆浆能否防治脂肪肝？
Gwn gienghduh ndaej mbouj ndaej fuengzceih cihfangzganh ne?

据美国生物化学和分子生物学学会年会上公布的一项新研究发现，喝豆浆可以防治脂肪肝。

美国伊利诺伊大学研究人员的新研究发现，豆浆中的大豆蛋白（豆腐等豆制品中也含有此类蛋白）可降低肝脏中有害脂肪的堆积。科学家研究发现，牛奶与含大豆蛋白的食物对肝脏影响没有区别，但与牛奶类食物相比，吃含大豆蛋白的食物可使肝脏脂肪堆积量降低 20％。另外，甘油三酯（有害心脏健康的脂肪）水平也发生了相同幅度的下降。这一结果表明，喝豆浆有助于防治脂肪肝。

Gaengawq hangh yenzgiu moq Meijgoz Swnghvuz Vayoz Caeuq Fwnhswj Swnghvuzyoz Yozvei gwnz nienzhoih gunghbu haenx fatyienh, gwn gienghduh ndaej fuengzceih cihfangzganh.

Gij yenzgiu moq Meijgoz Yihlinozyih Dayoz yenzgiuyenz fatyienh, gij danbwz duhhenj ndaw gienghduh (daeuhfouh daengj doxgaiq aeu duh daeuj guh haenx hix hamz miz loih danbwz neix) ndaej gyangqdaemq gij youzlauz miz haih doi youq ndaw daep haenx. Gohyozgyah yenzgiu fatyienh, cijvaiz caeuq gijgwn hamz danbwz duhhenj doiq aendaep yingjyangj mbouj mizmaz faenbied, hoeng caeuq doengh gijgwn cijvaiz doxbeij, gwn gijgwn hamz danbwz duhhenj haenx, ndaej hawj gij lauz doi youq ndaw daep de doekdaemq 20%. Linghvaih, gij suijbingz ganhyouzsanhcij (doengh cungj lauzhaj doiq ndangcangq mizhaih haenx) caemh miz doekdaemq aen fukdoh doxdoengz de. Aen gezgoj neix biujmingz, gwn gienghduh ndaej bang fuengzceih cihfanghganh.

患脂肪肝怎么办?
Baenz cihfanghganh le hauhlawz guh?

最常见的脂肪肝有两类:一是酒精性脂肪肝,与大量饮酒有关;二是非酒精性脂肪肝,与肥胖、糖尿病、高脂血症等代谢异常有关。脂肪肝患者中,有些人的转氨酶正常,但大多数患者都会伴有转氨酶升高。不同类型的脂肪肝在治疗的时间和指征上有所不同。

酒精性脂肪肝如果不加以干预,就会发展为酒精性肝炎,进而发展为酒精性肝硬化。如果是非酒精性脂肪肝,要先改变生活方式,包括调整饮食结构,采取低糖、低脂、高膳食纤维饮食,尽量不喝含糖饮料。坚持每周4次以上中等量有氧运动,总计锻炼时间在150分钟以上。需注意的是,每周体重下降不能超过1.6千克,否则也会导致肝脏病变加重。

Gij cihfangzganh ceiq ciengz raen de miz song cungj: It dwg ciujcingh cihfangzganh, caeuq daihliengh gwn laeuj miz gvanhaeh; Ngeih dwg mbouj dwg ciujcingh cihfangzganh, caeuq biz、binghnyouhdangz、bingh hezcih sang daengj moq gaeuq doxvuenh mbouj doengz bingzciengz miz gvanhaeh. Boux cihfangzganh ndawde, miz di vunz conjanhmeiz cingqciengz, hoeng dingzlai vunzbingh cungj buenx miz conjanhmeiz swng sang. Gij cihfangzganh mbouj doengz loihhingz youq ywbingh seizgan caeuq gij fuengfap、habyiengh、fanveiz、byauhcunj daengj fuengmienh hix miz di mbouj doxdoengz.

Ciujcinghsing cihfangzganh danghnaeuz mbouj guenj, couh ndaej fazcanj baenz ciujcingh ganhyenz, caiq fazcanj baenz ciujcinghsing daep bienq ndongj. Danghnaeuz mbouj dwg ciujcinghsing cihfangzganh, aeu sien gaijbienq swnghhoz fuengsik, baudaengz diuzcingj gij gezgou gwnndoet, aeu gwn gijgwn dangz noix、lauz noix、senhveiz lai de, caenhliengh mbouj gwn gij raemxliuh hamz dangz de. Genhciz moix aen singhgiz guh 4 baez doxhwnj cungdaengjliengh mizyangj yindung, gyoebsuenq donlen seizgan youq 150 faencung doxhwnj. Gij aeu louzsim de dwg, moix aen singhgiz ndangnaek doekdaemq mbouj ndaej mauhgvaq 1.6 goenggaen, mboujne couh yaek cauhbaenz binghdaep gyanaek lo.

三、内分泌科、风湿免疫科
Sam、Neifwnhmigoh、Fungcaep Menjyizgoh

Ⅱ型糖尿病患者为何要注意查尿蛋白？
Boux baenz binghnyouhdangz Ⅱ hingz, vihmaz aeu haeujsim caz danbwz nyouh?

研究结果显示，Ⅱ型糖尿病患者出现尿蛋白，即使其水平在正常范围内，也表明其心脏病危险会增加。随着尿蛋白水平的升高，心脏病危险也随之增大。即使尿蛋白水平轻微上升，也会导致心脏病危险增加。所以，糖尿病患者应该经常查尿，看看自己的尿蛋白水平是否有不良变化。

研究还发现，使用血管紧张素转换酶抑制剂（ACEI）有助于尿蛋白水平高的糖尿病患者以及尿蛋白正常的糖尿病患者保护心脏。

Yenzgiu gezgoj yienh'ok, boux baenz binghnyouhdangz Ⅱ hingz miz danbwz nyouh, couhcinj youq ndaw gvaengh cingqciengz, hix biujmingz gij yungyiemj binghsimdaeuz de yaek demlai. Riengz danbwz nyouh suijbingz swng sang, gij yungyiemj binghsimdaeuz hix riengz de gyasang. Couhcinj danbwz nyouh suijbingz swng sang di ndeu, hix yaek cauhbaenz binghsimdaeuz yungyiemj gyalai. Ndigah, boux baenz binghnyouhdangz wnggai ciengzseiz caz nyouh, yawjyawj gij suijbingz danbwz nyouh bonjfaenh dwg mbouj dwg miz bienqvaq mbouj ndei.

Yenzgiu lij fatyienh, sawjyungh hezgvanj ginjcanghsu conjvanmeiz yizcici（ACEI）ndaej bang boux baenz binghnyouhdangz danbwz nyouh suijbingz sang caeuq danbwz nyouh suijbingz cingqciengz haenx baujhoh simdaeuz.

如何预测糖尿病？
Baenzlawz yawhguj binghnyouhdangz?

一个人即使腰围符合标准，但如果脖子过粗，也容易使血糖偏高。测颈围可以帮助您了解上半身脂肪的分布情况，而上半身脂肪与糖尿病风险密切相关。男性颈围大于或等于38厘米，女性颈围大于或等于35厘米，是确定超重的临界值；男性颈围大于或等于39厘米，女性颈围大于或等于35厘米，是确定代谢综合征的临界值。测量时，被测者身体直立，眼睛平视，两臂自然下垂，正常呼吸，颈部放松，嘴巴可以稍微张开，以减少颈部肌肉紧张。测量者将皮尺水平置于颈后第七颈椎（埋头时可摸到的颈后最突起处）上缘，前面置于喉结下方（即颈部最细的部位）进行测量。

Boux vunz ndeu couhcinj hwetgvangq hab byauhcunj, hoeng danghnaeuz hoz daiq co, hix yungzheih sawj hezdangz bien sang. Rau gvaengh hoz ndaej bang mwngz liujgaij lauzhaj buenq ndang baihgwnz faenbouh cingzgvang, lauzhaj buenq ndang baihgwnz caeuq binghnyouhdangz fungyiemj doxgven maedcaed. Gvaenghhumx aenhoz bouxsai hunggvaq roxnaeuz daengjndaej 38 lizmij, gvaenghhumx aenhoz mehmbwk hunggvaq roxnaeuz daengjndaej 35 lizmij, dwg doekdingh aen soqlaemzgyaiq mauh naek haenx; Gvaenghhumx aenhoz bouxsai hunggvaq roxnaeuz daengjndaej 39 lizmij, gvaenghumx aenhoz mehmbwk hunggvaq roxnaeuz daengjndaej 35 lizmij, dwg doekdingh aen soqlaemzgyaiq daise cunghhozcwng haenx. Mwh rau, aenndang boux deng rau ndwn soh hwnjdaeuj, lwgda bingzyawj, song gen gag duiq roengzma, cingqciengz diemheiq, aenhoz cuengqsoeng, aenbak ndaej loq aj, gemjnoix nohhoz gaenjcieng. Boux rau suijbingz cuengq ciknaeng youq laeng hoziu daihcaet aen ndokhoz (ngaemgyaeuj seiz, laenghoziu ndaej lumh daengz aen ndoekdoed ceiq sang gizde) henzgwnz, baihnaj cuengq youq hozgyaenh baihlaj (couh dwg giz ceiq saeq aenhoz) dag.

糖尿病患者怎样预防便秘？
Boux baenz binghnyouhdangz baenzlawz yawhfuengz haexgaz？

据报道，约有 25％的糖尿病患者会发生便秘。便秘不但使病人痛苦，而且还会给病人造成心理负担，影响病人的情绪，使胰岛素的对抗激素分泌增加，成为血糖升高的诱因。因此，必须积极地治疗便秘。

糖尿病伴发便秘的治疗方法：①多食纤维素丰富的蔬菜，如芹菜、丝瓜等；②每日做收腹提肛运动，并沿大肠走向按顺时针方向做圆形按摩，能提高排便能力；③平时可多做下蹲与屈髋压腹动作，以促进肠蠕动；④养成定时排便的习惯（每日或隔日 1 次）；⑤中医中药如四磨汤、六味安消胶囊、麻仁润肠丸、复方芦荟胶囊等，也有一定的疗效；⑥使用微生态制剂，便秘病人补充双歧杆菌后不仅调节了肠道菌群，而且还可以促进肠道平滑肌收缩，有利于排便。

Gaengawq baudauj, daihgaiq miz 25％ boux binghnyouhdangz deng haexgaz. Haexgaz mboujdanh sawj vunzbingh roxnyinh haemzhoj, caemhcaiq ndaej hawj vunzbingh cauhbaenz simleix fudanh dem, yingjyangj gij simcingz vunzbingh, sawj gij gizsu doiqdingj Yizdaujsu haenx doxiemqok gyalai, baenz gij yienzaen yinxhwnj hezdangz swng sang haenx. Vihneix, itdingh aeu hwnjheiq bae yw haexgaz.

Gij fuengfap yw binghnyouhdangz buenx fat haexgaz dwg：①Lai gwn gij byaekheu senhveizsu lai de, lumjbaenz byaekginzcai、swhgvah daengj；②Moix ngoenz guh sup dungx riuj caetconq yindung, caemhcaiq riengz saejlaux doxbae swnh diuzcim cungbiuj cienj doxbae haenx cienq gien nunaenx, ndaej daezsang rengz bae baiz haex；③Bingzseiz ndaej lai guh aen dungcoz maeuq dwk caeuq ut ga at dungx, yawhbienh coicaenh diuzsaej noddoengh; ④Guhbbaenz yiengh sibgvenq dinghseiz bae ok haex（moix ngoenz roxnaeuz gekngoenz baez ndeu）; ⑤ Ywdoj cunghyih lumj dangseiqmuz、loegfeih'ansiu gyauhnangz、mazyinz yincangzvanz、fuzfangh luzvei gyauhnangz daengj, hix miz itdingh ywyauq; ⑥Yungh gij yw guh baenz fukyw veizswnghdai, boux deng haexgaz ndaej bouj sanghgiz ganjgin le, mboujdan ndaej diuzcez gyoengq nengz roensaej, caemhcaiq ndaej coicaenh bingzvazgih roensaej sousuk, doiq baizhaex mizleih.

糖尿病患者血压怎样才算达标?

Hezyaz boux baenz binghnyouhdangz, baenz yienghlawz cij suenq dabdaengz biucinj?

糖尿病合并高血压, 既要控制血糖, 也要控制血压。只有降血糖与降血压治疗同时进行, 才能降低并发症发生率和死亡率。因此, 血压管理已成为糖尿病医生与心血管病医生共同关注的焦点问题。不同的糖尿病患者, 血压控制的目标也是不同的, 一般糖尿病患者血压控制目标是 130/80 毫米汞柱（17.33/10.67 千帕）, 但对于合并肾损害且尿蛋白每天大于 1 克的患者, 血压应控制在 125/75 毫米汞柱（16.67/10 千帕）以下, 这样可以延缓糖尿病肾病及大血管并发症的发生和发展。

Binghnyouhdangz gyoebbaenz hezyaz sang, gawq aeu gaemhanh hezdangz, youh aeu gaemhanh hezyaz. Cijmiz roengz hezdangz caeuq gyangq hezyaz ywbingh doengzseiz guh, cijndaej gyangqdaemq gij beijlwd gyoebhab fat bingh caeuq dai vunz. Ndigah, hezyaz guenjleix gaenq baenz aen cungqsim vwndiz boux canghyw binghnyouhdangz caeuq canghyw sinhhezgvanjbing doengzcaez gvansim ndeu. Boux baenz binghnyouhdangz mbouj doengz, aen muzbyauh gaemhanh hezyaz hix mbouj doxdoengz, aen muzbyauh gaemhanh hezyaz boux baenz binghnyouhdangz, itbuen dwg 130/80 hauzmij gungjcu (17.33/10.67 cenhba). Hoeng doiq boux gyonjgyoeb mak sonjhaih caiqlix nyouhdanbwz moix ngoenz sang gvaq 1 gwz haenx, hezyaz wngdang gaemhanh youq 125/75 hauzmij gungjcu (16.67/10 cenhba) doxroengz, yienghneix cij ndaej ngaiznguh binghmak binghnyouhdangz caeuq sailwed hung gyoebfat bingh caeuq naek roengzbae.

治糖尿病有"神药"吗?

Yw binghnyouhdangz miz "ywsien" lwi?

糖尿病患者常有这样的疑问: "我爱吃美食但不爱运动, 给我用点啥好药, 既能控制血糖又不耽误吃?"治疗糖尿病, 包括妊娠期糖尿病, 最关键的就是"管住嘴, 迈开腿", 即严格控制主食量, 每餐饭后走路半小时。但凡能把血糖控制好的, 都是意志力坚强的人。有的人一边期望大快朵颐, 又懒得动弹, 有的人一边期待"神药"能控制血糖, 是不现实的。许多广告宣传的所谓治疗糖尿病的"特效药""神药", 都是假的, 人们切勿上当。

Boux baenz binghnyouhdangz ciengzseiz ngeiz yienghneix: "Gou gyaez gwn gijgwn ndei gwn hoeng mbouj gyaez yindung, hawj gou yungh di yw gijmaz ndei, geiq ndaej gaemhanh hezdangz youh mbouj nguh gwn ne?" Yw binghnyouhdangz, baugvat binghnyouhdangz geiz mizndang ceiq youqgaenj couh dwg "guenj bak ndei, gyaez yamq din", couh dwg yiemzgek gaemhanh aenliengh gijgwn cujyau de, moix donq gwnhaeux le gak byaij loh buenq aen cungdaeuz. Danhseih fanzdwg gij vunz ndaej gaemhanh hezdangz ndei de, cungj dwg gij vunz eiqceiq giengiengz de. Itmienh maqmuengh gwn guk ndoet laux, youh gik bae yindung, itmienh maqmuengh "ywsien" daeuj gaemhanh hezdangz, dwg mbouj yienhsaed law. Haujlai gvangjgau senhconz gijmaz "ywdaegbied" "ywsien" yw binghnyouhdangz, cungj dwg gvangjgau gyaj, gyoengqvunz ciengeiz gaej deng yaeuh.

控制 "糖蛋白" 有何标准？
Gaemhanh "dangzdanbwz" miz maz byauhcunj?

美国糖尿病协会和欧洲糖尿病研究协会联合指出，II型糖尿病的治疗要实现个性化治疗。

体现个性化治疗的一个重要方面是控制糖化血红蛋白（HbA1c，简称 A1c）的水平，A1c 可反映患者过去两三个月的平均血糖水平。过去，大多数 II 型糖尿病患者的血糖控制目标定为 7% 以下。但一些患者的血糖控制标准可以更严格些，如预期寿命更长、没有心脏病病史和未发生过低血糖症的糖尿病患者，其血糖控制目标可以定在 6%～6.5%。年龄超过 65 岁的糖尿病患者的血糖控制目标可宽松些，A1c 可在 7.5%～8%。原因是，这类患者发生低血糖的危险更大，而且服用多种药的副作用危险也更大。

Meijgoz Binghnyouhdangz Hezvei caeuq Ouhcouh Binghnyouhdangz Yenzgiu Hezvei lienzhab ceijok, II hingz binghnyouhdangz aeu saedyienh cingcinj ywbingh.

Daejyienh cingcinj ywbingh aen fuengmienh youqgaenj ndeu, dwg gaemhanh aen suijbingz dangzvahezhoengzdanbwz (HbA1c, genjcwngh A1c), A1c ndaej fanjyingj gij bingzyaenz hezdangz suijbingz bouxbingh doenghbaez song sam ndwen. Doenghbaez, dingh aen muzbyauh gaemhanh hezdangz dingzlai boux baenz II hingz binghnyouhdangz haenx dwg 7% doxroengz. Hoeng mbangjdi vunzbingh aen biucinj gaemhanh hezdangz de yaek engq yiemz di, lumjbaenz doengh boux baenz binghnyouhdangz yawhgeiz gyaeu ndaej engq nanz、mbouj miz binghsimdaeuz caeuq mbouj deng gvaq binghhezdangzdaemq haenx, aen muzbyauh gaemhanh hezdangz de ndaej dingh youq 6%～6.5%. Boux baenz binghnyouhdangz nienzgeij mauhgvaq 65 bi haenx, aen muzbyauh gaemhanh hezdangz de ndaej soengrungq di, A1c ndaej youq 7.5%～8%. Yienzaen dwg, doengh cungj vunzbingh neix gij yungyiemj baenz binghhezdangzdaemq de engq sang, caiqlix gij fucozyung gwn lai cungj yw haenx, yungyiemj hix engq sang.

糖尿病患者为何易患肩周炎？

Boux baenz binghnyouhdangz vihmaz yungzheih baenz binghmbaqin？

糖尿病患者更容易患肩周炎。因其糖代谢紊乱，动脉血管容易硬化，使肩关节周围的血管、神经不能获得充分的血液供应，神经缺血、缺氧及营养不良，从而产生"五十肩"（肩膀疼得厉害，起床穿衣都难受，睡觉不敢翻身，碰到肩膀就会疼醒）。反过来，肩周炎特别是痛性肩周炎会造成疼痛及活动不便，使得患者长期处于焦虑状态，直接导致糖尿病患者的血糖波动。

平时，糖尿病患者可做手指爬墙练习：侧面或前面站立，抬起前臂，以食指和中指贴墙，然后沿墙向上慢慢做爬墙式运动。不过要在无痛范围内活动，另外，受凉常是肩周炎的诱发因素，因此，尽量避免颈肩吹冷风。

Boux baenz binghnyouhdangz engq yungzheih baenz binghmbaqin. Aenvih dangzdaise de luenhlablab, sailwed doenghmeg yungzheih bienq ndongj, sawj sailwed、saenzging seiqhenz hoh ndok gwnzmbaq ndaej gung lwed mbouj gaeuq, lwed、yangj saenzging noix caeuq yingzyangj mbouj ndei, baenzneix couh miz "mbaq 50" （mbaq in raixcaix, hwnqmbonq daenj buh cungj hoj souh, ninz mbouj gamj fan ndang, bungz daengz mbaq couh in singj lo）. Fanj gvaqdaeuj, gij binghmbaqin daegbied dwg binghmbaqindot, couh cauhbaenz indot caeuq hozdung mbouj fuengbienh, sawj vunzbingh ciengzgeiz yousim, couh cigciep yinxhwnj gij hezdangz boux baenz binghnyouhdangz hwnjroengz mbouj dingh.

Bingzseiz, boux baenz binghnyouhdangz ndaej lienhguh lwgfwngz benz ciengz：Ndwn mbiengjhenz roxnaeuz baihnaj, gingz genbongz hwnjdaeuj, yungh lwgfwngzgwn caeuq lwgfwngzgyang nem ciengz, yienzhaeuh riengz bangxciengz menhmenh guh yindung benz ciengz. Mboujgvaq aeu youq ndaw gvaengh roxnyinh mbouj in de bae hozdung, linghvaih, deng liengz ciengzciengz dwg aen yinhsu yaeuhfat baenz binghmbaq, ndigah, caenhliengh bietmienx aenhoz caeuq gwnzmbaq deng rumzliengz ci.

口腔溃疡反复发作为何要查血糖？

Conghbak i naeuh fanfoek fatbingh，vihmaz aeu caz hezdangz？

一般来说，口腔溃疡与缺乏微量元素、免疫力低下有关。但有些人出现反复发作的口腔溃疡，则很有可能是糖尿病、肝病等一些基础疾病所致，应提高警惕。

从中医上来讲，口腔溃疡多因热毒灼蚀肌膜，肌膜损伤以致溃疡成疮。口腔溃疡和糖尿病两者辨证分型有一定的交叉，所以糖尿病患者常感觉口干舌燥，此时，有部分糖尿病患者就会出现口腔溃疡反复发作。从现代医学上来讲，糖尿病患者排出的水分较多，有些人喝水少，就会出现口腔溃疡。还有一些糖尿病患者因为在控制饮食的过程中，摄入的微量元素较少，也容易出现口腔溃疡。有些人患糖尿病后出现紧张、烦躁等情绪，这也会导致口腔溃疡发生。总之，对一些肥胖、有糖尿病家族史的人来说，如果口腔溃疡反复发作，最好测量一下血糖。

Itbuen daeuj gangj, conghbak i naeuh caeuq veizlieng yenzsu ndawndang noix、menjyizliz daemq mizgven. Hoeng mizmbangj vunz conghbak i naeuh fanfoek fatbingh, gig miz gojnaengz dwg binghnyouhdangz、binghdaep daengj mbangjdi bingh giekdaej yinxhwnj, wnggai lailai singjgaeh.

Daj gwnz Cunghyih daeuj gangj, conghbak i naeuh dingzlai aenvih doeg ndat log sieng nemmuek, nemmuek naengnoh deng sieng cauhbaenz giz i naeuh baenz baez. Conghbak i naeuh caeuq binghnyouhdangz song yiengh faenhingz miz itdingh camca, ndigah boux baenz binghnyouhdangz ciengz roxnyinh bak sauj linx hawq, mwh neix, mizmbangj boux baenz binghnyouhdangz couh yaek fanfoek fatbingh conghbak i naeuh lo. Daj yienhdaih yihyoz fuengmienh daeuj gangj, boux baenz binghnyouhdangz raemx baiz ok haemq lai, mizmbangj vunz gwn raemx noix, couh deng conghbak i naeuh. Lij mizmbangj boux baenz binghnyouhdangz aenvih youq gaemhanh gwnndoet ndawde, gij veizlieng yenzsu supsou ndaej haemq noix, hix yungzheih baenz conghbak i naeuh. Mizmbangj vunz baenz binghnyouhdangz le miz gij simcingz gaenjcieng、nyapnyuk daengj, neix hix rox baenz conghbak i naeuh. Gyonj daeuj gangj, doiq gij vunz biz、miz binghnyouhdangz gyahcuz lizsij haenx daeuj gangj, danghnaeuz conghbak i naeuh fanfoek fatbingh, ceiq ndei rau baez hezdangz ndeu.

黏性食物适宜糖尿病患者食用吗？
Gijgwn niu hab boux baenz binghnyouhdangz gwn lwi?

软糯的芋头、玉米因为口感滑爽、味道香甜，备受中老年人的喜爱。以芋头、糯米为代表的黏性食物是指富含黏性的物质。如用来制作汤圆等甜品的糯米含有植物性黏性物质，而猪蹄则富含动物性黏性物质，容易消化吸收，是维持健康所必需的营养物质。但对于糖尿病患者来说，吃这些食物却埋下了无数健康隐患。

黏性食物含有的黏性物质主要是黏性多糖类容易消化和吸收的糖类物质。所以，食物黏性越高含糖量越高。有实验显示，热糯米饭引起血糖升高的幅度超过白糖，更高于大米。因此，如果糖尿病病人吃了过多的黏性食物，血糖就更难以控制（会在饭后急剧上升），更容易产生各种急性和慢性并发症。

Gij lwgbiek、haeuxyangz unqnuem, aenvih gyoengqde hawj vunzraeuz roxnyinh aenbak raeuzred、feihdauh rang, ndigah bouxcungnienz caeuq bouxlaux cungj maij gwn. Gijgwn niu aeu lwgbiek、haeuxcid guh daibyauj haenx, dwg ceij gij doxgaiq hamz niu lai haenx. Lumjbaenz haeuxcid aeu daeuj guh ceizraemxrouh daengj gij doxgaiq diemz, hamz miz gij doxgaiq niu doenghgo, vemou cix hamz miz gij doxgaiq niu doenghduz, gyoengqde yungzheih siuvaq supsou, dwg gij yingzyangj vuzciz ndaej hawj ndang vunz cangq haenx. Hoeng doiq boux baenz binghnyouhdangz daeuj gangj, gwn doengh gij doxgaiq neix cix haem le fouzsoq huxndumj youq ndaw ndang.

Gijgwn niu hamz miz gij doxgaiq niu, cujyau dwg gij doxgaiq dangzloih yungzheih siuvaq caeuq supsou dohdangzloih niu haenx. Ndigah, gijgwn niu yied niu hamz dangz yied lai. Miz sawqniemh yienh okdaeuj, haeuxnaengj ndat yinxhwnj hezdangz swng sang fukdoh mauhgvaq begdangz, engq sang gvaq ngaiz haeuxsan. Vihneix, danghnaeuz boux baenz binghnyouhdangz gwn gijgwnniu niu gvaqbouh, hezdangz couh engq nanz gaemhanh ndaej lo (ndaej youq gwn ngaiz gvaq le gig vaiq couh swng sang), engq yungzheih gyoebfat baenz gak cungj bingh gaenjgip caeuq menhsingq.

糖尿病患者进食要避免哪些误区？
Boux baenz binghnyouhdangz gwn doxgaiq aeu bietmienx gij loengloek lawz?

糖尿病患者进食应避免以下误区：

（1）主食吃得越少越好。有的患者由于主食摄入不足，总热量无法满足需求，造成营养不良，甚至产生饥饿症。

（2）有的患者不吃主食，却对脂肪和蛋白质不加控制，导致血糖过高。

（3）吃咸的食物血糖不会升高。市面上出售的咸面包、咸饼干以及针对糖尿病患者制作的专用甜味剂食品，虽然都不含蔗糖，但是它们都属于碳水化合物，也会在体内转化成葡萄糖，导致血糖升高。因此，吃咸的食品也应计入食物总热量。

（4）多吃点东西无所谓，只要多吃药就可控制血糖。其实，这样做不仅会使饮食治疗形同虚设，而且更会加重胰岛 B 细胞的负担，同时增加低血糖及药物副作用的发生。

Boux baenz binghnyouhdangz gwn doxgaiq, wnggai mienx deng gij loengloek lajneix:

（1）Gijgwn cujyau de yied noix yied ndei. Mizmbangj bouxbingh aenvih gwnhaeuj gijgwn cujyau de mbouj gaeuq, cungj yezlieng mbouj gaeuq ndaw ndang yungh, cauhbaenz yingzyangj mbouj ndei, youqgaenj lij baenz binghdungxiek dem.

（2）Mizmbangj bouxbingh mbouj gwnhaeux, cix daihliengh gwn gij youzlauz caeuq danbwzciz haenx, yinxhwnj hezdangz sang gvaqbouh.

（3）Gwn gijgwn ndaengq hezdangz mbouj swng sang. Gij menbauh hamz、bingjndaengq gwnzhaw gai caeuq gijgwn cienmonz yungh denzveici cimdoiq binghnyouhdangz sezgi haenx, yienznaeuz cungj mbouj hamz dangzoij, hoeng gyoengqde cungj gvihaeuj dansuij vahozvuz, hix ndaej youq ndaw ndang cienjvaq baenz buzdauzdangz, cauhbaenz hezdangz swng sang. Vihneix, gwn gijgwn ndaengq hix wnggai suenq haeuj ndaw cungj yezlieng gijgwn bae.

（4）Lai gwn di doxgaiq mbouj youqgaenj, cijaeu lai gwn yw couh ndaej gaemhanh hezdangz. Gizsaed, yienghneix guh mboujdan sawj doenggvaq gwn gijgwn daeuj ywbingh dangq ndwi, caemhcaiq engqgya gyanaek diuzrap yizdauj B sibauh, doengzseiz demgya deng bingh hezdangzdaemq caeuq gijyw fucozyung okdaeuj.

糖尿病患者可服用酵母片吗？
Boux baenz binghnyouhdangz ndaej gwn yaumujben lwi?

酵母片也叫干酵母、食母生，常用于治疗消化不良。本药中含有丰富的 B 族维生素、氨基酸和微量元素铬，是一种营养补充剂。近年研究表明，本药中所含的微量元素铬是糖代谢中一种酶的重要组成成分，也是分解蛋白质酶的组成成分，还直接参与血糖水平的控制。铬对体内胰岛素有活化作用。铬只能从食物中获取，但糖尿病病人由于控制饮食，难以从食物中得到充足的铬。临床观察表明，常服酵母片对糖尿病患者有很好的治疗作用，且无不良反应。可在医师指导下，每日服酵母片 8 片，分 3 次服。

Yaumujben hix heuh ganhyaumuj、sizswnghmuj, ciengzseiz yungh daeuj yw siuvaq mbouj ndei. Ndaw yw neix hamz miz B cuz veizswnghsu、anhgihsonh caeuq veizlieng yenzsu gig lai, dwg cungj ywbouj yingzyangj ndeu. Gaenh geij bi yenzgiu biujmingz, gij veizlieng yenzsu Loz ndaw cungj yw neix hamz miz haenx, dwg dangzdaise ndawde cungj cwngzfwn youqgaenj gyoepbaenz meiz ndeu, hix dwg gij cwngzfwn gyoepbaenz faengaij danbwzciz meiz, vanzlij cigsoh camgya gaemhanh hezdangz suijbingz dem. Loz miz gij cozyung hozva ndaw ndang Yizdaujsu. Loz cij ndaej daj ndaw gijgwn aeu daeuj, hoeng boux baenz binghnyouhdangz aenvih gaemhanh gwnndoet, nanz daj ndaw gijgwn ndaej Loz cukgaeuq. Linzcangz cazyawj biujmingz, ciengzseiz gwn yaumujben doiq boux baenz binghnyouhdangz ywbingh gig ndei, caemhcaiq mbouj miz gij fanjying mbouj ndei de. Ndaej youq canghyw sonyinx baihlaj, moix ngoenz gwn 8 naed, baen 3 baez gwn.

糖尿病患者能刮痧吗？
Boux baenz binghnyouhdangz ndaej gvet sa lwi?

对于糖尿病患者来说，不可以将胰岛素注射在起痧的皮肤上，或在胰岛素注射部位进行刮痧，以免引起胰岛素吸收速度或效果的改变，引起血糖不必要的波动。

糖尿病患者皮肤抵抗力减低，血管脆性增加，不宜用泄刮法。泄刮法按压力大，刮拭速度快，刺激时间短，适用于年轻体壮、身体壮实、患急病的患者。糖尿病患者宜用补刮法或平刮法，采用轻刮、慢刮、揉刮，从肢体末端向近端刮拭，以促进血液循环。补刮与泄刮的区别在于力量和速度。平补、平泄在力量和速度方面介于补刮与泄刮之间。另外，还应根据一个人的年龄、体质、病情、病程以及刮痧的施术部位而灵活掌握刮拭时间。刮痧时，每个部位一般刮拭时间应控制在 3～5 分钟。

Doiq boux baenz binghnyouhdangz daeuj gangj, mbouj ndaej youq gwnz naengnoh hwnj sa haenx dajcim Yizdaujsu, roxnaeuz youq giz dajcim Yizdaujsu haenx gvet sa, mienxndaej yinxhwnj Yizdaujsu supsou suzdu roxnaeuz yaugoj gaijbienq, cauhbaenz hezdangz mbouj bizyau hwnjroengz mbouj dingh.

Boux baenz binghnyouhdangz naengnoh dijgang naengzlig gemj daemq, sailwed dem byoiq, mbouj hab yungh gvat sa baiz ok. Aen fap gvat sa baiz ok rengz naenxap hung, gvat sa suzdu vaiq, gikcoi seizgan dinj, habyungh youq doengh bouxbingh vunz coz ndang cangq, ndangdaej cangqmaengh, baenz binghgip haenx. Boux baenz binghnyouhdangz hab yungh aen fap gvet bouj roxnaeuz aen fap bingz gvet sa, yungh aen banhfap yaengyaeng gvet, menh gvet, nu gvet, daj gyaeujbyai genga mad gvet, bae coicaenh lwed lae baedauq. Aen fap gvet bouj caeuq aen fap gvat sa baiz ok, gij cabied de dwg ligliengh caeuq suzdu. Gij ligliengh caeuq suzdu bingz bouj、bingz baiz youq ndawgyang ligliengh caeuq suzdu gvet bouj caeuq gvat baiz. Linghvaih, lij wngdang gaengawq boux vunz raeuz nienzgeij、ndangdaej baenzlawzyiengh、binghcingz、bingh geijlai nanz caeuq gvet gizlawz daeuj gaemguenj gij seizgan gvet sa. Gvet sa seiz, moix giz itbuen gvet mad seizgan wnggai gaemhanh youq 3~5 faencung.

血糖波动值为什么不能超过"5"?
Hezdangz fubfab hwnjroengz, vihmaz mbouj ndaej mauhgvaq "5"?

近年来的研究表明, 糖尿病慢性并发症的发生与发展不仅与整体血糖水平的升高密切相关, 而且与血糖波动性也有密切关系。

血糖波动是指血糖水平在其高峰和低谷之间变化的不稳定状态。由于人体有着非常精密的神经内分泌调节系统, 正常人在生理状态下, 一天内的血糖波动幅度小于3毫摩尔/升。但是Ⅱ型糖尿病患者由于存在胰岛素抵抗和胰岛B细胞功能缺陷, 导致血糖调节机制受损, 使得血糖总体水平升高, 全天24小时血糖曲线波动明显增加, 一天内的血糖差可能高于正常人的数倍。有学者提出, 糖尿病患者应尽量使一天内的血糖波动控制在5毫摩尔/升以内, 否则糖尿病慢性并发症的发生可能将大大增加。

Gaenh geij bi daeuj yenzgiu biujmingz, baenz binghnyouhdangz yinxhwnj baenz bingh mansing binghgyoebfat caeuq fazcanj, mboujdan caeuq cingjdaej hezdangz suijbingz swngsang doxgven maedcaed, caemhcaiq caeuq hezdangz fubfab hwnjroengz miz gvanhaeh maedcaed.

Hezdangz fubfab hwnjroengz mbouj dingh, dwg ceij hezdangz suijbingz youq dingjdiemj caeuq diegdaemq gyangde bienqvaq mbouj onjdingh. Aenvih ndang vunz miz gij saenzging neifwnhmi diuzcez hidungj gig cingmaed haenx, boux cingqciengz youq laj swnghlij cangdai ndawde, gij fukdoh hezdangz fubfab ndaw ngoenz ndeu daemqgvaq 3 hauzmozwj/swngh. Hoeng boux baenz binghnyouhdangz Ⅱ hingz aenvih miz Yizdaujsu dijgang caeuq yizdauj B sibauh gunghnwngz mbouj caezcienz, cauhbaenz hezdangz diuzcez gihci deng vaih, sawj hezdangz cungjdaej suijbingz swngsang, daengx ngoenz 24 siujseiz sienqgoz hezdangz hwnjroengz mbouj dingh mingzyienj gyalai, gij hezdangz ca ndaw ngoenz ndeu aiq sang gvaq boux cingqciengz geij boix. Miz yozcej daezok, boux baenz binghnyouhdangz wnggai caenhliengh hawj hezdangz fubfab youq ndaw ngoenz ndeu haemhanh youq ndaw 5 hauzmozwj/swngh, mboujne binghnyouhdangz yinxhwnj binghgyoebfat mansing haenx aiq demlai haujlai.

血糖微高是否该吃药？
Hezdangz loq sang dwg mbouj dwg wnggai gwn yw?

发现血糖有点儿高但又没有高到糖尿病的水平，这到底是不是糖尿病呢？是否需要治疗呢？

血糖微高应该引起足够的警惕，需要服药的时候如果仍然不服药隐患很大。血糖微高，如果大于 6.1 毫摩尔/升且小于 7.8 毫摩尔/升，究竟算不算糖尿病呢？血糖的高低和很多因素有关，偶尔一次血糖监测出现微小的升高，有可能是机体处于特殊环境或者特殊情况下的反应，不应该急于判断是否有糖尿病，而应该再找时间去医院多测几次血糖。此外，一旦再次出现血糖升高，则有必要进行糖耐量测试，如果血糖仍然升高但是没有达到 7 毫摩尔/升，则应该小心"糖耐量异常"。

根据世界卫生组织的标准，空腹血糖的正常范围是 3.9～6.1 毫摩尔/升，餐后 2 小时血糖正常范围是 6.1～7.8 毫摩尔/升。所以，超过上述两个标准的人，其体内血糖调控机制已经存在缺陷。有的人认为，自己空腹血糖没有超过 7 毫摩尔/升，餐后 2 小时血糖没有超过 11.1 毫摩尔/升，算不上糖尿病，不需要服用降血糖药。殊不知，血糖正常范围是根据对大多数健康人群的调查而设定的，血糖一旦超过正常范围，就有可能对微血管壁、周围神经等组织和器官造成损害，血糖长期偏高还可能导致动脉硬化、周围神经病变等多种疾病。另外，血糖偏高还会对分泌胰岛素的 B 细胞产生毒性，导致 B 细胞分泌胰岛素的功能进一步衰退，降低胰岛素分泌，血糖进一步升高，很快变成严重的糖尿病。

所以，一旦发现血糖超过正常值，就应严格控制饮食，如不能恢复正常，就要积极进行"干预治疗"，即服用相关药物治疗，以延缓和阻止糖尿病的发生，防止并发症的出现。

Fatyienh hezdangz miz di sang hoeng youh mbouj beij binghnyouhdangz sang, neix dauqdaej dwg mbouj dwg binghnyouhdangz ne? Aeu mbouj aeu ywbingh ne?

Hezdangz loq sang wnggai aeu singjgaeh, aeu gwn yw seiz, danghnaeuz lij mbouj gwn yw, huxndumj gig daih. Hezdangz loq sang, danghnaeuz sang gvaq 6.1 hauzmozwj/swngh hoeng daemq gvaq 7.8 hauzmozwj/swngh, dauqdaej suenq mbouj suenq binghnyouhdangz ne? Hezdangz sangdaemq caeuq haujlai yinhsu miz gvanhaeh, mizseiz saek baez rau hezdangz raen miz didi swng sang, aiq dwg gihdij youq ndaw vanzging daegbied roxnaeuz cingzgvang daegbied de fanjying cauhbaenz, mbouj wnggai gipgip muengzmuengz bae duenqdingh dwg mbouj dwg miz binghnyouhdangz, cix wnggai caiq ra seizgan bae yihyen lai rau geij baez hezdangz dem. Linghvaih, miz saek ngoenz caiq okyienh hezdangz swng sang, cix miz bitaeu guh dangznaihliengh cwzsi lo, danghnaeuz hezdangz vanzlij swng sang hoeng mbouj dabdaengz 7 hauzmozwj/swngh, cix wnggai siujsim "dangznaihliengh mbouj doengz bingzciengz" lo.

Gaengawq gij byauhcunj Seiqgyaiq Veiswngh Cujciz, dungx byouq hezdangz cingqciengz fanveiz dwg 3.9～6.1 hauzmozwj/swngh, gwnhaeux 2 aen cungdaeuz le hezdangz cingqciengz fanveiz dwg 6.1～7.8 hauzmozwj/swngh. Ndigah, gij vunz hezdangz mauhgvaq song aen byauhcunj gwnzneix gangj haenx, aen gihci diuzgung hezdangz ndaw ndang de gaenq mbouj gaeuq ndei lo. Mizmbangj boux nyinhnaeuz, swhgeij dungx byouq seiz hezdangz mbouj mauhgvaq 7 hauzmozwj/swngh, gwnhaeux 2 aen cungdaeuz le hezdangz youh mbouj mauhgvaq 11.1 hauzmozwj/swngh, mbouj suenq binghnyouhdangz, mbouj yungh gwn yw gyangq hezdangz. De gingqyienz mbouj rox, hezdangz cingqciengz fanveiz dwg gaengawq diucaz dingzlai vunz ndangcangq daeuj dingh, hezdangz baez mauhgvaq aen gvaengh cingqciengz neix, couh miz gojnaengz doiq bangx sailwed caeuq seiqhenz sinzgingh daengj cujciz caeuq gi'gvanh haenx cauhbaenz sonjhaih lo, hezdangz ciengzgeiz loq sang lij aiq yinxhwnj doenghmeg giet ndongj、seiqhenz sinzgingh binghbienq daengj lai cungj bingh. Linghvaih, hezdangz bien sang lij doiq B sibauh fwnhmi Yizdaujsu miz doeg, cauhbaenz gij gunghnwngz B sibauh iemqok Yizdaujsu de caenh'itbouh doiqnyieg, gyangqdaemq Yizdaujsu iemqok, hezdangz caenh'itbouh swng sang, gig vaiq bienqbaenz binghnyouhdangz youqgaenj de.

Ndigah, baez raen hezdangz mauhgvaq gij soq cingqciengz, couh aeu yiemzgek gaemhanh gwnndoet, danghnaeuz mbouj ndaej hoizfuk cingqciengz, couh aeu hwnjheiq bae guh "ganhyi ywbingh", couhdwg gwn gij yw doxgven haenx ywbingh, ndaej ngaiznguh caeuq laengzlanz binghnyouhdangz, fuengzre baenz binghgyoebfat.

糖尿病患者为何骨头脆?
Boux baenz binghnyouhdangz vihmaz ndok byoiq ne?

在糖尿病患者群体中，约有1/2的患者伴有骨密度降低，近1/3的患者确诊有骨质疏松。因此，病程较长的糖尿病患者，平时要注意预防骨质疏松，定期查血钙、尿钙。导致骨质疏松的原因很多，其中缺钙是主要原因。对于糖尿病患者而言，缺钙真正的病因在于体内胰岛素的缺乏。胰岛素不足，直接导致体内蛋白质合成受到抑制，蛋白质分解增多。而蛋白质是构成骨架的基本物质，它的减少使得钙、磷不能在骨骼中沉积，造成骨质疏松。

预防糖尿病骨质疏松，首先，控制好血糖。其次，糖尿病患者由于钙代谢异常，每天推荐补钙量可提高到 1200 毫克。牛奶中钙含量高，而且易被机体吸收，是糖尿病患者补钙的首选。鸡蛋、海产品、动物骨骼的含钙量也很高，患者可以根据自己的喜好合理补钙。另外，除了饮食补钙，可多晒太阳促进维生素 D 的合成，以利于钙的吸收。需要注意的是，糖尿病骨质疏松患者应慎用雌激素，因为雌激素可引起血糖升高，不利于控制糖尿病。

Youq ndaw gyoengq vunz baenz binghnyouhdangz, daih'iek miz donh vunzbingh ndeu buenx miz ndok maeddoh doekdaemq, gyoengq vunzbingh gaenh sam cingz miz cingz ndeu deng duenqdingh baenz ndok soengsat. Vihneix, boux baenz binghnyouhdangz baenz bingh haemq nanz de, bingzseiz aeu haeujsim yawhfuengz ndok soeng, dinghgeiz caz Gai ndaw lwed、ndaw nyouh. Cauhbaenz ndok soeng yienzaen gig lai, ndawde Gai noix dwg cujyau yienzaen. Doiq boux baenz binghnyouhdangz daeuj gangj, gij yienzaen Gai noix cingqcaen dwg aenvih ndaw ndang Yizdaujsu noix. Yizdaujsu mbouj cukgaeuq, cigsoh cauhbaenz danbwzciz ndaw ndang habbaenz haenx deng hanhhaed, danbwzciz cekhai demlai. Caemhcaiq danbwzciz dwg gij gihbwnj vuzciz gapbaenz gyaqndok bouxvunz, de gemjnoix le, Gai、Linz couh mbouj ndaej caemyaemz youq ndaw goetndok, couh cauhbaenz ndok soeng.

Yawhfuengz binghnyouhdangz cauhbaenz ndok soeng, daih'it, gaemhanh ndei hezdangz. Daihngeih, boux baenz binghnyouhdangz aenvih Gai daise mboujdoengz bingzciengz, moix ngoenz doigawj bouj Gai liengh ndaej daezsang daengz 1200 hauzgwz. Ndaw cijvaiz hamz gai lai, caemhcaiq yungzheih deng ndangdaej supsou, dwg boux baenz binghnyouhdangz bouj Gai genj daih'it. Gyaeqgaeq、canjbinj ndawhaij、goetndok doenghduz hamz Gai liengh hix gig sang, boux vunzbingh ndaej gaengawq bonjfaenh haengj hableix bouj Gai. Linghvaih, cawz le gwnndoet bouj Gai, ndaej lai dak di ndit daeuj coicaenh veizswnghsu D habbaenz, yawhbienh ndei supsou Gai. Gij aeu louzsim de dwg, boux baenz binghnyouhdangz cauhbaenz ndok soeng haenx aeu siujsim yungh swhgizsu, aenvih swzgizsu yinxhwnj hezdangz swng sang, doiq gaemhanh binghnyouhdangz mbouj leih.

"降糖中药" 真能降血糖吗?
"Ywdoj gyangqdangz" caen ndaej gyangq hezdangz lwi?

陈师傅患糖尿病多年，总觉得降血糖的西药副作用大，一直不太乐意吃，最近经人介绍，说有一种中成药降血糖效果明显，他吃了以后确实有降血糖的作用，可是不良反应也特别大，易发生低血糖。

市面上许多广告宣传是 "纯中药" 的治糖尿病药其实都添加了西药，吃了以后降血糖效果很不错，但很容易出现低血糖，特别是一些有强烈降血糖效果的药物，会使低血糖的症状持续一段时间。比如出现低血糖马上喝糖水，但是过了一阵又出现低血糖了，这个药物低血糖持续时间会很长，一般是 36 小时或者是 3 天。所以患者要特别小心，不要轻信广告和他人的诱惑，去买一些所谓的降血糖中药。这种药物没有经过科学的临床验证，它的不良反应特别明显，对人体容易造成危害，糖尿病患者应谨慎选用。

Cinz saefouh baenz binghnyouhdangz lai bi, cungj roxnyinh gij ywsihyoz gyangq hezdangz haenx miz fucozyung lai, itcig mbouj daih haengj gwn, ceiqgaenh ginggvaq vunz gaisau, naeuz miz cungj yw cunghcwngzyoz ndeu gyangq hezdangz yaugoj mingzyienj, de gwn le caencingq ndaej gyangq hezdangz, hoeng gij fanjying mbouj ndei de hix daegbied daih, yungzheih deng hezdangz daemq.

Gwnzhaw haujlai gvangjgau senhconz dwg "ywdoj cingh" yw binghnyouhdangz, gizsaed ndawde cungj demgya ywsihyoz lo, gwn le gyangq hezdangz yaugoj gig mbouj loek, hoeng gig yungzheih okyienh hezdangz daemq, daegbied dwg gij yw gyangq hezdangz yaugoj gig haenq haenx, ndaej sawj hezdangz lienzdaemh gyangqdaemq duenh seizgan ndeu. Lumjbaenz okyienh hezdangz daemq le sikhaek gwn raemxdangz, hoeng gvaq yaep ndeu youh okyienh hezdangz daemq lo, cungj yw neix lienzdaemh okyienh hezdangzdaemq seizgan gig raez, itbuen dwg 36 aen cungdaeuz roxnaeuz dwg 3 ngoenz. Ndigah vunzbingh aeu daegbied siujsim, gaej seizbienh saenq gvangjgau caeuq gij yaeuhlox bouxwnq, bae cawx doengh gij yw gyangq hezdangz vunz soj gangj haenx. Cungj yw neix mbouj ginggvaq gohyoz linzcangz niemhcingq, gij fanjwngq mbouj ndei de daegbied mingzyienj, doiq ndang vunz yungzheih baenz haih, boux baenz binghnyouhdangz wnggai siujsim nyinhcaen genjyungh.

糖尿病患者如何缓解冬季干燥不适？

 Boux baenz binghnyouhdangz baenzlawz gemjmbaeu seizdoeng hawqsauj mbouj cwxcaih?

冬季空气湿度相对较低，易夺走人体水分，加之屋内使用取暖设备，使人体水分流失速度加快。因此，很多人在冬季都饱受口干渴、咽痛、手裂的烦恼。对于患有糖尿病的朋友来说，高血糖浓度和高排尿量，更会加剧其口干渴等症状。要解决这个问题，除了多喝水，还可以适当吃些麦门冬。中医学认为，麦门冬有养阴生津的功效，能清心肺之热、养阴除烦、清润胃肠、止咳润燥。此外，麦门冬还能促进胰岛细胞功能恢复。

取适量麦门冬，以开水浸泡，每天多服几次，能有效缓解口干渴的症状。部分糖尿病患者气、阴两虚，因此饮用麦门冬水时，可搭配适量党参，更能起到补气的作用。麦门冬不宜长期服用，尤其在没有医生指导的情况下，否则可能生痰生湿，适得其反。另外，麦门冬并非人人适合，脾胃虚寒、感冒的人，最好不要随便食用麦门冬，否则会加重病情。

Seizdoeng hoengheiq haemq sauj, yungzheih duet gij raemx ndaw ndang vunz bae, ndaw ranz youh sawjyungh gij sezbei byoq raeuj dem, hawj raemx ndaw ndang vunz rohdeuz suzdu gyavaiq. Ndigah, haujlai vunz youq seizdoeng cungj deng bakhawq、conghhoz in、fwngz dek, simnyap raixsaix. Doiq doengh boux baengzyoux baenz binghnyouhdangz daeuj gangj, hezdangz nungzdu sang caeuq ok nyouh lai, gij binghyiengh hozhawq baksauj daengj engqgya youqgaenj. Yaek gaijgez aen vwndiz neix, cawz lai gwn raemx caixvaih, lij ndaej habdangq gwn di megdoeng. Cunghyihyoz nyinhnaeuz, megdoeng ndaej ciengx yaem seng raemx, ndaej cingh gij ndat sim bwt、ciengx yaem cawz fanz、nyinh dungx nyinh saej、dingz ae nyinh sauj. Linghvaih, megdoeng lij ndaej coicaenh yizdauj sibauh gunghnwngz hoizfuk.

Aeu habliengh megdoeng cimq raemxgoenj, moix ngoenz lai gwn geij baez, ndaej mizyauq gemjmbaeu gij binghhat. Mbangj boux baenz binghnyouhdangz heiq、yaem song haw, mwh gwn raemx megdoeng, ndaej dap di dangjsinh, engq ndaej bouj heiq. Megdoeng mbouj hab ciengzgeiz gwn, daegbied dwg youq cungj cingzgvang mbouj miz canghyw cijdauj haenx, mboujne couh aiq seng myaiz baenz cumx, cingqngamq doxbyonj bae. Linghvaih, megdoeng bingq mbouj dwg bouxboux habngamj, boux mamx dungx hawcaep、dwgliengz, ceiq ndei gaej seizbienh gwn megdoeng, mboujne binghcingz couh gyanaek lo.

频繁腹泻为何要警惕糖尿病？
Oksiq deih vihmaz aeu singjgaeh binghnyouhdangz？

刘大妈经常闹肚子，吃了不少消炎止泻的药都没治好，医生为她做纤维镜和肠镜等检查，发现一点问题都没有。一位糖尿病专家发现刘大妈虽然拉肚子，但是食欲却很好，饭量也比一般人要大，因此怀疑腹泻是糖尿病所致。后经检查血糖和尿糖，确诊为糖尿病。

医生指出，糖尿病如果未能及时发现和治疗，或经过治疗后血糖仍然控制不好，就会产生腹泻。原因是由于长期的高血糖导致患者肠道微血管病变，引起自主神经功能损害，继而导致肠蠕动失常、肠道内细菌异常繁殖及消化吸收功能不良所致。顽固性腹泻是部分糖尿病病人的突出症状，约有20％的糖尿病病人会发生腹泻，大便常为稀水样或半稀便，没有明显的腹痛症状，有时腹泻和便秘交替出现。病人可伴有口渴、多饮、多食、饿得快、乏力、消瘦等糖尿病症状。

Liuz mehbaj ciengzseiz okdungx, gwn le haujlai yw siuh yenz dingz siq cungj yw mbouj ndei, canghyw hawj de guh senhveizging caeuq cangzging daengj genjcaz, fatyienh cungj mbouj miz saek di vwndiz. Miz boux conhgya binghnyouhdangz ndeu fatyienh Liuz mehbaj yienznaeuz oksiq, hoeng gwnndoet cix gig ndei, gwnhaeux soqliengh hix beij itbuen vunz lai, ndigah ngeiz oksiq de dwg aenvih binghnyouhdangz cauhbaenz. Doeklaeng ginggvaq genjcaz hezdangz caeuq dangznyouh, duenhdingh dwg binghnyouhdangz.

Canghyw vixok, binghnyouhdangz danghnaeuz mbouj ndaej gibseiz fatyienh caeuq ywbingh, roxnaeuz ginggvaq yw le hezdangz vanzlij gaemhanh mbouj ndei, couh deng oksiq. Yienzaen dwg aenvih ciengzgeiz hezdangz sang, yinxhwnj sailwed iqet diuz saej vunzbingh binghbienq, gunghhnwngz swcuj saenzging deng sonjhaih, riengzlaeng cix yinxhwnj diuzsaej noddoengh mbouj cingqciengz, gij nengz ndaw saej sanj mbouj cingqciengz caeuq siuvaq supsou gunghhnwngz mbouj ndei cauhbaenz. Vanzgusing oksiq dwg gij binghyiengh doedok bouhfaenh vunzbingh baenz binghnyouhdangz, daihgaiq miz 20％ boux vunzbingh baenz binghnyouhdangz deng oksiq, haex ciengz saw lumj raemx nei roxnaeuz buenq haex saw buenq haex hawq, mbouj miz gij binghdungxin mingzyienj de, mizseiz oksiq caeuq haexgaz doxlawh okyienh. Bouxbingh ndaej buenx miz hozhawq, ndoet raemx lai, gwn lai, iek ndaej vaiq, naiqnuek, byom daengj gij binghyiengh binghnyouhdangz de.

如何预防夜间低血糖？
Hauhlawz fuengzre gyanghwnz hezdangz daemq?

很多采用胰岛素或口服降血糖药治疗的糖尿病患者，每月会出现1～3次低血糖现象。这主要与用药时间和剂量有关。夜间低血糖一般出现在凌晨1～3时，患者会感到心慌、颤抖、饥饿、多汗、做噩梦。有些患者仅出现低血糖、第二天晨起后头痛、感觉没睡好、乏力，往往会被忽视。此外，肠胃功能不好的糖尿病患者，由于进食后不能及时消化吸收，也会引发低血糖。

为了预防夜间低血糖的发生，患者可以在睡前适量吃点吸收缓慢的食品，如一杯酸奶或低脂牛奶、3～5块全麦饼干或者一小块苹果等。一旦出现低血糖，糖尿病患者应及时自我处理，避免长时间低血糖对脑组织造成损伤。

Haujlai boux baenz binghnyouhdangz aeu Yizdaujsu roxnaeuz gwn yw gyangq hezdangz daeuj ywbingh, moix ndwen ndaej ok 1～3 baez saehgienh bingh hezdangz daemq. Neix cujyau caeuq yungh yw seizgan caeuq yungh ywliengh mizgven. Gyanghwnz hezdangz daemq itbuen okyienh youq gyanghwnz 1～3 diemjcung, vunzbingh roxnyinh simvueng, saenzdedded, dungxiek, hanh lai, guh fangzhwnz loq. Mbangjdi vunzbingh dan raen hezdangz daemq, ngoenz daihngeih hwnqmbonq gvaqlaeng gyaeuj in, roxnyinh ninz mbouj ndei, naiqnuek mbouj miz rengz, ciengzciengz mbouj deng vunz yawjnaek. Linghvaih, boux baenz binghnyouhdangz aen gunghhnwngz dungxsaej mbouj ndei haenx, aenvih gwn le mbouj ndaej gibseiz siuvaq supsou, hix rox yinxfat hezdangz daemq.

Vihliux yawhfuengz gyanghwnz deng hezdangz daemq, vunzbingh ndaej youq mwh caengz ninz couh gwn di gijgwn supsou menh haenx, beijlumj cenj cijsoemj roxnaeuz cijvaiz lauz siuj ndeu, 3 daengz 5 gaiq bingjmeg roxnaeuz gaiq makbingzgoj iq ndeu

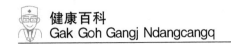

daengj. Baez raen hezdangz daemq, boux baenz binghnyouhdangz wnggai gibseiz gag cawqleix, mienxndaej hezdangz daemq seizgan nanz lai doiq uk cujciz cauhbaenz sonjsieng.

排尿不干净为何要检查血糖？
Ok nyouh mbouj seuqcingh, vihmaz aeu genjcaz hezdangz?

有的中老年人排尿时总感觉尿不干净，刚上完厕所过一会儿又想去，这很让人苦恼。其原因除了尿路感染，还应该考虑是否患糖尿病的可能。

血糖长期增高会引起神经病变，控制膀胱收缩的神经功能会因此出现障碍，排尿时膀胱中的尿液不能完全排出，从而会出现排尿不尽的感觉。此外，血糖升高，尿中含糖量也增高，而尿糖增高给细菌提供了很好的生长环境，会增加泌尿系统感染的概率，也会加重患者排尿不尽的感觉，甚至出现尿痛、尿急。而一旦出现这样的排尿不尽，往往提示高血糖已经持续了很长时间，并没有获得良好控制。

因此，中老年人如果出现久治不愈、反复出现的排尿障碍，就应该考虑测量一下血糖或尿糖，排除患糖尿病的可能。而且，还可以做膀胱B超检查，测量一下排尿后膀胱的残余尿量，如果残余尿量过多，则能判断是控制膀胱的神经功能出现了问题。这时除了治疗尿路感染，更重要的是积极调整降血糖药物、控制好血糖，并配合使用一些改善局部神经营养的药物，以改善恼人的排尿不净问题。

Mizmbangj bouxcungnienz caeuq bouxlaux baiz nyouh seiz cungj roxnyinh nyouh ok mbouj seuq, ngamq bae diengzhaex ma yaep ndeu youh siengj bae lo, neix hawj vunz nyapnyuk raixcaix. Gij yienzaen de cawz le lohnyouh lahdawz, lij wnggai naemj daengz aiq baenz binghnyouhdangz lo.

Hezdangz ciengzgeiz demsang ndaej yinxhwnj saenzging binghbienq, gij saenzging gunghnwngz gaemhanh rongznyouh sousuk haenx, couh vihneix okyienh gazngaih, youq mwh baiz nyouh seiz, raemxnyouh ndaw rongznyouh mbouj ndaej cienzbouh baiz okbae, baenzneix couh roxnyinh baiz nyouh mbouj rox seuq. Linghvaih, hezdangz swng sang, ndaw nyouh hamz dangz liengh hix gya sang, dangznyouh gya sang couh hawj sigin sengmaj cauh aen vanzging gig ndei ndeu, couh demgya gij gailiz miniu hidungj ganjyenj de, hix ndaej hawj boux baenz binghnyouhdangz roxnyinh ok nyouh engq mbouj seuq, caemhcaiq miz nyouh in、nyouhndaemq dem. Miz saek ngoenz okyienh cungj ok nyouh mbouj seuq neix, ciengzseiz daezsingj naeuz hezdangz sang gaenq lienzdaemh haujlai nanz lo, cix mbouj ndaej gaemhanh ndei.

Ndigah, bouxcungnienz caeuq bouxlaux danghnaeuz okyienh gij baiznyouh gazngaih yw nanz mbouj ndei、fanfoek okyienh haenx, couh wnggai naemjdaengz aeu dagrau hezdangz roxnaeuz nyouhdangz, cawz bae gij gojnaengzsing baenz binghnyouhdangz de. Caiqlij ndaej guh rongznyouh B cauh genjcaz dem, raudag baez ok nyouh le gij nyouhliengh louzlw ndaw rongznyouh de，danghnaeuz nyouh lw daiq lai，couh ndaej duenhdingh dwg gij saenzging gunghnwngz gaemhanh rongznyouh haenx okyienh vwndiz lo．Mwhneix cawz le yw lohnyouh lahdawz，engq youqgaenj dwg hwnjheiq diuzcingj yw gyangq hezdangz caeuq gaemhanh ndei hezdangz，caemhcaiq boiqhab sawjyungh di yw gaijndei gizbu saenzging yingzyangj ndeu，daeuj gaijndei gij vwndiz nyapnyuk baiznyouh mbouj seuqcingh haenx．

糖尿病患者尿频怎么办？
Boux baenz binghnyouhdangz nyouhdeih baenzlawz guh？

一项研究显示，超过两成糖尿病患者会伴发尿频。很多糖尿病患者因为怕尿频而不喝水，这是不可取的。喝水太少可能影响血糖，可选择白开水、苹果汁、葡萄汁等对膀胱刺激小的饮品，但晚上 6 时后应减少饮水量。另外，患者可练习骨盆底肌肉和膀胱耐力，如排尿时收缩骨盆底肌肉憋一下尿。还可以计划去厕所的时间，逐渐延长间隔时间，从而增加膀胱储尿容量，最终达到每3～4小时去一趟厕所。尿急时，可一边深呼吸，一边收缩几下骨盆底肌肉。

糖尿病患者一旦出现尿急、尿频、夜尿或急迫性尿失禁等症状，应尽快就诊，通过调整生活方式、行为训练、药物治疗来控制病情。

Hangh yenzgiu ndeu yienh'ok，mauhgvaq song cingz boux binghnyouhdangz rox buenx fat miz nyouhdeih．Haujlai boux baenz binghnyouhdangz aenvih lau nyouhdeih cix mbouj gwn raemx，yienghneix guh mbouj deng．Gwn raemx daiq noix lai，aiq yingjyangj hezdangz，ndaej genj raemxgoenj、raemx makbingzgoj、raemx makit daengj doengh gij doxgaiq doiq rongznyouh gikcoi iq neix daeuj gwn，hoeng doengxhaemh 6 diemjcung gvaq le wnggai gaej gwn raemx lai．Linghvaih，vunzbingh ndaej lienh gij ndangnoh ndokbuenz caeuq gij naihrengz rongznyouh，beijlumj ok nyouh seiz sousuk gij ndangnoh ndokbuenz mbaet yaep nyouh ndeu．Lij ndaej guh seizgan giva bae diengzhaex，cugciemh ietraez gij seizgan doxgek de，yienghneix couh ndaej demgya gij soqliengh haexnyouh lo，doeksat dabdaengz moix 3 daengz 4 aen cungdaeuz bae dangq diengzhaex ndeu．Mwh nyouh gip，ndaej doq sup gaemzheiq hung ndeu，doq sousuk geij baez noh ndokbuenz．

Boux baenz binghnyouhdangz saek ngoenz miz gij binghyiengh nyouhndaemq、nyouhdeih，haemh ok geij baez nyouh roxnaeuz bingh nyouh yaet gaenjgip daengj，wnggai caenhvaiq bae yawjbingh，doenggvaq diuzcingj swnghhoz fuengsik、lienh hengzsaeh，aeu yw ywbingh daeuj gaemhanh binghcingz．

酸奶能否帮助人们调控血糖?

Cijsoemj ndaej mbouj ndaej bang vunzlai diuzgung hezdangz?

酸奶味道鲜美,富含乳酸菌和钙质,是大家喜欢的饮品。对糖尿病患者来说,它的好处更多。

研究人员发现,酸奶不但可以提升人体维生素 D 含量,从而调节免疫功能,有利于血糖的控制,而且还能提高脂联素水平,改善内分泌状况。因此,糖尿病患者应该每天喝点酸奶。

Cijsoemj feih gwn, hamz miz yujsonhgin caeuq gaiciz lai, dwg gij doxgaiq caezgya cungj maij gwn de. Doiq boux baenz binghnyouhdangz daeuj gangj, gij ndeicawq de engq lai.

Yenzgiu yinzyenz fatyienh, cijsoemj mboujdanh ndaej daezswng ndangvunz veizswnghsu D hamzliengh, baenzneix bae diuzcez menjyiz gunghnwngz, doiq gaemhanh hezdangz mizleih, caiqlix ndaej daezsang cijlenzsu suijbingz, gaijndei gij canggvang neifwnhmi dem. Vihneix, boux baenz binghnyouhdangz wnggai moix ngoenz gwn di cijsoemj.

饮食疗法为何特别适宜高龄糖尿病患者?

Ywfap gwn gijgwn daeuj ywbingh, vihmaz daegbied hab boux baenz binghnyouhdangz nienzgeij sang?

一般来说,若出现血糖值偏高的情况,就应该进行治疗。但是对于 80 岁以上的老年人来说,若是其空腹血糖值不超过 7 毫摩尔/升,其糖化血红蛋白指数在 7.5% 以下,就不必进行治疗。如果超过了此标准,此类老年人仍需进行积极的治疗,尽量将血糖控制在上述标准以内。

高龄高血糖患者在进行降血糖治疗时应首选饮食疗法,但不可过于严格地控制每天的进食量(每天必须摄入 200~250 克的主食),否则易发生低血糖。如果在进行饮食疗法后血糖不能达标,此类患者可根据自己的体型、所患高血糖的类型及是否发生并发症等情况选用合适的降血糖药进行治疗。

Itbuen daeuj gangj, danghnaeuz okyienh gij cingzgvang hezdangz biensang, couh wnggai bae yw. Hoeng doiq gyoengq vunzlaux 80 bi doxhwnj daeuj gangj, danghnaeuz dwg dungxhoengq hezdangz mbouj mauhgvaq 7 hauzmozwj/swngh, gij dangzva hezhoengz danbwz cijsu de youq 7.5% doxroengz, couh mbouj yungh bae yw. Danghnaeuz mauhgvaq aen byauhcunj neix, loih vunzlaux neix ciuqyiengh lij aeu hwnjheiq bae yw, caenhliengh gaemhanh hezdangz youq ndaw byauhcunj gwnzneix gangj haenx.

Boux baenz hezdangzsang nienzgeij youh sang haenx, youq mwh dwk hezdangz roengz de, wnggai daih'it couh senj gij ywfap gwn gijgwn daeuj ywbingh, hoeng mbouj ndaej yiemzgek gvaeqbouh bae gaemhanh moix ngoenz yaek gwn geijlai gijgwn（moix ngoenz itdingh aeu gwn 200 daengz 250 gwz gijgwn cujyau gwn de）, mboujne couh yungzheih baenz hezdangzdaemq. Danghnaeuz yungh ywfap gwn gijgwn daeuj ywbingh le, hezdangz vanzlij mbouj ndaej dabdaengz biucinj, cungj vunzbingh neix ndaej gaengawq ndangnaek bonjfaenh、baenz geijmaz loihhingz hezdangzsang caeuq dwg mbouj dwg baenz binghgyoebfat daengj cingzgvang, genj aeu gij yw ndaej gyangq hezdangz habngamj de daeuj yw.

糖尿病患者暴瘦是何因？
Boux baenz binghnyouhdangz sawqmwh byombyangq dwg gijmaz yienzaen？

糖尿病患者易患肺结核，其患病率是普通人群的 10 倍，而两者合并存在时病情会更加严重，可以没有典型的低热、盗汗现象，容易被忽略。糖尿病患者患上肺结核后，传染性强，治疗难度大，病死率高。

很多患者会以为糖尿病的症状之一就是体重减轻，因此，对于那些长期血糖控制不佳，近期忽然消瘦，出现血糖进行性增高的糖尿病患者，一定要考虑是否有肺结核或肺癌的可能性。最简单的方法就是去医院做胸片检查，可有助于早发现、早治疗，以免因小失大。

Boux baenz binghnyouhdangz yungzheih baenz feigezhwz, gij baenz bingh beijlwd de dwg vunz bingzciengz 10 boix, langh song yiengh gyoeb youq gwnzndang boux vunz ndeu seiz binghcingz engqgya yienzcung, ndaej youq mwh mbouj miz gij yienghsiengq fatndat、doek hanhheu denjhingz de, yungzheih deng yawjlawq. Boux baenz binghnyouhdangz baenz feigezhwz le, cienzlahsingq giengz, ywbingh nanzdoh daih, bingh dai beijlwd sang.

Haujlai vunzbingh nyinhnaeuz binghyiengh binghnyouhdangz ndawde miz aen ndeu couh dwg ndangnaek gemj mbaeu, ndigah, doiq doengh boux baenz binghnyouhdangz nyouhdangz ciengzgeiz gaemhanh mbouj ndei, gaenhgeiz sawqmwh byom bae, okyienh hezdangz mboujduenh demsang haenx, itdingh aeu naemj daengz dwg mbouj dwg aiq miz feigezhwz roxnaeuz feinganz lo. Gij fuengfap ceiq genjdanh de couhdwg bae yihyen guh benqaek genjcaz, ndaej bang fatyienh caeux、yw caeux, mienxndaej hawj bingh iq bienqbaenz bingh hung bae.

血糖过高为何不宜运动？

Hezdangz sang gvaqbouh vihmaz mbouj hab yindung?

糖尿病患者运动前最好先测一下血糖，一方面是为了预防低血糖出现的昏迷，另一方面则要注意高血糖带来的酮症酸中毒。

如果患者血糖超过 16.7 毫摩尔/升，就提示体内胰岛素缺乏严重，这时不宜运动，因为此时运动会使脂肪分解增加，产生大量的酮酸，如果超过了肝脏的代谢速度，大量酮酸就堆积在体内，导致酮症酸中毒。因此，在血糖很高还没下降时，患者不宜进行任何剧烈或长时间的运动。

Boux baenz binghnyouhdangz yindung gaxgonq ceiq ndei sien rau hezdangz baez ndeu, it fuengmienh dwg vihliux yawhfuengz hezdangzdaemq deng maezmuenh, lingh fuengmienh couh aeu haeujsim gij bingh dengdoeg dungzcwngsonh hezdangzsang daiq daeuj haenx.

Danghnaeuz boux bingh hezdangz mauhgvaq 16.7 hauzmozwj/swngh, couh daezsingj Yizdaujsu ndaw ndang noix ndaej youqgaenj lo, mwh neix mbouj hab yindung, aenvih mwhneix yindung ndaej hawj lauzhaj cekhai demgya, seng ok daihliengh dungzsonh daeuj, langh mauhgvaq gij suzdu aen daep moq gaeuq doxvuenh, daihliengh dungzsonh couh doi youq ndaw ndang, yinxhwnj dengdoeg dungzsonh. Ndigah, youq mwh hezdangz gig sang lij mbouj caengz doekdaemq de, bouxbingh mbouj hab guh saek yiengh yindung remhaenq roxnaeuz seizgan raez de.

糖尿病患者打鼾为何影响血糖？

Boux baenz binghnyouhdangz ninzgyaen，vihmaz yingjyangj hezdangz？

国内外大量研究表明，无论阻塞性睡眠呼吸暂停（OSA）病程长短，都与糖尿病的发生有关。也就是说，即便有些"打鼾者"还没患糖尿病，他们也是潜在的糖尿病高发人群，因为 OSA 患者中糖尿病的患病率超过 40％。糖尿病患者如果发现以下"蛛丝马迹"，最好去正规医院的呼吸科或睡眠中心看病：①打鼾，白天嗜睡；②血糖控制困难，包括胰岛素在内的各种激素分泌被打乱，会使血糖难以控制；③晨起头痛、头晕、口干、血压高；④夜间心绞痛；⑤记忆力变差，变得急躁；⑥夜尿增多、遗尿，性功能减弱。

长期的 OSA 会引发机体呼吸、循环、内分泌、中枢神经等多系统功能发生紊乱。对糖尿病患者而言，有效治疗 OSA，可改善胰岛素敏感性，有助于控制血糖和降低糖化血红蛋白水平。

Ndaw guek rog guek daihliengh yenzgiu biujmingz, mboujlwnh mwh ninz camhdingz demheiq deng heiq saek （OSA） binghcingz raezdinj, cungj caeuq binghnyouhdangz miz gvanhaeh. Hix couh dwg naeuz, couhcinj mizmbangj "boux ninzgyaen" lij mbouj caengz baenz binghnyouhdangz, gyoengqde hix dwg gyoengq vunz fat binghnyouhdangz ndumjyouq haenx, aenvih boux OSA ndawde boux baenz binghnyouhdangz gij beijlwd de mauhgvaq 40%. Boux baenz binghnyouhdangz danghnaeuz raen miz "di di riz din" lajneix, ceiq ndei bae cwnggveih yihyen goh saidiemheiq roxnaeuz aen cungsim guenj ninzndei de bae yawjbingh：① Gyaen, doengxngoenz ngah ninz；② Hezdangz gaemhanh gunnanz, gak cungj gizsu baudaengz Yizdaujsu iemqok deng dwk luenh, sawj hezdangz nanz ndaej gaemhanh；③ Haetromh hwnqmbonq roxnyinh gyaeuj in、gyaeuj ngunh、bak sauj, hezyaz sang；④ Gyanghwnz sim geujin；⑤ Gij geiqsingq bienq yaez, bienq ndaej simgaenj；⑥ Haemh ok nyouh baezsoq demlai、raengqnyouh, singqgunghnwngz gemjnyieg.

Ciengzgeiz OSA ndaej yinxfat ndangdaej diemheiq、sinzvanz、neifwnhmi、cunghsuh sinzgingh daengj lai aen hidungj gunghnwngz fatseng luenhlablab. Doiq boux baenz binghnyouhdangz daeuj gangj, mizyauq yw OSA, ndaej gaijndei Yizdaujsu minjganjsing, doiq gaemhanh hezdangz caeuq gyangqdaemq aen suijbingz dangzva hezhoengz danbwz haenx miz bangcoh.

怎样治疗"糖尿病足"？
Hauhlawz yw "din binghnyouhdangz"？

糖尿病患者的足部常因末梢神经病变、下肢动脉供血不足及细菌感染等多种因素而出现疼痛、皮肤深部溃疡、肢端坏疽等病变。此类疾病在医学上叫"糖尿病足"（俗称"老烂脚"）。笔者在临床实践中，总结出下列可有效地治疗糖尿病足的方法，可供此病患者选用。

先将足部的溃疡面清理干净（应彻底清除溃疡面内的异物和坏死及受到污染的组织）。将无菌纱布放入胰岛素注射液中浸湿后敷于溃疡面上，纱布的外缘应超过伤口边缘3～5厘米，用干燥的无菌纱布覆盖，用医用脱敏胶布固定，每日换药3～6次。若同时服用复方丹参片和甲钴胺，可以加速患处组织的新陈代谢速度，促进足部的溃疡面逐渐愈合。复方丹参片的用法是：每日服2次，每次服5粒。甲钴胺的用法是：每日服3次，每次服1粒（0.5毫克）。

Din boux baenz binghnyouhdangz ciengz aenvih saenzging satbyai binghbienq, doenghmeg dinga gung lwed mbouj gaeuq caeuq sigin lahdawz daengj lai cungj yinhsu cix raen indot、naengnoh naeuhnwd、byai dinga nuknaeuh daengj binghbienq. Cungj bingh neix youq yihyoz fuengmienh heuhguh "din binghnyouhdangz" （bingzciengz heuhguh "din gaeuq naeuh"）. Boux sij youq ndaw linzcangz sizcenj, cungjgez ok doengh cungj fuengfap lajneix ndaej mizyauq bae yw binghnyouhdangz, hawj boux baenz cungj bingh

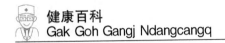
neix genjyungh.

Sien cingleix gij biux naeuh aendin caengz daeb caengz haenx (wngdang cienzbouh cawzseuq gij doxgaiq wnq caeuq gij cujciz deng uqlah ndaw aen biux naeuh de). Cuengq gij baengzsa vuzgin haenx roengz ndaw ywraemx dajcim Yizdaujsu bae cimq dumz le oep youq gwnz biux naeuh, rog henzbien baengzsa wngdang mauhgvaq giz henz baksieng 3〜 5 lizmij, aeu baengzsa hawqsauj haenx goemq le, aeu gyauhbu yw duet gominj haenx dinghmaenh, moix ngoenz vuenh yw 3 daengz 6 baez. Danghnaeuz doengzseiz gwn Fuzfangh Danhsinhben caeuq Gyazgujan, ndaej gyavaiq gij suzdu cujciz gizbingh moq lawh gaeuq, coicaenh gij biux naeuh aendin cugciemh habndei. Gij yunghfap Fuzfangh Danhsinhben dwg: Moix ngoenz gwn 2 baez, moix baez gwn 5 naed. Gij yunghfap Gyazgujan dwg: Moix ngoenz gwn 3 baez, moix baez gwn naed ndeu (0.5 hauzgwz).

单脚发凉为何要谨防"糖尿病足"?
Aen din ndeu fatliengz, vihmaz aeu re "din binghnyouhdangz"?

天气变冷时，很多血液循环欠佳的老人会觉得手脚发凉。身体基本健康的老人只要多穿件衣服、用热水泡泡脚就能缓过来，但糖尿病患者一定要警惕，这可能是患"糖尿病足"的早期信号。

如果糖尿病患者发现自己的足部发凉、麻木、颜色有些青紫，就应考虑可能是足部血供不好的表现。特别是一只脚凉、一只脚正常，更要引起重视。此外，"糖尿病足"还有个早期信号——"间歇性跛行"，也容易被患者忽视，具体表现为走一会儿路就会感到双脚疼痛，不得不停下来休息一下，休息后再走路，用不了多久又会疼痛。

为了尽早发现并阻止"糖尿病足"的恶化，建议患者每年至少到医院检查一次足部神经和血管，高危人群检查周期应缩短。患者还应每晚检查自己的脚，一旦出现"糖尿病足"的早期表现，如出现局部疼痛、水疱、溃疡时，必须到医院就诊。

Mwh dienheiq bienq nit, haujlai bouxlaux lwed lae mbouj ndei haenx roxnyinh din fwngz fatliengz. Bouxgeq ndangdaej haemq cangq haenx cijaeu lai daenj geu buhvaq, yungh raemxndat cimq din couh ndaej menhmenh hoiz gvaqdaeuj, hoeng boux baenz binghnyouhdangz itdingh aeu singjgaeh, neix aiq dwg gij saenqhauh geizcaeux baenz "din binghnyouhdangz" lo.

Danghnaeuz boux baenz binghnyouhdangz raen fajdin bonjfaenh fatliengz, maz, saek miz di aeujheu, couh wnggai ngeixnaemj aiq dwg gij biujyienh aendin lwed gung mbouj ndei de. Daegbied dwg aen din ndeu liengz, aen din ndeu cingqciengz, engq aeu yawjnaek cijndaej. Linghvaih, "din binghnyouhdangz" lij miz aen saenqhauh geizcaeux ndeu—— "dingzyiet ga'gvez", hix yungzheih deng bouxbingh yawjlawq, gidij biujyienh baenz byaij yaep roen ndeu couh roxnyinh song din indot, mbouj ndaej mbouj dingz roengzdaeuj yietnaiq yaep ndeu, yietnaiq le caiq byaij roen, mbouj geijlai nanz youh roxnyinh indot lo.

Vihliux caenhliengh caeux di fatyienh caemhcaiq laengzlanz "din binghnyouhdangz" bienq rwix roengzbae, genyi bouxbingh moix bi ceiqnoix bae yihyen genjcaz baez saenzging caeuq sailwed din ndeu, gyoengq vunz yungyiemj lai haenx genjcaz hopgeiz wngdang sukdinj. Bouxbingh vanzlij wngdang moix haemh genjcaz gij din swhgeij, baez raen miz "din binghnyouhdangz" geizcaeux biujyienh haenx, lumjbaenz ndaej raen mbangjgiz indot、makraemx、naeuhnwd seiz, itdingh aeu bae yihyen yawjbingh.

吃饭速度快为何会升高血糖？
Gwn haeux vaiq, vihmaz hezdangz hwnjsang?

英国一项新的研究表明，吃饭速度过快会使胰岛素抵抗问题更严重，影响糖尿病患者病情的控制。

吃饭过快，由于食物未被充分咀嚼，口腔中淀粉酶未发挥消化作用，食物就快速下到胃中，导致三个不良后果：①糖分吸收延时，并导致一次性大量糖分涌到血液中来，使患者的胰岛素分泌缺陷暴露出来；②本来慢慢嚼，口腔中淀粉酶起作用，糖分是慢慢地渗到血液中，而到胃后由胰脏淀粉酶一下子大量涌入，导致血糖迅速上升；③胰脏快速分泌淀粉酶加重了胰脏的负担。所以，要有意识地将吃饭时间延长到20～30分钟。每口饭咀嚼30下，既利于吸收，又可降低胃的负担，更能远离高血糖。

Yinghgoz hangh yenzgiu moq ndeu biujmingz, gwn haeux vaiq gvaqbouh ndaej sawj Yizdaujsu dingjdangj vwndiz engq youqgaenj, yingjyangj daengz boux baenz binghnyouhdangz gaemhanh binghcingz.

Gwn haeux daiq vaiq, aenvih gijgwn caengz ndaej nyaij cungfaen, denfwnjmeiz ndaw bak caengz fazveih siuvaq cozyung, gijgwn couh vaiqvet roengz daengz ndaw dungx bae, cauhbaenz sam aen hougoj mbouj ndei：①Dangzfaen supsou doeklaeng, caemhcaiq yinxhwnj daihliengh dangzfaen guh baez ndeu nyoenx daengz ndaw lwed bae, sawj Yizdaujsu fwnhmi mbouj gaeuq ndei boux vunzbingh haenx loh okdaeuj；②Bonjlaiz menhmenh nyaij, denfwnjmeiz ndaw bak miz cozyung, dangzfaen couh menhmenh iemq haeuj ndaw lwed bae, langh daengz ndaw dungx le, youz denfwnjmeiz mamx yaepyet daihliengh nyoenx haeujbae, couh cauhbaenz hezdangz gig vaiq hwnjsang；③Aenmamx riengjvaiq iemqok denfwnjmeiz gyanaek le diuz rap aenmamx. Ndigah, aeu miz yisiz bae gyaraez gwnhaeux seizgan daengz 20～30 faencung. Moix gaemz haeuxngaiz nyaij 30 baez, gawq doiq supsou mizleih, hix ndaej gyangqdaemq diuzrap aendungx, ndaej liz hezdangz sang engq gyae.

老年糖尿病患者为何容易跌倒？
Bouxlaux baenz binghnyouhdangz vihmaz yungzheih deng laemx？

老年糖尿病患者跌倒次数明显高于非糖尿病老人。因为老年糖尿病患者长期高血糖，易引发脑动脉粥样硬化，出现意识障碍，机体协调能力下降，平衡感差。与之相反，低血糖会导致患者神经肌肉运动障碍。此外，老年糖尿病患者常有糖尿病视网膜病变、糖尿病性白内障等并发症，导致视力下降、视物模糊。因此，看不清路、平衡力弱很容易让老年糖尿病患者跌倒。

打太极拳、练八段锦和五禽戏都是能够锻炼平衡力的好方法。锻炼强度应循序渐进，从太极拳开始，按顺序进行，每天坚持在傍晚锻炼20～40分钟。

Bouxlaux baenz binghnyouhdangz deng laemx baez soq mingzyienj lai gvaq bouxlaux mbouj deng binghnyouhdangz haenx. Aenvih bouxlaux baenz binghnyouhdangz ciengzgeiz hezdangz sang, yungzheih yinxfat uk doenghmeg giet ndongj, okyienh yisiz gazngaih, ndangdaej hezdiuz naengzlig doekdaemq, roxnyinh ndang fouz. Caeuq de doxfanj, boux baenz hezdangzdaemq ndaej yinxhwnj bouxbingh ndangnoh saenzging yindung gazngaih. Linghvaih, bouxlaux baenz binghnyouhdangz ciengz miz binghnyouhdangz sivangjmoz binghbienq, damueg binghnyouhdangz daengj binghgyoebfat, yinxhwnj siliz doekdaemq, yawj doxgaiq moengzmyox. Ndigah, yawj roen mbouj cingcuj, doxdaengh naengzliz nyieg couh gig yungzheih hawj boux baenz binghnyouhdangz nienzlaux de deng laemx lo.

Dwk daigizgenz, lienh betduenghginj caeuq heiq hajcukseng cungj dwg gij fuengfap ndei ndaej duenhlienh gij naengzliz doxdaengh haenx. Duenhlienh giengzdoh wnggai ciuq bouhloh cugciemh guh roengzbae, daj dwk daigizgenz hainduj, ciuq gonqlaeng bae guh, moix ngoenz genhciz youq banhaemh lienh 20～40 faencung.

老年糖尿病患者如何防止摔倒？
Bouxlaux baenz binghnyouhdangz baenzlawz fuengzre deng laemx？

《美国医学会杂志》发表文章提醒，老年糖尿病患者一定要保护好骨骼，小心因为摔倒而导致骨折。因此，老年糖尿病患者除了通过多晒太阳，适量运动来强壮骨骼外，还应养成三个如何站得稳的习惯。一是要"慢半拍"，即改变体位时不能太猛。糖尿病患者容易出现体位性低血压，坐着、躺着或蹲着时突然站起来，会因脑供血不足而晕厥。因此，老年糖尿病患者动作要比一般人慢半拍，起立的动作要分三步：先坐起，暂停几秒，然后再站立。二是要走平路。从安全角度出发，有糖尿病的老人，特别是并发脑血管病或较胖的患者，最好选择在平整的路面上锻炼。三是要选时间。运动能帮助降血糖，为了避免发生低血糖，最好在餐后活动。感觉十分疲乏或经常出现低血糖时就暂停运动。

《Meijgoz Yihyozvei Cazci》fatbiuj faenzcieng daezsingj, bouxlaux baenz binghnyouhdangz itdingh aeu baujhoh ndei goetndok, siujsim aenvih deng laemx cix cauhbaenz ndok raek. Ndigah, bouxlaux baenz binghnyouhdangz cawz doenggvaq lai dak ndit, habliengh yindung daeuj cangq ndok caixvaih, lij wnggai lienh baenz sam aen sibgvenq baenzlawz ndwn ndaej onj. It dwg aeu "menh buenq bek", couh dwg mwh gaijbienq aenyiengh ndangdaej mbouj ndaej haenq lai. Boux baenz binghnyouhdangz yungzheih deng hezdangzdaemq, mwh naengh dwk、ninz dwk roxnaeuz maeuq dwk sawqmwh ndwn hwnjdaeuj, rox aenvih uk gung lwed mbouj gaeuq cix maezgae bae. Vihneix, bouxlaux baenz binghnyouhdangz aeu beij itbuen vunz menh buenq bek, aen dungcoz ndwn hwnjdaeuj de aeu faen sam bouh guh: Sien naengh hwnjdaeuj, camhseiz dingz geij miux, yienzhaeuh caiq ndwn hwnjdaeuj. Ngeih dwg aeu byaij bingzloh. Daj ancienz gakdoh hwnjdin, doengh bouxlaux miz binghnyouhdangz haenx, daegbied dwg doengh boux gyoebfat baenz binghnaujhezgvanj roxnaeuz boux haemq biz de, ceiq ndei genj youq gwnz roen bingzcingj de lienh. Sam dwg aeu genj seizgan. Yindung ndaej bangcoh gyangq hezdangz, vihliux mienx deng hezdangz daemq, ceiq ndei youq mwh gwnhaeux gvaqlaeng hozdung. Roxnyinh naiqnuek dangqmaz roxnaeuz ciengzseiz raen miz hezdangzdaemq seiz couh camhdingz yindung.

如何控制膀胱过度活动症？
Yienghlawz gaemhanh bingh nyouhndaemq?

超过两成的糖尿病患者会伴发膀胱过度活动症。糖尿病患者一旦出现尿急、尿频、夜尿或急迫性尿失禁等症状，应尽快去泌尿外科就诊，通过调整生活方式、行为训练、药物治疗来控制病情。

需要强调的是，很多患有膀胱过度活动症的糖尿病患者因为怕尿频而不喝水，这是不可取的。专家指出，喝水太少可能影响血糖，患者可选择白开水、苹果汁、葡萄汁等对膀胱刺激小的饮品。但要注意，晚上 6 时后应减少饮水量。另外，患者可以练习骨盆底肌肉和膀胱耐力。如排尿时收缩骨盆底肌肉憋一下尿。还可以计划去厕所的时间，逐渐延长间隔时间，从而增加膀胱的储尿容量，最终达到每 3~4 小时去一趟厕所。尿急时，一边深呼吸，一边收缩几下骨盆底肌肉。

Boux baenz binghnyouhdangz mauhgvaq song cingz, rox buenx fat bingh nyouhndaemq. Boux baenz binghnyouhdangz langh raen miz gij binghhyiengh nyouhndaemq、nyouhdeih、haemh hwnqmbonq ok nyouh roxnaeuz bingh nyouh yaet gaenjgip daengj, wnggai caenhliengh vaiq di bae miniuvaigoh yawjbingh, doenggvaq diuzcingj swnghhoz fuengsik、lienh hengzsaeh、aeu yw ywbingh daeuj gaemhanh binghcingz.

Gij aeu giengzdiuh de dwg, haujlai boux baenz binghnyouhdangz baenz bingh nyouhndaemq haenx, aenvih lau nyouhdeih cix mbouj gwn raemx, yienghneix guh mbouj deng. Conhgyah ceijok, gwn raemx noix lai aiq yingjyangj hezdangz, vunzbingh ndaej genj doengh gij doxgaiq raemxgoenj、raemx makbingzgoj、raemx makit daengj doiq rongznyouh gikcoi iq haenx daeuj gwn. Hoeng aeu haeujsim, banhaemh 6 diemj cung gvaq le wnggai gaej gwn raemx lai. Linghvaih, vunzbingh ndaej lienh gij ndangnoh ndokbuenz caeuq gij naihrengz rongznyouh, beijlumj ok nyouh seiz sousuk gij ndangnoh ndokbuenz mbaet yaep nyouh ndeu. Lij ndaej guh seizgan giva bae diengzhaex, cugciemh ietraez gij seizgan doxgek de, yienghneix couh ndaej demgya gij soqliengh haexnyouh lo, doeksat dabdaengz moix 3 daengz 4 aen cungdaeuz bae dangq diengzhaex ndeu. Mwh nyouh gip, ndaej doq sup gaemzheiq hung ndeu, doq sousuk geij baez noh ndokbuenz.

糖尿病患者感冒为何不能随意服药？

Boux baenz binghnyouhdangz deng dwgliengz vihmaz mbouj ndaej seizbienh gwn yw？

糖尿病患者感冒后要及时治疗。因为感冒后，糖尿病患者痰里的糖分含量会增加，成为细菌培养基，易导致肺部感染。同时，感染还会使血糖急剧升高，引起糖尿病酮症和酮症酸中毒等。

对于糖尿病患者来说，感冒了绝不能随便吃药。如白加黑、泰诺、日夜百服宁等感冒药，均含有盐酸伪麻黄碱成分，具有解热、镇痛、止咳的作用。其中解热就是退烧，退烧时必然会大量出汗。糖尿病患者如果大量出汗，体内水分就会迅速减少，从而使血糖升高，这样会有生命危险。此外，有些糖浆类感冒药加了甜味剂，血糖不太高的患者也需在医生指导下服用。

Boux baenz binghnyouhdangz dwgliengz le aeu gibseiz yw. Aenvih dwgliengz le, ndaw myaiz boux baenz binghnyouhdangz dangz hamzliengh gyalai, bienqbaenz aengiek ciengx nengz, yungzheih cauhbaenz bwt lahdawz. Doengzseiz, lahdawz lij rox hawj hezdangz hwnjsang gig vaiq, yinxhwnj binghnyouhdangz dungzcwng caeuq dengdoeg dungzcwngsonh daengj.

Doiq boux baenz binghnyouhdangz daeuj gangj, dwgliengz le baenzlawz cungj mbouj ndaej seizbienh gwn yw. Lumj Bwzgyahhwz、Dainoz、Yizyebwzfuzningz daengj yw dwgliengz, cungj hamz miz aen cwngzfwn Yenzsonh veijmazvangzgenj, ndaej siu ndat、gemjmbaeu indot、dingz ae. Ndawde siu ndat couh dwg doiq ndat, doiq ndat seiz itdingh ok haujlai hanh. Boux baenz binghnyouhdangz danghnaeuz ok hanh baenzraeuh, raemx ndaw ndang couh gig vaiq gemjnoix, yienghneix couh sawj hezdangz hwnjsang, couh aiq haih daengz sengmingh. Linghvaih, mbangjdi yw dwgliengz dangzniu gaenq gya denzveici roengzbae，boux hezdangz mbouj daiq sang haenx hix yack hawj canghyw sonyinx le caiq gwn.

检查糖尿病为何最好在上午？
Genjcaz binghnyouhdangz vihmaz ceiq ndei youq banhaet？

目前确诊糖尿病的标准是，空腹血糖水平值达到或超过 7.0 毫摩尔/升即可诊断为糖尿病。一项研究发现，早晨血糖水平值明显高于下午。也就是说，早晨被诊断为糖尿病的人如果在下午查，很可能会被认为是健康人。因此专家建议，如果要在下午做血糖检查，应把判断糖尿病血糖标准降低 0.67 毫摩尔/升。

另外，一些早期糖尿病患者在空腹时血糖指数是正常的，只有在饭后才能显示出异常，所以建议在自测血糖时，最好分别测量空腹、饭后两次血糖值。

Dangqnaj gij biucinj doekdingh binghnyouhdangz dwg，dungx hoengq hezdangz suijbingzciz dabdaengz roxnaeuz mauhgvaq 7.0 hauzmozwj/swngh couh ndaej yawj baenz binghnyouhdangz. Hangh yenzgiu ndeu fatyienh，haetromh hezdangz suijbingzciz mingzyienj sang gvaq banringzgvaq. Hix couh dwg naeuz，boux banhaet deng yawjduenh baenz binghnyouhdangz haenx danghnaeuz youq lajbyonghngoenz bae caz，aiq deng nyinhnaeuz dwg boux ndangcangq. Vihneix conhgyah genyi，danghnaeuz youq lajbyonghngoenz guh hezdangz genjcaz，gij hezdangz byauhcunj duenqdingh binghnyouhdangz haenx wnggai gyangqdaemq 0.67 hauzmozwj/swngh.

Linghvaih，mbangj boux baenz binghnyouhdangz geizcaeux youq mwh dungxbyouq hezdangz ceijsoq cingqciengz，cijmiz youq gwnhaeux gvaqlaeng cij yienh ndaej ok mbouj doengz bingzciengz，ndigah genyi youq mwh gag rau hezdangz，ceiq ndei dwg faenbied rau dungx hoengq、gwn haeux sat le song baez hezdangzciz.

老年男性糖尿病患者为何易患前列腺增生？
Bouxsai bouxlaux baenz binghnyouhdangz，vihmaz yungzheih deng cenzlezsen demseng？

数据显示，与体重正常的男性相比，肥胖男性患前列腺增生的风险高出 2.5 倍，而糖尿病患者也高出 2 倍。

前列腺增生症的发病率会随着年龄增大而上升。老年男性糖尿病患者如果出现尿频、尿急、尿线变细、尿无力、尿等待、会阴部压迫感等症状，应尽快去医院泌尿外科检查一下。50 岁以后，即便没有上述症状，也应该每年到医院泌尿外科做一下前列腺增生的风险筛查，以便早发现疾病踪迹，并尽早干预。

Soqgawq yienh'ok，caeuq gij vunzsai ndangnaek cingqciengz haenx doxbeij，bouxsai biz gij fungyiemj deng cenzlezsen demseng haenx sang gvaq 2.5 boix, boux baenz binghnyouhdangz hix sang gvaq 2 boix.

Cenzlezsen demseng fatbingh beijlwd rox riengz nienzgeij bienq sang cix bienq sang. Boux baenz binghnyouhdangz nienzlaux, danghnaeuz miz gij binghyiengh nyouhdeih, nyouhndaemq, ok nyouh bienq saeq, nyouh mbouj miz rengz, nyouh deq, veiyinhbu roxnyinh apbik daengj, wnggai caenhliengh vaiq di bae yihyen miniuvaihgoh genjcaz baez ndeu. 50 bi gvaq le, couhcinj mbouj miz gij binghyiengh gwnzneix gangj, hix wnggai moix bi bae yihyen miniuvaigoh guh baez cenzlesen demseng fungyiemj saihcaz ndeu, caeux fatyienh gij riz baenz bingh de, caemhcaiq caenhvaiq bae guenj de.

女性患糖尿病有何特殊症状?
Mehmbwk baenz binghnyouhdangz miz maz binghyiengh daegbied?

糖尿病的侵袭对象本来是没有性别之分的。不过,由于受到女性生理特点的影响,女性糖尿病患者的早期常常会出现以下男性患者所没有的症状:

①阴部瘙痒。糖尿病患者胰岛素分泌相对不足,尿液中的糖分升高,给霉菌生长创造有利条件,导致炎症、瘙痒的产生。②生出巨大胎儿。糖尿病妇女血液中的葡萄糖含量增高,葡萄糖通过胎盘进入胎儿体内,刺激胰岛素的大量分泌,促进脂肪和蛋白质的合成,加速胎儿生长发育,成长为巨大儿。③性功能障碍。这是糖尿病并发症——糖尿病血管病变所导致的。④腰臀比例过大。中年以上的妇女正常的腰围与臀围比值范为0.70～0.85,如果比值大于0.85,则应视为糖尿病的一个早期信号。

Binghnyouhdangz gij doiqsiengq soj caeghoenx de bonjlaiz mbouj faen singqbied. Mboujgvaq, aenvih deng gij swnghlij daegdiemj mehmbwk yingjyangj hungloet, boux mehmbwk baenz binghnyouhdangz geizcaeux, ciengzciengz okyienh doengh gij binghyiengh lajneix bouxbingh vunzsai mbouj miz haenx:

①Yaxyaem humzhaenz. Boux baenz binghnyouhdangz Yizdaujsu iemqok sienghdui mbouj gaeuq, ndaw raemxnyouh dangzfaen hwnjsang, hawj meizgin sengmaj cauh ok diuzgen mizleih, cauhbaenz yenzcwng, humzhaenz. ② Seng ok lwgrangj hungloet. Ndaw lwed mehmbwk baenz binghnyouhdangz haenx buzdauzdangz hamzliengh demsang, buzdauzdangz doenggvaq aen daihbanz haeuj ndaw ndang lwgrangj bae, gikcoi Yizdaujsu daihliengh iemqok, coicaenh youzlauz caeuq danbwzciz habbaenz, gyavaiq lwgndawdungx majhung, majhung baenz lwg hungloet. ③Singq gunghnwngz gazngaih. Neix dwg binghnyouhdangz binghgyoebfat——diuz sailwed boux baenz binghnyouhdangz binghbienq soj yinxhwnj. ④ Gumq caeuq hwet beijlaeh daiq hung. Doengh boux mehmbwk cungnienz doxhwnj haenx, gvaengzhwetraez caeuq gvaengzgumqraez aengvaengh cingqciengz bijciz de dwg 0.70～0.85, danghnaeuz bijciz hung gvaq 0.85, couh wnggai yawj baenz aen saenqhauh geizcaeux baenz binghnyouhdangz ndeu.

糖尿病患者患其他病后要调整药量吗？
Boux baenz binghnyouhdangz baenz bingh wnq le aeu diuzcingj ywliengh lwi？

入冬后，患感冒、急性胃肠炎的糖尿病患者多了起来。专家提醒，糖尿病患者这时一定要注意调整用药习惯。

患感冒或胃肠功能不好时，很多糖尿病患者不能正常饮食，如果还按原先的剂量服用降血糖药物或注射胰岛素，很可能发生低血糖症状。这时，用药前最好检测血糖，从而调整胰岛素用量，无法确定口服降血糖药的药量时一定要及时就诊，询问医生后调整药量。等恢复正常饮食规律后，再继续执行原先的用药方案。

Haeuj doeng le, vunzbingh baenz binghnyouhdangz deng dwgliengz、binghdungxsaej gaenjgip de lai hwnjdaeuj lo. Conhgyah daezsingj naeuz, boux baenz binghnyouhdangz seizneix itdingh aeu haeujsim diuzcingj yungh yw sibgvenq.

Mwh deng dwgliengz roxnaeuz dungxsaej gunghnwngz mbouj ndei, haujlai boux baenz binghnyouhdangz mbouj ndaej cingqciengz gwnndoet, danghnaeuz vanzlij ciuq gaxgonq ngoenz yungh geijlai yw gwn yw gyangq hezdangz roxnaeuz dajcim Yizdaujsu, aiq baenz hezdangzdaemq. Mwhneix, yungh yw gaxgonq ceiq ndei bae genjcwz hezdangz, yienghneix diuzcingj Yizdaujsu yunghliengh, mbouj miz banhfap doekdingh gwn gij ywliengh hawj vunz gyangq hezdangz seiz, itdingh aeu gibseiz bae yawjbingh, cam canghyw le caiq diuzcingj ywliengh. Caj gwnndoet gvilwd hoizfuk cingqciengz le, caiq laebdaeb caephengz aen fueng'anq yienzlaiz sawjyungh yw haenx.

糖尿病患者如何做好眼部保健？
Boux baenz binghnyouhdangz baenzlawz guh ndei lwgda baujgen？

糖尿病可影响眼睛从外到里的各组织结构，在这些眼部损害中，对视力影响最大的是白内障和糖尿病视网膜病变。糖尿病患者除了控制好血糖，不妨经常做眼部保健操，以促进眼部血液循环、消除疲劳。

糖尿病患者在看电视、看书、使用电脑时，不可久视，稍感疲劳时就应适当休息，可闭目静养10分钟左右，或观看远处的树木等，以缓解视疲劳。每天起床后，坐在床边，闭上双眼，将双目旋转10～14次，紧闭一会儿，然后睁大眼睛。这种方法有助于眼部的血液循环和调节神经。

Binghnyouhdangz ndaej yingjyangj lwgda daj baihrog daengz baihndaw gak aen cujciz gezgou, youq doengh gij sonjhaih lwgda ndawde, doiq siliz yingjyangj ceiq daih dwg damueg caeuq binghnyouhdangz sivangjmoz binghbienq. Boux baenz binghnyouhdangz cawz le gaemhanh ndei hezdangz, mboujfuengz ciengzseiz guh lwgda baujgenhcauh,

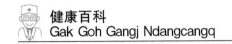

daeuj coicaenh lwgda lwed lae baedauq、siucawz lwgda baegnaiq.

Boux baenz binghnyouhdangz youq mwh yawj densi、yawj saw、yungh dennauj、mbouj ndaej yawj nanz lai, roxnyinh loq naetnaiq couh wnggai habdangq yietnaiq, ndaej laepda dinghdingh youq 10 faencung baedauq, roxnaeuz yawj gij faex gizgyae haenx daengj, yienghneix daeuj gemjmbaeu lwgda naetnaiq. Moix ngoenz hwnqmbonq le, naengh youq henz mbonq, laep song lwgda, baenq song ceh da 10～14 baez, haepgaenj yaep ndeu, yienzhaeuh hai lwgda hung bae. Cungj fuengfap neix doiq lwed lae baedauq caeuq diuzcez saenzging lwgda miz bangcoh.

糖尿病患者睡前为何忌喝牛奶?
Boux baenz binghnyouhdangz ninz gaxgonq vihmaz geih gwn cijvaiz?

对糖尿病患者来说，牛奶是一种很好的饮品，但在饮用要注意一些细节才能更好地发挥牛奶的作用。

首先，糖尿病患者喝牛奶时应同时吃些谷类食品，可以起到营养素互补的作用。其次，Ⅱ型糖尿病患者容易出现血脂异常，因此建议选用低脂牛奶，每天饮用200毫升左右。有些糖尿病患者因体内缺乏乳糖酶，喝牛奶后容易出现腹痛、腹胀或肛门排气增加，如果把牛奶稍微加热后再饮用，就可以减轻症状。喝牛奶的时间也要注意，最好在白天喝，可在用餐时，也可在餐间饮用，但不提倡糖尿病患者在睡前喝牛奶，因为这会在不同程度上影响血糖、血脂，体重也将难以控制。

Doiq boux baenz binghnyouhdangz daeuj gangj, cijvaiz dwg cungj doxgaiqgwn gig ndei ndeu, hoeng youq mwh gwn aeu haeujsim di saeh iq cijndaej engq ndei bae fazveih gij cozyung cijvaiz.

Daih'it, boux baenz binghnyouhdangz gwn cijvaiz seiz, wnggai doengzseiz gwn di gijgwn haeuxgwn ndeu, ndaej yingzyangj doxbouj. Daihngeih, boux baenz binghnyouhdangz Ⅱ hingz yungzheih deng hezcij mbouj doengz bingzciengz, ndigah genyi genj aeu cijvaiz lauz noix daeuj gwn, moix ngoenz gwn 200 hauzswngh baedauq. Mizmbangj boux baenz binghnyouhdangz aenvih ndaw ndang mbouj miz yujdangzmeiz, gwn cijvaiz le yungzheih dungx in、dungx raeng roxnaeuz ok roet lai, danghnaeuz loq ndat cijvaiz le caiq gwn, couh ndaej gemjmbaeu gij binghyiengh baihgwnz gangj haenx. Gij seizgan gwn cijvaiz hix aeu haeujsim, ceiq ndei youq doengxngoenz gwn, ndaej youq mwh gwn donq gwn, hix ndaej youq ndaw donq gwn haeux gwn, hoeng mbouj dizcang boux baenz binghnyouhdangz youq yaek ninz seixhaenx gwn cijvaiz, aenvih neix yaek mbouj doengz cingzdoh yingjyangj daengz hezdangz、hezcij, ndangnaek hix nanz ndaej gaemhanh.

测量血糖如何避免误差？
Raudag hezdangz baenzlawz mienx deng loengca?

（1）避免试纸过期、破损。过期的、破损的测试条都应该扔掉，最好将试纸存放在密闭的容器中，隔绝高温、潮湿环境，而且要确保使用的试纸与血糖仪是配套的。

（2）避免皮肤不干净。在刺破皮肤之前，双手和采集血液的部位要用肥皂水洗干净。

（3）避免操作不规范。测量血糖时，试纸要全部插入血糖仪。另外，血糖仪的电量不足会影响度数，要记得及时更换血糖仪的电池。

（4）避免采血量太少。一次采集足够的血液滴到试纸上，不要滴一滴后发现不够，再加一滴。

（5）避免不用手指的血。当血糖波动明显时，身体其他部位采血检测量血糖，结果的准确性不如手指。如果不用手指的血液，并且认为读数有问题，那就用采集手指的血液再测量一次。

（1）Bietmienx ceijsawq gvaq geiz、deng vaih. Gij cwzsidiuz gvaq geiz、deng vaih de cungj wnggai vut bae, ceiq ndei cuengq ceijsawq youq ndaw yungzgi haepred, gekduenh gij vanzging ndat、cumxmbaeq haenx, caemhcaiq yaek saedbauj mbaw ceijsawq sawjyungh haenx caeuq hezdangzyiz boiqdauq.

（2）Bietmienx naengnoh mbouj seuqcingh. Youq mwh mbongq naengnoh gaxgonq, song fwngz caeuq giz aeu lwed de yaek aeu raemxgenj daeuj swiq seuq bae.

（3）Bietmienx guh rau hezdangz mbouj gveihfan. Mwh rau hezdangz, ceijsawq yaek cienzbouh cab haeuj ndaw hezdangzyiz bae. Linghvaih, dienhliengh hezdangzyiz mbouj gaeuq ndaej yingjyangj daengz dohsoq, aeu geiq ndaej gibseiz vuenh gij denciz hezdangzyiz.

（4）Bietmienx aeu lwed liengh daiq noix. Baez ndeu cou aeu lwed cukgaeuq ndik daengz gwnz ceijsawq bae, gaej ndik di ndeu le cij fatyienh mbouj gaeuq, caiq gya ndik di dem.

（5）Bietmienx mbouj yungh gij lwed lwgfwngz. Dang lwed dangz hwnjroengz mbouj dingh mingzyienj seiz, aeu lwed ndangdaej gizyawz buvei daeuj rau hezdangz, gezgoj mbouj beij aeu lwed lwgfwngz rau ndaej cinj. Danghnaeuz mbouj yungh gij lwed lwgfwngz, caemhcaiq nyinhnaeuz doegsoq miz vwndiz, yienghneix couh cou aeu gij lwed lwgfwngz daeuj caiq raudag baez ndeu.

测量餐后血糖有何意义？
Rau gij hezdangz gwn haeux gvaq haenx miz maz yiyi?

正常人进餐后，餐后两小时血糖值应小于 7.8 毫摩尔/升。如果餐后两小时血糖值高于11.1毫摩尔/升，表明已经步入糖尿病患者的行列。若餐后两小时血糖值介于7.8~11.1毫摩尔/升，即使空腹血糖正常，也会被诊断为糖耐量减低，属于糖尿病前期。

平时做常规体检时，除了必查的空腹血糖，还要测一下餐后血糖。高危人群（包括老年、肥胖、超重、有家族病史、合并心脑血管疾病、妊娠糖尿病史、运动少的人群）特别要注意，定期检测餐后血糖，以便尽早发现高血糖。

Gij vunz cingqciengz de gwn donq le, aen hezdangzciz gwn haeux gvaq song aen cungdaeuz le wngdang noix gvaq 7.8 hauzmozwj/swngh. Danghnaeuz aen hezdangzciz gwn haeux gvaq song aen cungdaeuz le sang gvaq 11.1 hauzmozwj/swngh, biujmingz gaenq byaij haeuj ndaw hangzlied boux baenz binghnyouhdangz bae lo. Danghnaeuz aen hezdangzciz gwn haeux gvaq song aen cungdaeuz le youq ndaw 7.8~11.1 hauzmozwj/swngh, couhcinj dungxbyouq hezdangz cingqciengz, hix ndaej deng yawj baenz dangz naihliengh gemjdaemq, gvihaeuj ndaw binghnyouhdangz geizgonq de bae.

Bingzseiz guh cangzgveih dijgenj seiz, cawz itdingh aeu caz gij hezdangz dungxhoengq de, lij aeu rau baez hezdangz gwn haeux gvaq ndeu. Gyoengq vunz yungyiemj gig daih (baudaengz gyoengqvunz nienzlaux、biz、naek lai、miz gyahcuz bingh lizsij、gyoebhab gij bingh sailwed sim uk、gij lizsij nyouhdangz rangjlwg、yindung noix haenx) yaek daegbied haeujsim, dinghgeiz rau gij hezdangz gwn haeux gvaq haenx, yawhbienh caenhvaiq fatyienh hezdangz sang.

糖尿病患者检查血黏度有何意义？
Boux baenz binghnyouhdangz genjcaz lwed niu cingzdoh miz maz yiyi?

血液流变学检查中最重要的指标是血黏度，它与糖尿病关系密切。糖尿病控制不好可能会引起血黏度升高。血黏度高会引发或加重冠心病、高血压、脑血管病、大血管动脉硬化、视网膜病变、肾损害、血脂紊乱和血管狭窄等糖尿病并发症，它也是造成血液瘀滞、供血不足、血管损伤、局部缺氧和酸中毒的元凶之一。可以说，糖尿病的许多并发症都是在血黏度高的基础上发生的。

所以，血液流变学检测对糖尿病的管理具有十分重要的意义。有头晕、头涨、耳鸣、健忘、眩晕、乏力、倦怠、肢体麻木、视力减退或模糊症状者更是要及时检查。

Hezyizliuzbenyoz genjcaz ndawde aen cijbyauh ceiq youqgaenj haenx dwg lwed niu cingzdoh, de caeuq binghnyouhdangz gvanhaeh maedcaed. Binghnyouhdangz gaemhanh mbouj ndei aiq yinxhwnj lwed niu cingzdoh hwnjsang. Lwed niu lai rox yinxfat roxnaeuz gyanaek gvansinhbing、hezyaz sang、binghnaujhezgvanj、bingh doenghmeghung ndongj、sivangjmoz binghbienq、mak sonjhaih、hezcij luenhlablab caeuq sailwed gaebged daengj binghnyouhdangz gyoebfatbingh, de caemh dwg aen coihdaeuz cauhbaenz lwed saek dingz、gung lwed mbouj gaeuq、sailwed deng sieng、mbangj giz noix yangjgi caeuq dengdoeg soemj ndawde aen ndeu. Ndaej baenzneix gangj，baenz binghnyouhdangz gyoebfat haujlai bingh cungj dwg youq gwnz giekdaej lwed niu cingzdoh sang haenx fatseng.

Ndigah，hezyiz liuzbenyoz genjcwz guenjleix binghnyouhdangz miz yiyi youqgaenj dangqmaz. Miz gij binghyiengh gyaeuj ngunh、gyaeuj ciengq、rwzokrumz、lumzlangh、daraiz、naetnaiq、genga maz、siliz gemjdoiq roxnaeuz da myox haenx engq aeu gibseiz bae genjcaz.

空腹血糖值高应该怎么办？
Dungxiek hezdangz sang wnggai baenzlawz guh？

对于没有任何症状，仅于体检时发现血糖值高的患者，要进行生活方式干预及药物治疗。若听之任之，会逐渐出现糖尿病的并发症，如四肢麻木疼痛、视物模糊、肾功能损害等并发症。这些并发症一旦出现，很难逆转，严重降低生活质量。对于已经确诊并接受治疗的患者，要严格监测血糖值，按医嘱服药，定期就诊，将血糖值控制在正常范围。

Doiq doengh boux mbouj miz saek yiengh binghyiengh，dandan youq mwh dijgenj raen hezdangz sang haenx，aeu doenggvaq swnghhoz fuengsik bae guenj caeuq aeu yw ywbingh. Danghnaeuz youzcaih de baenzlawz baenzhaenx，rox cugciemh baenz binghnyouhdangz binghgyoebfat，beijlumj genga maz in、yawj doxgaiq myox、gunghnwngz mak sonjhaih daengj binghgyoebfat. Doengh cungj binghgyoebfat neix baez fat okdaeuj，couh gig nanz niujcienj，yiemzcungh roengzdaemq swnghhoz caetliengh. Doiq bouxbingh gaenq doekdingh caemhcaiq ciepsouh ywbingh haenx，aeu yiemzgek gamyawj hezdangzciz，ciuq canghyw daengq bae gwn yw，dinghgeiz bae yawjbingh，gaemhanh hezdangzciz youq ndaw gvaengh cingqciengz haenx.

血糖值多少才算低？
Hezdangzciz geijlai cij suenq daemq？

正常人的血糖值一般不应低于 3.3 毫摩尔/升，否则可能出现轻微的不适感；若血糖值低于 2.8 毫摩尔/升时，会出现饥饿、心慌、大汗淋漓、面色苍白、疲乏无力等低血糖症状。而对于糖尿病患者来说，身体已经受到损伤，血糖值低于 4.0 毫摩尔/升时就很可能会出现低血糖的症状，若是血糖值再低一点，则可能出现低血糖昏迷。

Gij hezdangzciz boux cingqciengz haenx itbuen mbouj wnggai daemq gvaq 3.3 hauzmozwj/swngh，mboujne aiq roxnyinh loq miz di mbouj ndei youq；Danghnaeuz hezdangzciz daemq gvaq 2.8 hauzmozwj/swngh seiz, couh ndaej raen miz dungxiek、simvueng、hanh conhcanh、naj heu、naetnaiq mbouj miz rengz daengj binghhezdangz daemq. Hoeng doiq boux baenz binghnyouhdangz daeuj gangj, ndangdaej gaenq deng sieng lo, hezdangz daemq gvaq 4.0 hauzmozwj/swngh seiz, couh gig miz gojnaengz ok gij binghyiengh hezdangz daemq daeuj lo, danghnaeuz hezdangzciz caiq daemq di, couh aiq deng hezdangz daemq maez gvaqbae lo.

糖尿病患者怎样平稳降血糖？
Boux baenz binghnyouhdangz baenzlawz bingzonj gyangqdaemq hezdangz?

通常，糖尿病患者降血糖心切，但是血糖快速下降并不是一件好事，可能会引发患者其他方面的疾病。因此，降血糖也得分几步慢慢来。

对于血糖很高的糖尿病患者，首先向空腹血糖值不高于7.0毫摩尔/升和餐后两小时血糖值不高于10.0毫摩尔/升的方向努力，达到目标后再往空腹血糖值不高于6.1毫摩尔/升和餐后两小时血糖值不高于7.8毫摩尔/升的方向努力，当然，最理想的控制血糖效果还是接近正常状态。

Bingzciengz, boux baenz binghnyouhdangz simgip bae roengz hezdangz, hoeng hezdangz gig vaiq doekdaemq bingq mbouj dwg gienh saehndei ndeu, aiq yinxfat bouxbingh baenz bingh gizyawz. Ndigah, gyangq hezdangz hix aeu faen geij bouh menhmenh daeuj.

Doiq boux baenz binghnyouhdangz hezdangz gig sang haenx, sien yiengq aen fuengyiengq aen hezdangzciz dungxiek mbouj sang gvaq 7.0 hauzmozwj/swngh caeuq aen hezdangzciz gwnhaeux gvaq song aen cungdaeuz le mbouj sang gvaq 10.0 hauzmozwj/swngh bae roengzrengz, dabdaengz muzbyauh le, caiq coh fuengyiengq aen hezdangzciz dungxiek mbouj sang gvaq 6.1 hauzmozwj/swngh caeuq aen hezdangzciz gwn haeux gvaq song aen cungdaeuz le mbouj sang gvaq 7.8 hauzmozwj/swngh bae roengzrengz, dangyienz, gij yaugoj gaemhanh hezdangz ceiq lijsiengj de vanzlij dwg ciepgaenh yiengh cingqciengz.

血糖降太低为什么会危害心脑？
Hezdangz roengzdaemq lai, vihmaz haih daengz simdaeuz?

糖尿病患者都知道控制血糖的重要性，但如果血糖控制过低，会增加心脑血管疾病的风险。一项研究结果显示：低血糖导致发生急性冠状动脉综合征的风险高于高血糖，低血糖会使心肌梗死患者的死亡率增加。

因此，糖尿病患者要控制好自己的血糖，重视自我血糖监测，及时发现无症状低血糖，避免不适当的联合用药。一旦出现低血糖先兆症状，要迅速补充摄入食物。

Boux baenz binghnyouhdangz cungj rox gaemhanh hezdangz miz maz cung'yau, hoeng danghnaeuz hezdangz gaemhanh ndaej daemq gvaqbouh, yaek demgya gij yungyiemj sailwed sim uk. Hangh yenzgiu gezgoj ndeu yienh'ok: Hezdangz daemq yinxhwnj gij fungyiemj gvancangdoenghmeg cunghhozcwng singqgip haenx sang gvaq hezdangz sang, hezdangz daemq ndaej sawj boux baenz binghsimsaekdai haenx dai vunz engq lai.

Ndigah, boux baenz binghnyouhdangz aeu gaemhanh ndei gij hezdangz bonjfaenh, yawjnaek gag gamcaek hezdangz, gibseiz rox hezdangzdaemq mbouj raen miz binghbingh haenx, bietmienx lienzhab yungh yw mbouj habdangq. Danghnaeuz miz gij binghhyiengh ciudaeuz hezdangzdaemq, aeu vaiq di bouj gwn gijgwn haeuj bae.

什么时候需要校正血糖仪？
Seizlawz aeu haeddoiq gaijcingq hezdangzyiz？

准确的血糖检测结果是保障有效、安全控糖治疗的前提，而便携式血糖检测仪（以下简称血糖仪）作为血糖控制效果监测的常用工具之一，它的规范使用越来越得到重视。

为了保证血糖仪检测值的精确，发生以下四种情况之一最好校准一下仪器：第一次使用、使用一瓶新试纸时、怀疑血糖仪或试纸出现问题时、血糖仪摔碰后。校准血糖仪要用已知浓度的模拟血糖液，要注意模拟血糖液在开瓶后 3 个月内有效，不宜储存在温度超过30 ℃的环境下，也不宜冷藏或冷冻。

需注意的是，有时测出的血糖值偏高或偏低可能并不是血糖仪的问题。如贫血患者用血糖仪测定血糖结果可能偏高，红细胞增多症、脱水者或在高原地区则会偏低。患者过度紧张会使血糖升高，使用某些药物会对测定结果有影响，如大量维生素 C、谷胱甘肽等会使结果偏低。此外，静脉滴注葡萄糖会使测定结果偏高，大量输液也会影响测定结果。

Gij hezdangz genjcwz gezgoj cinjdeng de dwg gij cenzdiz baujcang mizyauq、ancienz gaemhanh hezdangz daeuj ywbingh, aen hezdangz genjcwzyiz fuengbienh dawz haenx (lajneix genjdanh heuhguh hezdangzyiz) aeu daeuj dangguh hezdangz gaemhanh yaugoj gamcaek ndawde aen hongdawz ndeu, gij gveihfan sawjyungh de yied daeuj yied ndaej yawjnaek.

Vihliux baujcingq hezdangzyiz genjcwzciz cinjdeng, fatseng seiq cungj cingzgvang lajneix ndawde aen ndeu, ceiq ndei haeddoiq gaijcingq yizgi baez ndeu: Baez daih'it sawjyungh、sawjyungh bingz ceijsawq moq ndeu seiz、ngeiz hezdangzyiz roxnaeuz ceijsawq okyienh vwndiz seiz、hezdangzyiz doekbungq gvaqlaeng. Haeddoiq gaijcingq hezdangzyiz aeu yungh moznij raemxhezdangz gaenq rox noengzdoh haenx, aeu haeujsim moznij raemxhezdangz youq hai bingz sam ndwen ndawde mizyauq, mbouj hab yo youq aen vanzging dohraeuj mauhgvaq 30 ℃ haenx, hix mbouj hab yo nit roxnaeuz nit gyaengj.

Gij aeu haeujsim de dwg, mizseiz gij hezdangzciz rau okdaeuj haenx bien sang roxnaeuz bien daemq aiq mbouj dwg hezdangzyiz vwndiz. Lumj boux baenz lwedhaw aeu hezdangzyiz rau hezdangz gezgoj aiq bien sang, bingh hoengzsibauh demlai、boux saetraemx roxnaeuz youq giz dieg gauhyenz rau couh bien daemq. Bouxbingh gaenjcieng lai rox hawj hezdangz hwnjsang, yungh mbangjdi yw rox doiq caekdingh gezgoj miz yingjyangj, lumjbaenz daihliengh Veizswnghsu C、Guzgvanghganhdai daengj, rox hawj gezgoj bien daemq. Linghvaih, cingmwz ndik haeuj Buzdauzdangz, rox hawj caekdingh gezgoj bien sang, daihliengh dajcim raemxyw hix ndaej yingjyangj caekdingh gezgoj.

使用胰岛素笔要消毒吗？
Sawjyungh bit Yizdaujsu aeu siudoeg lwi?

有些糖尿病患者在使用胰岛素笔时，喜欢用酒精棉对胰岛素笔的针头进行消毒。这种做法是错误的。

胰岛素笔的针头是采用涂层技术制成的，上面有一层硅化保护膜。这层保护膜不仅具有润滑的作用，可以减轻患者在注射时的疼痛感，而且还具有自我消毒的功能。如果用酒精棉对胰岛素笔的针头进行消毒，酒精就会腐蚀针头上的硅化保护膜，使针头上产生很多小的毛刺。这不但会增加患者注射时的疼痛感，而且还会影响针头的自我消毒功能，容易引起针口感染。

需要提醒糖尿病患者的是，胰岛素笔的针头不宜反复使用。如果反复使用，胰岛素笔的针头就会变钝，从而增加患者注射胰岛素的疼痛感。因此，胰岛素笔的针头一般使用 1 次就应更换，使用 3 次则必须更换。

Mizmbangj boux baenz binghnyouhdangz youq mwh yungh bit Yizdaujsu, haengj yungh gij faiq ciujcingh siudoeg gyaeujcim bit Yizdaujsu. Yienghneix guh loek lo.

Gyaeujcim bit Yizdaujsu dwg yungh duzcaengz gisuz guhbaenz, gwnzde miz caengz gveihva baujhumoz ndeu. Caengz baujhumoz neix mboujdan ndaej raeuz rad cozyung, caeuq gemjmbaeu vunzbingh youq mwh dajcim roxnyinh indot, caemhcaiq lij ndaej gag siudoeg bonjfaenh dem. Danghnaeuz aeu gij faiq ciujcingh bae siudoeg gyaeujcim bit Yizdaujsu, ciujcingh couh yaek myaexnduk baujhumoz gwnz gyaeujcim, sawj aen gyaeujcim miz haujlai bwn oen. Neix mboujdan hawj vunzbingh roxnyinh lai indot, caemhcaiq lij yingjyangj aen gyaeujcim gij gunghnwngz gag siudoeg bonjfaenh de, yungzheih cauhbaenz bakcim lahdawz.

Gij aeu daezsingj boux baenz binghnyouhdangz de dwg, gyaeujcim Yizdaujsu mbouj hab fanfuk sawjyungh. Danghnaeuz lai baez sawjyungh, gyaeujcim bit Yizdaujsu couh bienq ngoemx, baenzneix couh sawj gij dajcim Yizdaujsu hawj vunzbingh roxnyinh in dangqmaz. Ndigah，aen gyaeujcim Yizdaujsu itbuen yungh baez ndcu couh wnggai vuenh lo，yungh 3 baez couh itdingh aeu vuenh bae.

注射胰岛素如何防止溢液？
Dajcim Yizdaujsu baenzlawz fuengzre raemxyw roenx okdaeuj？

部分糖尿病患者在注射胰岛素时，针头拔出后皮肤表面会有溢液残留，这样不仅导致胰岛素浪费或吸收不利等情况，而且也会影响降血糖效果。注射胰岛素时出现溢液，一是由于注射深度不够；二是由于注射部位的皮下纤维组织增生，导致胰岛素药液吸收不完全，使部分药液从针孔处溢出；三是使用胰岛素笔注射时，注射力度掌握不好，注射深度较浅，也会出现针孔处有药液残留的情况。

要想避免药液溢出，应在注射胰岛素时适当增加深度，一般情况下，针头注入深度3～5毫米即可，注射后让针头停留5秒才拔出，可在一定程度上减少溢液。

Mbangj boux baenz binghnyouhdangz youq mwh dajcim Yizdaujsu，bakcim ciemz ok le miz raemxyw roenx haenx lw youq gwnz naengnoh，yienghneix mboujdan cauhbaenz gij cingzgvang Yizdaujsu saiyaix roxnaeuz supsou mbouj leih daengj，caemhcaiq yingjyangj daengz gyangq hezdangz yaugoj dem. Mwh dajcim Yizdaujsu raemxyw roenx okdaeuj，it dwg aenvih dajcim haeuj bae mbouj gaeuq laeg；Ngeih dwg aenvih youq laj naeng dajcim gizde senhveiz cujciz demseng，cauhbaenz raemxyw Yizdaujsu supsou mbouj caezcienz，sawj mbangj raemxyw daj giz bakcim roenx okdaeuj；Sam dwg youq mwh yungh bit Yizdaujsu dajcim seizde，gaemdawz rengz dajcim mbouj ndei，dajcim haeuj bae haemq feuz，hix deng raemxyw daj conghcim gizde roenx okdaeuj.

Yaek siengj bietmienx raemxyw roenx okdaeuj，wnggai youq mwh dajcim Yizdaujsu seizde habdangq dem laeg，itbuen cingzgvang dwg，gyaeujcim cim haeuj bae laeg 3 daengz 5 hauzmij couh ndaej，dajcim le，hawj gyaeujcim dingzlouz 5 miux cij ciemz okdaeuj，ndaej gemj di raemx roenx.

怎么解决胰岛素渗液的问题？
Hauhlawz gaijgez aen vwndiz raemxyw Yizdaujsu iemq okdaeuj？

一些糖尿病患者在注射胰岛素时，习惯右手持针，左手捏紧注射部位以帮助稳定针头，同时右手向下用力压注射器，因为担心针头不够深入。其实这种注射方法是错误的。如果用力将整个注射器往下压，同时左手又在捏紧皮肤，这样，注射到皮下的胰岛素就不能被毛细血管中的血液带走，当针头拔起时，胰岛素自然会渗出而造成浪费。

要预防渗液，糖尿病患者在注射胰岛素时，应当尽量保持注射部位皮肤松弛，右手拇指轻轻将剂量旋钮压下，使药液缓缓地被推进皮下，每次可将剂量旋钮按到底，听到"咔哒"一声后稍停几秒，使针头中的压力完全释放，这时，就可以拔出针头了。一般

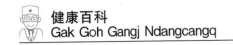

情况下，拔针后针头上和注射部位的皮肤都是干净的，没有药液渗出。

Mbangj boux baenz binghnyouhdangz youq mwh dajcim Yizdaujsu, sibgvenq fwngzgvaz dawz cim, fwngzswix nepmaenh giz dajcim daeuj bangcoh onjdingh gyaeujcim, doengzseiz fwngzgvaz roengzrengz naenx cusegi roengzbae, aenvih yousim gyaeujcim haeuj bae mbouj gaeuq laeg. Gizsaed cungj fuengfap dajcim neix loek lo. Danghnaeuz roengzrengz naenx daengx aen cusegi roengzbae, doengzseiz fwngzswix youh naenx naengnoh, yienghneix, gij Yizdaujsu dajcim roengz laj naeng bae haenx, couh mbouj ndaej deng lwed ndaw mauzsihezgvanj daiq bae, dang gyaeujcim ciemz okdaeuj seiz, Yizdaujsu swhyienz couh deng iemq okdaeuj cix cauhbaenz saiyaix lo.

Yaek yawhfuengz raemxyw iemq okdaeuj, boux baenz binghnyouhdangz youq mwh dajcim Yizdaujsu, wngdang caenhliengh baumaenh giz dajcim naengnoh soengsanq, mehfwngzgvaz yaengyaeng naenxat aen baenqniuj yw yunghliengh de roengzbae, hawj raemxyw menhmenh deng doi haeuj laj naeng bae, moix baez ndaej naenx aen baenqniuj yw yunghliengh de daengzdaej, dingqnyi "gada" sing ndeu le loq dingz geij miux, hawj gij atlig ndaw gyaeujcim cuengq okdaeuj caez, mwhneix, couh ndaej ciemz gyaeujcim okdaeuj lo. Itbuen cingzgvang dwg, ciemz cim le gyaeujcim caeuq gwnz naengnoh giz dajcim cungj seuq, mbouj miz raemxyw iemq okdaeuj.

注射胰岛素如何防止感染？
Dajcim Yizdaujsu baenzlawz fuengzre lahdawz?

夏末秋初，一些地方天气仍然炎热，非常有利于细菌繁殖，这对伤口愈合不利，特别是糖尿病患者。因此，注射胰岛素的糖尿病患者更应小心感染。

良好的卫生习惯和注射过程的无菌操作可以避免皮肤感染的发生，所以糖尿病患者在注射胰岛素前，不要触摸或接触针头和输注导管接头，认真消毒输注部位的皮肤，待消毒剂干燥后才将针头刺入皮肤。注意查看皮肤是否有红肿、出血症状。如果出现感染，糖尿病患者就得更换输注部位，并更加小心地给输注部位消毒，而且可以在该部位事先涂搽抗生素药膏。

Souhah haeujcou, mizmbangj deihfueng dienheiq vanzlij hwngq, hab sigin fatmaj dangqmaz, neix doiq baksieng habndei mbouj leih, daegbied dwg boux baenz binghnyouhdangz. Ndigah, boux baenz binghnyouhdangz dajcim Yizdaujsu de engqgya wnggai siujsim lahdawz.

Veiswngh sibgvenq ndei caeuq dajcim mwhde mbouj miz nengzbingh, ndaej bietmienx naengnoh denglah, ndigah boux baenz binghnyouhdangz youq dajcim Yizdaujsu gaxgonq, gaej lumh roxnaeuz bungq daengz gyaeujcim caeuq gyaeuj daujgvangj dajcim raemxyw, nyinhcaen siudoeg naengnoh gizdieg dajcim de, caj yw siudoeg hawq le, cij ndaej cim gyaeujcim haeuj ndaw naengnoh bac. Haeujsim cazyawj naengnoh dwg mbouj dwg miz foeghoengz、ok lwed. Danghnaeuz deng lahdawz, boux baenz binghnyouhdangz couh deng vuenh giz dajcim, caiqlix engqgya siujsim dwk siudoeg giz dajcim, caemhcaiq ndaej aeu ywgau gangswnghsu daeuj cat giz dajcim gonq.

刚注射胰岛素为何勿泡热水澡？
Ngamq dajcim Yizdaujsu gvaq le，vihmaz mbouj ndaej caemx raemxndat ne？

在寒冷的冬天泡个热水澡，既能除去风寒，还能放松身心。但糖尿病患者一定要谨记：刚注射完胰岛素千万别泡热水澡。

注射胰岛素时选择在皮下就是为了让机体能缓慢地吸收，如果糖尿病患者刚注射完胰岛素就泡热水澡，胰岛素吸收加快，加上泡澡消耗大量热量，很容易出现低血糖症状。因此，建议糖尿病患者最好注射完胰岛素半小时后才去泡澡，而且水温不要超过40 ℃，持续时间不宜超过20分钟。另外，糖尿病患者泡澡时，上身暴露太多，最好覆盖大毛巾，避免受凉。自己在家里泡澡时，水中还可加入适量的中草药。需要提醒的是，血压不稳定时和饮酒后均不宜洗澡。

Youq seizdoeng nit lai, cimq baez raemxndat ndeu, ndaej cawz nit, youh ndaej cuengqsoeng ndangdaej. Hoeng boux baenz binghnyouhdangz itdingh aeu geiqmaenh：Ngamq dajcim Yizdaujsu gvaq le, ciengeiz gaej cimq caemx raemxndat.

Mwh dajcim Yizdaujsu, genj daj youq laj naeng, couh dwg vihliux hawj ndang vunz menhmenh supsou, danghnaeuz boux baenz binghnyouhdangz ngamq dajcim Yizdaujsu gvaq le couh bae cimq raemxndat, Yizdaujsu supsou gyavaiq, cimq caemx youh siu bae haujlai yezlieng, gig yungzheih baenz hezdangz daemq. Ndigah, genyi boux baenz binghnyouhdangz ceiq ndei dajcim Yizdaujsu sat buenq aen cungdaeuz le cij bae caemx ndang, caemhcaiq raemx raeuj mbouj ndaej mauhgvaq 40 ℃, lienzdaemh seizgan mbouj hab mauhgvaq 20 faencung. Linghvaih, boux baenz binghnyouhdangz cimq raemx caemx ndang seiz, langh gwnz ndang laeuh daiq lai, ceiq ndei goemq mbaw sujbaq hung ndeu, mienxndaej dwgliengz. Gag youq ndaw ranz dajcaemx seiz, ndaw raemx lij ndaej dwk habliengh ywdoj haeuj bae dem. Gij aeu daezsingj de dwg, mwh hezyaz mbouj onjdingh caeuq gwn laeuj gvaqlaeng cungj mbouj hab dajcaemx.

注射胰岛素为啥要勤换针头？
Dajcim Yizdaujsu vih gijmaz aeu gaenx vuenh gyaeujcim？

糖尿病患者在注射胰岛素时，针头一定要"一针一换"。

反复使用一个针头有五大弊端：①容易使空气和其他污染物进入笔芯；②造成笔芯内药液泄漏；③针头中残留的药液影响注射剂量的准确性，如果残留的胰岛素形成结晶，还会堵塞针头；④重复使用针头容易造成针尖钝化，增加注射疼痛；⑤导致皮下脂肪增生，血糖波动大，胰岛素用量增加，最终导致治疗费用增加。

Boux baenz binghnyouhdangz youq dajcim Yizdaujsu seiz, gyaeujcim itdingh aeu "daj baez cim ndeu vuenh fag cim ndeu".

Cungzfuk sawjyungh aen gyaeujcim ndeu miz haj aen mauzbingh hung：① Yungzheih sawj hoengheiq caeuq gizyawz doxgaiq uqlah haeuj ndaw simbit bae；② Cauhbaenz raemxyw ndaw sim bit saetlaeuh；③ Gij ywraemx ndaw gyaeujcim louz roengz daeuj haenx yingjyangj ngoenz dajcim ywliengh cinjdeng, danghnaeuz gij Yizdaujsu canzlouz de cauxbaenz giet aen, lij rox saek gyaeujcim dem；④ Cungzfuk yungh gyaeujcim yungzheih cauxbaenz bakcim giz soem ngoemx bae, demgya dajcim in；⑤ Cauxbaenz youzlauz laj naeng demseng, hezdangz hwnjroengz daih, Yizdaujsu yunghliengh demgya, doeklaeng cauhbaenz cienz yw demgya.

调养"类风湿"要注重什么？
Diuzyangj "bingh loihfungcaep" aeu yawjnaek gijmaz?

"暖"，即保暖。一是外部环境要暖和，增加衣服，使身体温暖。二是要多做运动使身体保暖。

"淡"，即饮食清淡。在饮食上要注意保护脾胃，忌食生冷油腻食物，多吃豆制品、鸡蛋、蔬菜、水果。

"畅"，即心情舒畅，保持良好的心理状态。

"Raeuj", couh dwg baujraeuj. It dwg baihrog vanzging aeu raeuj, demgya buhvaq, hawj ndangdaej raeujrub. Ngeih dwg aeu lai guh yindung hawj ndangdaej baujraeuj.

"Cit", couh dwg gwn gijgwn cit. Youq gwnndoet fuengmienh aeu haeujsim baujhoh aendungx, geih gwn gijgwn gyoet youz nywnx de, lai gwn gij huq aeu duh guhbaenz、gyaeqgaeq、byaekheu、lwgmak.

"Sangj", couh dwg simcingz vaiqvued, baujciz simleix cangdai ndei.

炎夏治风湿疾病为何不能放松？
Seizhah aeng, yw bingh fungcaep vihmaz hix mbouj ndaej cuengqsoeng?

一般人可能认为，风湿病患者特别怕风、潮湿、寒冷，而在夏日里应该舒服。其实，在夏天，类风湿性关节炎等风湿病患者的治疗更不能放松，用药时要注意几点：① 根据病情、个体差异等情况，有的病人治疗药物需要进行微调，但这种调整必须在经验丰富的专科医生指导下进行。②夏季出汗较多，要注意多喝水，以免加重肾脏负担。③ 许多抗风湿药物会刺激胃黏膜，所以夏季里尽可能少吃生冷瓜果及刚从冰箱里拿出来的冷饮食品，否则刺激因素叠加，会加重胃的负担，造成伤害。④治疗风湿病的药物均有一定的副作用或产生不良反应，因此在疾病治疗的过程中，一定要配合医生有针对性地密切观察病情的变化，身体有异常反应时要及时在医生指导下调整治疗方案。

Itbuen vunz aiq nyinhnaeuz，boux baenz binghfungcaep daegbied lau rumz、cumx、nit，youq seizhah wnggai cwxcaih。Gizsaed，youq seizhah，doengh boux baenz binghfungcaep loihfungcaepsingq gvanhcezyenz daengj haenx ywbingh engq mbouj ndaej cuengqsoeng，mwh yungh yw aeu haeujsim geij diemj：①Gaengawq binghcingz、gag boux ndang cengca daengj cingzgvang，mbangj boux vunzbingh ywbingh aeu veihdiuz，hoeng cungj diuzcingj neix bietdingh aeu hawj doengh boux canghyw conhgoh gingniemh fungfouq de sonyinx bae guh。②Seizhah ok hanh haemq lai，aeu haeujsim lai gwn raemx，mienxndaej gyanaek diuzrap aenmak。③Haujlai yw ndaej dingj fungcaep haenx rox gikcoi nemmuek aendungx，ndigah ndaw seizhah caenhliengh noix gwn mak ndip gve nit caeuq gijgwn ngamq daj ndaw binghsiengh dawz okdaeuj haenx，mboujne，gij yinhsu gikcoi haenx doxdaeb，couh gyanaek diuzrap aendungx，cauxbaenz sienghaih lo。④Gij yw ndaej yw binghfungcaep haenx cungj miz itdingh fucozyung roxnaeuz miz fanjwngq mbouj ndei，ndigah youq mwh ywbingh，itdingh aeu boiqhab canghyw doiq bingh bae maedcaed cazyawj binghcingz bienqvaq，ndangdaej miz fanjwngq mbouj cingqciengz seiz aeu gibseiz gaengawq canghyw cijdauj bae diuzcwngj ywbingh fangh'an。

喝苏打水能否降尿酸？
Gwn raemx suhdaj ndaej mbouj ndaej gyangq niusonh？

预防和控制高尿酸血症及痛风发作，关键在于调整饮食结构和生活方式。欲通过喝苏打水来降低血尿酸水平，作用不大，且不能过多饮用。长期喝苏打水会改变胃肠道的酸碱环境，易引起胃肠胀气、食欲减退等。尿酸含量过高会引起尿酸盐结石；但尿液过碱，也容易形成含钙的碱性结石。

此外，长期饮用苏打水或服用碳酸氢钠的人士，应定期检测尿液的酸碱度（pH值），如果 pH 值超过 6.5，则表示尿液过碱，容易形成碳酸钙、草酸钙等肾脏结石。

Yawhfuengz caeuq gaemhanh bingh niusonhhezcwng sang caeuq binghdungfungh fatbingh，ceiq youqgaenj dwg aeu diuzcingj gij gezgou gwn caeuq swnghhoz fuengsik。Siengj doenggvaq gwn raemx suhdaj daeuj gyangqdaemq hezniusonh suijbingz，cozyung mbouj daih，caemhcaiq mbouj ndaej gwn daiq lai。Ciengzgeiz gwn raemx suhdaj ndaej gaijbienq aen vanzging sonhgenj ndaw dungx caeuq ndaw saej，yungzheih yinxhwnj dungx saej bongz heiq、mbouj siengj gwn doxgaiq daengj。Niusonh hamzliengh daiq lai rox yinxhwnj gyu ndaw niusonh gietsig；Hoeng raemxnyouh ndaengq gvaqbouh，hix yungzheih baenz gij gietsiggenj hamz gai haenx。

Linghvaih, gij vunz ciengzgeiz gwn raemx suhdaj roxnaeuz gwn dansonhginghnaz haenx, wngdang dinghgeiz genjcwz gij sonhgenjdu raemxnyouh (pH ciz), danghnaeuz pH ciz mauhgvaq 6.5, couh byaujsi raemxnyouh genj lai, yungzheih bienqbaenz dansonhgai、caujsonhgai daengj mak gietsig.

痛风症状加重与鞋不合脚有关吗?
Bingh dungfungh gyanaek caeuq gouhhaiz hab mbouj hab din mizgven lwi?

一项新研究发现,痛风患者穿着不合适的鞋子,会加重痛风疼痛,增加脚部损伤甚至致残危险。

研究人员发现,超过一半的患者可能会因贪图便宜和美观选择不合脚的鞋子。专家建议,痛风患者应选择运动鞋、休闲鞋、牛津鞋等。最好不要选用过硬、过软、缺少支撑、稳定度不足的鞋子,如凉鞋、拖鞋、套脚船鞋(软鞋)等。同时,一定要注意避免鞋子过紧,鞋垫得有一定的厚度和弹性,保证行走时双脚感觉舒适。

Hangh yenzgiu moq ndeu fatyienh, boux baenz binghdungfungh daenj gij haiz mbouj habngamj le, bingh dungfungh couh engqgya in lo, demgya fajdin deng sieng, mizseiz vanzlij deng canz bae dem.

Yenzgiu yinzyenz fatyienh, boux baenz bingh dungfungh mauhgvaq buenq ndeu aiq aenvih dam bienzngeiz caeuq ndeiyawj, genj gij haiz mbouj hab din de daeuj daenj. Ciengya genyi, boux baenz binghdungfungh wnggai genj haiz yindung、haiz genjdanh soengswt、haiz Niuzcinh daengj daeuj daenj. Ceiq ndei gaej genj gij haiz geng gvaqbouh、unq gvaqbouh、noix dingjcengj、onjdup mbouj gaeuq haenx, lumjbaenz liengzhaiz、haizdaz、haizcid、haizruz daepdin (haizunq) daengj daeuj daenj. Doengzseiz, itdingh aeu haeujsim bietmienx haiz ndaet gvaqbouh, haizdemh aeu na di caeuq naenx roengzbae youh gag rox hwnjdaeuj, baujcwng byaij roen seiz song din roxnyinh cwxcaih.

补充甲状腺素应注意什么?
Bouj gyazcangsensu wnggai haeujsim gijmaz?

许多老年人因自身甲状腺功能衰退而服用甲状腺素,以维持机体正常的代谢。但一项最新研究显示,补充甲状腺素过量会增加骨折的风险。

加拿大研究人员调查分析显示,正在服用左甲状腺素的老人群体与已停药的群体相比,骨折发生率明显要高;而服药量大的老人群体与服药量较小的群体相比,前者骨折发生率也更高。研究人员表示,这次的研究结果说明需要补充甲状腺素者应经常就医检查,以避免服药过量带来骨折风险上升等副作用。

Haujlai bouxgeq aenvih bonjndang gyazcangsen gunghnwngz doiqnyieg cix gwn gyazcangsensu, yienghneix ndaej veizciz ndangdaej cingqciengz daise. Hoeng hangh yenzgiu ceiq moq ndeu yienh'ok, bouj gyazcangsensu gvaqliengh ndaej demgya gij fungyiemj ndok raek haenx.

Gyahnazda yenzgiu yinzyenz diucaz faensik yienh'ok, gyoengq vunzlaux cingqcaih gwn gij Cojgyazcangsensu haenx caeuq gyoengq vunz gaenq dingz yw haenx doxbeij, fatseng ndok raek beijlwd mingzyenj lai sang; Gyoengq vunzlaux gwn yw soqliengh daih haenx caeuq gyoengq vunz gwn yw haemq noix doxbeij, gyoengq vunz gaxgonq de fatseng ndok raek beijlwd hix engq sang. Yenzgiu yinzyenz byaujsi, baez yenzgiu gezgoj neix gangjmingz, boux deng dembouj gyazcangsensu haenx wnggai ciengzseiz bae hawj canghyw genjcaz, yawhbienh bietmienx gwn yw mauhgvaq soqliengh daiq daeuj gij fungyiemj ndok raek swng sang daengj fucozyung haenx.

四、心血管内科
Seiq、Neigoh Sailwed Simdaeuz

怎样预防心血管疾病？
Yienghlawz fuengzre bingh sailwed simdaeuz?

不抽烟，少喝酒，多喝水；每天坚持做 30 分钟持续有氧运动；饮食规律，饭吃八分饱，少盐，少胆固醇等。如果从青少年开始就坚持上述健康的生活方式，那么到了 60 岁或者年纪更大一些的时候，身体各项指标将达到一个健康水平，心血管疾病的危险将降低 90%。

这是一个怎样的健康水平指标呢？专家给出一个模拟手机号码：14065430268，其中，"140"代表收缩压达标准 140 毫米汞柱（18.66 千帕）以下；"6"代表空腹血糖 6 毫摩尔/升以下；"543"代表总胆固醇值正常人降到 5 毫摩尔/升以下，糖尿病或冠心病的患者降到 4 毫摩尔/升以下，同时有这两种疾病的患者血糖应降到 3 毫摩尔/升以下；"0"代表完全不抽烟；"268"代表女性腰围不超过 2 尺 6 寸（约 86 厘米）、男性腰围不超过 2 尺 8 寸（约 92 厘米）。

Mbouj cit ien, noix gwn laeuj, lai gwn raemx; Moix ngoenz genhciz lienzdaemh guh 30 faencung miz yangj yindung; Gwnndoet gvilwd, gwn haeux bet faen imq, noix gyu, noix danjgucunz daengj. Danghnaeuz daj bouxcoz nyezrauh haidaeuz couh genhciz gij gengangh swnghhoz fuengsik gwnzneix gangj daengz haenx, yienghneix daengz 60 bi roxnaeuz nienzgeij engq hung di seiz, ndangdaej gak hangh cijbyauh couh dabdaengz aen suijbingz gengangh ndeu lo, gij yungyiemj baenz bingh sailwed simdaeuz de couh ndaej gyangqdaemq 90%.

Neix dwg aen gengangh suijbingz cijbyauh lawz ne? Conhgyah hawj aen soujgih hauhmax hawj ciuq ndeu: 14065430268, ndawde , "140" daibyauj souhsuzyaz dabdaengz byauhcunj 140 hauzmij gungjcu (18.66 cenhbaz) doxroengz; "6" daibyauj dungx hoengq hezdangz 6 hauzmozwj/swngh doxroengz; "543" daibyauj cungjdanjgucunzciz bouxcingqciengz doek daengz 5 hauzmozwj/swngh doxroengz, boux baenz binghnyouhdangz roxnaeuz boux baenz gvanhsinhbing doekdaemq daengz 4 hauzmozwj/swngh doxroengz, boux doengzseiz miz song cungj bingh neix hezdangz wngdang gyangq daengz 3 hauzswngh mozwj/swngh doxroengz; "0" daibyauj cungj mbouj cit ien; "268" daibyauj mehmbwk hwetgvangq mbouj mauhgvaq 2 cik 6 conq (daihgaiq 86 lizmij)、bouxsai hwetgvangq mbouj mauhgvaq 2 cik 8 conq (daihgaiq 92 lizmij).

常吃粗纤维食物有助于预防心脏病吗？

Ciengz gwn gijgwn nyinzsei co'nyauq haenx doiq yawhfuengz binghsimdaeuz miz bangcoh lwi?

美国密歇根州立大学一项最新研究发现，儿童多吃富含纤维素的蔬菜和全谷物等食物，有助于降低日后患心脏病的危险。

研究人员对 2000 多名 12～19 岁的美国孩子的饮食及其代谢综合征的症状进行了研究。这些症状包括高血压、高血糖、高血脂、胆固醇水平过低及腰围过粗等。结果发现，在纤维素摄入量最低的孩子中，有患心脏病风险的人数占 9％；而在摄入纤维素最高的孩子中，有患心脏病风险的人数仅占 3％。

专家建议，要使儿童心脏更健康，每天应该吃 3 份水果、3 份蔬菜和 2 份全谷物食物。全谷物食物主要包括全麦面粉、全麦面包、糙米和大麦等。

Meijgoz Mizhezgwnh Couhliz Dayoz hangh yenzgiu ceiq moq ndeu fatyienh，lwgnyez lai gwn gijgwn daengx haeuxgwn caeuq byaekheu daengj hamz senhveizsu gig lai haenx, ndaej bang gyangqdaemq gij yungyiemj ngoenzlaeg baenz binghsimdaeuz.

Yenzgiu yinzyenz doiq gij gwnndoet caeuq gij binghyiengh daisecunghhozcwngh 2000 lai boux 12～19 bi lwgnyez Meijgoz guh yenzgiu. Doengh gij binghyiengh neix baugvat hezyaz sang、hezdangz sang、hezcij sang、danjgucunz suijbingz daemq gvaqbouh caeuq gvaenghhwet co gvaqbouh daengj. Doeklaeng fatyienh，youq doengh boux lwgnyez ngoenz gwnhaeuj senhveizsu ceiq noix ndawde，gij vunz miz binghsimdaeuz yungyiemj haenx ciemq 9％；Hoeng youq doengh boux lwgnyez gwnhaeuj senhveizsu ceiq sang ndawde，gij vunz miz binghsimdaeuz yungyiemj haenx ngamq ciemq 3％.

Conhgyah genyi，yaek hawj simdaeuz lwgnyez engq cangq，moix ngoenz wnggai gwn 3 faenh mak caeuq 3 faenh byaek caeuq 2 faenh gijgwn cungj dwg haeuxgwn de. Gijgwn cungj dwg haeuxgwn cujyau baugvat mbamienh daengxmienh、mienbauh daengxmienh、haeuxbyonj caeuq meggangj daengj.

心脏病患者多晒太阳好吗？

Boux baenz binghsimdaeuz lai dak ndit ndei lwi?

最新研究发现，维生素 D 不仅有助于人体吸收钙质、强壮骨骼，而且有助于减少人体炎症，增强免疫力，降低罹患心脏病的危险。

美国一项研究发现，维生素 D 含量低的人群罹患心脏病、心力衰竭和中风的风险更高。对于心脏病和血管病变病人而言，人体内的维生素 D 就是其保护神。适当晒太阳有助于使维生素 D 变得更加活跃，从而使体内炎症更少，血管更健康。因此，心脏病患者应该多晒太阳。

Ceiq moq yenzgiu fatyienh, veizswnghsu D mboujdan doiq ndang'vunz supsou gai、 cangq gyaqndok hawj de maenh'ak miz bangcoh, caemhcaiq ndaej gemjnoix bingh ndang'vunz, demgiengz menjyizliz, gyangqdaemq gij yungyiemj baenz binghsimdaeuz.

Meijgoz hangh yenzgiu ndeu fatyienh, gyoengq vunz veizswnghsu D hamzliengh daemq de deng dungxin、simlig doekbaih caeuq mauhfung fungyiemj engq lai. Doiq boux baenz binghsimdaeuz caeuq binghhezgvanj daeuj gangj, veizswnghsu D ndaw ndang vunz couh dwg bouxsien aeu daeuj baujhoh ndang'vunz. Habdangq dak ndit hawj veizswnghsu D bienq ndaej engqgya hozyoz, baenzneix couh sawj bingh ndaw ndang engqgya noix, sailwed engqgya ndei. Vihneix, boux baenz binghsimdaeuz wnggai lai dak di ndit.

心脏病患者为何需补维生素 C?
Boux baenz binghsimdaeuz vihmaz aeu bouj veizswnghsu C?

韩国研究人员发现，维生素 C 摄入量不足会加剧心脏衰竭病患者发病的严重性。研究显示，维生素 C 摄入量不足的病人体内炎性蛋白的含量较高，是维生素 C 摄入量正常病人的 2.4 倍，其心脏病发作也会更加严重。

研究人员在一年的时间里跟踪心脏病患者，在剔除年龄、性别等因素之外，发现维生素 C 摄入量不足的心脏病患者更容易再次发病，甚至发生死亡。维生素 C 摄入量不足会加剧发炎症状，从而导致更严重的心脏病发病后果。因此，研究人员建议中老年心脏病患者每天应吃 5 次水果和蔬菜，以保证足够的维生素 C 摄入量。

Hanzgoz yenzgiu yinzyenz fatyienh, veizswnghsu C gwnhaeuj mbouj gaeuq, youqgaenj couh sawj boux deng bingh sim nyieg fatbingh engq vaiq. Yenzgiu yienh'ok, gij vunzbingh gwnhaeuj veizswnghsu C mbouj gaeuq lai de, yenzsing danbwz ndaw ndang hamzliengh haemq sang, dwg boux vunzbingh gwnhaeuj veizswnghsu C liengh cingqciengz de 2.4 boix, gyoengqde baenz binghsimdaeuz hix engqgya yiemzcungh.

Yenzgiu yinzyenz youq mdaw bi seizgan ndeu gaenriz boux baenz binghsimdaeuz, youq cawzbae nienzgeij、singqbied daengj yinhsu caixvaih, fatyienh boux baenz binghsimdaeuz gwnhaeuj veizswnghsu C mbouj gaeuq, engqgya yungzheih caiq fat bingh, mizseiz caiqlij dai bae dem. Veizswnghsu C supaeu soqliengh mbouj gaeuq, rox gyahaenq gij binghyiengh fathwngq, yienghneix couh cauhbaenz fat binghsimdaeuz engq yiemzcung. Vihneix, yenzgiu yinzyenz genyi, boux cungnienz caeuq bouxlaux baenz binghsimdaeuz haenx moix ngoenz wnggai gwn 5 baez lwgmak caeuq byaekheu, daeuj baujcwng veizswnghsu C cukgaeuq gwnhaeuj liengh.

心脏病患者冬季要保护哪三个部位?
Boux baenz binghsimdaeuz seizdoeng aeu baujhoh sam giz lawz?

冬季是心脏病的高发期，保暖是预防心脏病的关键，尤其是头、胸、脚最易受寒邪侵袭，更应该加强保暖。具体的保护措施如下：

①戴上帽子暖好头。冬季因为寒气灌顶导致血管收缩引起头痛和头晕，所以对心脏功能较弱的人来说，帽子不仅仅是装饰品，还是保护心脏的物品。②睡前足浴暖好脚。由于脚离心脏最远，皮下脂肪层较薄，血液供应会更慢更少，所以冬天经常双脚冰凉，抗病能力也随之下降。每天睡前用热水温暖双脚，这样会使血液流动加速，也给心脏减轻了负担。③戴个围巾暖好胸。冬天风寒袭人，首先冲撞的就是人体面积最大的胸腹部。胸腹受寒容易损伤体内阳气，不利于心脏的正常运行。

Seizdoeng dwg aen seizgeiz binghsimdaeuz fat lai de，bauj raeuj dwg aen gvanhgen yawhfuengz binghsimdaeuz，daegbied dwg aen gyaeuj、aek、din ceiq yungzheih deng rumznit ciemq haeuj haenx，engq wnggai gyagiengz bauj raeuj. Gidij baujhoh cosih lumj lajneix：

①Daenj mauh roengzdaeuj raeuj gyaeuj ndei. Seizdoeng aenvih heiqnit guenq ndang，yinxhwnj sailwed sousuk cauhbaenz gyaeuj in caeuq gyaeuj ngunh，ndigah doiq boux gunghnwngz simdaeuz haemq nyieg de daeuj gangj，aenmauh mbouj dandan dwg gij doxgaiq dajcang，vanzlij dwg gij doxgaiq baujhoh simdaeuz dem. ②Yaek ninz seiz caemx ndang raeuj din ndei. Aenvih din liz simdaeuz ceiq gyae，caengz lauz lajnaeng haemq mbang，lwed gunghawj cix engq menh engq noix，ndigah seizdoeng song din ciengzseiz liengz，dingj bingh naengzlig hix gaenriengz doekdaemq. Moix ngoenz yaek ninz seiz yungh raemxndat raeuj song din，yienghneix ndaej hawj lwed lae gyavaiq，hix hawj diuzrap simdaeuz gemjmbaeu. ③Daenj aen gaen'gyokhoz raeuj ndei aek. Seizdoeng rumz nit caegguk vunz，daih'it couh cung daengz aek baihnaj vunz，gizde dieg ceiq gvangq. Mienh ndang baihnaj vunzraeuz deng nit le，yungzheih sienghaih heiqyiengz ndaw ndang，doiq simdaeuz cingqciengz yinhhengz mbouj leih.

头晕伴心悸为何要自测脉搏？
Gyaeuj ngunh youh simvueng，vihmaz yaek gag dinghmeg？

老年人在感到头晕、乏力、胸闷、心悸等身体不适时，可摸摸脉搏，观察脉搏跳动是否正常。对于老年人来说，在安静状态下正常的脉搏跳动频率应该为 60～90 次/分钟，跳动应均匀，节律一致。

简单易行的自测脉搏方法是：平躺安静 5 分钟，伸开手臂，或左臂或右臂，将另外一只手的食指、中指、无名指搭按在伸开手臂的腕后桡动脉所在部位（手臂与手腕关节内侧连接处），保持正常均匀呼吸，计数 1 分钟。如果脉搏跳动均匀，而且频率维持在正常水平，说明心脏情况基本正常；如有不舒服可稍微休息，做进一步的观察。反之，如果脉搏跳动不均匀，或跳动频率高于或低于平均正常水平，则需引起高度重视，必要时去医院做检查。

Bouxlaux youq mwh roxnyinh gyaeuj ngunh、mbouj miz rengz、aekndaet、simvueng daengj ndangdaej mbouj cwxcaih, ndaej gaemmeg, cazyawj meg diuq ndaej cingqciengz mbouj cingqciengz. Doiq vunzlaux daeuj gangj, youq mwh dinghdingh youq, meg cingqciengz diuqdoengh baezsoq wnggai dwg 60～90 baez/faencung, diuqdoengh wnggai yinz, cietlwd doxdoengz.

Gij fuengfap genjdanh youh yungzheih guh gag dinghmeg haenx dwg：Dinghdingh ninz bingz 5 faencung, iet genswix roxnaeuz gengvaz okbae, lwgfwngzvix、lwgfwngzgyang、lwgfwngzcaemj lingh cikfwngz dap youq nauzdungmwz henz hozfwngz gen iet fwngz (gen fwngz caeuq hohfwngz baihndaw doxlienz gizde), baujciz cingqciengz diemheiq, geiqsoq 1 faencung. Danghnaeuz meg diuq ndaej yinz, caemhcaiq binzliz veizciz youq aen suijbingz cingqciengz haenx, gangjmingz gij cingzgvang simdaeuz daihdaej cingqciengz；Danghnaeuz mbouj cwxcaih couh yietnaiq yaep ndeu le caiq caenh'itbouh cazyawj. Fanj gvaqdaeuj, danghnaeuz meg diuqdoengh mbouj yinz, roxnaeuz diuqdoengh binzliz sang gvaq roxnaeuz daemq gvaq bingzyaenz cingqciengz suijbingz, couh yaek yinxhwnj cibfaen yawjnaek, bizyau seiz bae yihyen genjcaz.

心脑血管病患者为何要节制性生活？
Boux baenz bingh sailwed sim uk vihmaz aeu mbaetgemj doxej?

成年人随着年龄增长，性欲下降，性交频率也在减少。60岁以后，老人会发现，自己性生活的次数会明显减少。

对老人而言，性生活的适宜频率，应以性生活之后的次日双方都不感到疲劳为原则。性生活本身就是一种体力消耗运动。一次性生活，大概等于爬1次5层楼的体力消耗，包括兴奋时心率加快、血压上升、心脏负荷明显加重。统计表明，在猝死者中，有0.6%是发生于性交时。所以，患有高血压、冠心病等疾病的患者的性生活都应有所节制。

Vunzhung riengz nienzgeij demlai, mbouj daiq siengj ej geijlai, doxej binzliz hix baez di gemjnoix. 60 bi gvaqlaeng, bouxlaux ndaej fatyienh, gij baezsoq doxej bonjfaenh rox mingzyienj gemjnoix lo.

Doiq vunzlaux daeuj gangj, doxej binzliz habngamj mbouj habngamj, wngdang aeu singswnghhoz gvaq le ngoenz daihngeih song mbiengj cungj roxnyinh mbouj roxnyinh baegnaiq guh yenzcwz. Doxejbonjndang couh dwg cungj yindung siet rengzndang ndeu. Doxej baez ndeu, gij goengrengz sietbae haenx daihgaiq dangq benz baez 5 caengz laeuz ndeu, baudaengz gigdoengh seiz sinhliz gyavaiq、hezyaz swng sang、simdaeuz rapdawz mingzyienj gya naek. Gyoepsuenq biujmingz, youq ndaw boux vunz fwtdai bae haenx, miz 0.6% dwg fatseng youq mwh doxej. Ndigah, boux baenz bingh hezyazsang、gvanhsinhbing daengj haenx cungj wnggai hanhhaed doxej.

心脑血管疾病患者如何预防"性猝死"？

Boux baenz bingh simlwed sim uk hauhlawz yawhfuengz "doxej fwtdai"?

性生活猝死（民间称为"马上风"）的病人在所有猝死人数中占相当高的比例。秋冬季本就属于心脑血管疾病的多发季节，而性生活猝死最常见于患有高血压、冠心病及其他各种心脏病的患者，如果两者叠加，则更加容易导致生命危险。

高度兴奋的性生活易引起心肌缺血、心电生理不稳定，诱发严重室性心律失常，由此导致猝死。而秋季的气候又很容易让人体产生不适，所以有相关基础疾病的患者性生活要适度，不要过猛、过频。有心绞痛史的患者进行性生活前最好先含服硝酸甘油，绝对不能滥用"助性"药物。

Bouxbingh doxej fwtdai （ndawbiengz heuhguh "binghyim"） youq sojmiz gij vunzsoq fwtdai ndawde ciemq gij beijlaeh maqhuz sang. Seizdoeng seizcou bonjlaiz couh gvihaeuj aen geiqciet fat bingh sailwed sim uk lai, caiqlix doxej fwtdai ciengz youq ndaw gij vunz baenz hezyaz sang、gvanhsinhbing caeuq gizyawz gak cungj binghsimdaeuz haenx raen ceiq lai, danghnaeuz song yiengh doxdaeb, couh engqgya yungzheih yinxhwnj sengmingh yungyiemj.

Gij doxej gig gikdoengh haenx yungzheih yinxhwnj sim vunz noix lwed、sim dienh sengleix mbouj onjdingh, yaeuhfat bingh sizsing sinhliz mbouj cingqciengz haenqnaek, daj neix couh yinxhwnj fwtdai bae. Caemhcaiq gij dienheiq seizcou youh gig yungzheih hawj ndang vunz mbouj cwxcaih, ndigah gij ndangdaej bouxbingh miz gij bingh giekdaej doxgven haenx, aeu habdoh doxej, gaej guh haenq lai、lai lai. Boux miz bingh aeksim'in haenx, mwh yaek guh doxej gaxgonq ceiq ndei sien hamzhamz Siusonh Ganhyouz, baenzbaenz cungj mbouj ndaej luenh yungh yw "bangcoh doxej" haenx.

心血管疾病发病有哪些症状？

Baenz bingh sailwed simdaeuz fat bingh le miz gijmaz binghyiengh？

心血管疾病在发病前，会有多种前驱征兆，但由于症状较轻，极易被忽视。如果有心血管疾病史，到冬季一定要格外小心以下症状：①经常感到心慌、胸闷；②劳累时感到心前区疼痛或左背部放射痛；③早晨起床时一下子坐起，感到胸部特别难受；④饭后胸骨后憋胀得厉害，有时冒冷汗；⑤晚上睡觉胸闷难受，不能平躺；⑥情绪激动时心跳加快，有明显胸部不舒服的感觉；⑦走路时间稍长或稍快，就感到胸闷气喘，心跳加快；⑧胸部偶有刺痛，一般1～2秒即可消失；⑨爬楼梯或做一些原本很简单的活动，感到特别累，需歇几次才能完成，且感到胸闷气短；⑩浑身无力，不愿说话。

Baenz bingh sailwed simdaeuz fat bingh gaxgonq, aiq miz lai cungj binghdaiqdaeuz ciudaeuz，hoeng aenvih binghyiengh haemq mbaeu，gig yungzheih deng yawjlawq. Danghnaeuz gaxgonq miz bingh sailwed simdaeuz gvaq，daengz seizdoeng itdingh aeu daegbied siujsim gij yienghsiengq lajneix：①Ciengzseiz roxnyinh simvueng、aekndaet；②Guhhong baeg seiz roxnyinh aek in roxnaeuz nangq daengz baihlaeng baihswix in；③ Haet hwnqmbonq fwt naengh hwnjdaeuj，roxnyinh aen aek daegbied hojsouh；④Gwn haeux gvaq le，laeng ndokaek mbaetciengq ndaej youqgaenj，mizseiz ok hanhheu；⑤ Doengxhaemh ninz aek ndaet hojsouh，mbouj ndaej ninz bingz；⑥ Mwh gikdoengh simdiuq gyavaiq，roxnyinh aek mbouj cwxcaih mingzyienj；⑦Byaij roen seizgan loq raez roxnaeuz loq vaiq，couh roxnyinh aekndaet heiq baeg，simdiuq gyavaiq；⑧ Aen aek miz saekseiz coegin，itbuen it daengz song miux couh siubae；⑨Bin lae roxnaeuz guh di hozdung yienzbonj gij genjdanh haenx，roxnyinh daegbied baeg，aeu yietnaiq geij baez cij ndaej guhbaenz，caemhcaiq roxnyinh aekndaet heiqdinj；⑩ Daengx ndang mbouj miz rengz，mbouj nyienh gangjvah.

测量腰围为何可知心血管疾病风险？
Dagrau hwetgvangq vihmaz ndaej rox gij fungyiemj bingh sailwed simdaeuz?

测量腰围是一种了解心血管疾病患病风险最简便的方法。正确测量腰围的方法，是在自然站直、两脚分开30～40厘米的情况下，将皮尺放在被测者胯骨上缘与第十二肋骨下缘连线的中点（通常是腰部的自然最窄部位），沿水平方向围绕腹部1周。测量时，皮尺要紧贴皮肤，但不能勒着皮肤。

如果男性腰围超过90厘米、女性腰围超过85厘米，就表示肥胖。男性腰围超过94厘米，患糖尿病和心脏病的风险会增高，腰围超过102厘米被视为患病高风险值。女性腰围81厘米是危险临界点，腰围89厘米是患病高风险临界值。

Dagrau hwetgvangq dwg cungj fuengfap ceiq fuengbienh bae liujgaij gij bingh sailwed simdaeuz ndeu. Gij fuengfap cingqdeng rau hwetgvangq，dwg youq cungj cingzgvang swyenz ndwn soh、song din faenhai 30～40 lizmij lajde，dawz ciknaeng cuengq youq diemj cungqgyang diuz sienq gwnz ndokbuenz caeuq baihlaj diuz ndoksej daih cibngeih doxlienz haenx（ciengzseiz dwg giz hwet swhyienz ceiq gaeb haenx），riengz suijbingz fueng yiengq hopheux gien ndeu. Mwh dagrau，ciknaeng aeu nemgaenj naengnoh，hoeng mbouj ndaej laeg haed naengnoh.

Danghnaeuz bouxsai hwetgvangq mauhgvaq 90 lizmij、mehmbwk hwetgvangq mauhgvaq 85 lizmij，couh byaujsi biz lo. Bouxsai hwetgvangq mauhgvaq 94 lizmij，gij fungyiemj baenz binghnyouhdangz caeuq binghsimdaeuz yaek lai sang，hwetgvangq mauhgvaq 102 lizmij deng yawj baenz baenzbingh fungyiemj sang. Mehmbwk hwetgvangq 81 lizmij dwg diemjlaemzgyaiq yungyiemj，hwetgvangq 89 lizmij dwg gij soq laemzgyaiq fungyiemj baenz bingh.

窦性心律是病吗？
Dousing sinhliz dwg bingh lwi?

不少人发现在心电图的报告单上写有"窦性心律"，于是担心是不是心脏有问题。

正常人的心脏跳动是由一个称为"窦房结"的"高级司令部"发出指挥的，这种来自窦房结信号引起的心脏跳动，就称为正常的"窦性心律"。一般情况下，心跳节律是规律整齐的，有时则会受呼吸的影响出现"呼吸性窦性心律不齐"，这是正常的生理现象，不用担心，更不用治疗。因此，如果在心电图上出现这种情况，为了不给受检者增加心理负担，医生往往会省略"不齐"两个字。

Miz haujlai vunz fatyienh gwnz baugaudanh sinhdenduz sij miz "dousing sinhliz", yienghneix couh yousim dwg mbouj dwg simdaeuz miz vwndiz.

Gij simdaeuz diuqdoengh boux cingqciengz, dwg youz aen "gauhgiz swhlingbu" heuhguh "doufangzgez" ndeu fatok cijveih daeuj, cungj simdaeuz diuqdoengh daj doufangzgez saenqhauh yinxhwnj neix, couh heuhguh "dousing sinhliz" cingqciengz. Itbuen cingzgvang baihlaj, simdiuq cezliz gvilwd caezcingj, mizseiz cix deng diemheiq yingjyangj okyienh "diemheiq dousing sinhliz mbouj caez", neix dwg cingqciengz sengleix yienhsiengq, mbouj yungh yousim, engq mbouj yungh yw. Ndigah, danghnaeuz youq gwnz sinhdenduz okyienh cungj cingzgvang neix, vihliux mbouj hawj boux deng genjcaz de demgya diuz rap simleix, canghyw ciengzseiz swngjloz "mbouj caezcienz" song cih saw neix.

心脑血管疾病患者为何不宜做俯卧撑？
Boux baenz bingh sailwed sim uk，vihmaz mbouj hab guh hoemjcengq?

做俯卧撑既锻炼了肩关节和肘关节，在维持上下肢屈伸协调运动的同时，又配合了呼吸锻炼，促进了全身血液循环，增强了心肺功能，是一项良好的全身运动。

须注意的是，做俯卧撑运动时屏气，会使胸内压、腹内压瞬间增高，促使胸腹腔内脏器的血液迅速回流至心脏，亦可造成血压急剧升高。实验发现，做俯卧撑时健身者的血压与心率比静止时高出 20%～30%。因此，对于原本就患有心脑血管疾病的中老年朋友来说，盲目进行俯卧撑锻炼就有可能突然发生心绞痛、心律失常、栓塞、出血等情况。

Guh hoemjcengq gawq ndaej lienh hohndok mbaq caeuq gencueg, youq mwh veizciz genga utiet hezdiuz yindung doengzseiz, youh boiqhab le lienh diemheiq, coicaenh daengx ndang lwed lae baedauq, demgiengz le aen gunghnwngz sim bwt, dwg hangh yindung daengx ndang maenhndei ndeu.

Gij aeu haeujsim de dwg, mwh hoemjcengq mbaet heiq, ndaej hawj atlig ndaw aek、 ndaw dungx yaepda bienq sang, sawj gij lwed ndaw aek ndaw dungx gig vaiq riuz dauqma daengz simdaeuz, hix ndaej cauhbaenz hezyaz gig vaiq swng sang. Saedniemh fatyienh, guh hoemjcengq seiz gij hezyaz caeuq sinhliz boux lienhndang beij mwh dinghdingh youq seiz sang ok 20％～30％. Ndigah, doiq doengh boux baengzyoux cungnienz yienzbonj couh miz bingh sailwed sim uk haenx daeuj gangj, laepda bae lienh hoemjcengq, couh aiq sawqmwh fatseng sim geuj in、sinhliz mbouj cingqciengz、sailwed deng saek、ok lwed daengj cingzgvang.

亲人血脂高为何自己也要检查血脂?
Vunz ndawranz hezcij sang vihmaz swhgeij hix aeu genjcaz hezcij?

血脂代谢异常有许多原因，其中之一就是遗传因素。血脂代谢异常，尤其是高胆固醇和高甘油三酯都是可以遗传的。如果您父母、兄弟、姐妹的血脂指标高，您最好查清楚他们是哪一项高。如果是胆固醇高，最好是能搞清楚胆固醇增高到什么程度。这时如果您的血脂也高，而且和他们是一个类型的，就可能是遗传的。

作为同胞兄妹来说，如果您的兄妹都发现血脂高，您现在还比较胖，就要开始预防了。唯一的办法就是"管住嘴，迈开腿"，要通过多运动等方法把体重减下来。

Hezcij moq gaeuq doxvuenh mbouj cingqciengz miz haujlai yienzaen, ndawde miz aen ndeu couh dwg yizconz yinhsu. Hezcij moq gaeuq doxvuenh mbouj cingqciengz, daegbied dwg gij danjgucunz sang caeuq ganhyouz sanhcij sang haenx cungj ndaej cienz roengzdaeuj. Danghnaeuz gij hezcij cijbyauh bohmeh、beixnuengx、cejnuengx mwngz sang, mwngz ceiq ndei caz cingcuj gyoengqde dwg hangh lawz sang. Danghnaeuz dwg danjgucunz sang, ceiq ndei dwg loengh cingcuj danjgucunz demsang daengz gijmaz cingzdoh. Mwhneix danghnaeuz gij hezcij mwngz hix sang, caemhcaiq caeuq gyoengqde dwg aen loihhingz ndeu, couh aiq dwg cienz roengzdaeuj lo.

Dangguh beixnuengx daeuj gangj, danghnaeuz beixnuengx mwngz cungj raen hezcij sang, mwngz seizneix lij haemq biz, couh yaek hainduj yawhfuengz lo. Aen yenzcwz dandog de couh dwg "guenj bak ndei, gyaez yamq din", aeu doenggvaq lai yindung daengj fuengfap bae gemj ndangnaek roengzdaeuj.

规律锻炼为什么能调节血脂?
Miz gvilwd bae lienhndang, vihmaz ndaej diuzcez hezcij?

要想调节血脂，运动是必不可少的，但是运动的强度和频率都要把握好才能起效。专家提醒，锻炼时运动强度的大小，是调节血脂效果的关键。运动强度过小，锻炼效果不明显；运动强度过大，可能会诱使心脏病发作，甚至出现意外事故。可以选择快走、慢跑等运动方式。在运动频率上，建议每周锻炼 5 天，每天锻炼 0.5～1 小时。锻炼前，先做5分钟的准备活动，如伸展运动、慢走等，使各关节得到舒展。锻炼后，再做5分钟的放松活动，保护心脏、肌肉、关节，减少损伤。通过运动调节血脂，要坚持才能取得效果，锻炼不规律不但不利于降低血脂，而且还可能加重血脂异常。

Yaek siengj diuzcez hezcij, yinhdoengh dwg baenzbaenz noix mbouj ndaej, hoeng yinhdoengh giengzdoh caeuq binzliz cungj aeu gaemdawz ndei cij miz yau. Conhgyah daezsingj, seiz lienhndang yindung giengzdoh hung iq, dwg gij gvanhgen diuzcez hezcij yaugoj de. Yindung giengzdoh noix lai, lienhndang yaugoj mbouj mingzyienj; Yindung giengzdoh daih lai, aiq yaeuhfat baenz binghsimdaeuz, caiqlij yaek ok saehhux liuh mbouj daengz haenx. Ndaej genj byaij vaiq、 menh buet daengj yindung fuengsik. Youq yindung binzliz fuengmienh, genyi moix singhgiz lienh 5 ngoenz, moix ngoenz lienh 0.5～1 aen cungdaeuz. Lienhndang gaxgonq, sien guh cunjbei hozdung 5 faencung, lumjbaenz mbehai yindung、 menhbyaij daengj, sawj gak aen gvanhcez ndaej daengz soeng'yungz. Lienhndang le, caiq guh cuengqsoeng hozdung 5 faencung, baujhoh simdaeuz、 ndangnoh、 gvanhcez, gemjnoix sienghaih. Doenggvaq yindung diuzcez hezcij, aeu genhciz cij miz yaugoj, mbouj gvilwd lienhndang mboujdan doiq gyangqdaemq hezcij mbouj mizleih, caemhcaiq lij aiq yaek gyanaek hezcij mbouj doengz bingzciengz dem.

老人久睡为什么会导致血脂升高？
Bouxlaux ninz nanz, vihmaz hezcij rox hwnjsang?

荷兰研究人员发现，老年人睡眠时间越长，血液中的胆固醇水平就越高，同时"好"胆固醇——高密度脂蛋白越少。

来自荷兰的医学专家发现，与那些每晚睡眠时间将近7小时的老年人相比，睡9小时以上的人发生心脏病的风险更高，且睡眠时间越长的人胆固醇水平越高。这在年龄低于65岁的人群里，表现得更明显。研究人员认为，可能是因为睡眠时间长的人缺乏运动，所以胆固醇水平较高。

Hozlanz yenzgiu yinzyenz fatyienh, bouxlaux ninz seizgan yied raez, ndaw lwed danjgucunz suijbingz couh yied sang, doengzseiz danjgucunz "ndei"—— gauhmizducijdanbwz yied noix.

Boux yihyoz conhgyah daj Hozlanz daeuj haenx fatyienh, caeuq doengh boux vunzlaux moix haemh ninz seizgan yaek miz 7 aen cungdaeuz haenx doxbeij, gij vunz ninz 9 aen cungdaeuz doxhwnj haenx fatseng binghsimdaeuz fungyiemj engq sang, caemhcaiq gij vunz ninz seizgan yied raez danjgucunz suijbingz yied sang. Neix youq ndaw gyoengq vunz nienzgeij daemq gvaq 65 bi haenx, biujyienh ndaej engq mingzyienj. Yenzgiu yinzyenz nyinhnaeuz, aiq dwg aenvih gij vunz ninz seizgan raez haenx yindung noix,

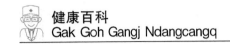

ndigah danjgucunz suijbingz haemq sang.

血脂达标为何因病而异？

Hezcij dab mbouj dabdaengz biucinj，vihmaz aenvih bingh mbouj doxdoengz cix mbouj doengz?

高血脂患者在治疗中十分重视胆固醇这个指标，一般来说，胆固醇水平每降低1%，患心脏病的危险会降低2%。总胆固醇轻度升高者，通过改变饮食和增加运动不用服药即可。

但对于同时患有不同疾病的高血脂患者，在总胆固醇达标方面要因病而异。患有高血压或危险因素多于3个（吸烟、饮酒、肥胖等）的高血脂患者，总胆固醇不能高于5毫摩尔/升。有冠心病或糖尿病者，总胆固醇要控制在4毫摩尔/升。有冠心病同时合并糖尿病或已经发生心肌梗死者，总胆固醇要小于3毫摩尔/升。

Boux hezcij sang youq mwh yw，cibfaen yawjnaek danjgucunz aen cijbyauh neix，itbuen daeuj gangj，danjgucunz suijbingz moix gyangqdaemq 1%，gij yungyiemj baenz bingh simdaeuz haenx couh gyangqdaemq 2%。 Boux cungjdanjgucunz mbouj swng geijlai haenx，mbouj yungh gwn yw，doenggvaq gaijbienq gwnndoet caeuq demgya yindung couh ndaej lo.

Hoeng doiq boux hezcij sang doengzseiz baenz bingh mbouj doengz de，youq cungjdanjgucunz dab mbouj dabdaengz biucinj fuengmienh aeu aenvih bingh mbouj doxdoengz cix mbouj doengz. Bouxbingh baenz hezyaz sang roxnaeuz boux yezcij sang gij yungyiemj yinhsu de lai gvaq 3 aen（gwn ien、gwn laeuj、biz daengj）haenx，cungjdanjgucunz mbouj ndaej sang gvaq 5 hauzmozwj/swngh. Boux baenz gvanhsinhbing roxnaeuz binghnyouhdangz，cungjdanjgucunz aeu gaemhanh youq 4 hauzmozwj/swngh. Miz gvanhsinhbing doengzseiz gyoeb baenz binghnyouhdangz roxnaeuz boux gaenq fatseng gvaq simsaekdai de，cungj danjgucunz lij aeu noix gvaq 3 hauzmozwj/swngh.

一次检测发现血脂高就是高血脂吗？

Baez genjcwz ndeu fatyienh hezcij sang couhdwg hezcij sang lwi?

正常情况下，成人总胆固醇为2.9~6.0毫摩尔/升，当总胆固醇高于6.2毫摩尔/升时为高胆固醇血症，可导致动脉粥样硬化、冠心病、脑梗死等。

一般来说，体检得到的数据会受近两周内饮食、生活习惯的影响，如长假期间或某段时间频繁油腻饮食，这时检测血脂值往往都会超过正常指标，反映的并不是真实的血脂情况。所以，建议一次检查发现血脂高的患者不必急着吃药，可在保持6周正常饮食后复查，如果复查结果仍然超出正常范围，才可确诊。需要注意的是，复查前3天要清淡饮食，前一晚要禁食空腹。

Cingqciengz cingzgvang, cungjdanjgucunz vunzhung dwg 2.9～6.0 hauzmozwj/swngsangh, dang cungjdanjgucunz sang gvaq 6.2 hauzmozwj/swngh seiz, couhdwg bingh danjgucunz sang lo, de ndaej cauhbaenz doenghmeg giet ndongj、gvanhsinhbing、uk saek dai daengj.

Itbuen daeuj gangj, gij soqgawq dijgenj ndaej daengz haenx yaek souh gaenh song aen singhgiz ndawde gwnndoet、swnghhoz sibgvenq yingjyangj, lumjbaenz mboengq gyajraez roxnaeuz moux mboengq seizgan deihdeih gwnndoet youznywnx, seizneix genjcwz hezcij ciengzciengz cungj yaek mauhgvaq cingqciengz cijbyauh, gij fanjyingj de bingq mbouj dwg gij hezcij cingzgvang caensaed. Ndigah, genyi bouxbingh baez genjcaz ndeu fatyienh hezcij sang haenx mbouj yungh gip gwn yw, ndaej youq baujciz 6 aen singhgiz cingqciengz gwnndoet gvaqlaeng dauqcungz fukcaz, danghnaeuz fukcaz gezgoj vanzlij mauhgvaq cingqciengz fanveiz, cij ndaej dingh bingh. Gij aeu haeujsim de dwg, fukcaz gaxgonq sam ngoenz aeu gwnndoet cit damh, haemh gonq aeu gimq gwn, hawj dungx byouq.

老人如何预防夜间心绞痛？
Bouxlaux yienghlawz fuengzre gyanghwnz aeksim'in?

夜间是心绞痛的一个高发期，也极易诱发猝死。从现代医学来讲，夜间诱发心绞痛出现的原因大致有3个：一是睡眠异常，许多患有高血压、心脏病的老年人睡眠质量较差；二是由于平卧后回心血量增加，但是心脏功能却在下降，导致胸闷等不适出现；三是由于副交感神经兴奋，容易导致动脉血管痉挛，进而出现心绞痛。

为了预防心绞痛的发生，老年人最好在医生的指导下服用改善睡眠的药物，或者加高枕头。当夜间出现胸部闷胀、压迫窒息等心绞痛症状时，尽快含服硝酸甘油等药物，并及时到医院就诊。

Gyanghwnz dwg aen seiz yungzheih fat bingh aeksim'in ndeu, hix gig yungzheih yaeuhfat fwtdai bae. Daj yienhdaih yihyoz daeuj gangj, gyanghwnz yaeuhfat aeksim'in, yienzaen daihgaiq miz 3 aen: It dwg ninz mbouj cingqciengz, haujlai bouxlaux baenz hezyaz sang、binghsimdaeuz ninz caetliengh haemq yaez; Ngeih dwg aenvih ninz bingz le lwed dauqcungz lae ma simdaeuz soqliengh gyalai, hoeng gij gunghnwngz simdaeuz cix doekdaemq roengzbae, yienghneix couh yinxhwnj aekndaet daengj ndang mbouj cwxcaih; Sam dwg aenvih fu'gyauhganjsinzgingh gikdoengh, yungzheih yinxhwnj doenghmeg sailwed hwnjgeuq, ciep roengzdaeuj cauhbaenz aeksim'in.

Vihliux yawhfuengz aeksim'in, bouxlaux ceiq ndei youq canghyw cijdauj baihlaj gwn gij yw gaijndei ninz, roxnaeuz gya sang aenswiz. Youq mwh gyanghwnz roxnyinh aekndaet aekciengq、apbik heiqmbaet daengj doengh cungj binghyiengh aeksim'in neix, caenhliengh vaiq di hamz yw Siuhsonh Ganhyouz daengj, caemhcaiq gibseiz bae yihyen yawjbingh.

哪些疾病易与冠心病混淆?

Cungj bingh lawz yungzzheih caeuq gvanhsinhbing faen mbouj cing?

（1）自主神经功能紊乱。常见于年轻女性，常于精神紧张、焦虑或睡眠质量较差时出现。患者典型的表现是：需要深呼吸或长叹气缓解不适感。

（2）颈心综合征。常见于经常伏案工作者。颈椎病引起椎—基底动脉供血不足时，可反射性引起冠状动脉痉挛或收缩，导致心肌缺血或诱发心律失常，可拍颈椎X线片确诊。

（3）病毒性心肌炎。如果发病前两周有过感冒病史，应查心肌酶，如果心肌酶正常，也不能完全排除此诊断，可能是处于恢复期或为不严重的心肌炎。

（4）甲状腺功能亢进（甲亢）或减退（甲减）。甲亢和甲减均可出现上述非典型的症状，并出现心电图"ST段改变"，可查查甲状腺功能。

（1）Swcujsinzgingh gunghnwngz luenhlablab. Ciengz raen youq mehmbwk nienzoiq, ciengzseiz youq mwh cingsaenz gaenjcieng、youheiq roxnaeuz ninz cizlieng haemq ca haenx okyienh. Bouxbingh gij denjhingz biujyienh de dwg：Deng aeu rau gaemz heiq hung roxnaeuz danqheiq raez daeuj gemjmbaeu mbouj cwxcaih.

（2）Hozsim cunghhozcwngh. Ciengz raen youq boux guhhong seizseiz bomqdaiz haenx. Binghndokhoz yinxhwnj cuih—giekdaej doenghmeg gung lwed mbouj gaeuq seiz, ndaej fanjsesing yinxhwnj gvanhcang doenghmeg hwnjgeuq roxnaeuz sousuk, yinxhwnj sim vunz noix lwed roxnaeuz yaeuhfat sinhliz mbouj cingqciengz, ndaej ingj ndokhoz X sienq ben daeuj yawj.

（3）Binghdoegsing sinhgihyenz. Danghnaeuz youq fat bingh gaxgonq song aen singhgiz miz gvaq gij bingsij dwgliengz, wnggai caz sinhgihmeiz, danghnaeuz sinhgihmeiz cingqciengz, hix mbouj ndaej cienzbouh baizcawz cungj duenhbingh neix, aiq dwg gij sinhgihyenz mwh hoizfukgeiz roxnaeuz dwg gij sinhgihyenz mbouj youqgaenj.

（4）Gyazcangsen gunghnwngz gangcin（gyazgang）roxnaeuz gemjdoiq（gyazgemj）. Gyazgang caeuq gyazgemj cungj ndaej okyienh gij binghyiengh mbouj dwg denjhingz gwnzneix gangj haenx, caemhcaiq okyienh sinhdenduz "ST duenh gaijbienq", ndaej caz caz gyazcangsen gunghnwngz yawj.

新法如何治疗心绞痛?

Fap moq yienghlawz yw aeksim'in?

临床上，使用传统抗心绞痛药治疗的冠心病心绞痛患者中，仅有不到20%的人能长期有效地控制病情的发作。如果能将传统抗心绞痛药与代谢类抗心肌缺血药联合起来使用治疗冠心病心绞痛，往往可取得更理想的效果。曲美他嗪是一类具有提高心肌氧的利用率、增强心肌对缺血的耐受力等作用的代谢类抗心肌缺血药，所以曲美他嗪成为冠心病心绞痛患者用药的理想选择。

目前，曲美他嗪在临床上主要用于治疗慢性稳定型心绞痛、左心室功能不全、糖尿病合并冠心病、老年冠心病、缺血性心肌病、冠心病合并左心室功能不全、冠心病合并心律失常、冠心病合并糖尿病和无症状心肌缺血等病症。曲美他嗪缓释片尤其能有效地减少此病患者在每天上午 4～8 时（心绞痛发作高峰期）病情发作的次数。曲美他嗪的一般用法：每次服 20 毫克（1 片），每日服 3 次，在早、中、晚餐后服用。曲美他嗪缓释片的用法：每次服35 毫克，每日服 2 次。患者在服用前应咨询专科医生。

Youq mwh yawjbingh ywbingh, youq ndaw doengh boux aeksim'in gvanhsinhbing sawjyungh gij yw cienzdungj dingj aeksim'in daeuj yw haenx, dan miz mbouj daengz 20％ vunz ndaej ciengzgeiz gaemhanh binghcingz. Danghnaeuz ndaej dawz gij yw cienzdungj dingj aeksim'in caeuq gij yw moq lawh gaeuq dingj sim lwed mbouj gaeuq haenx, lienzhab hwnjdaeuj sawjyungh yw bingh aeksim'in gvanhsinhbing, ciengzseiz ndaej miz yaugoj engq habhoz. Gizmeijdahcinz dwg loih yw moq lawh gaeuq dingj sim lwed mbouj gaeuq, ndaej daezsang gij leihyungh beijlwd sinhgih yangj、miz gij cozyung demgiengz sinhgih doiq noix lwed naihsouh naengzlig daengj. Ndigah, Gizmeijdahcinz baenz gij yw lijsiengj boux baenz binghaeksim'in gvanhsinhbing genj yungh haenx.

Dangqnaj, Gizmeijdahcinz youq mwh yawjbingh ywbingh cujyau yungh daeuj ywbingh mansing onjdinghhingz aeksim'in、gunghnwngz baihswix aensim mbouj caezcienz、binghnyouhdangz doxgyoeb baenz binghgvanhsinhbing、bouxlaux gvanhsinhbing、bingh sim lwed noix、binghgvanhsinhbing doxgyoeb baenz gunghnwngz baihswix aensim mbouj caezcienz、binghgvanhsinhbing doxgyoeb simlwd saetciengz、binghgvanhsinhbing doxgyoeb baenz binghnyouhdangz caeuq sim noix lwed mbouj miz binghyiengh daengj. Gizmeijdahcinz Vanjsizben, daegbied ndaej mizyauq bae gemjnoix fatbingh baezsoq, boux baenz cungj bingh neix moix ngoenz banhaet 4 daengz 8 diemj (aeksim'in fat bingh mwh ceiq lai). Gij yunghfap Gizmeijdahcinz dwg：Moix baez gwn 20 hauzgwz (naed ndeu), moix ngoenz gwn 3 baez, youq banhaet、gyangngoenz、gwn caeuz gvaq le gwn. Gij yunghfap Gizmeijdahcinz Vanjsizben dwg：Moix baez gwn 35 hauzgwz, ngoenz gwn 2 baez. Boux vunzbingh youq gwn yw gaxgonq wngdang bae cam conhgoh canghyw.

冠心病患者为何要警惕糖代谢异常？

Boux baenz gvanhsinhbing vihmaz aeu singjgaeh，dangz moq gaeuq doxvuenh mboujdoengz bingzciengz?

临床实践表明，在国内因冠心病住院的患者中，绝大多数都存在糖代谢异常（包括空腹血糖受损、糖耐量低下或者糖尿病），而多数患者却缺乏多尿、多饮、体重减轻等糖尿病特有的典型症状。因此，往往容易导致漏诊、误诊。而糖代谢的紊乱，可引起脂肪肝、血脂异常等改变，此与长期高脂、高蛋白饮食加上久坐不动的生活方式密切相关。其后果是易使心脏动脉管壁附上大小不一、厚薄不均的小斑块，这些斑块一旦破裂，阻塞血管便会引起急性心绞痛发作或者心肌梗死。

为了早期发现糖代谢异常，减少冠心病的发生和减轻患者的病情，冠心病患者不仅要定期测定空腹血糖，而且还要将餐后血糖检查纳入长期监测内容。只有加强了对糖尿病的治疗，才能有效地减少冠心病的发生和减轻患者的病情。

Mwh yawjbingh ywbingh sizcenj biujmingz, ndaw guek doengh boux aenvih gvanhsinhbing youq yihyen ywbingh haenx, mauhgvaq daih buenq soq cungj miz gij binghyiengh dangz moq lawh gaeuq mbouj cingqciengz（baudaengz dungxhoengq hezdangz deng vaih、dangz naihliengh daekdaemq roxnaeuz binghnyouhdangz）, hoeng dingzlai vunzbingh cix giepnoix nyouh lai、gwn raemx lai、ndangnaek gemjmbaeu daengj gij daegbied binghyiengh binghnyouhdangz. Vihneix, ciengzseiz yungzheih cauxbaenz laeuh yawjbingh、duenhbingh loek. Dangz moq lawh gaeuq luenhlablab, ndaej yinxhwnj cijfangzganh、hezcij mbouj doengz bingzsiengz daengj gaijbienq, gijneix caeuq gij swnghhoz fuengsik ciengzgeiz gwn gijgwn lauz lai、danbwz lai dem gij swnghhoz fuengsik naengh nanz mbouj doengh doxgven maedcaed. Gij hougoj de couh dwg yungzheih sawj bangxnaeng doenghmeg simdaeuz nem miz gij raizri hung iq、na mbang mbouj doxdoengz haenx, doengh gaiq raiz neix miz saek ngoenz deng buqleg, saek diuzsailwed couh rox yinxhwnj bingh aeksim'in singqgip fatbingh roxnaeuz simsaekdai.

Vihliux geizcaeux ndaej raen dangz moq gaeuq doxvuenh mbouj doengz bingzciengz, gemjnoix baenz bingh gvanhsinhbing caeuq gemjmbaeu gij binghcingz bouxbingh, boux baenz gvanhsinhbing mboujdan aeu dinghgeiz caekdingh hezdangz dungxhoengq, caemhcaiq lij aeu genjcaz hezdangz gwn donq gvaqlaeng, caemhcaiq nabhaeuj ndaw neiyungz ciengzgeiz gamcaek de bae. Cijmiz gyagiengz yw binghnyouhdangz, cij ndaej mizyauq gemjnoix baenz bingh gvanhsinhbing caeuq gemjmbaeu gij binghcingz bouxbingh.

冠心病患者中暑为何要先服救心丸？
Boux baenz gvanhsinhbing fatsa, vihmaz aeu sien gwn yw Giusinhvanz?

长时间受到强烈阳光照射，或在闷热无风的环境中，都很容易中暑。大量出汗、口渴难忍、头晕胸闷、全身无力、恶心呕吐都是中暑的征兆。有基础性疾病的人中暑，如原先有冠心病的患者，发生中暑后，心跳加快，血压增高，可能会诱发冠心病，所以要马上服用平常的应急药物，如救心丸、硝酸甘油片等，然后处理中暑的情况。

Deng ndithaenq dak seizgan nanz, roxnaeuz youq ndaw vanzging oem youh mbouj miz rumz haenx、cungj gig yungzheih fatsa. Daihliengh ok hanh、hozhat hojnyaenx、gyaeujngunh aekndaet、daengx ndang mbouj miz rengz、siengj rueg cungj dwg gij ciudaeuz fatsa. Boux miz bingh giekdaej haenx fatsa、lumj gaxgonq miz gvanhsinhbing、fatsa le、sim diuq gyavaiq、hezyaz gya sang、aiq yaeuhfat baenz gvanhsinhbing、ndigah aeu sikhaek gwn gij yw bingzciengz wngqgip haenx、lumjbaenz Giusinhvanz、Siuhsonghganhyouzben daengj、yienzhaeuh cawqleix gij cingzgvang fatsa de.

如何判断冠心病的轻重？
Hauhlawz duenhdingh gvanhsinhbing naekmbaeu?

隐性冠心病是指冠状动脉存在病变，而患者却从未发生过胸疼，或者仅有过轻微胸闷、气短，因而不被关注。冠心病是否存在，不应以个人的感受作为判断的主要依据。实践证实，冠状动脉病变的轻重，出现的症状往往与患者的感受是不相称的，这也是导致猝死常发生的重要原因。

为了减少猝死的发生，建议中老年人每半年做一次心电图检查，一旦发现有隐性心肌缺血之嫌，就应进一步进行心脏CT或冠状动脉造影检查。

Gvanhsinhbing binghhndumj dwg ceij gvanhcang doenghmeg miz bingh, hoeng vunzbingh cix coengzlaiz mij roxnyinh aek in gvaq, roxnaeuz dan roxnyinh miz di aekndaet、heiqdinj、ndigah mbouj haeujsim. Dwg mbouj dwg miz bingh gvanhsinhbing, mbouj wnggai aeu gaengawq bonjfaenh gamjsouh daeujguh gij baengzgawq youqgaenj buenqduenh de. Sizcenj cingqsaed, gvanhcang doenghmeg binghbienq naekmbaeu, ciengzseiz caeuq okyienh gij binghyiengh dem vunzbingh roxnyinh mbouj doxdaengh, neix caemh dwg gij huxndumj youqgaenj yinxhwnj fwtdai ciengzseiz fatseng de.

Vihliux gemjnoix sawqmwh deng fwtdai, genyi bouxcungnienz caeuq bouxlaux moix buenq bi guh baez sinhdenduz genjcaz ndeu, baez raen miz gij ngeiz sinhgih noix lwed, couh wnggai caenh'itbouh bae guh CT simdaeuz roxnaeuz gvanhcang doenghmeg cauyingj genjcaz.

冠心病加重有啥信号？
Bingh gvanhsinhbing gyanaek miz maz saenqhauh?

长年的冠心病史容易让患者及家属放松警惕。了解冠心病加重的信号，对于及时救治很重要。冠心病加重的信号主要有以下几种：①心绞痛发作越来越频繁；②心绞痛发作时间延长超过15分钟；③心绞痛部位改变，如放射性疼痛、牙痛、胃痛、头痛及放射至左肩、左背痛；④恶心呕吐；⑤大小便失禁；⑥出虚汗；⑦脉搏不齐（心律失常）；⑧心里难受发空；⑨面色苍白，说话无力；⑩憋气，烦躁不安。若发现有以上1项或2项症状应立即拨打120电话求救。

Baenz gvanhsinhbing haujlai bi le yungzheih hawj vunzbingh caeuq lwgyah cuengqsoeng singjgaeh. Rox gij saenqhauh gvanhsinhbing gyanaek de, doiq gibseiz gouqyw gig cungyau. Aen saenqhauh gvanhsinhbing gyanaek cujyau miz lajneix geij cungj：①Aeksim'in fat ndaej yied daeuj yied deih；②Fatbingh aeksim'in seizgan gyaraez mauhgvaq 15 faencung；③Deng aeksim'in seiz gizdieg gaijbienq, lumjbaenz fangsesing in、heuj in、dungx in、gyaeuj in caeuq in daengz mbaq swix、baihlaeng baihswix bae；④Siengj rueg；⑤Nyouhhaex coq vaq；⑥Ok hanhheu；⑦Meg byaij mbouj caez（simlwd mbouj cingqciengz）；⑧Ndaw sim hojsouh mbouj cwxcaih；⑨Naj heu, gangjvah mbouj miz rengz；⑩Heiq ndaet, sim fanz mbouj onj. Danghnaeuz fatyienh gwnzneix hangh ndeu roxnaeuz song hangh binghyiengh, wnggai sikhaek dwk 120 denva gouz gouq.

哪些因素会诱发冠心病？
Gij yinhsu lawz ndaej yaeuhfat gvanhsinhbing？

冠心病的诱发因素有很多而且也很简单。一瓶冰镇啤酒也有可能导致心肌梗死；有的人开冰箱门一阵凉风吹来，也可引起心绞痛（冠心病的一种症状）。当然，不是所有的人都这样。发生这种情况多数是冠状动脉的内在因素造成的，这与当时冠状动脉所处的状态有关。

许多冠心病患者伴有高血压病、糖尿病、高脂血症、高尿酸血症等，这些都是冠心病触发的潜在诱因。这些因素不仅易导致冠状动脉和全身其他动脉的内皮损伤，而且容易发生急性心肌梗死、急性脑梗死。其他外在因素，如吸烟、糖尿病等，也会影响冠心病的病情。

Gij yinhsu yaeuhfat gvanhsinhbing de miz haujlai caemhcaiq hix gig genjdanh. Bingz laeujbizciuj gyoet ndeu hix miz gojnwngz cauhbaenz simsaekdai；Mizmbangj vunz hai dou binghsiengh, raq rumzliengz ndeu boq daeuj, hix ndaej yinxhwnj aeksim'in（cungj yienghsiengq gvanhsinhbing ndeu）. Dangyienz, mbouj dwg bouxboux cungj yienghneix. Fatseng cungj cingzgvang neix dingzlai dwg gij yinhsu baihndaw gvanhcang doenghmeg cauhbaenz, caeuq dangseiz gvanhcang doenghmeg cawqyouq cungj aen cangdai de miz gvanhaeh.

Haujlai boux baenz gvanhsinhbing buenx miz bingh hezyaz sang、binghnyouhdangz、binghhhezcij sang、bingh gauhniusonhhezcwng daengj, doengh gij neix cungj dwg gij yienzaen ndumj yaeuhfat gvanhsinhbing. Doengh gij yinhsu neix mboujdan yungzheih yinxhwnj naeng ndaw gvancang doenghmeg caeuq daengx ndang gizyawz doenghmeg deng sieng, caemhcaiq yungzheih baenz gij bingh simsaekdai singqgaenj、uksaek dai singqgaenj. Gizyawz baihrog yinhsu, lumjbaenz cit ien、binghnyouhdangz daengj, hix ndaej yingjyangj gij binghcingz gvanhsinhbing.

长期吃素也会患冠心病吗？
Ciengzgeiz gwncai hix rox baenz gvanhsinhbing lwi?

近年来，不少人因摄入脂肪和蛋白质太多，导致血脂过高而引发冠心病，有些中老年人因此认为只要吃素就能避免血脂增高，从而预防冠心病的发生。

适当吃素的人其血液黏度较低，血液在血管中能够畅通无阻，不会因血管阻塞而导致心肌缺血、缺氧，引发冠心病。但长期吃素并不利于健康，而且也是导致冠心病的因素之一。最重要的是，长期吃素的人其体内还会缺乏维生素 B_{12}，这样就会造成动脉血管内壁增厚，导致血管硬化，而血管硬化又是冠心病发生的基础。此外，长期吃素食可造成人体蛋白质、脂肪摄入量不足及脂溶性维生素 A、维生素 D、维生素 E、维生素 K和微量元素的缺乏，从而使人易患传染病、骨质疏松、骨折等。

Gaenh geij bi daeuj, miz mbouj noix vunz aenvih gwn youzlauz caeuq danbwzciz daiq lai, cauhbaenz hezcij sang gvaqbouh le cix yinxfat gvanhsinhbing, mizmbangj bouxlaux nyinhnaeuz cijaeu gwncai couh ndaej bietmienx hezcij gya sang, baenzneix daeuj yawhfuengz gvanhsinhbing fatseng.

Boux habdangq gwncai de lwed niu cingzdoh haemq daemq, lwed youq ndaw sailwed ndaej doengswnh, mbouj aenvih sailwed deng saek cix hawj sim lwed noix、yangj noix、yinxfat gvanhsinhbing. Hoeng ciengzgeiz gwncai bingq mbouj leih ndangcang, caemhcaiq hix dwg aen yinhsu cauhbaenz gvanhsinhbing ndeu dem. Ceiq youqgaenj dwg, gyoengqvunz ciengzgeiz gwncai haenx, ndaw ndang de lij aiq noix Veizswnghsu B 12 dem, yienghneix couh cauhbaenz bangx sailwed doenghmeg dem na, cauhbaenz sailwed giet ndongj, sailwed giet ndongj youh dwg aen giekdaej baenz gvanhsinhbing. Linghvaih, ciengzgeiz gwncai ndaej cauhbaenz ndang vunz hamz danbwzciz、youzlauz mbouj gaeuq caeuq Veizswnghsu A、Veizswnghsu D、Veizswnghsu E、Veizswnghsu K caeuq veizlieng yenzsu noix, baenzneix hawj vunz yungzheih baenz binghlah、ndok soeng、ndok raek daengj.

冠心病患者也要限制食糖吗？
Boux baenz gvanhsinhbing hix aeu hanhhaed gwn dangz lwi?

老年冠心病患者除了要严格控制盐的摄入外，还得少吃糖。因为摄入过多的糖分会给血管内皮带来一定的损伤，也会增加冠心病和其他心脏病的发病风险。因此，心脏病患者、有家族病史以及肥胖等心脏病的高危人群都应该严格限制糖的摄入。

专家建议健康女性每日糖摄入量不超过 15 克，男性不超过 25 克，心脑血管病人以及高危人群应该进行更严格的控制。

Bouxlaux baenz gvanhsinhbing, cawz le yaek yiemzgek gaemhanh gwn gyu caixvaih, lij aeu noix gwn dangz dem. Aenvih gwn dangz lai gvaqbouh rox doiq sailwed ndaw naeng daiq daeuj itdingh sienghaih, hix ndaej demgya gij fungyiemj fatbingh gvanhsinhbing caeuq bingh simdaeuz wnq. Vihneix, boux baenz binghsimdaeuz、boux miz gyahcuz bingh lizsij caeuq bouxbiz daengj doengh boux baenz binghsimdaeuz yungyiemj lai haenx, cungj wnggai yiemzgek hanhhaed gwn dangz.

Ciengya genyi mehmbwk ndangcangq moix ngoenz gwn dangz mbouj mauhgvaq 15 gwz, bouxsai mbouj mauhgvaq 25 gwz, boux bingh sailwed simdaeuz caeuq gyoengq vunz yungyiemj lai de wnggai gaemhanh engq yiemz.

缓解冠心病的运动疗法如何实施？
Gij yindung ywfap gemjmbaeu gvanhsinhbing hauhlawz saedhengz?

中老年急性心肌梗死患者进入恢复期后，可做简单的上肢和下肢的运动。

上肢运动：仰卧，上臂靠床面，屈肘两手自然张开，指尖向上，两手握拳，然后松拳还原成预备姿势，连做15次。腕肘微屈，手和前臂从外向内做逆时针运动，使手绕环15次。

下肢运动：仰卧，两腿伸直，两手自然放在床上，掌心向下，腹部放松，一腿屈曲，屈腿时膝关节全屈，髋关节屈至90度（大腿与床面垂直），踝关节做绕环动作1次，然后腿伸直还原，换另一腿做同样的动作，全部动作可做10次；一腿抬高小腿半屈，踝关节做绕环运动1次，然后腿伸直还原，换另一腿做，全部动作做10次。

Boux cungnienz caeuq nienzlaux baenz simsaekdai gaenjgip haenx haeuj daengz geiz hoizfuk le, ndaej guh gij hozdung genjdanh gen caeuq ga.

Gen yindung：Ninzdaengjhai, gen baengh mienhcongz, ut gencueg song fwngz swhyienz aj hai, byai lwgfwngz daengj doxhwnj, song fwngz gaem gienz, yienzhaeuh soeng gaemgienz baenz yienghceij yawhbwh, lienz guh 15 baez. Hohfwngz loq duix, fwngz caeuq byaigen daj rog yiengq ndaw guh cienq doxdauq yindung, hawj fwngz geux gien 15 baez.

Ga yindung：Ninzdaengjhai, song ga iet soh, song gen swhyienz cuengq youq gwnz congz, gyangfwngz daengjgoemj, dungx cuengqsoeng, ga ndeu utngeuj, ut ga seiz ut hohgyaeujhoq liux bae, hohndokbuenz utngeuj daengz 90 doh (gahung caeuq mienhcongz daengjsoh), hohdabaeu guh heux gien baez ndeu, yienzhaeuh ga iet soh hoizdauq, vuenh lingh ga doengzyiengh guh, cienzbouh dungcoz ndaej guh 10 baez；Ga ndeu yo sang gahengh buenq ngut, hohdabaeu guh heux gien yindung mbat ndeu, yienzhaeuh ga iet soh hoizdauq, vuenh lingh ga guh, cienzbouh dungcoz guh 10 baez.

何时需做冠脉介入治疗？

Seizlawz itdingh aeu guh caphaeuj ndaw gvanhcang doenghmeg bae ywbingh?

冠脉介入治疗是指经导管通过各种方法扩张心脏内狭窄的冠状动脉，从而达到解除狭窄、改善心肌供血的治疗方法。冠心病患者出现以下四种情况之一时，必须做冠脉介入治疗：①心绞痛经积极药物治疗后，病情仍然不能稳定；②虽然心绞痛病症较轻，但是心肌缺血的客观证据明确，狭窄病变显著；③介入治疗或心脏搭桥术后心绞痛复发，冠状动脉管腔再度狭窄；④12 小时以内发生急性心肌梗死。

Caphaeuj ndaw gvanhcang doenghmeg bae ywbingh, dwg ceij cungj fuengfap ywbingh ginggvaq daujgvanj doenggvaq gak cungj fuengfap bae gya'gvangq gij gvanhcang doenghmeg gaebged ndaw simdaeuz, baenzneix dabdaengz gejcawz gaebged, gaijndei simdaeuz gung lwed. Boux baenz gvanhsinhbing okyienh seiq cungj cingzgvang lajneix yiengh ndeu seiz, itdingh aeu guh caphaeuj ndaw gvanhcang doenghmeg bae ywbingh：① Aeksim'in ginggvaq aeu yw hwnjheiq ywbingh le, binghcingz vanzlij mbouj ndaej onjdingh；② Yieznaeuz aeksim'in bingh haemq mbaeu, hoeng gij gwzgvanh baengzgawq simdaeuz lwed noix de mingzbeg, gij bingh bienq gaebged de gig mingzyienj；③ Guh caphaeuj ywbingh roxnaeuz simdaeuz dapgiuz gisuz le aeksim'in fukfat, ndaw guenj gvanhcang doenghmeg youh caiq gaeb；④ Ndaw 12 siujseiz deng simsaekdai gaenjgip.

怎样缓解降血压药导致的咳嗽？

Hauhlawz gemjmbaeu yw gyangq hezyaz cauhbaenz ae?

干咳是血管紧张素转换酶抑制剂（ACEI）类降血压药（如卡托普利）最常见的副作用，也是限制其广泛使用的主要因素。研究证明，这类药物能引起支气管上皮细胞产生氧化亚氮（一种致炎物质），从而引起干咳。专家研究发现，补充铁剂可抑制支气管上皮细胞的氧化亚氮合成酶的活性，使氧化亚氮的产生减少，就可以减少因服用血管紧张素转换酶抑制剂类降压药引起的咳嗽。

Ae'ngangx dwg cungj fucozyung ceiq ciengz raen yw gyangq hezyaz（lumjbaenz gajdozbujli）loih hezgvanj ginjcanghsu conjvanmeizyizcici（ACEI），hix dwg gij cujyau yinhsu hanhhaed de gvangqlangh sawjyungh haenx. Yenzgiu cwngmingz, loih yw neix ndaej yinxhwnj cihgi'gvanj sangbizsibauh seng ok yangjvayadan demgya cungj doxgaiq ndaej sawj vunz baenz bingh ndeu, baenzneix couh cauhbaengz ae'ngangx. Conhgyah yenzgiu fatyienh, bujcungh ywdiet ndaej hanhhaed gij hozsing yangjvayadan hozcwngzmeiz cihgi'gvanj sangbizsibauh, sawj yangjvayadan seng ok gemjnoix, couh

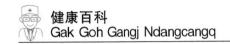
ndaej gemjnoix gij ae caeuq yw hezgvanj ginjcanghsu conjvanmeizyizcici doxgven haenx.

高血压合并肾病为何对降血压要求更严格？

Hezyaz sang gyoebhab mak baenzbingh, vihmaz doiq gyangq hezyaz iugouz engqgya yiemzgek?

高血压合并肾病的患者，无论是肾病引起的高血压，还是高血压引起的肾病，降血压标准要求更严格：高血压患者血压应控制在 140/90 毫米汞柱（18.66/12 千帕）以下，但如伴有肾病（包括糖尿病肾病），血压应再降得低些，控制在 130/80 毫米汞柱（17.33/10.67 千帕）以下；如果患者年纪较大，收缩压可以适当放宽些，保持在 150 毫米汞柱（20 千帕）左右也行。

Boux baenz hezyaz sang gyoebhab mak baenzbingh, mboujlwnh dwg mak bingh yinxhwnj hezyaz sang, roxnaeuz dwg hezyaz sang yinxhwnj mak baenzbingh, aen biucinj gyangq hezyaz de iugouz engqgya yiemz: Boux baenz hezyaz sang hezyaz wnggai gaemhanh youq 140/90 hauzmijgungjcu（18.66/12 cenhba）doxroengz, hoeng danghnaeuz buenx miz mak baenzbingh（baudaengz binghnyouhdangz mak baenzbingh）, hezyaz wnggai caiq gyangq roengz daemq di, gaemhanh youq 130/80 hauzmijgungjcu（17.33/10.67 cenhba）doxroengz; Danghnaeuz bouxbingh nienzgeij haemq geq, souhsuzyaz ndaej habdangq cuengqsoeng di, baujciz youq 150 hauzmijgungjcu（20 cenhba）baedauq hix ndaej.

听音乐对高血压患者有益吗？

Dingq yinhyoz doiq boux baenz hezyaz sang mizik lwi?

最新医学研究证明，每日聆听舒缓的音乐 30 分钟并配合深呼吸，一周后，血压可明显下降。

做法：先开窗通风，使室内空气清新，尽量避免外界干扰。听音乐前排空大小便，取舒适的体位，休息 5 分钟，然后轻轻闭上眼睛，身体尽量放松，聆听音乐 30 分钟，再慢慢睁开眼睛。音乐的选择可根据个人喜好，选择舒缓、优美的钢琴曲、小夜曲、民乐及模拟大自然中的鸟鸣虫叫声等。

Gij yihyoz yenzgiu ceiq moq haenx cwngmingz, moix ngoenz dingq gij yinhyoz menh haenx 30 faencung caemhcaiq boiqhab diemheiq hung, aen singhgiz ndeu le, hezyaz ndaej doekdaemq mingzyienj.

Guhfap: Sien hai cueng doeng rumz, sawj ndaw ranz hoengheiq singjsien, caenhliengh bietmienx baihrog gyauxcauz. Dingq yinhyoz gaxgonq baiz hoengq nyouhhaex, baij aen ndangdaej cwxcaih, yietnaiq 5 faencung, yienzhaeuh menhmenh laep da hwnjdaeuj, ndangdaej caenhliengh cuengqsoeng, dingq yinhyoz 30 faencung, caiq menhmenh hai da. Yinhyoz ndaej genj yungh bonjfaenh gag haengj haenx, genj aeu gij ganghginzgiz、siujyegiz、minzyoz menh、gyaeundei haenx caeuq ciuq gij singyaem ndaw daswyenz duzroeg ciuz duznon hemq daengj.

心理减压能帮助降血压吗？
Simleix gemj at ndaej bang gyangq hezyaz lwi?

压力过大会导致人体内的儿茶酚胺分泌增多，引起血管收缩，血压升高，心脏负荷加重。专家指出，以下四个技巧可有效减压。

（1）开怀大笑。看喜剧片、邀请好友聊天畅饮、与朋友分享笑话等会使人开怀一笑，大笑之余身体血供和氧供更充足，压力自会悄然绝迹。

（2）放声歌唱。不论走调多厉害，喜欢唱就唱吧。它是释放压力的有效手段，还能增加肺活量，锻炼心肺。

（3）散步半小时。锻炼强身也强心，使人忘记烦恼，更加乐观。在晴朗天气温暖的阳光下散步可以调节情绪，每天快走至少30分钟，受益良多。

（4）深呼吸。花香常常使人感觉镇静，停下脚步深呼吸，用心感受花香，血压自然会下降。

Atlig gvaq daih rox yinxhwnj wzcazfwnh'an ndaw ndang vunz iemqok demlai, yinxhwnj sailwed sousuk, hezyaz hwnjsang, diuzrap simdaeuz gya naek. Conhgyah ceijok, seiq aen gi'gyauj lajneix ndaej mizyauq gemj at.

（1）Haising riuhaha. Yawj hijgiben、iucingj baengzyoux ndei gangjgoj caenhcingz ndoet、caeuq baengzyoux caez yiengjsouh vahriu daengj ndaej hawj vunz haising riu baez ndeu, riuhaha le gij lwed caeuq yangj gunghawj ndangdaej engqgya cungcuk, gij atlig gag rox caemrwg deuz caez.

（2）Langhsing ciengqgo. Mboujlwnh diuh bienq baenzlawz bae, maij ciengq couh ciengq. De dwg cungj soujduenh mizyauq cuengq atlig ndeu, lij ndaej demgya feihozliengh, lienh sim lienh bwt.

（3）Youzbyaij buenq aen cungdaeuz. Lienhndang cang ndang hix giengzsim, sawj vunz lumzbae nyapnyuk, engqgya sim'angq. Youq mwh mbwnrengx nditraeuj bae youzbyaij ndaej diuzcez simcingz, moix ngoenz byaijvaiq ceiq noix 30 faencung, ndaej souh ik lai.

（4）Diemheiq hung. Va rang ciengzseiz sawj vunz roxnyinh simdingh, dingz roengzdaeuj, yungh sim gamjsouh va rang, hezyaz swhyienz yaek doekdaemq.

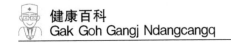

血压偏高为何不宜早起?

Hezyaz bien sang，vihmaz mbouj hab hwnq caeux?

对老年人来说，尤其是高血压及脑卒中患者，在秋、冬季的早晨，特别容易因突发血压上升而晕倒，这是非常危险的。所以，医生常常建议患者每天不宜过早起床。

老人起床后最好不要在清晨进行运动，如果老人实在觉得起床之后没有事做，想利用运动打发时间，也应该注意两个方面：一是起床时不宜动作过急；二是进行一些不太激烈的运动，像慢步走这类运动比较适合。

Doiq bouxlaux daeuj gangj，daegbied dwg boux baenz hezyaz sang caeuq boux deng mauhfung，youq haetromh seizcou、seizdoeng，daegbied yungzheih aenvih hezyaz sawqmwh hwnjsang cix daimaez bae，neix gig yungyiemj. Ndigah，canghyw ciengzseiz genyi bouxbingh，moix ngoenz mbouj hab hwnq caeux.

Bouxlaux hwnqmbonq le，ceiq ndei gaej youq haetromh guh yindung，danghnaeuz bouxlaux roxnyinh hwnqmbonq le saedcaih mbouj miz saeh guh，siengj yungh yindung ngaiz seizgan，hix wnggai louzsim song aen fuengmienh：It dwg hwnqmbonq seiz mbouj hab dungcoz gip lai；Ngeih dwg guh saek di yindung mbouj daih haenqrem，lumj menh byaij doengh cungj yindung neix haemq habngamj.

高血压头痛有哪五大特点?

Hezyaz sang gyaeuj in miz haj aen daegdiemj hung lawz?

高血压引起的头痛通常有以下五大特点：①不同年龄头痛的特点不一样。如青壮年高血压引起的头痛多类似偏头痛；中老年高血压头痛多为前额、后枕部痛，也可为全头痛，低头或屏气用力时可使头痛加剧。②头痛的性质多为沉重的压迫性痛、间歇性钝痛、胀痛及搏动性痛，有时为持续性痛，但大多痛得不剧烈。③晨醒时头痛较重，起床活动后常能减轻。④常伴有头晕、眼花、耳鸣、失眠、健忘、易激动等症状。⑤恶性高血压伴有高血压脑病时，头痛为持续而剧烈的全头痛。

Gij gyaeujin hezyaz sang yinxhwnj haenx doengciengz miz haj aen daegdiemj lajneix：①Mbouj doengz nienzgeij gij daegdiemj gyaeujin de mbouj doxdoengz. Beijlumj gij gyaeujin bouxcoz baenz hezyaz sang yinxhwnj haenx dingzlai lumj mbiengj gyaeuj in；Bouxcungnienz caeuq bouxlaux hezyaz sang gyaeujin dingzlai dwg najbyak、laenggyaeuj ninz swiz gizde in，hix ndaej daengx aengyaeuj cungj in，ngaem gyaeuj roxnaeuz mbaet heiq roengzrengz ndaej sawj aengyaeuj engqgya in. ②Gij singqcaet gyaeujin dingzlai dwg naekgywd apbik in、dingzyiet yaem in、ciengq in caeuq diuqdoengh in，miz seiz dwg lienzdaemh in，hoeng dingzlai in ndaej mbouj haenq. ③ Mwh haetromh singj daeuj gyaeuj haemq in, hwnqmbonq hozdung le ciengzseiz ndaej gemjmbaeu. ④Ciengz buenx miz gyaeuj ngunh、da raiz、rwzokrumz、ninz mbouj ndaek、lumzlangh、yungzheih gikdoengh daengj binghyiengh. ⑤Hezyaz sang yakdoeg buenx miz hezyaz sang bingh uk seiz, gyaeuj in dwg daengx aengyaeuj cungj lienzdaemh in haenqrem bae.

高血压病人为何既要降血压又要护血管？

Boux baenz hezyaz sang, vihmaz gawq aeu gyangq hezyaz youh aeu hoh sailwed?

长期以来，许多人认为高血压只是一种表现血压异常性的疾病，有些人一旦发现血压升高，要么任其自然，要么随意服点降血压药。其实，这些做法都是不正确的。

高血压不是一种独立性疾病，它属于心血管综合征。因此，降血压治疗必须要顾及对心血管的保护。心血管疾病包括冠心病、动脉粥样硬化等，它们都与高血压有着密切的关系，为此专家提出"降血压保心"的警示。高血压合并冠心病患者的降血压目标为130/80毫米汞柱（17.33/10.67千帕）以下，这样才能保护心血管系统免受损害。目前，在国际公认的降血压药物中，血管紧张素受体Ⅱ阻滞剂各受推崇，如替米沙坦既可降低血压，又对心血管有良好的保护作用。

Ciengzgeiz doxdaeuj, haujlai vunz nyinhnaeuz hezyaz sang mboujgvaq dwg cungj bingh biujyienh hezyaz daegbied ndeu, mizmbangj vunz baez raen hezyaz hwnjsang, mboujcix youzcaih de baenz lawz yiengh, mboujcix seizbienh gwn di yw gyangq hezyaz. Gizsaed, doengh gij guhfap neix cungj mbouj deng.

Hezyaz sang mbouj dwg cungj bingh doglaeb ndeu, de gvihaeuj sailwed simdaeuz cunghhozcwng. Vihneix, ywbingh gyangqdaemq hezyaz itdingh aeu goqdaengz baujhoh sailwed simdaeuz. Gij bingh sailwed simdaeuz baudaengz bingh gvanhsinhbing、doenghmeg giet ndongj, gyoengqde cungj caeuq hezyaz sang miz gvanhaeh maedcaed, vih neix conhgyah daezok cungj gingjsi "gyangqdaemq hezyaz baujhoh sim". Boux hezyaz sang gyoebhab baenz gvanhsinhbing aen muzbyauh gyangq hezyaz de dwg 130/80 hozmijgungjcu (17.33/10.67 cenhba) doxroengz, yienghneix cijndaej baujhoh sailwed simdaeuz hidungj mienx deng sonjhaih. Seizneix, youq ndaw yw gyangqdaemq hezyaz gozci caeznyinh haenx, hezgvanj ginjcanghsu soudij Ⅱ cici souh daengz yawjnaek, lumjbaenz Dimijsahdanj gawq ndaej gyangqdaemq hezyaz, youh doiq sailwed simdaeuz baujhoh ndaej haemq ndei.

高血压患者背部撕裂痛是何原因？

Boux baenz hezyaz sang baihlaeng in lumj deng seg nei, dwg gijmaz yienzaen?

有高血压病史的中老年人，如果胸部突然有撕裂的感觉而且扩散到背部，应立即咨询医生。因为此病状提示可能有所谓的"分割性动脉瘤"——在机体通向心脏的主干动脉（主动脉）可能从它与心脏的动脉相通处撕裂了。

除了感受这种胸部的撕裂样疼痛，还可能伴有大汗淋漓，十分虚弱，有无力、被毁灭的感觉。

对年龄大于 50 岁的高血压患者，尤其是喜欢静坐的且没有接受正规治疗的中老年高血压患者来讲，分割性动脉瘤（夹层动脉瘤）是十分常见的。这是医疗中的紧急情况，应马上到医院就诊。

Bouxcungnienz caeuq bouxlaux miz bingh hezyaz sang lizsij de, danghnaeuz najaek sawqmwh roxnyinh in lumj deng seg caiqlij banhsanq daengz baihlaeng bae, wnggai sikhaek bae cam canghyw. Aenvih cungj binghyiengh neix aiq miz gij sojgangj bingh "doenghmeg foeg leg" ——diuz doengmeg cujyau (cujdungmwz) youq ndaw ndang doeng coh simdaeuz haenx, aiq daj cujdungmwz gizde caeuq doenghmeg simdaeuz doxdoeng gizde sik bae lo.

Cawz roxnyinh najaek cungj in lumj deng leg neix caixvaih, lij aiq buenx miz hanh conhcanh, hawnyieg raixcaix, gamjdaengz mbouj miz rengz、lumj deng mied nei.

Doiq doengh boux baenz hezyaz sang nienzgeij hung gvaq 50 bi haenx, daegbied dwg boux cunglauxnienz baenz hezyaz sang haengj dinghdingh naengh youq caemhcaiq mbouj baenzlawz ciepsouh ywbingh de daeuj gangj, boux baenz doenghmeg foeg leg (doenghmeg gabcaengz foeg) ciengzseiz raen. Neix dwg gij cingzgvang gaenjgip ndaw yihliuz, wnggai sikhaek bae yihyen yawjbingh.

哪些人尤其容易患高血压？
Di vunz lawz daegbied yungzheih baenz hezyaz sang?

如今高血压已经不是老年人的"专利"。特别要注意的是，以下四类人群一不注意就会让高血压"有机可乘"。

（1）"烟枪"：吸烟造成缺氧，加重心脏负担，容易导致心血管疾病的发生。

（2）"吃货"：高脂饮食使小血管收缩，容易导致血压升高。

（3）"宅人"：营养过剩、长期缺乏运动，导致他们中的越来越多的人加入到肥胖者的行列，加大高血压的发生概率。

（4）"精英"：现代社会节奏紧张，工作、生活的压力很大，使人交感神经兴奋性增高，儿茶酚胺类物质分泌增加，导致全身小动脉痉挛，使血管外周阻力加大，心缩力加强，致使血压升高。

Seizneix hezyaz sang gaenq mbouj dwg gij "conhli" vunzlaux lo. Gij daegbied aeu louzsim de dwg, seiq loih vunz lajneix baez mbouj haeujsim couh hawj hezyaz sang "miz hoengq ndaej ndonj".

（1）"Cungqien"：Cit ien cauhbaenz noix yangj, gyanaek diuzrap simdaeuz, yungzheih cauxbaenz bingh sailwed simdaeuz.

（2）"Lanhgwn"：Gwn lauz lai sawj sailwed iq sousuk，yungzheih cauhbaenz hezyaz hwnjsang.

（3）"Bouxndotranz"：Ciengzseiz dwg yingzyangj lai gvaqbouh、ciengzgeiz noix yindung，cauhbaenz gij vunz ndaw gyoengqde gyahaeuj aen hangzlied bouxbiz bae yied daeuj yied lai，gyadaih gij beijlwd baenz hezyaz sang.

（4）"Vunzak"：Aen sevei ciuhneix cezcou gaenjcieng，gvaq ndwenngoenz atlig gig daih，sawj vunz gyauhganj sinzgingh gikdoengh hwnjdaeuj，loih doxgaiq wzcazfwnh'an iemqok demlai，sawj daengx ndang doenghmeg saeq fat nyinzgeuq，hawj rengzdingj henz rog sailwed bienq hung，simdaeuz sousuk naengzlig gyagiengz，sawj hezyaz hwnjsang.

高血压患者为啥易患眼疾？
Boux baenz hezyaz sang vihmaz lwgda yungzheih baenz bingh？

高血压患者最常出现的眼部异常有以下三种。

（1）眼表出血：高血压患者的血管弹性差、脆性大，其眼球表面球结膜的血管容易破裂造成出血。

（2）眼底缺血：高血压患者的动脉变细，血流相对缓慢，加之动脉内皮受损，血管内壁粗糙、狭窄，易于形成血栓。一旦栓子阻塞动脉，可使患者"眼睛突然看不见"。视网膜依靠中央动脉供血，一旦动脉阻塞，将会导致视网膜缺血、缺氧。

（3）眼底出血：典型的表现是患者突然出现迅速、无痛性视力下降，严重者视力仅存光感。如果突然出现短期内视力急剧下降，看东西大小、形状发生变化，颜色偏暗、偏黄或是眼前有闪光感和固定的黑影等，须迅速到眼科就诊。

Boux baenz hezyaz sang lwgda mbouj cingqciengz ceiq ciengz raen miz sam cungj lajneix.

（1）Ida ok lwed：Boux baenz hezyaz sang gij sailwed de danzsing ca、byoiq lai，gij sailwed i aen cehda baihrog de yungzheih dek，cauhbaenz ok lwed.

（2）Ndaw lwgda noix lwed：Boux baenz hezyaz sang doenghmeg bienq saeq，lwed lae siengdoiq numqmenh，gya dwk ndawnaeng doenghmeg deng sieng，bangxnaeng sailwed cocat、gaebged，yungzheih bienqbaenz lwed saek. Baez saek doenghmeg，ndaej sawj vunzbingh "lwgda sawqmwh yawj mbouj raen". Sivangjmoz baengh cunghyangh doenghmeg gung lwed，miz saek ngoenz doenghmeg deng saek，couh cauhbaenz sivangjmoz noix lwed noix yangj.

（3）Ndaw lwgda ok lwed：Gij denjhingz biujyienh de dwg，vunzbingh sawqmwh okyienh gig vaiq da yawj mbouj cingx、mbouj roxnyinh in haenx，boux youqgaenj de lwgda dan roxnyinh mizdi angj. Danghnaeuz sawqmwh okyienh gig vaiq yawj doxgaiq

mbouj cingx, yawj doxgaiq hung iq、yienghceij fatseng bienqvaq, saek bien amq、bien
henj roxnaeuz dangqnaj roxnyinh myigmanz caeuq miz ngaeuz ndaem laebdingh daengj
duenh seizgan dinj ndeu, itdingh aeu vaiq daengz yenjgoh bae yawjbingh.

处事宽容为什么有助于降血压？
Guh saeh yungznyaenx，vihmaz doiq gyangqdaemq hezyaz miz bangcoh?

宽容是一种美德。如今，宽容不但有益于"心"，而且还被证明有益于"身"。最新
的研究证实，原谅他人，除了对心理健康有帮助，还能让人收获实实在在的身体保健功
效。

美国东卡罗来纳州立大学的心理学家进行了多项研究，结果发现，能够原谅曾经背
叛自己的人，其血压有显著的下降；反之，拒绝宽恕他人者血压骤升，并且会增加高血
压、冠心病等疾病的发作风险。另一项研究发现，宽容的人压力荷尔蒙皮质醇水平低。
纽约大学的学者还发现，宽厚待人的心血管疾病患者的抑郁和焦虑情绪明显减少，由此
导致的心血管疾病发作频率显著降低。

此外，宽容还能增强免疫力。美国杜克大学的研究人员称，选择原谅别人的艾滋病
患者，在服药量不变的情况下，免疫力能得到更多改善。

Yungznyaenx dwg cungj meijdwz ndeu. Seizneix, yungznyaenx mboujdan doiq
"sim" miz ik, caemhcaiq ndaej cwngmingz dwg doiq "ndang" miz ik. Yenzgiu ceiq moq
cingqsaed, yienzliengh bouxwnq, cawz le doiq simleix gengangh miz bangcoh, lij ndaej
hawj vunz sou daengz gij ndangdaej baujgen gunghyau saedsaed caihcaih haenx.

Meijgoz Dunghgajloznaz Couhlizdayoz sinhlijyozgyah guh le lai hangh yenzgiu,
gezgoj fatyienh, ndaej yienzliengh gij vunz fanj gvaq bonjfaenh, gij hezyaz de doekdaemq
gig mingzyienj; Fanj gvaqdaeuj gangj, mbouj nyiuz bouxwnq hezyaz sawqmwh
hwnjsang, caemhcaiq ndaej demgya gij yungyiemj fat bingh hezyaz sang、gvanhsinhbing
daengj. Lingh hangh yenzgiu fatyienh, gij vunz ndaej yungznyaenx haenx, yazliz
hozwjmungz bizcizcunz suijbingz daemq. Boux yozcej Niujyoz Dayoz lij fatyienh, doengh
boux baenz bingh sailwed simdaeuz doiq vunz soengyungz haenx, simcingz nyapnyuk
caeuq simgip youheiq mingzyienj gemjnoix, gij bingh sailwed simdaeuz daj neix yinxhwnj
haenx doekdaemq gig mingzyienj.

Linghvaih, yungznyaenx lij ndaej demgiengz menjyizliz. Meijgoz Dugwz Dayoz
yenzgiu yinzyenz naeuz, doengh boux baenz aiswhbing rox yienzliengh bouxwnq haenx,
youq cungj cingzgvang gwn yw soqliengh mbouj bienq de, menjyizliz ndaej gaijndei engq
lai.

高血压患者为何进食宜慢？
Boux baenz hezyaz sang vihmaz hab menhmenh gwn haeux?

　　有些患高血压的老年人在进食后不久会出现头晕、心慌、乏力、出冷汗等症状，这种情况在医学上称为老年高血压进餐反应。

　　正常人在进餐时，一般没有这种进餐反应。而老年高血压患者大多都伴有较明显的主动脉硬化，造成压力感受器反应迟钝，交感神经活动比较缓慢。此类老年高血压患者在进餐时，因不能及时地进行生理性调节，致使血压、血糖快速下降，引起大脑及心脏供糖、供氧不足，进而发生一系列进餐反应。过低的血糖、血压甚至可诱发脑血栓、心绞痛、心肌梗死等。

　　老年高血压进餐反应，一般无需特殊的治疗。在日常饮食中，最好少食多餐。进食速度宜慢，食物温度宜适中。一旦发生晕厥，应立即平卧，头部稍低且偏向一侧，以防呕吐物呛入气管内，一般 10 分钟左右，症状即可缓解。如仍不缓解，应及时送医院救治。

　　Mizmbangj bouxlaux baenz hezyaz sang gwn haeux roengz dungx le mbouj geij nanz couh raen miz gyaeuj ngunh、sim vueng、mbouj miz rengz、ok hanhheu daengj binghyiengh, cungj cingzgvang neix youq yihyoz fuengmienh heuhguh bouxlaux hezyaz sang gwn haeux fanjwngq.

　　Bouxcingqciengz youq mwh gwn haeux, itbuen mbouj miz cungj gwn haeux fanjying neix. Hoeng boux nienzlaux hezyaz sang, dingzlai cungj buenx miz cawj doenghmeg bienq ndongj haemq mingzyienj, cauhbaenz yazliz gamjsouhgi fanjwngq haemq numq, gyauhganj sinzgingh hozdung haemq menh. Youq mwh gwn haeux, aenvih mbouj ndaej gibseiz bae guh swnghlij diuzcez, sawj hezyaz, hezdangz doekdaemq gig vaiq, yinxhwnj aen'uk caeuq simdaeuz gung dangz、gung yangj mbouj cuk, ciep roengzbae fatseng baenzgyoengq gwn haeux fanjwngq. Hezdangz、hezyaz daiq daemq, mizseiz lij ndaej yaeuhfat uk lwed saek、aeksim'in、sim saek dai daengj.

　　Bouxlaux hezyaz sang gwn haeux fanjwngq, itbuen mbouj yungh daegbied yw. Youq bingzciengz gwnndoet, ceiq ndei noix gwn lai donq. Gwnhaeux suzdu hab menh, gijgwn dohraeuj hab ngamjhab. Baez deng maezgae, wngdang sikhaek ninzbingz, gyaeuj loq daemq di caemhcaiq bienyiengq mbiengj ndeu bae, fuengzre rueg ok doxgaiq saekndaek ndaw hozgyongx, itbuen 10 faencung baedauq, binghyiengh couh ndaej gemjmbaeu. Danghnaeuz vanzlij mbouj gemjmbaeu, wngdang gibseiz soengq bae yihyen gouqyw.

高血压也有"假"的吗?
Hezyaz sang hix miz "gyaj" ha?

"我平时一点头晕头痛的感觉都没有,怎么体检时一测血压竟然达到180/100毫米汞柱(24/13.33千帕)?"70岁的张大爷感到很苦恼,"医生让我吃降血压药,结果换了五六种药,血压就是降不下去,而且越吃越难受,这是怎么回事呢?"医生给张大爷把脉后发现,他的脉象如琴弦,而且硬得很,像一根条索一样。接着测血压,测得血压是170/90毫米汞柱(22.66/12千帕)。医生告诉张大爷,他所患的"高血压"是冒牌的,医学上称作"假性高血压"。

人们通常说的血压,是指用血压计从体外间接测量所得到的血压值。如果动脉壁硬化到像硬橡皮管子一样时,就会测到高于正常的血压,也就是假性高血压。假性高血压的发生率并不高,但随着年龄的增长,其发生率有增加的趋势,尤其多发于患动脉硬化的老年人。因此,假性高血压患者不需要吃降血压药,却要针对动脉硬化和心肌缺血进行治疗,如戒烟限酒、降血脂、控制血糖等。

"Gou bingzseiz di gyaeuj ngunh gyaeuj in ndeu cungj mbouj miz, baenzlawz dijgenj seiz, baez rau hezyaz gingqyienz dabdaengz 180/100 hauzmij gungjcu(24/13.33 cenhba)?" Cangh daxgoeng 70 bi roxnyinh gig nyapnyuk, "canghyw hawj gou gwn yw gyangq hezyaz, doeklaeng vuenh le haj roek cungj yw, hezyaz vanzlij mbouj ndaej doekdaemq roengzbae, caemhcaiq yied gwn yw yied hojsouh, neix dwg vih gijmaz ne?" Canghyw bajmeg hawj Cangh daxgoeng le fatyienh, gij megyiengh de lumj yienzgimz, caemhcaiq geng raixcaix, lumj diuz cag hung nei. Riengzlaeng rau hezyaz, rau ndaej hezyaz dwg 170/90 hauzmij gungjcu(22.66/12 cenhba). Canghyw naeuz Cangh daxgoeng nyi, de baenz "hezyaz sang" haenx dwg mauhbaiz, yihyoz fuengmienh heuhguh "hezyaz sang gyaj".

Gij hezyaz gyoengqvunz ciengzseiz gangj haenx, dwg ceij gij hezyazciz yungh hezyazgi daj rog ndang ganciep rau ndaej haenx. Danghnaeuz bangx doenghmeg bienq ndongj daengz lumj diuz guenjgau gengndongj ityiengh seiz, couh rau ndaej hezyaz sang gvaq gij soq cingqciengz de, hix couh dwg gij hezyaz sang gyaj. Hezyaz sang gyaj haenx gij fatseng beijlwd de bingq mbouj sang, hoeng gaenriengz nienzgeij laihwnj, gij beijlwd fatseng de gyalai, daegbied dwg lai fat youq doengh bouxlaux baenz meggeng haenx. Vihneix, boux baenz hezyaz sang gyaj mbouj yungh gwn yw gyangq hezyaz, cix aeu yw doenghmeg giet ndongj caeuq ndang vunz noix lwed, lumj gaiq ien hanh laeuj、gyangq hezcij、gaemhanh hezdangz daengj.

高血压老人睡不好会有什么后果？

Bouxlaux baenz hezyaz sang ninz mbouj ndei，miz maz hougoj？

睡眠与血压变化之间存在内在联系。睡眠少的人与睡眠时间充足的人比较，前者血压增高的风险明显要大。老年高血压患者如果不能保证充分的、有质量的睡眠，将导致高血压病情难以控制。睡眠质量差会引起交感神经持续兴奋，导致血液中收缩血管物质急剧增加，损伤血管内皮细胞，致使血压及心跳突然升高、加快。在深夜，人的血压应降到最低水平，而睡眠质量差的患者夜里血压不降低反而升高，长期下去会导致心脑血管疾病。

有一种睡眠性高血压，常在睡眠时或睡醒后血压升高。其发病原因可能与睡眠时呼吸浅慢、暂停、心率快慢波动等有关，多见于阻塞性睡眠呼吸暂停综合征的患者和鼾症伴有睡眠呼吸暂停的患者。这些患者会出现血压升高，并常因血压改变而发生各种心律失常及并发其他心血管疾病。

因此，老年高血压患者要采用各种方式来保证自己的睡眠时间，同时还要提高睡眠质量，并以此为基础，使自己的血压得到控制。

Ninz ndei mbouj ndei caeuq hezyaz bienqvaq mdawde miz baihndaw lienzhaeh. Gij vunz ninz noix caeuq gij vunz ninz seizgan cukgaeuq haenx doxbeij, yienghgonq hezyaz demsang fungyiemj mingzyenj lai sang. Bouxlaux baenz hezyaz sang danghnaeuz mbouj ndaej baujcwng ninz gaeuq、ninz ndei, yaek yinxhwnj binghcingz hezyaz sang nanz ndaej gaemhanh. Ninz mbouj ndei ndaej yinxhwnj gyauhganjsinzgingh laebdaeb gikdoengh hwnjdaeuj, sawj gij doxgaiq sousuk sailwed ndaw lwed gyalai gig vaiq, sieng daengz naeng ndaw sailwed, sawj hezyaz caeuq sim diuq sawqmwh hwnjsang、gyavaiq. Youq byonghhwnz, hezyaz vunz wnggai doekdaemq daengz aen suijbingz ceiq daemq, langh gyanghaemh boux vunzbingh ninz mbouj ndei haenx hezyaz mbouj doekdaemq roengzbae dauqfanj sang hwnjdaeuj, ciengzgeiz yienghneix roengzbae couh cauhbaenz bingh sailwed simdaeuz.

Miz cungj hezyaz sang gvendaengz ninz ndeu, ciengzseiz youq mwh ninz roxnaeuz ninz singj le hezyaz hwnjsang. Gij yienzaen fat bingh de aiq caeuq mwh ninz de diemheiq dinj menh、camhdingz、simdiuq vaiqmenh hwnjroengz mbouj dingh daengj mizgven, youq doengh boux vunz ninz seiz saidiemheiq deng saek diemheiq camhdingz cunghhozcwng caeuq boux baenz binghgyaen buenx miz ninz seiz diemheiq camhdingz haenx raen lai. Doengh gij vunz neix ndaej okyienh hezyaz hwnjsang, caemhcaiq ciengzseiz aenvih hezyaz gaijbienq cix fatseng gak cungj bingh simlwd mbouj cingqciengz caeuq gyoebfat gij bingh sailwed simdaeuz wnq de.

Vihneix, bouxlaux baenz hezyaz sang yaek yungh gak cungj fuengsik, baujcwng swhgeij ndaej ninz gaeuq, doengzseiz lij aeu ninz ndaej ndei, caemhcaiq aeu gijneix guh

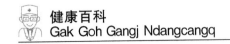
giekdaej，sawj gij hezyaz bonjfaenh ndaej gaemhanh.

高血压患者为何夏天要调整用药？

Boux baenz hezyaz sang vihmaz seizhah yaek aeu diuzcingj yungh yw？

夏季由于气温升高，人体的外周血管扩张，很多中老年高血压患者的血压会降低。一些高血压老病号，摸清了自己的身体规律，一到夏天就自作主张停药或是减量。还有些患者则不关注自己的血压变化，冬天开的药，夏天仍按相同的剂量服用。

擅自停药的做法，会导致血压短时期内频繁起伏，不仅达不到治疗效果，而且由于血压会因此出现较大幅度的波动，容易导致心、脑、肾出现严重的并发症。如不及时调整用药，血压降得过低，患者就容易出现头晕、乏力、脑供血不足的情况。因此，专家建议，入夏之时，高血压患者要做好血压监测，并把结果告诉医生，让其根据血压的实际变化情况调整用药剂量，或是改变降血压药的种类。

Seizhah aenvih dohraeuj hwnjsang, sailwed roggyomq ndangvunz gya gvangq, haujlai boux vunz cungnienz caeuq bouxlaux hezyaz sang haenx hezyaz couh ndaej doekdaemq. Miz di vunz caeux couh deng bingh hezyaz sang haenx, loengh cingcuj le gij gvilwd ndangdaej bonjfaenh, baez daengz seizhah couh gag cujcangh dingz yw roxnaeuz gemj ywliengh. Lij mizmbangj boux vunzbingh cix mbouj gvansim gij hezyaz bienqvaq bonjfaenh, gij yw seizdoeng soj hai haenx, seizhah lij ciuq yiengh ciuq gij ywliengh haenx bae gwn.

Cungj guhfap gag luenh dingz yw neix, ndaej sawj hezyaz youq ndaw seizgan dinj ndeu deihdeih hwnj roengz mbouj dingh, mboujdan mbouj dabdaengz ywbingh yaugoj, caemhcaiq aenvih hezyaz ndaej vihneix daih fukdoh hwnjroengz, yungzcheih cauhbaenz sim、uk、mak gyoebfat bingh youqgaenj. Danghnaeuz mbouj gibseiz diuzcingj yungh yw, hezyaz roengz ndaej daiq daemq, vunzbingh couh yungzcheih okyienh gyaeuj ngunh、mbouj miz rengz、uk gung lwed mbouj cuk doengh cungj cingzgvang neix. Ndigah, conhgyah genyi, haeuj daengz seizhah, boux baenz hezyaz sang aeu guh ndei gamcaek hezyaz, caemhcaiq lwnh gezgoj hawj canghyw nyi, hawj de gaengawq hezyaz saedsaeh bienqvaq cingzgvang, diuzcingj ndei ngoenz yungh geijlai yw daeuj yw, roxnaeuz gaijbienq gij cungjloih yw gyangq hezyaz.

血压高为何会影响血糖？

Hezyaz sang vihmaz yingjyangj daengz hezdangz？

大多数糖尿病患者同时患有高血压。一方面，高血压会加重糖尿病性眼病和肾病等糖尿病并发症；另一方面，糖尿病本身会增加高血压及其他心血管疾病的风险。因为糖尿病会对血管造成不良影响，增加动脉硬化的风险，进而造成血管损伤、中风、心衰、心脏病及肾衰等危险。

科学家指出，即使是高血压前期［血压为 120～139/80～89 毫米汞柱（16～18.53/10.67～11.87 千帕）］也会对血糖带来不利影响。研究显示，患有高血压前期 10 年会使患心脏病的风险增加 2～3 倍，同样，也会影响血糖。可见，糖尿病患者保持正常血压对于控制血糖和预防糖尿病并发症至关重要。

Daih dingzlai boux baenz binghnyouhdangz doengzseiz baenz hezyaz sang. It fuengmienh, hezyaz sang rox gyanaek binghda binghnyouhdaengz caeuq binghmak binghnyouhdaengz daengj binghnyouhdangz gyoebfat bingh; Lingh fuengmienh, binghnyouhdangz bonjndang rox demgya gij vwndiz hezyaz sang caeuq bingh sailwed simdaeuz gizyawz. Aenvih binghnyouhdangz doiq sailwed cauhbaenz yingjyangj mbouj ndei，demgya doenghmeg giet ndongj fungyiemj, ciep roengzbae cauhbaenz sailwed deng sieng、mauhfung、simnyieg、bingh simdaeuz caeuq binghmak daengj yungyiemj.

Gohyozgyah ceijok，couhcinj dwg hezyaz sang geizgonq［hezyaz dwg 120～139/80～89 hauzmij gungjcu（16～18/10.67～11.87 cenhba）］hix yaek doiq hezdangz daiq daeuj yingjyangj mbouj ndei. Yenzgiu yienh'ok，baenz hezyaz sang geizgonq 10 bi ndaej yinxhwnj baenz bingh simdaeuz yungyiemj demgya 2～3 boix，doengzyiengh，hix ndaej yingjyangj daengz hezdangz. Daj neix yawjok，boux baenz binghnyouhdangz baujciz hezyaz cingqciengz doiq gaemhanh hezdangz caeuq yawhfuengz binghnyouhdangz gyoebfat baenz bingh gig youqgaenj.

如何防治血压偏低？

Baenzlawz fuengzceih hezyaz bien daemq？

收缩压低于 90 毫米汞柱（12 千帕），舒张压低于 60 毫米汞柱（8 千帕）时称为低血压。据统计，低血压的发病率在老年人群中高达 10%。低血压可能是一过性的，也可能是长期性的，其危害是造成人体各器官的供血不足。病情严重时，病人会感到头晕、头痛、眼前发黑、健忘、思维迟钝等。

低血压患者要坚持锻炼身体，但不要做体位变动过大、频繁低头的运动。一般来说，以动作舒缓的体育项目为宜，如太极拳、步行、慢跑、游泳等。在经过一段时间的锻炼后，可增加一定量的下肢力量练习，对低血压患者大有好处。活动下肢时，肌肉收缩能协助静脉的血液回流，而增加心脏输出的血液量，使血压上升。可采取"静立收缩腿部肌肉"的练习，其方法是手扶桌沿，挺直腰背站立，大小腿进行有节奏的肌肉收缩运动，每组 10 次。如果站立时有头晕现象，也可以卧位进行，逐渐过渡到能站立完成。

Souhsuzyaz daemq gvaq 90 hauzmij gungjcu（12 cenhba），suhcanghyaz daemq gvaq 60 hauzmij gungjcu（8 cenhba）seiz heuhguh hezyaz daemq. Gaengawq gyoepsuenq，hezyaz daemq fat bingh beijlwd youq ndaw vunzlaux gyoengqde dabdaengz 10%. Hezyaz daemq aiq dwg daemq baez ndeu, hix aiq dwg ciengzgeiz daemq, gij haihcawq de dwg cauhbaenz ndangvunz gak gi'gvanh gunghawj lwed mbouj gaeuq. Mwh binghcingz yiemzcungh, vunzbingh couh roxnyinh gyaeuj ngunh、gyaeuj dot、dangqnaj laepfuemx、lumzlangh、swhveiz nguhlaeng daengj.

Boux deng hezyaz daemq yaek genhciz lienh ndangdaej, hoeng gaej guh gij yindung ndangdaej bienqdoengh daiq lai、ngaem gyaeuj mbouj dingz haenx. Itbuen daeuj gangj, guh gij dijyuz hanghmoeg dungcoz soengmenh haenx habdangq, lumjbaenz daigizgenz、byaij roen、menhmenh buet、youzraemx daengj. Lienh gvaq duenh seizgan ndeu le, ga ndaej demgya di rengz ndeu daeuj lienh, doiq boux baenz hezyaz daemq gig miz ndeicawq. Mwh hozdung ga, ndangnoh sousuk ndaej bang lwed megcingx lae dauq, couh demgya gij lwed simdaeuz yinh ok haenx, hawj hezyaz sang hwnjdaeuj. Ndaej yungh lienhguh "dinghdingh ndwn daeuj sousuk noh ga", gij fuengfap de dwg fwngz rex henz daiz, daengjsoh hwet ndwn dwk, ga hung gahengh miz cezcou guh noh sousuk yindung, moix cuj 10 baez. Danghnaeuz ndwn seiz roxnyinh gyaeuj ngunh, hix ndaej naengh guh, cugciemh gvaqdoh daengz ndaej ndwn onj guh.

舒张压低可导致痴呆吗？
Suhcanghyaz daemq ndaej cauhbaenz lwngq lwi?

血压中的舒张压过低，是引起痴呆的一种危险因素，但是这种危险因素却是可防、可控的。老年高血压有其特殊性，即收缩压会随着年龄增加而不断增高，而舒张压会随着年龄增加变得正常甚至偏低。舒张压的理想值是小于 80 毫米汞柱（10.67 千帕），对于老年人来说，舒张压不能低于 70 毫米汞柱（9.33 千帕）。70 毫米汞柱（9.33 千帕）是警戒线，60 毫米汞柱（8 千帕）是危险线。研究发现，如果舒张压升高 10 毫米汞柱（1.33 千帕），痴呆的发生率将会降低 13％；如果舒张压降低 10 毫米汞柱（1.33 千帕），智力将会下降 34％。

对于舒张压过低即低于 60 毫米汞柱（8 千帕）而收缩压高的高血压老年人来说，应积极治疗，如选择具有改善大动脉弹性的降血压药物（硝酸酯类、钙拮抗剂等）。而对于收缩压正常，舒张压偏低的老年人来说，如果没有特别的症状出现，无须治疗，平时应该加强体育锻炼，如跑步、游泳、爬山、打太极拳等。保持良好的精神状态，消除紧张情绪，也是提高舒张压的有效方法。

Ndaw hezyaz aen suhcanghyaz daiq daemq, dwg cungj yinhsu yungyiemj yinxhwnj vunz lwngq ndeu, hoeng cungj yinhsu yungyiemj neix dauqfanj ndaej fuengzre, gaemhanh. Bouxlaux hezyaz sang miz gij dwzsuhsing de, couh dwg souhsuzyaz ndaej riengz nienzgeij demgya cix mboujduenh gya sang, suhcanghyaz riengz nienzgeij demgya couh bienq ndaej cingqciengz mizseiz lij bien daemq bae dem. Gij lijsiengjciz suhcanghyaz dwg noix gvaq 80 hauzmij gungjcu (10.67 cenhba), hoeng doiq bouxlaux daeuj gangj, suhcanghyaz mbouj ndaej daemq gvaq 70 hauzmij gungjcu (9.33 cenhba). 70 hauzmij gungjcu (9.33 cenhba) dwg diuzsienq fuengzre, 60 hauzmij gungjcu (8 cenhba) couh dwg diuzsienq yungyiemj lo. Yenzgiu fatyienh, danghnaeuz suhcanghyaz hwnjsang 10 hauzmij gungjcu (1.33 cenhba), gij beijlwd deng lwngq de ndaej doekdaemq 13%; Danghnaeuz suhcanghyaz gyangqdaemq 10 hauzmij gungjcu (1.33 cenhba), ciliz couh doekdaemq 34%.

Doiq doengh bouxlaux hezyaz sang suhcanghyaz daemq gvaqbouh hix couhdwg daemq gvaq 60 hauzmij gungjcu (8 cenhba) hoeng souhsuzyaz sang haenx daeuj gangj, wnggai hwnjheiq bae yw, lumjbaenz genj aeu gij yw gyangq hezyaz ndaej gaijndei doenghmeg hung danzsing haenx (siuhsonhcijlei、gaigezgangci daengj). Doiq doengh bouxlaux souhsuzyaz cingqciengz, suhcanghyaz bien daemq haenx daeuj gangj, danghnaeuz mbouj miz gij binghyiengh daegbied de okdaeuj, mbouj yungh yw, bingzseiz wnggai gyagiengz lienhndang, lumjbaenz buet、youzraemx、benz bya、dwk daigizgenz daengj. Baujciz cingsaenz cangdai ndei, siucawz simcingz gaenjcieng, hix dwg gij fuengfap mizyauq daezsang suhcanghyaz.

高血压患者运动有哪些注意事项？
Boux baenz hezyaz sang yindung aeu haeujsim gijlawz?

对于高血压的运动疗法，患者可以选择打太极拳、练气功、步行、骑自行车、游泳等运动。这些运动的特点都是动作舒缓，对高血压患者来说比较安全。太极拳动作柔和，能使全身放松、血压下降，而且有助于集中思想，保持心境宁静，消除精神紧张等因素的刺激。

锻炼时的注意事项：每次锻炼时，切忌做鼓劲憋气、快速旋转、用力剧烈和深度低头的动作。因为低头时大量血液流向大脑，颅内压会突然升高，严重的甚至可能导致脑血管出现意外。也不要突然停止运动，因为下肢运动突然停止会使大量血液滞留在下肢血管内，身体其他部位尤其是处于最高部位的脑组织对缺血反应十分敏感，会出现头晕、眼花甚至晕厥。开始锻炼时，要严格控制运动量，放松的、节奏较慢的、运动量较小的活动能收到较好的降血压效果，运动时的最高心率不要超过100～130次/分钟。如果在运动中出现心脏不适、气短、心率超过130次/分钟的情况，一定要立即停止运动。

Doiq yindung ywfap yw hezyaz sang, vunzbingh ndaej genj aeu doengh aen yindung dwk daigizgenz、lienh gigungh、byaij roen、gwih danci、youzraemx daengj. Gij daegdiemj doengh gij yindung neix cungj dwg dungcoz menh, doiq boux baenz hezyaz sang daeuj gangj haemq ancienz. Daigizgenz dungcoz unqswnh, ndaej sawj daengx ndang cuengqsoeng、hezyaz doekdaemq, caemhcaiq ndaej bangcoh cizcungh swhsiengj, baujciz simcingz andingh, siucawz cingsaenz gaenjcieng doengh gij yinhsu gikcoi neix.

Mwh lienhndang aeu haeujsim saehhangh: Moix baez lienhndang seiz, gaej haenqrengz bae guh gij dungcoz mbaetheiq、riengjvaiq baenqcienq、yungh rengz haenq caeuq ngaem gyaeuj laeg daemq haenx. Aenvih mwh ngaem gyaeuj, daihliengh lwed lae haeuj uk bae, atlig baihndaw aiq sawqmwh swng sang, gij youqgaenj de lij aiq yinxhwnj sailwed uk okyienh saeh liuh mbouj daengz. Hix gaej sawqmwh dingz roengzdaeuj mbouj yindung, aenvih dinga yindung sawqmwh dingz roengzdaeuj couh sawj daihliengh lwed cwk youq ndaw sailwed dinga, ndangdaej gizyawz daegbied dwg uk cujciz youq giz ceiq sang, doiq lwed gung mbouj gaeuq fanjwngq gig minjganj, couh okyienh gyaeuj ngunh、da raiz vanzlij maezgae bae dem. Haidaeuz lienhndang seiz, aeu yiemzgek gaemhanh yindung soqliengh, gij hozdung cuengqsoeng、cezcou haemq menh、yindung soqliengh haemq iq haenx, ndaej soudaengz gyangq hezyaz yaugoj haemq ndei, mwh yindung ceiq sang sinhliz mbouj ndaej mauhgvaq $100 \sim 130$ baez/faencung. Danghnaeuz youq ndaw yindung okyienh simdaeuz mbouj cwxcaih、heiqdinj、sinhliz mauhgvaq 130 baez/faencung, itdingh aeu sikhaek dingz guh yindung.

一年花 30 元能控制高血压吗？
Bi yungh 30 maenzngaenz ndaej gaemhanh hezyazsang lwi?

有研究证明，选用双氢克尿噻、尼群地平及卡托普利等国产药物，并通过良好的自我管理，就能有效控制高血压、预防脑卒中（中风），有效率达 86%，脑卒中发病率下降 60%，而该方案全年药费仅为 30 元。以双氢克尿噻为例，1 年的药费仅为 10 多元。高血压患者在服用以上 3 种药物时，应根据实际情况，在医生的指导下服用。

Miz yenzgiu cwngmingz, genj yungh Sanghginghgwzniusaih、Nizginzdibingz caeuq Gajdozbujli daengj yw ndaw guek canj haenx, doenggvaq guenjleix ndei, couh ndaej mizyauq gaemhanh hezyaz sang、yawhfuengz gij bingh sailwed uk（mauhfung）, miz yauliz dabdaengz 86%, fat bingh mauhfung beijlwd doekdaemq 60%, aen fueng'anq neix daengx bi dan yungh bae 30 maenzngaenz. Aeu Sanhginghgwzniusaih guh laeh, gij cienzyw bi ndeu ngamq yungh bae 10 lai maenzngaenz. Boux baenz hezyaz sang mwh gwn 3 cungj yw gwnzneix, wngdang gaengawq saedsaeh cingzgvang, hawj canghyw sonyinx le gwn.

高血压有哪些"报警"信号？
Hezyaz sang miz gij saenqhauh "bauqgingj" lawz?

高血压总是悄悄地危害人们的健康。不过，再狡猾的敌人也会露出马脚，一些小细节可能就是高血压的"报警"信号。

眩晕：眩晕是高血压患者出现最多的症状。可能的原因：①血压降得太低或长期高血压导致脑供血不足，产生头晕。②高血压可以增强脑动脉的搏动感，进而对脑组织形成冲击和振荡，引起头晕。

失眠：持续升高的血压可导致大脑皮层和自主神经出现功能失调，从而间接引起入睡困难、易醒、睡眠不踏实、易做噩梦、易惊醒等失眠症状。血压升高，自主神经活性增强，也会导致入睡困难。

耳鸣：高血压可以导致内耳动脉硬化和痉挛，因供血不足使听觉神经功能发生退化。表现为耳朵里出现断断续续嗡嗡作响的声音，就像水车来回旋转那样低沉的声音。它的特点是双耳耳鸣多为间断性的，持续时间较长。

头疼：头疼是高血压常见的症状之一，可表现为持续性钝痛或搏动性胀痛。血压过高时，内脏及四肢小动脉显著收缩，因脑部血管收缩力差，于是流入脑部的血液相应增多，引起动脉充血、扩张，产生头疼。甚至有时引发恶心、呕吐，多因血压突然升高使头部血管反射性强烈收缩所致，这可能是向恶性高血压转化的信号。

肢体麻木：血压波动或升高时，全身小动脉出现痉挛，造成血管舒缩功能紊乱或动脉硬化，引起肢体局部供血不足，出现四肢发麻，特别是长期患高血压得不到有效控制时，该症状更明显。

Hezyaz sang cungj laeglemx haih daengz vunzlai ndangcangq. Mboujgvaq, duznyaenma caiq ganvad hix deng loh rieng okdaeuj, saek di saeh iq aiq couhdwg aen saenqhauh "bauqgingj" hezyaz sang.

Daraiz：Daraiz dwg gij binghyiengh boux baenz hezyaz sang deng ndaej ceiq lai haenx. Yienzaen aiq dwg：①Hezyaz gyangq ndaej daiq daemq roxnaeuz ciengzgeiz hezyaz sang, yinxhwnj uk gung lwed mbouj gaeuq, deng gyaeuj ngunh. ②Hezyaz sang ndaej demgiengz gij doenghmeg aen uk diuqdoengh, ciep roengzbae doiq gij cujciz ndaw uk cauxbaenz cungdongj caeuq saenqdaenh, yinxhwnj gyaeuj ngunh.

Ninz mbouj ndaek：Hezyaz lienzdaemh hwnjsang ndaej cauhbaenz caengznaenguk caeuq swcujsinzgingh okyienh gunghnwngz mbouj doxdaengh, baenzneix ganciep yinxhwnj haeujninz gunnanz、yungzheih singj、ninz mbouj net、yungzheih guh fangzhwnzloq、yungzheih doeksaet singj daengj binghyiengh ninz mbouj ndaek. Hezyaz hwnjsang, swcujsinzgingh hozsing demgiengz, hix yaek cauhbaenz ninzndaek gunnanz.

Rwz okrumz：Hezyaz sang ndaej cauhbaenz doenghmeg ndaw rwz giet ndongj caeuq fat nyinzgeuq, aenvih gung lwed mbouj gaeuq hawj gij gunghnwngz dingqnyisinzgingh doiqvaq. Biujyienh baenz ndaw rwz miz gij sing'yaem yaemzrwdrwd yiengjhumhum dingzdingz duenhduenh, lumj cilungzgoet baedauq baenqcienq nei. Gij daegdiemj de dwg song rwz okrumz dingzlai dwg dingzduenh, laebdaeb seizgan haemq raez.

Gyaeuj in：Gyaeuj in dwg hezyaz sang cungj bingh ciengz raen ndeu, ndaej biujyienh baenz lienzdaemh yaem in roxnaeuz diuqdoengh ciengq in. Hezyaz sang gvaqbouh seiz, doenghmeg iq dungxsaej caeuq seiqguengq sousuk gig mingzyienj, aenvih sailwed aen uk rengz sousuk ca, yienghneix gij lwed lae haeuj ndaw uk bae haenx doxwngq demlai, yinxhwnj doenghmeg cung lwed、gya gvangq, couh deng gyaeuj in. Mizseiz caiqlij yinxfat siengj rueg、rueg, dingzlai aenvih hezyaz sawqmwh hwnjsang sawj sailwed aen gyaeuj fanjsesing sousuk cauhbaenz, neix aiq dwg aen saenqhauh naeuz yiengq hezyaz sang rwix cienjvaq lo.

Seiqguengq mazmwnh: Hezyaz mbouj onjdingh roxnaeuz hwnjsang seiz, daengx ndang doenghmeg iq okyienh fat nyinzgeuq, cauhbaenz gij gunghnwngz sailwed sousuk luenhlablab roxnaeuz doenghmeg giet ndongj, yinxhwnj seiqguengq mbangj giz gung lwed mbouj gaeuq, okyienh genga fatmaz, daegbied dwg youq mwh ciengzgeiz baenz hezyaz sang mbouj ndaej gaemhanh ndei haenx, binghyiengh engqgya mingzyienj.

高血压急症为何不能使用心痛定？
Hezyaz sang fat bingh gaenjgip，vihmaz mbouj ndaej yungh yw Sinhdungding?

心痛定即普通的硝苯地平片，起效迅速，血压下降的速度和幅度不可控制，同时抑制心肌收缩力，激活交感神经，增加心肌耗氧量，诱发心肌缺血、心衰和心律失常，甚至导致猝死。因此，高血压急症禁用心痛定，其他短效或速效药物如卡托普利也尽量避免使用。

Yw Sinhdungding couh dwg yw Siuhbwnjdibingzben bujdungh haenx, miz yaugoj gig vaiq, roengz hezyaz suzdu caeuq fukdoh mbouj ndaej gaemhanh, doengzseiz hanhhaed aensim sousuk naengzlig, giklix gyauhganjsinzgingh, demgya simdaeuz hauqsied yangjgi soqliengh, yaeuhfat simdaeuz noix lwed、simnyieg caeuq sinhliz mbouj cingqciengz, vanzlij cauhbaenz fwtdai dem. Ndigah, boux baenz hezyaz sang fat bingh gaenjgip gimqyungh yw Sinhdungding, yw wnq youq ndaw seizgan dinj mizyau roxnaeuz mizyau gig vaiq haenx, beijlumj Gajdozbujli hix caenhliengh bietmienx sawjyungh.

怎样治疗脉压差增大？
Hauhlawz daeuj yw mwzyaz doxca demhung?

脉压是指收缩压减去舒张压所得的数值，正常人的脉压为30～40毫米汞柱（4～5.33千帕）。脉压增高多见于单纯收缩期高血压患者，和老年人主动脉硬化有关。脉压大于65毫米汞柱（8.67千帕）时，心血管疾病、脑卒中及周围血管病的发生率明显升高。因此，降低脉压显得十分重要。

由于现阶段六大类降血压药中还没有只降低收缩压，而不降低舒张压的药物。而要降低脉压只有改善大动脉的顺应性，通过改善大动脉顺应性可降低收缩压，升高舒张压。循证医学证据表明，利尿剂和钙离子拮抗剂不仅有良好的降血压作用，而且可改善大动脉顺应性。因此，脉压增大的高血压患者不妨选择利尿剂或钙离子拮抗剂治疗。

Mwzyaz dwg ceij souhsuzyaz gemj bae suhcanghyaz soj ndaej aen soqcig haenx, mwzyaz boux cingqciengz dwg 30～40 hauzmij gungjcu (4～5.33 cenhba). Mwzyaz demsang youq doengh boux bingh danhcunz souhsuzgeiz hezyaz sang de raen lai, caeuq bouxlaux doenghmeg giet ndongj mizgven. Mwh mwzyaz sang gvaq 65 hauzmij gungjcu (8.67 cenhba), gij beijlwd deng bingh sailwed simdaeuz、mauhfung caeuq bingh sailwed seiqguengq haenx mingzyienj hwnjsang. Ndigah, gyangqdaemq mwzyaz yienh ndaej cibfaen youqgaenj.

Aenvih aen gaihdon neix roek daih loih yw gyangqdaemq hezyaz ndawde, lij mbouj caengz miz cungj yw lawz dan gyangqdaemq souhsuzyaz, cix mbouj gyangqdaemq suhcanghyaz. Hoeng yaek gyangqdaemq mwzyaz cijmiz gaijndei gij swnh'wngqsingq daihdoenghmeg, doenggvaq gaijndei doenghmeg swnh'wngqsingq daeuj gyangqdaemq souhsuzyaz, swngsang suhcanghyaz. Sinzcwng Yihyoz baengzgawq biujmingz, Liniuci caeuq Gailizswjgezgangci mboujdan miz gij cozyung ndei gyangqdaemq hezyaz, caemhcaiq ndaej gaijndei gij swnh'wngqsingq daihdoenghmeg. Ndigah, boux baenz hezyaz sang mwzyaz demhung haenx mbouj fuengz genj yungh yw Liniuci roxnaeuz Gailizswjgezgangci daeuj ywbingh.

一侧手臂血压高也算高血压吗?
Aen gen ndeu hezyaz sang hix suenq hezyaz sang lwi?

在 2000 年出版的《中国高血压病指南》中就明确规定，对于双臂血压不等的患者，应以其血压较高一侧手臂的血压值作为其真实的血压水平。如果有一侧手臂的血压值超过 140/90 毫米汞柱 (18.67/12 千帕)，就可以被确诊为高血压，应进行治疗。

须注意的是，如果一个人双臂之间的血压差大于 10 毫米汞柱 (1.33 千帕)，说明该患者血压较低一侧的手臂存在动脉狭窄或不完全性堵塞的情况。因此，应先去医院对血压偏低的手臂进行多普勒超声检查。检查的结果若为手臂动脉先天性狭窄，可不进行治疗；检查的结果若为血栓引起的动脉堵塞，应立即进行溶栓治疗，以免因血栓栓子脱落，引起脑梗死、心肌梗死、肺栓塞等可危及生命的疾病。

Youq 2000 nienz okbanj 《Cungguek Gauhhezyazbing Cijnanz》 ndawde couh mingzbeg gvidingh, doiq boux song gen hezyaz mbouj doxdoengz haenx, wngdang aeu hezyazciz mbiengj gen hezyaz haemq sang haenx, dangguh gij hezyaz suijbingz caensaed de. Danghnaeuz miz aen gen ndeu gij hezyazciz de mauhgvaq 140/90 hauzmij gungjcu (18.67/12 cenhba), ndaej doekdingh baenz hezyaz sang, wnggai bae yw.

Gij aeu louzsim de dwg, danghnaeuz boux vunz ndeu song gen gij hezyaz ca de hung gvaq 10 hauzmij (1.33 cenhba), gangjmingz boux vunzbingh neix aen gen hezyaz haemq daemq haenx miz gij cingzgvang doenghmeg gaebged roxnaeuz mbouj cienzbouh saeklaengz. Ndigah, wnggai sien bae yihyen doiq aen gen hezyaz bien daemq de guh Dohbujlwz Cauhswngh genjcaz. Genjcaz gezgoj danghnaeuz dwg doenghmeg genfwngz

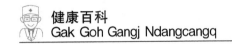

seng daeuj gaebged，ndaej mbouj yungh yw；Genjcaz gezgoj danghnaeuz dwg lwedgiet yinxhwnj doenghmeg caetsaek，wngdang sikhaek guh yungzs lwedgiet ywbingh，mienx deng aen lwedgiet loenq le，yinxhwnj uk saek dai、sim saek dai、doenghmeg aen bwt deng saek daengj bingh ndaej haih daengz sengmingh haenx.

高血压伴糖尿病如何选用药物？

Baenz hezyaz sang caemhcaiq baenz binghnyouhdangz，hauhlawz genjyungh yw?

糖尿病会加重高血压的病变，而高血压的存在，必然会加速糖尿病、肾病的进展，又会引起血压的进一步升高，从而形成恶性循环。

控制血压主要依赖合理选择降血压药。糖尿病患者降血压应首选血管紧张素转换酶抑制剂（ACEI类，如卡托普利）和血管紧张素受体拮抗剂（如氯沙坦）。高血压伴糖尿病患者服用单种降血压药不能奏效或发生药物不良反应时，应及时联合一种或多种降血压药小剂量配合使用。血管紧张素转换酶抑制剂和血管紧张素受体拮抗剂类药物作为联合用药的基础，配合其他降血压药物不仅能获得较好的疗效，而且还可减少药物的不良反应。

Binghnyouhdangz ndaej hawj hezyaz sang bingh engq naek，miz hezyaz sang，bietyienz rox gyavaiq binghnyouhdangz、binghmak cincanj，youh rox yinxhwnj hezyaz caenh'itbouh hwnjsang，yienghneix cix yied daeuj yied rwix.

Gaemhanh hezyaz cujyau baengh hableix genj yungh yw gyangq hezyaz. Boux baenz binghnyouhdangz gyangq hezyaz wngdang senj loih yw hezgvanj ginjcanghsu conjvanmeiz yizcici（ACEI loih，lumjbaenz Gajdozbujli）caeuq hezgvanj ginjcanghsu soudij gezgangci（lumjbaenz Luzsahdanj）gaxgonq. Boux baenz binghnyouhdangz hezyaz youh sang haenx，gwn cungj yw ndeu gyangq hezyaz，mbouj miz yaugoj roxnaeuz fatseng yw fanjwngq mbouj ndei seiz，wnggai gibseiz lienzhab yungh cungj yw ndeu roxnaeuz lai cungj yw gyangq hezyaz fukyw iq de boiqhab sawjyungh. Loih yw hezgvanj ginjcanghsu conjvanmeiz yizcici caeuq hezgvanj ginjcanghsu soudij gezgangci dangqguh aen giekdaej lienzhab yungh yw，boiqhab yw gizyawz gyangq hezyaz mboujdan ywbingh yaugoj haemq ndei，vanzlij ndaej gemjnoix gij yw fanjwngq mbouj ndei de dem.

高血压患者体检时需要停药吗？

Boux baenz hezyaz sang guh ndangdaej genj caz seiz aeu dingz yw lwi?

高血压患者在健康检查前，通常不需要停用降血压药，尤其是血压很高的患者，应当坚持服药。这是因为体检前用少量开水吞服降血压药，不会影响肝功能、肾功能、血脂和血糖的检查结果，也不会促使胆囊中的胆汁排空，对胆囊超声检查也不会有大的妨碍。至于对心电图和胸部 X 线检查，更不会带来不利的影响。对于已经确诊的高血压患者，服用降血压药后的血压，正好用来评价该药物是否有效，血压控制是否良好。

但对一些特殊的检查项目如胃镜检查，就不能服用任何药物，因为胃内的药物可能影响观察结果。如果患者血压高、胃镜检查又非做不可，可向医生讲明病情，在胃肠道以外的途径使用降血压药物，以保证胃镜检查时患者的安全。

Boux baenz hezyaz sang youq guh ndangcangq genjcaz gaxgonq, ciengzseiz mbouj yungh dingz yw gyangq hezyaz, daegbied dwg boux baenz hezyaz gig sang haenx, wngdang genhciz gwn yw. Neix dwg aenvih ndangdaej genjcaz gaxgonq yungh di raemxgoenj ndeu ndwnjgwn yw gyangq hezyaz, mbouj yingjyangj daengz gij genjcaz gezgoj gunghnwngz daep、gunghnwngz mak、hezcij caeuq hezdangz, hix mbouj ndaej coisawj raemx mbei baiz hoengq, doiq cauhswnghboh genjcaz aen mbei hix mbouj miz daih ngaih. Doiq sinhdenduz caeuq mienh'aek guh X sienq genjcaz, engq mbouj daiq daeuj yingjyangj mbouj ndei. Doiq boux baenz hezyaz sang gaenq mingzbeg doekdingh haenx, gij hezyaz gwn yw gyangq hezyaz gvaq de, cingqngamj ndaej yungh daeuj bingzgyaq yw dwg mbouj dwg mizyauq, hezyaz gaemhanh ndaej ndei mbouj ndei.

Hoeng doiq mbangjdi genjcaz hanghmoeg daegbied beijlumj veiging genjcaz, couh mbouj ndaej gwn saek yiengh yw, aenvih gij yw ndaw dungx aiq yingjyangj daengz cazyawj. Danghnaeuz bouxbingh hezyaz sang、youh mbouj ndaej mbouj guh veiging genjcaz, ndaej gangj mingzbeg binghcingz hawj canghyw dingqnyi, youq baihrog dungxsaej, yungh yw gyangq hezyaz, daeuj baujcwng mwh guh veiging genjcaz bouxbingh ndaej ancienz.

中老年人头痛为何要先量血压？
Bouxcungnienz caeuq bouxlaux gyaeuj in, vihmaz aeu sien rau hezyaz?

中老年人高血压发病率高，所以一旦头痛，最好先量血压，对于正确诊断和治疗高血压病有重要意义。

首先，经常测量头痛病人的血压变化，对于早期发现和预防头痛病人的高血压病极为重要；其次，如果高血压是引起头痛的原因，那么及时服用降低血压的药物，头痛就会很快得到缓解；再次，对于低血压所致的头痛病人，则需进一步查明引起血压过低的原因，作出对因治疗；最后，头痛有时也是高血压病人突发脑卒中（中风）的信号，当患者血压突然上升时，在头痛的同时往往出现意识模糊、全身抽搐、剧烈呕吐、暂时性视力丧失等症状，这时候家属一定要提高警惕，要马上把患者送至医院救治。

Bouxcungnienz caeuq bouxlaux hezyaz sang fat bingh cingzsoq sang, ndigah baez gyaeuj in, ceiq ndei sien rau hezyaz, doiq cingqdeng cazbingh caeuq ywbingh hezyaz sang miz cungyau yiyi.

Daih'it, ciengzseiz caekrau gij hezyaz bienqvaq boux vunzbingh gyaeuj in, doiq gij bingh hezyaz sang geizcaeux ndaej raen caeuq yawhfuengz vunzbingh gyaeuj in haenx youqgaenj dangqmaz; Daihngeih, danghnaeuz hezyaz sang dwg aen yienzaen yinxhwnj gyaeuj in, yienghneix gibseiz gwn yw gyangqdaemq hezyaz, gyaeuj in couh gig vaiq ndaej gemjmbaeu; Daihsam, doiq boux deng gyaeuj in aenvih hezyaz daemq cauhbaenz haenx, cix aeu caenh'itbouh caz cingcuj gij yienzaen yinxhwnj hezyaz daemq gvaqbouh haenx, guh cimdoiq ywbingh; Gatsat, gyaeuj in mizseiz hix dwg aen saenqhauh boux vunzbingh hezyaz sang sawqmwh fat bingh sailwed uk (mauhfung), mwh boux vunzbingh hezyaz sawqmwh hwnjsang, youq mwh gyaeuj in ciengzciengz doengzseiz raen miz gij binghyiengh yisiz mumjgyumq, daengx ndang hwnjgeuq, haenqrem rueg, camhseiz yawj mbouj raen daengj, seizneix gij vunz ndaw ranz itdingh aeu lailai singjgaeh, aeu sikhaek soengq vunzbingh bae yihyen gouqyw.

什么原因会导致血压波动?

Gijmaz yienzaen ndaej cauhbaenz hezyaz hwnjroengz mbouj dingh?

高血压患者的血管调节能力差,自主神经平衡能力脆弱,因而应特别注意下面这 6 种能够造成血压大幅波动的小征兆。

(1) 突然暴怒。暴怒会使收缩压升高 50 毫米汞柱(6.67 千帕),这对血管的损害非常大。

(2) 长期便秘。如果长期便秘,在用力排便时,血压波动大,对高血压患者来说是有一定风险的。

(3) 骤然降温。研究发现,气温每下降 1 ℃,心脑血管疾病的发生率增加 2%。

(4) 经常吸烟。研究发现,吸 1 支烟可以使收缩压升高 10~25 毫米汞柱(1.33~3.33 千帕)。

(5) 突然停药。研究发现,长期服用降血压药的高血压患者,一旦突然停药,非常容易出现血压大幅度回升的现象,这对血管的损伤很大。

(6) 长期酗酒。研究表明,男性体内酒精量超过 30 毫升,女性体内酒精量超过 15 毫升时,酒精可直接使外周血管的紧张度增高,血管痉挛,从而导致血压急剧升高。

Boux baenz hezyaz sang hezgvanj diuzcez naengzlig ca, swcujsinzgingh bingzyaenx naengzlig nyieg, ndigah wnggai daegbied louzsim lajneix 6 cungj ciudaeuz iq ndaej cauhbaenz hezyaz daih fukdoh hwnjroengz mbouj dingh.

(1) Sawqmwh hujdengdeng. Hujdengdeng ndaej sawj souhsuzyaz hwnjsang 50 hauzmij gungjcu (6.67 cenhba), neix doiq sailwed sonjhaih gig daih.

(2) Ciengzgeiz haexgaz. Danghnaeuz ciengzgeiz haexgaz, youq seiz yungh rengz baiz haex, hezyaz hwnjroengz mbouj dingh daih, doiq boux baenz hezyaz sang daeuj gangj miz itdingh fungyiemj.

（3）Mbwn sawqmwh nit. Yenzgiu fatyienh, dienheiq moix doekdaemq 1 ℃，bingh sailwed simdaeuz fatseng beijlwd couh demgya 2%.

（4）Ciengzseiz cit ien. Yenzgiu fatyienh, cit haeuj ien ndeu ndaej sawj souhsuzyaz swng sang 10~25 hauzmij gungjcu（1.33~3.33 cenhba）.

（5）Sawqmwh dingz yw. Yenzgiu fatyienh, boux baenz hezyaz sang ciengzgeiz gwn yw gyangq hezyaz, baez sawqmwh dingz yw, gig yungzheih okyienh hezyaz sang doxdauq fukdoh daih，neix doiq sailwed sienghaih gig daih.

（6）Ciengzgeiz lanhlaeuj. Yenzgiu biujmingz, ndaw ndang bouxsai ciujcingh soqliengh mauhgvaq 30 hauzswngh，ndaw ndang mehmbwk ciujcingh soqliengh mauhgvaq 15 hauzswngh le，ciujcingh ndaej cigciep hawj sailwed roggyomq ndangvunz engqgya gaenjcieng，hawj sailwed hwnjgeuq，yienghneix couh yinxhwnj hezyaz gig vaiq sang hwnjdaeuj.

练琵琶手功操能降血压吗?
Lienz gimzbizbaz soujgunghcauh, ndaej gyangq hezyaz lwi?

很多中老年朋友血压偏高，坚持练琵琶手功操，有助于保持血压正常。

具体做法：右手臂朝前手掌向上呈 90°角，手指张开，指根对准鼻尖；左手手指搭右手脉搏（即手腕纹处），右脚朝前半步，脚后跟着地，左脚自然弯曲，头正，两眼平视，上身放松；两手保持弹琵琶姿势，全身缓慢做上下起伏运动。此操每日早、晚各做 1 次，每次做 5 分钟。

Haujlai bouxcungnienz caeuq bouxlaux baengzyoux hezyaz bien sang, genhciz lienh gimzbizbaz soujgunghcauh, doiq baujciz hezyaz cingqciengz miz bangcoh.

Gidij guhfap：Gen'gvaz coh baihnaj, fajfwngz yiengq baihgwnz baenz 90° gak, aj lwgfwngz, goek lwgfwngz doiq cinj byaigyaeujndaeng；Lwgfwngz fwngzswix dap youq gwnz meg fwngzgvaz（couhdwg gengoenh gizde），dingvaz yiengq baihnaj yamq buenq yamq, giujdin roengz deih, dinswix caihde ngut, gyaeuj cingq, song da bingzyawj, gwnz ndang cuengqsoeng；Song fwngz baujciz aen yiengh danz gimzbizbaz, daengx ndang menhmenh daj gwnz daengz laj guh hwnjroengz yindung. Aen cauh neix moix ngoenz haet、haemh gak guh baez ndeu, moix baez guh 5 faencung.

射频治疗真的能降血压吗?
Sebinz ywbingh caen ndaej gyangq hezyaz lwi?

最近，一种用射频消融法治疗高血压的新技术让很多高血压患者看到了希望，都想通过该疗法治疗高血压疾病。其实，射频消融法是一种微创手术，对人体的创伤较小，但不是所有高血压患者都适合做这样的手术。目前适用的对象，仅为一些难治性高血压患者。这种疗法也不是一种根治高血压的方法，而是对于用了多种降血压药物还不能控制的高血压患者，才选择这样的方法来配合药物治疗。由于这项技术国内外开展的时间不长，治疗后的远期疗效还不能确定，手术后对人体是否会产生不良的后果，都要经过长期的观察和实践检验，所以现在还无法下最后的定论。

Ceiqgaenh, cungj gisuz moq yungh sebbinz siuhyungzfaz yw hezyaz sang ndeu, hawj haujlai boux baenz hezyaz sang yawjraen le maqmuengh, cungj siengj doenggvaq aen fuengfap neix daeuj yw gij bingh bonjfaenh. Gizsaed, sebbinz siuhyungzfaz dwg cungj soujsuz loq miz di sieng ndeu, doiq ndangvunz sieng haemq iq, hoeng mbouj dwg sojmiz boux vunzbingh baenz hezyaz sang cungj hab guh yiengh soujsuz neix. Gij duisieng seizneix habyungh haenx, dan dwg gij vunzbingh hezyaz sang nanz yw de. Cungj fuengfap yw neix, hix mbouj dwg cungj fuengfap yw ndei hezyaz sang ndeu, cix dwg doiq cungj vunzbingh baenz hezyaz sang ndeu yungh lai cungj yw gyangq hezyaz lij mbouj ndaej gaemhanh haenx, cij genjaeu yiengh fuengfap neix boiqhab yw daeuj ywbingh. Aenvih hangh gisuz neix ndaw guek rog guek guh ndaej seizgan mbouj nanz, yw gvaq le gij bingh yw ndei ndaej geijlai nanz seizgan, lij mbouj caengz dingh, soujsuz gvaq le doiq ndangvunz dwg mbouj dwg miz gij hougoj mbouj ndei de, cungj aeu ginggvaq ciengzgeiz cazyawj caeuq sizcen niemhyawj, ndigah seizneix lij fouzfap roengz gij dinglun gatsat de.

降血压为啥要先减体重？
Gyangq hezyaz vih gijmaz yaek sien gemj ndangnaek gonq?

研究发现，肥胖高血压患者平均每减重1千克，其血压便下降1毫米汞柱（133.32帕）。

肥胖高血压患者通过限制热量摄入、增加有效的合理的体育锻炼与运动，使体重下降至轻度肥胖，甚至接近正常，对其血压的降低有明显的作用。使用比平时剂量更小的药物就能很好地控制血压，不但用药量减少而且其生活质量得到明显提高。β阻滞剂对肥胖高血压患者疗效较好，可乐定及利尿剂对肥胖高血压治疗效果好；钙通道阻滞剂和血管紧张素转换酶抑制剂在肥胖高血压的治疗中对肾脏有保护作用，可改善胰岛素抵抗以及抑制交感神经功能，均有利于肥胖高血压的降血压治疗。

Yenzgiu fatyienh, boux vunz biz hezyaz sang bingzyaenz moix gemj naek song gaen, hezyaz de couh doekdaemq 1 hauzmij gungjcu (133.32 ba).

Boux vunz bizbwd hezyaz sang doenggvaq hanhhaed gwn yezlieng haeujbae、demgya gij dijyuz donlen caeuq yindung hableix youh mizyauq haenx, sawj ndangnaek doekdaemq daengz loq biz di, mizseiz lij ciepgaenh cingqciengz bae, doiq gyangqdaemq gij hezyaz de miz cozyung mingzyienj. Yungh gij yw beij bingzseiz yunghliengh engq noix haenx couh ndaej gig ndei bae gaemhanh hezyaz, mboujdan yungh yw gemjnoix caemhcaiq gij swnghhoz cizlieng de ndaej daengz daezsang. βcujcici doiq yw bouxbingh vunzbiz yaugoj haemq ndei, Gojlozding caeuq Liniuci doiq yw bouxbiz hezyaz sang yaugoj haemq ndei; Gaidunghdaucujcici caeuq hezgvanj ginjcanghsu conjvanmeiz yizcici, youq mwh yw bizbwd hezyaz sang, doiq aen mak miz baujhoh cozyung, ndaej gaijndei Yizdaujsu dingjhoenx caeuq naenxhaed gyauhganjsinzgingh gunghnwngz, cungj doiq bouxbiz hezyaz sang gyangq daemq hezyaz ywbingh mizleih.

高血压患者为何不宜做深呼吸？
Boux baenz hezyaz sang vihmaz mbouj hab guh diemheiq hung?

深呼吸对人体保健有积极作用，但过度深呼吸会导致高血压患者心脑血管收缩。因为过度深呼吸会使血液中的二氧化碳大量排出，此时机体即会实施自我调节，导致血管口径缩小。这样，就会引起循环阻力增加，从而使血压大幅度增高。特别是有心绞痛病史的冠心病患者，若强烈地深呼吸 2～5 分钟，会诱发剧烈的心绞痛发作，甚至发生心肌梗死。对这种诱因的心绞痛，药物治疗无效，必须调整呼吸频率和深度，逐步恢复到正常呼吸，才能奏效。

专家提醒，对已发生动脉硬化，尤其是高血压、心血管和脑血管疾病的患者，均不宜进行深呼吸锻炼，以免诱发心脑血管意外。

Diemheiq hung doiq baujgen miz cozyung ndei, hoeng diemheiq hung lai, ndaej yinxhwnj sailwed simdaeuz boux baenz hezyaz sang sousuk. Aenvih diemheiq daiq hung ndaej sawj wyangjvadan ndaw lwed daihliengh baiz okdaeuj, mwhneix gihdij couh yaek saedhengz gag diuzcez, cauhbaenz congh sailwed suk iq. Yienghneix, couh yaek yinxhwnj sinzvanz cujliz demgya, yienghneix couh sawj hezyaz daih fukdoh demsang. Daegbied dwg bouxbingh deng gvaq aeksim'in caeuq gvanhsinhbing haenx, danghnaeuz diemheiq haenq youh hung 2 daengz 5 faencung, couh yaek yaeuhfat aeksim'in haenqrem, mizseiz lij deng sim saek dai dem. Doiq cungj yienzaen yaeuhfat aeksim'in neix, yungh yw ywbingh mbouj mizyauq, itdingh aeu diuzcingj diemheiq binzliz caeuq diemheiq hung iq, cugbouh hoizfuk daengz cingqciengz diemheiq, cijndaej miz yaugoj.

Conhgyah daezsingj naeuz, doiq bouxbingh gaenq doenghmeg giet ndongj, daegbied dwg boux baenz hezyaz sang、bingh sailwed sim caeuq uk haenx, cungj mbouj hab lienh diemheiq hung，mienxndaej yaeuhfat baenz bingh sailwed sim uk siengj mbouj daengz haenx.

心悸频繁发生为何要尽早就医？
Ciengzseiz aekdiuq，vihmaz yaek caeux di bae ywbingh?

心悸是一种自觉症状，并不是靠哪种仪器能测出来的，主要表现为心跳时不舒服，有心慌的感觉。据现代医学分析，心悸主要是由器质性疾病和功能性紊乱引起的。器质性疾病主要为冠心病、高血压性心脏病、风湿性心脏病、肺源性心脏病等，表现为各种心律失常，通过心电图检查往往可以发现异常。功能性紊乱为心脏自主神经功能紊乱，常受精神情绪的影响，心悸发生的时间较短，心电图检查没有异常的变化。

因此，心悸的发生并不意味着患有心脏病，也未必是心脏病发作的标志。只是老年人由于易患心血管疾病，故而常发心悸，但要引起重视，并尽早检测找出病因。更年期易受情绪左右，如原先没有心血管疾病，常因心脏自主神经功能紊乱发生心悸，心悸发作频繁，发作时持续较长者，尤其是老年人，应去医院做心电图检查，必要时接受运动试验和24小时动态心电图监测，还要考虑是否正在服用其他药物和患有内分泌疾病。

Aekdiuq dwg cungj binghyiengh gagrox ndeu, bingq mbouj dwg baengh cungj yizgi lawz ndaej rau okdaeuj, cujyau biujyienh baenz sim diuq seiz mbouj cwxcaih, roxnyinh simvueng. Gaengawq yienhdaih yihyoz faensik, aekdiuq cujyau dwg youz gij bingh gicizsing caeuq gunghnwngzsing luenhlablab yinxhwnj. Gicizsing bingh cujyau dwg gvanhsinhbing、hezyaz sang binghsimdaeuz、funghsizsing binghsimdaeuz、feiyenzsing binghsimdaeuz daengj, biujyienh baenz gak cungj simlwd mbouj cingqciengz, doenggvaq sinhdenduz genjcaz ciengzseiz ndaej raen mbouj doengz bingzciengz. Gunghnwngzsing luenhlablab dwg simdaeuz swcujsinzgingh gunghnwngz luenhlablab, ciengz deng cingsaenz simcingz yingjyangj, deng aekdiuq seizgan haemq dinj, sinhdenduz genjcaz caeuq bingzciengz mbouj miz gijmaz bienqvaq.

Ndigah, deng aekdiuq, bingq mbouj dwg naeuz gaenq baenz binghsimdaeuz, hix mbouj itdingh dwg gij geiqhauh baenz binghsimdaeuz. Cij dwg bouxlaux aenvih yungzheih baenz gij bingh sailwed simdaeuz, ciengzseiz aekdiuq, hoeng yaek yawjnaek, wngdang caenhvaiq genjcwz ra ok goekbingh. Gwnghnenzgiz heih souh simcingz gaemhaed, lumj gaxgonq mbouj miz bingh sailwed simdaeuz, ciengzseiz aenvih simdaeuz swcujsinzgingh luenhlablab cix deng aekdiuq. Deng aekdiuq baezsoq deih, laebdaeb seizgan haemq raez haenx, daegbied dwg bouxlaux, wnggai bae yihyen guh sinhdenduz genjcaz, miz bizyau seiz ciepsouh yindung sawqniemh caeuq 24 siujseiz dungdai sinhdenduz gamcaek, lij aeu naemj daengz dwg mbouj dwg cingqcaih gwn gij yw wnq caeuq miz bingh neifwnhmi.

如何预防血栓？
Baenzlawz fuengzre lwedsaek？

血栓就是血管发生了"交通堵塞"，相应的区域（如心、脑）得不到营养和氧气，发生急性缺血。时间一长，则演变成缺血性坏死，导致发生心肌梗死、脑梗死等。

预防血栓要两手抓——抗血脂和抗血小板。生活中应注意以下几点：①清淡少盐的饮食。②对动物内脏等高胆固醇饮食的控制，以及对含糖饮料的控制。③每天坚持快走

0.5～1 小时。④戒烟。吸烟不仅可导致呼吸道疾病，而且还对血管内皮造成明显的损害。⑤减少饮酒。⑥高危患者进行治疗。如患高血压、吸烟的人，宜用抗血小板药物如阿司匹林；已经发生冠心病的患者，更要使用抗血小板、抗动脉粥样硬化的药物，并坚持规范用药；对严重的患者要做血管介入、放支架治疗。

Lwedsaek couh dwg sailwed fatseng "gyaudoeng deng saek", gij gihyiz (lumjbaenz sim、uk) doxgoq de mbouj ndaej daengz yingzyangj caeuq yangjgi, fatseng noix lwed gaenjgip. Seizgan baez raez, couh bienq baenz lwednoix dai bae, yinxhwnj sim saek dai、uk saek dai daengj.

Fuengz lwedsaek aeu song fwngz ca——dingj hezcij caeuq dingj hezsiujbanj. Ndaw gwndaenj wngdang louzsim geij diemj lajneix：①Gwn gijgwn citdamh gyu noix de. ② Gaemhanh gijgwn gauhcunz lumjbaenz dungxsaej doenghduz daengj, caeuq gaemhanh gij yinjliu hamz dangz de. ③Moix ngoenz genhciz vaiq byaij buen aen cungdaeuz daengz aen cungdaeuz ndeu. ④Gaiq ien. Cit ien mboujdan ndaej yinxhwnj gij bingh saidiemheiq, caemhcaiq doiq ndawnaeng sailwed cauhbaenz sonjhaih mingzyienj. ⑤Gemjnoix ndoet laeuj. ⑥Yw doengh boux bingh yungyiemj lai de. Lumjbaenz doengh boux baenz hezyaz sang、boux cit ien de, hab yungh yw dingj hezsiujbanj lumj Ahswhbizlinz; Boux vunzbingh gaenq baenz gvanhsinhbing haenx, engq yaek sawjyungh gij yw dingj hezsiujbanj、dingj doenghmeg giet ndongj, caemhcaiq genhciz gveihfan yungh yw; Doiq bouxbingh youqgaenj haenx yaek guh sailwed caphaeuj、cuengq gyaq ywbingh.

"三高"老年人为何不宜按摩脖子？
Bouxlaux "Sam sang"，vihmaz mbouj hab nunaenx hoz？

颈部有很多从颈椎通向脑部的神经和血管。很多老年人，由于高血压、高血脂等血管病变，颈部的血管也存在动脉粥样硬化或是钙化。如果随便按摩颈部，容易造成硬化斑块脱落，随血液进入颅内，堵塞颅内血管，引发中风。因此，50 岁以上的中老年朋友，特别是有"三高"（高血压、高血脂、高血糖）、抽烟、肥胖等危险因素的人，一旦发现自己已存在颈动脉狭窄，千万不要随便按摩颈部，以防小病按出大病来。此外，颈部不适的老年人不要剧烈活动颈部，少做甩头动作。正确的颈部运动方法应该是将头部分别缓慢向前、后、左、右四个方向倾仰，然后缓慢转头，先顺时针转头，后逆时针转头。

Aenhoz miz haujlai saenzging caeuq sailwed daj ndokhoz doeng daengz uk. Haujlai bouxlaux, aenvih hezyaz sang、hezcij sang daengj sailwed bingh bienq, sailwed aenhoz hix deng doenghmeg giet ndongj roxnaeuz gai vaq. Danghnaeuz seizbienh nunaenx aenhoz, yungzheih cauhbaenz gaiq ndongj loenq, riengz lwed haeuj ndaw gyaeuj bae, saek sailwed ndaw gyaeuj, yinxfat mauhfung. Ndigah, doengh boux baengzyoux cungnienz 50 bi doxhwnj haenx，daegbied dwg doengh boux miz "sam sang" （hezyaz sang、hezcij sang、hezdangz sang）、cit ien、biz daengj yinhsu yungyiemj haenx，baez raen bonjfaenh gaenq miz diuzhoz doenghmeg gaeb，ciengeiz gaej seizbienh nunaenx aenhoz，aeu fuengz bingh iq naenx ok bingh hung daeuj. Linghvaih，bouxlaux aenhoz mbouj cwxcaih de gaej hozdung aenhoz haenq lai，noix fid gyaeuj. Aen yindung hoz fuengfap deng haenx，wnggai dwg menhmenh ngengq aen gyaeuj yiengq baihnaj、baihlaeng、baihswix、baihgvaz seiq aen fuengyiengq，yienzhaeuh menhmenh cienq gyaeuj，sien swnh diuzcim cungbiuj cienj doxbae haenx baenq gyaeuj，yienzhaeuh caiq swnh diuzcim cungbiuj cienj doxdauq haenx baenq gyaeuj.

五、神经内科
Haj、Neigoh Saenzging

神经痛时空拳捶臀有效果吗？
Saenzging in seiz gienzhoengq cuk gumq miz yaugoj lwi?

一位老中医介绍说，空拳捶臀可促进局部组织新陈代谢，加速血液循环，缓解神经痛。

方法：站立，弯腰45°，头微抬，眼向前看，全身放松，双手握空拳，从后面轻捶两侧臀部。每次150下，早、晚各做1次。开始时有点累的感觉，一周后感觉正常，手法要均匀和缓，以感到舒适为宜。坚持做两个月后，可见明显效果。

Boux canghyw ywdojgeq ndeu gaisau naeuz，gienzhoengq cuk gumq ndaej coicaenh mbangj dieg cujciz moq lawh gaeuq，gyavaiq lwed lae baedauq，gemjmbaeu saenzging in.

Guhfap：Ndwn dwk，gungq hwet 45°，gyaeuj loq ngiengx，da yawj coh baenaj，daengx ndang cuengqsoeng，song fwngz gaem gienzhoengq，daj baihlaeng seizbienh cuk song mbiengj caekgumq. Moix baez 150 baez，haet、haemh gak guh baez ndeu. Haidaeuz roxnyinh miz di baeg，gvaq aen singhgiz he couh roxnyinh cingqciengz lo，soujfap yaek yinz caeuq menh，roxnyinh cwxcaih couh ngamj. Genhciz guh song ndwen le，ndaej raen yaugoj mingzyienj.

怎样通过表情训练缓解面瘫病情？
Hauhlawz doenggvaq lienh biujcingz daeuj gemjmbaeu binghnajgyad?

面瘫患者可通过多做面部表情训练，以活动患侧面部表情肌。有效的康复训练可明显地提高疗效，缓解面瘫病情。面瘫患者可多做以下训练。①抬眉训练：上提健侧与患侧的眉目，利于抬眉运动功能恢复。②闭眼训练：开始时轻轻闭眼，两眼同时闭合10～20次。③耸鼻训练：耸鼻训练可促使鼻肌、提上唇肌的运动功能恢复。④示齿训练：口角向两侧同时运动。⑤努嘴训练：用力收缩口唇并向前努嘴。⑥鼓腮训练：漏气时上下捏住口轮匝肌。

Boux baenz najgyad ndaej doenggvaq lai lienh biujcingz aennaj，daeuj hozdung gij noh guenj biujcingz aennaj baih deng najgyad. Gij ganghfuz yinlen mizyauq haenx ndaej mingzyenj daezsang ywbingh yaugoj，gemjmbaeu najgyad binghcingz. Boux baenz najgyad ndaej lai guh gij lienh lajneix.①Lienh daez bwnda：Riuj song mbiengj bwnda caeuq da hwnjdaeuj, doiq daez bwnda yindung gunghnwngz hoizfuk miz leih. ②Lienh laep da：Mwh hainduj menhmenh laep da, song da doengzseiz haep 10～20 baez. ③ Lienh yoenjndaeng：Lienh yoenjndaeng ndaej coi sawj gij nohndaeng、noh riuj gwnz naengbak yindung gunghnwngz hoizfuk. ④Lienh loh heuj：Gokbak yiengq song mbiengj doengzseiz yindung. ⑤ Lienh mbwnjbak：Yungh rengz sousuk naengbak caemhcaiq mbwnjbak coh baenaj. ⑥Lienh bongzgemj：Laeuhheiq seiz naenx noh gvaenghbak gwnz laj.

热毛巾擦颈为何能预防脑梗死？

Aeu soujgaen ndat mad hoz，vihmaz ndaej yawhfuengz bingh uk saek dai?

脑梗死是中老年人的重要杀手之一。在注意饮食调理的基础上，用热毛巾擦颈通经络，可以有效预防该病的发生。

中医学认为，颈部为任脉、督脉及足阴阳胃经、足太阳膀胱经等人体主要经络循行汇集之处，分布着70多个重要的腧穴。在早晚洗浴时，以45℃左右的热毛巾擦洗、按摩颈部四周，以皮肤发红、发热为度。长期坚持能使颈部血管平滑肌松弛，改善血管壁的营养，使已硬化的血管逐渐变软，恢复其弹性，减少或化解动脉内因胆固醇沉积所形成的"粥样斑块"，确保脑组织的血氧供应。通过热毛巾擦颈，集中给这些经络和腧穴以良性刺激，以促进气血运行，对防止因痰涎积聚、阻滞经络所致的脑卒中（中风）很有帮助。

Uk saek dai dwg bingh gaj bouxlaux youqgaenj ndeu. Aeu haeujsim gwnndoet, lij ndaej aeu soujgaen ndat mad hoz hawj meg doeng, ndaej mizyauq yawhfuengz deng cungj bingh neix.

Cunghyihyoz nyinhnaeuz, aenhoz dwg nyaemhmeg、duzmeg caeuq cuzyinhyangz veigingh、cuzdaiyangz bangzgvanghgingh daengj giz ndang vunz meg cujyau byaij gvaq haenx, faenbouh miz 70 lai aen suhez youqgaenj. Daengz mwh haet haemh swiq ndang, aeu mbaw soujgaen ndat 45 ℃ baedauq mad swiq、nunaenx hoz seiqhenz, daengz naengnoh hoengzoq、fatndat cij dingz. Ciengzgeiz genhciz ndaej sawj nohraeuzrwd bangx sailwed ndaw hoz soeng, gaijndei gij yingzyangj bangx sailwed, sawj gij sailwed gaenq giet ndongj haenx cugciemh bienq unq, hoizfuk gij danzsingq de, gemjnoix roxnaeuz vaqgej ndaw doenghmeg aenvih danjgucunz caemyaemz cix cauxbaenz "doenghmeg giet ndongj", saedbauj yangjgi ndaw lwed gunghawj cujciz aen uk. Doenggvaq soujgaen ndat bae mad hoz, cizcungh gikcoi ndei doengh gij gingmeg caeuq suhez neix, coicaenh heiq lwed yinhhengz, doiq fuengzre naujcuzcung （mauhfung） aenvih myaiz conzcwk、 laengzsaek yinxhwnj haenx gig miz bangcoh.

中风发病后为何不宜静养？

Deng mauhfung le vihmaz mbouj hab dinghsim ywyiet？

现代康复医学认为，中风（脑卒中）患者偏瘫肢体运动功能的康复有赖于大脑高级神经中枢与肢体之间神经通道的连通。这种通道的建立只有对肢体进行不断有效的刺激才能形成。因此，中风患者应尽早进行康复运动锻炼，只要病情稳定，一般在发病后3~5天就可开始康复锻炼活动。

起初可由旁人帮助患者对瘫痪肢体各关节进行活动，并按摩肌肉群，让患者练习翻身及坐起等动作，然后逐步过渡到练习站立、扶物步行、用手握物品等动作，让患者慢慢恢复洗脸、刷牙、穿衣、进餐、上厕所等日常生活能力。

Yienhdaih fukcangq yihyoz nyinhnaeuz, boux baenz mauhfung（naujcuzcung）fukcangq gij yindung gunghnwngz mbiengj ndang gyad haenx deng baengh uk gauhgiz saenzging cunghsuh caeuq ndaw seiqguengq saenzging dunghdau doxlienz. Laebhwnj cungj loh doxdoeng neix cijmiz doiq seiqguengq guh gij gikcoi mizyauq mboujduenh haenx cijndaej cauxbaenz. Vihneix, boux baenz mauhfung aeu caeux di guh fukcangq yindung lienhndang, cijaeu binghcingz onjdingh, itbuen fatbingh le 3~5 ngoenz couh ndaej hainduj guh fukcangq lienhndang hozdung.

Haidaeuz ndaej youz bouxwnq bang vunzbingh doiq genga gyad gak aen gvanhcez guh hozdung, caemhcaiq nunaenx baenzgaiq ndangnoh, hawj vunzbingh lienh gij dungcoz fanndang caeuq naengh hwnjdaeuj daengj, yienzhaeuh cugbouh gvaqdoh daengz lienh ndwn、baengh doxgaiq byaij、yungh fwngz gaem doxgaiq daengj doengh gij dungcoz neix, hawj vunzbingh menhmenh hagrox swiq naj、cat heuj、daenj buh、gwn donq、bae diengzhaex daengj ngoenznaengz swnghhoz hozdung.

如何排查"小中风"？

Yienghlawz baizcaz "mauhfung iq"？

走着走着，突然眼前一黑，单眼看物不清楚，但仅几秒钟便恢复正常，很多人对此不以为然。其实，这很有可能就是一次"小中风"（暂时性缺血中风）。

如何判断自己是否突发"小中风"？可进行三步排查。第一步：对着镜子做出咧嘴大笑、嘟嘴及伸舌头的动作，如果出现脸歪嘴斜，舌头偏向一边，便是异常。第二步：双手水平伸直，然后闭眼数20秒，再张眼看，如发现一侧下垂，便可能是异常。第三步：用牙签轻刺身体，比较两侧身体的感觉是否相同，如果一侧感觉迟钝，便是异常。

Byaij dwk byaij dwk, sawqmwh baihnaj baez laep, aen lwgda ndeu yawj gij doxgaiq mbouj cingcuj, hoeng cij geij miuxcung couh bienq ndaej cingqciengz lo, haujlai vunz doiq cungj yienghsiengq neix nyinhnaeuz mbouj miz gijmaz Gizsaed, neix gig miz gojnaengz couh dwg mbat bingh "mauhfung iq" (camhseiz lwedhaw mauhfung) ndeu.

Yienghlawz fatyienh swhgeij dwg mbouj dwg sawqmwh deng "mauhfung iq"? Ndaej guh sam bouh baizcaz yawj. Daih'it bouh: Yawj gingq hai bak riuhaha、mbwnj bak caeuq daz linx, danghnaeuz naj mbit bak mbeuj, linx mbeuj coh mbiengj ndeu bae, couh dwg mbouj cingqciengz lo. Bouh daihngeih: Song fwngz suijbingz iet soh, yienzhaeuh laep da geq 20 miux, caiq hai da yawj, danghnaeuz raen mbiengj ndeu duengq roengzdaeuj, couh aiq dwg mbouj cingqciengz lo. Daihsam bouh: Aeu diuzyaekheuj menhmenh dok ndangdaej, beij yawj song mbiengj ndangdaej roxnyinh doxdoengz mbouj doxdoengz, danghnaeuz roxnyinh mbiengj ndeu ngwnh, couh dwg mbouj cingqciengz lo.

风扇吹头是否会诱发中风?
Denfunghsan boq gyaeuj rox yaeuhfat baenz mauhfung lwi?

在夏季，纳凉方式无非开空调、开风扇、吹自然风三种。有的人被空调吹着就感冒了，有的人一觉醒来腰酸肩膀痛。要让自己少受病痛危害，夏季纳凉还真得讲究方法和技巧。

专家提醒，如果风扇直接对着头颈部吹，头皮温度下降，反射引起脑血管收缩，脑血流也随之减少，对有心脑血管疾病的老年人而言，严重时可诱发中风（脑卒中）。

此外，如果风扇对着单侧面部吹，有引发面瘫的风险。面瘫虽然病因未明，但是目前公认局部受凉是其诱因之一。因为受凉使营养神经的血管发生痉挛收缩，导致神经缺血缺氧、水肿肿胀、受压变性等改变。

Youq seizhah, yietliengz fuengsik mboujgvaq hai gunghdiuz、hai funghsan、boq rumz swyenz ci daeuj sam cungj. Mizmbangj vunz deng gunghdiuz boq le couh dwgliengz lo, mizmbangj vunz baez singj daeuj couh hwet nanq mbaq in. Yaek siengj hawj swhgeij noix souh bingh in sienghaih, seizhah yietliengz lij caen yaek aeu gyangjgiu fuengsik gi'gyauj.

Conhgyah daezsingj naeuz, danghnaeuz denfunghsan cigsoh doiq gyaeuj hoz boq, dohraeuj naeng gyaeuj doekdaemq, fanjse yinxhwnj sailwed uk sousuk, uk lwed lae hix gaenriengz gemjnoix, doiq bouxlaux miz bingh sailwed simdaeuz haenx daeuj gangj, mwh youqgaenj de ndaej yaeuhfat baenz mauhfung (naujcuzcung).

Linghvaih, danghnaeuz funghsan boq dwk mbiengj naj ndeu, couh miz naj gyad yungyiemj. Najgyad yienznaeuz mbouj caengz mingzbeg goekgaenbingh dwg gijmaz, hoeng seizneix caeznyinh mbangj giz deng liengz dwg aen yienzaen baenzbingh ndeu. Aenvih deng liengz sawj gij sailwed yingzyangj saenzging haenx deng sousuk hwnjgeuq, cauhbaenz sinzgingh noix lwed noix yangj、bongzraemx foeggawh、deng at bienq singq daengj gaijbienq.

抓地快走为何能预防老年痴呆和中风？

Gaemh dieg vaiq byaij，vihmaz ndaej yawhfuengz nienzlaux fatmwnh caeuq mauhfung？

研究人员近日警告，如果一个中年人走路慢慢的，而且抓地软而无力，以后会有更大的患痴呆和中风（脑卒中）的风险。

科学家连续 11 年研究及监测了超过2400名平均年龄为 62 岁的老年人。那些走路有着强大抓地力的人患中风或者小中风的风险降低了 42％。不过这些病是在 65 岁以后才易发作，不是在年轻的时候。而且，步行速度慢的人，脑的总体容量降低，"灰色"细胞更少，记忆力、语言和决策力也更差。

Yenzgiu yinzyenz mboengqneix gingjgau，danghnaeuz boux cungnienz ndeu menhmenh byaij loh，caemhcaiq din ca dwk unq youh mbouj miz rengz，gvaqlaeng yaek miz gij yungyiemj baenz fatmwnh caeuq mauhfung（naujcuzcung）engq hung.

Gohyozgyah lienzdaemh 11 bi yenzgiu caeuq gamcaek le gij vunzlaux bingzyaenz nienzgeij dwg 62 bi mauhgvaq 2400 boux. Fatyienh doengh gij vunz byaij roen miz rengz hung ca dieg haenx gij fungyiemj baenz mauhfung roxnaeuz mauhfungiq doekdaemq le 42％. Mboujgvaq doengh gij bingh neix dwg mauhgvaq 65 bi le cij yungzheih fatbingh，mbouj dwg youq mwh nienzoiq fatbingh. Caiqlix，gij vunz byaij roen haemq menh de，aen uk cungjdaej yungzliengh doekdaemq，gij sibauh "saekmong" haenx engq noix，geiqsingq、gangjvah caeuq gezcwz naengzlig hix engq yaez.

反复发作"小中风"是什么原因？
Fanfoek fat "mauhfung iq" dwg gijmaz yienzaen？

最近，患多年脑梗死的刘大爷成了医院的常客。两个多月的时间，竟然前后三次住院，每次都是因为"小中风"（暂时性缺血中风）发作。医生仔细询问刘大爷的病情后，发现他患的是糖尿病性脑血管病，反复发生"小中风"是由糖尿病引起的。

糖尿病患者出现的血管病变范围很广，临床表现各有不同。刘大爷所患的"小中风"是该病的一种，它是中风的前兆。部分患者可出现头晕、头痛、单纯的言语不利、单纯的轻度偏瘫，有的患者出现走路不稳、摇晃、肢体无力或活动不灵等程度不同的症状。

专家建议，高血压患者除密切监测血压变化外，至少每年要检查一次血糖耐量，以尽早发现血糖耐量受损或胰岛素抵抗，预防脑梗死的发生。

Ceiqgaenh，Liuz daxgoeng baenz bingh uk saek dai lai bi haenx ciengz bae yihyen.

Song ndwen lai seizgan, gingqyienz gonqlaeng sam baez cuyen, moix baez cungj dwg aenvih "mauhfung iq" (mauhfung lwednoix camhseizsingq) fatbingh. Canghyw sijsaeq cazcam gij binghyiengh Liuz daxgoeng le, rox de dwg baenz bingh sailwed uk bingh nyouhdangzsingq, fanfoek fatbingh "mauhfung iq" dwg youz binghnyouhdangz yinxhwnj.

Boux baenz binghnyouhdangz soj okyienh gij bingh sailwed de fanveiz gig gvangq, linzcangz biujyienh gak miz mbouj doengz. Gij "mauhfungiq" Liuz daxgoeng soj baenz haenx dwg cungj bingh neix cungj ndeu, de dwg ciudaeuz mauhfung. Mbangjdi vunzbingh ndaej raen gyaeuj ngunh gyaeuj dot, gyaeuj in, gangjvah mbouj swnh, mizdi gyad, mizmbangj ok doengh gij binghyiengh byaij loh mbouj onj, ngauzngwd, seiqguengq mbouj miz rengz roxnaeuz vueddoengh mbouj lingz daengj cingzdoh mbouj doxdoengz haenx.

Ciengya genyi, boux baenz hezyaz sang cawz le maedcaed gamcaek hezyaz bienqvaq caixvaih, ceiqnoix moix bi aeu genjcaz baez hezdangz naihliengh ndeu, yawhbienh caenhliengh caeux di fatyienh hezdangz naihliengh deng vaih roxnaeuz Yizdaujsu dijgang, yawhfuengz fatseng uk saek dai.

双手交替使用为何能预防脑出血?
Song fwngz doxlawh sawjyungh, vihmaz ndaej yawhfuengz uk ok lwed?

人的大脑分为左、右两部分，一般人的左脑比右脑发达，这是因为大部分人都在使用右手的缘故。大脑的左半球、右半球是交叉支配对侧肢体和躯干的，长期使用右手会使左侧大脑半球负担过重，以致神经疲劳，记忆力减退；而右侧大脑半球却得不到较好的锻炼，以致协调能力减弱，容易发生脑出血。据相关研究统计，有60%的脑出血发生在大脑右半球。这提示人们应该有意识地多使用左手，不要习惯性地只用右手。因此，老年人平时应多用左手提东西、做家务，锻炼身体时多活动左手和左侧身体，做到左、右手并用。老年人要想预防脑出血，就应该左脑和右脑并用。为了预防疾病，老年人不妨学着做个"左撇子"。

Aen ukgyaeuj bouxvunz faen baenz swix、gvaz song bouhfaenh, itbuen vunz aen'uk baihswix beij aen'uk baihgvaz fatdad, neix dwg aenvih daih bouhfaenh vunz cungj cingq sawjyungh fwngzgvaz. Ukgyaeuj buenq giuz baihswix、buenq giuz baihgvaz dwg gyauca ceiboiq doiq mbiengj seiqguengq caeuq ndangdaej, ciengzgeiz sawjyungh fwngzgvaz sawj aen'uk baihswix rapnaek lai, haihdwk sinzgingh naetnaiq, geiqsingq gemjdoiq; hoeng aen'uk buenq giuz baihgvaz cix mbouj ndaej duenhlienh haemq ndei, hezdiuz naengzlig gemjnyieg, yungzheih fatseng uk ok lwed. Gaengawq mizgven yenzgiu dungjgi, miz 60% uk ok lwed, fatseng youq aen'uk buenq giuz baihgvaz. Neix daezsingj vunzraeuz wnggai miz yisiz bae lai sawjyungh fwngzswix, gaej sibgvenq dan yungh fwngzgvaz.

Ndigah, bouxlaux bingzseiz wnggai lai yungh fwngzswix daez doxgaiq, guh hongranz, lienhndang seiz lai hozdung fwngzswix caeuq ndang baihswix, guh daengz fwngzswix, fwngzgvaz caez yungh. Bouxlaux yaek siengj fuengz uk ok lwed, couh wnggai ukswix caeuq ukgvaz caez yungh. Vihliux yawhfuengz baenzbingh, bouxlaux ndaej hag guh boux "ciengzyungh fwngzswix" ndeu.

总是呛咳为何要谨防脑血管疾病？
Cungj deng loenghoz vihmaz aeu siujsim fuengz bingh sailwed uk？

喝水（或汤）时被呛得咳嗽，许多人以为是喝得太急了，并不太在意。但如果中老年人常呛咳，就应该引起注意，这可能是脑部病变引起延髓性麻痹的报警信号。此症病因复杂，可由多种脑病引发，其中以脑血管疾病所致者最多。老年人多有脑血管疾病，如多发性腔隙脑梗死等，大多数没有表现出明显的症状，仅表现呛咳，常被误认为是感冒咳嗽，因而吃药却不管用。因此，老年人突然或经常呛咳要考虑脑血管疾病的可能，应尽快就医。

Gwn raemx (roxnaeuz dang) seiz loenghoz ndaej ae bae, haujlai vunz nyinhnaeuz dwg gwn ndaej daiq gip lo, cix mbouj daiq dawz haeujsim. Hoeng danghnaeuz bouxcungnienz caeuq bouxlaux ciengz deng loenghoz, couh wnggai yinxhwnj louzsim, neix aiq dwg aen saenqhauh daezsingj uk bingh bienq cauhbaenz yenzsuizsing mazmwnh. Cungj bingh neix baenzbingh yienzaen fukcab, ndaej youz lai cungj bingh uk yinxfat, ndawde aenvih bingh sailwed uk yinxhwnj ceiq lai. Bouxlaux dingzlai miz bingh sailwed uk, lumjbaenz uk saek dai gyanghsi laifatsingq, dingzlai cungj mbouj biujyienh ok gij binghyiengh mingzyienj haenx, dan biujyienh baenz loenghoz, ciengzseiz deng loek nyinhnaeuz dwg dwgliengz baenzae, gwn yw hix mbouj miz yungh. Ndigah, bouxlaux sawqmwh roxnaeuz ciengzseiz deng loenghoz, aeu siengj daengz aiq baenz bingh sailwed uk, wnggai caenhliengh vaiq di bae ywbingh.

中风患者自闭为什么会引起疾病复发？
Boux baenz mauhfung gag gyaeng youq vihmaz rox fat bingh？

中风（脑卒中）发病之后的老年人在生活上都需要不同程度地依赖别人的照顾，这使老年患者产生不同程度的焦躁、自卑等情绪，情况严重者可导致老年抑郁症的发生。老年人情绪低落、易怒，会令其人际交往减少，血液循环变慢，从而导致免疫力下降，中风复发概率很高。

对于防治老年人中风发病后的心理障碍，首先，家人要密切关注老年人的情绪变化，如果出现3～4项下列的症状就要引起重视：懒散、疲惫、早醒、食欲减退、记忆力下降、对什么都不感兴趣、有轻生念头等。这些可能是老年抑郁症的前兆，要及时进行心理治疗。其次，家人要给予老年人理解和关怀，让他们感受到别人的尊重，减轻其自卑心理。

Bouxlaux fatbingh mauhfung (naujcuzcung) gvaqlaeng, youq swnghhoz fuengmienh cungj aeu baengh bouxwnq ciuqgoq, sawj bouxbingh bouxlaux miz gij simcingz mbouj doengz cingzdoh singqgaenj simfanz、gag yawjsiuj swhgeij daengj, boux cingzgvang ceiq youqgaenj de ndaej sawj vunzlaux fat bingh nyapnyuk. Bouxlaux simcingz doekdaemq、yungzheih fatheiq, rox hawj de caeuq vunz baedauq gemjnoix, sawj lwed lae baedauq bienq menh, baenzneix cauhbaenz menjyizliz doekdaemq, fukfat mauhfung gij daihgaiq beijlwd de gig sang.

Doiq fuengzceih gij simleix gazngaih bouxlaux baenz bingh mauhfung gvaq haenx, daih'it, vunz ndaw ranz aeu maedcaed gvansim gij simcingz bienqvaq bouxlaux, danghnaeuz raen miz 3～4 hangh cungj yienghsiengq lajneix couh aeu yawjnaek: Lanxsanj、naetnaiq、haet singj caeux、gwn beij gaxgonq noix、geiqsingq doekdaemq、doiq gijmaz cungj mbouj mizyinx、mizseiz siengj dai daengj. Doengh gij neix aiq dwg gij ciudaeuz vunzlaux baenz bingh nyapnyuk, aeu gipseiz ywbingh ndawsim. Daihngeih, gij vunz ndaw ranz aeu lijgaij caeuq gvansim bouxlaux, hawj gyoengqde roxnyinh daengz ndaej bouxwnq gingqcungh, gemjmbaeu gij simleix gag yawjsiuj swhgeij de.

中风患者如何预防直立性低血压？

Boux baenz binghmauhfung baenzlawz fuengzre daengjsoh fwt deng hezyaz daemq?

长期卧床的中风患者开始站立甚至在抬高床头成直立坐姿时，会出现头晕、心慌、出汗的症状。这时的头晕是由于长期卧床导致直立性低血压引起的。正常人在从卧位到立位时，下肢静脉扩张，导致回流心脏的血量下降，心脏向外输出的血量减少，血压也会有所下降，只是下降的幅度小，人体可以适应，同时通过姿势血压调节反射，血压会很快调整过来。而长期卧床者，这种神经血管反射的调节机制显著衰退，不能及时调整，以致发生直立性低血压。这种并发症一旦发生，要经过相当长一段时间的调整才能恢复正常。患者因此延长卧床时间，增加了发生其他并发症的危险性，将大大延缓整体恢复的时程。

尽早活动、减少卧床，是预防直立性低血压最有效的办法。一旦发生直立性低血压，可在家里进行简单的康复治疗。方法如下：①逐渐抬高床头，使上半身慢慢抬高，下肢保持水平位，开始的角度可以从30度起持续5分钟；接着根据患者反应情况逐渐调整角度和时间，当能达到90度维持30分钟时，可转变为床边双腿下垂直坐位；然后缓慢过渡到站立位。②适当主动或被动地活动肢体，对健侧进行适量抗阻运动，以促进血液回流，刺激神经血管调节反射能力的提高，从根本上解决直立性低血压问题。③穿弹力长袜，减缓下肢血管扩张，促进下肢血液回流。

体位训练时必须密切观察患者精神状态的变化、对话的反应、血压脉搏的变化和面色。患者如有头晕、恶心、心慌、出虚汗等自觉症状，应及时调整或终止治疗。

Boux vunzbingh ciengzgeiz ninzmbonq hainduj ndwn caiqlij youq mwh daiz gyaeujmbonq sang baenz hawj vunz naengh soh, roxnyinh gyaeuj ngunh、simvueng、ok hanh. Gij gyaeuj ngunh seizneix dwg aenvih ciengzgeiz ninzmbonq cauhbaenz gij hezyaz daemq daengjsoh fwt couh deng haenx yinxhwnj. Boux cingqciengz youq mwh daj ninzroengz daengz naenghsoh, cingmeg genga gya hung, cauhbaenz gij lwedliengh lae dauqma simdaeuz haenx doekdaemq, gij soqliengh lwed simdaeuz lae ok rog haenx gemjnoix, hezyaz hix goj miz di doekdaemq, cijmboujgvaq aen fukdoh doekdaemq de iq, ndangvunz ndaej hab'wngq, doengzseiz doenggvaq yienghceij hezyaz diuzcez fanjse, hezyaz rox gig vaiq diuzcingj gvaqma. Hoeng boux ciengzgeiz ninzmbonq de, cungj diuzcez gihci sinzgingh sailwed fanjse neix bienq nyieg gig mingzyienj, mbouj ndaej gibseiz diuzcingj, sawj fatseng gij hezyaz daemq daengjsoh fwt deng haenx. Cungj binghgyoebfat neix miz saekngoenz fatseng, yaek aeu ginggvaq diuzcingj mboengq seizgan maqhuz raez ndeu cij ndaej bienq cingqciengz ma. Bouxbingh aenvih yienghneix gyaraez ninzmbonq seizgan, demgya le gij yungyiemj fatseng cungj bingh wnq caemhcaiq fat haenx, couh sawj daengxcungq hoizfuk seizgan ngaiznguh daengz ban lawz ban haenx bae.

Caeux di vueddoengh、gemjnoix ninzmbonq, dwg aen banhfap ceiq mizyauq bae yawhfuengz gij hezyaz daemq daengjsoh fwt deng de. Miz saekngoenz fatseng gij hezyaz daemq daengjsoh fwt deng haenx, ndaej youq ranz guh genjdanh ywbingh. Fuengfap lumj lajneix: ① Cugciemh daiz sang gyaeujmbonq, sawj donh ndang baihgwnz menhmenh ngiengx sang, ga baujciz coq bingz, haidaeuz aen gokdoh de ndaej daj 30 doh hwnj lienzdaemh 5 faencung; Riengzlaeng gaengawq gij cingzgvang vunzbingh fanjwngq cugciemh diuzcingj gokdoh caeuq seizgan, ndaej dabdaengz 90 doh henhoh 30 faencung le, ndaej cienjbienq baenz songga diuq roengz henz congz daengjsoh naengh; Yienzhaeuh menh gvaqdoh daengz ndwnsoh. ② Habdangq cujdung roxnaeuz beidung hozdung seiqguengq, doiq mbiengj baenzbingh de guh habliengh dingjgaz yindung, yawhbienh coicaenh lwed lae dauqma, coicaenh sinzgingh sailwed diuzcez daezsang fanjse naengzlig, daj goekgaen bae gaijgez aen vwndiz sawj hezyaz daemq daengjsoh fwt deng haenx. ③ Daenj madraez danzliz, gemjmenh sailwed diuzga gya gvangq, coicaenh lwed ga lae dauqma.

Mwh lienh yiengh ndang itdingh aeu maedcaed cazyawj gij cingsaenz cangdai boux vunzbingh miz maz bienqvaq, doiqvah fanjwngq、hezyaz caeuq megmax baenzlawz bienqvaq caeuq saeknaj. Bouxbingh danghnaeuz gag roxnyinh miz gyaeuj ngunh、dungxfan、simvueng、ok hanhheu daengj binghyiengh, wngdang gibseiz diuzcingj roxnaeuz dingz ywbingh.

如何自我辨别是否患了中风？
Hauhlawz gag rox bonjfaenh dwg mbouj dwg baenz mauhfung la？

　　家人忽然倒地，如何辨别是否患了中风（脑卒中）？不妨试试以下三招：①查看患者是否清醒。若不清醒，则患中风的可能性较大；若其舌头歪向一侧，则患中风的可能性仍较大。②查看患者能否说话。如果不能说话，则很可能是患中风，尤其是患者心里明白但说不出话来。③检查患者的手脚能否活动，脖子是否发硬。如果患者一侧肢体瘫痪，脖子发硬，则很可能是发生了蛛网膜下腔出血。在判断患者发生中风后应立即拨打"120"电话求救，切忌随意搬动患者。

　　Vunz ndaw ranz sawqmwh deng laemx, hauhlawz rox de dwg mbouj dwg baenz mauhfung (naujcuzcung) ne? Mbouj fuengz sawqsawq sam yiengh lajneix：①Cazyawj bouxbingh dwg mbouj dwg singjsag. Danghnaeuz mbouj singjsak, couh aiq baenz gij binghmaujfung haemq daih lo; danghnaeuz diuz linx de yiengq mbiengj ndeu bae couh aiq baenz gij bingh mauhfung vanzlij haemq daih. ②Cazyawj bouxbingh ndaej mbouj ndaej gangjvah. Danghnaeuz mbouj ndaej gangjvah, couh gig gojnaengz dwg baenz mauhfung lo, daegbied dwg ndaw sim bouxbingh mingzbeg hoeng gangj mbouj ok vah daeuj. ③ Genjcaz gij dinfwngz bouxbingh ndaej mbouj ndaej hozdung, hoz de gengndongj mbouj gengndongj. Danghnaeuz vunzbingh miz mbiengj genga ndeu gyad, hoz ndongj, couh gig aiq dwg cuhvangjmoz ya'gyangh ok lwed. Youq duenqdingh vunzbingh baenz mauhfung le, wnggai sikhaek dwk "120" denva bae gouq, ciengeiz gaej seizbienh buen bouxbingh.

哪些"小动作"有助于预防中风？
Gij "dungcoz iq" lawz doiq yawhfuengz mauhfung mizleih？

　　张嘴叩齿。闭目静坐，调匀呼吸，缓缓把嘴巴张到最大，再慢慢把嘴巴合上，并用中等力度使上、下齿相叩，也可空中咬牙，就像平时生气时"咬牙切齿"的样子。每日100次，可分成早、中、晚3次进行。在嘴巴一张一合及牙关紧咬的收缩状态中，可以加速脑部血液的循环流动，使趋于硬化的血管逐渐恢复弹性，对于消除因气血循环不畅而导致的眩晕及预防中风（脑卒中）的发生有很好的效果。
　　摇头晃脑。坐在椅子上，全身放松，头部前、后、左、右做旋转运动，有点像古代老者读书时摇头晃脑的样子。锻炼时间随意，每次不少于3分钟。这个动作虽然简单，但是对颈部肌肉的锻炼效果却相当明显。因为它可以减少胆固醇沉积于颈部的概率，对预防高血压、中风等都有很好的效果。

　　Hai bak vaek heuj. Laepda dinghnaengh, diemheiq bingzyinz, menhmenh aj bak daengz ceiq hung, caiq menhmenh haep aen bak hwnjdaeuj, caemhcaiq yungh rengz cungdaengj sawj heuj baihgwnz、baihlaj doxhaeb, hix ndaej haeb heuj ndwi, couh lumj bingzseiz ndatheiq seiz "haeb heuj haeb faenz" nei. Moix ngoenz 100 baez, ndaej faen baenz haet、ngoenz、haemh 3 baez bae guh. Youq aen cangdai baez hab baez haep sousuk aenbak caeuq heuj doxhaeb ndawde, ndaej gyavaiq gij lwed ndaw uk baenq bae baenq dauq, sawj gij sailwed byaij yiengq bienq ndongj haenx cugciemh hoizfuk danzsingq, doiq siucawz gij daraiz aenvih heiq lwed baenq bae baenq dauq mbouj swnh cix yinxhwnj haenx caeuq yawhfuengz baenz mauhfung (naujcuzcung) yaugoj gig ndei.

Ngauzgyaeuj baet rwz. Naengh youq gwnz eij, daengx ndang cuengqsoeng, aen'gyaeuj yiengq baihnaj、baihlaeng、baihswix、baihgvaz guh baenqcienq yindung, miz di lumj bouxlaux ciuhgeq mwh doegsaw ngauzgyaeuj baet rwz yiengh haenx. Seizlawz lienhndang cungj ndaej, moix baez lienh 3 faencung doxhwnj. Aen dungcoz neix yienznaeuz genjdan, hoeng doiq duenhlienh noh hoz yaugoj cix maqhuz mingzyienj. Aenvih de ndaej gemjnoix aen gailiz danjgucunz caem youq ndaw hoz, doiq yawhfuengz hezyaz sang、mauhfung daengj cungj miz yaugoj gig ndei.

"空巢"老人为何要警惕中风?
Bouxgeq "gag youq ranzbyouq" vihmaz aeu singjgaeh mauhfung?

孤独是"空巢"老人面临的严重心理问题。最新研究发现,孤独对人健康造成的危害不亚于吸烟和肥胖,有导致中风(脑卒中)的危险。

孤独感可以增加人体压力激素皮质醇的分泌,皮质醇分泌增多可以削弱人体的免疫系统,使血压上升、心理压力增大,还有导致抑郁症的危险。孤独的老人更容易饥饿,常常表现为动得少、吃得多,而且自我控制能力更差。有研究显示,孤独者的血压明显高于平时较活跃的人,并且发病率和死亡率都有所增加。

随着社会的老龄化,孤独已经成为一种不可避免的趋势。对于"空巢"老人来说,"走出去"是化解孤独的一种最有效的方法。另外,老年人交朋友"在精而不在多",交几个知心朋友比认识一群点头之交更好。

Godog dwg gij simleix vwndiz youqgaenj boux vunzlaux "gag youq ranzbyouq" dangqnaj bungz haenx. Gij yenzgiu ceiq moq de fatyienh, godog doiq gengangh vunzraeuz cauhbaenz gij sienghaih mbouj daemq gvaq cit ien caeuq biz, miz gij yungyiemj cauhbaenz mauhfung (naucuzcung) de.

Gag roxnyinh godog ndaej demgya atlig gizsu bizcizcunz ndangvunz iemqok, bizcizcunz iemqok demlai ndaej gemjnyieg ndangvunz menjyiz hidungj, sawj hezyaz swngsang、simleix atlig gyahung, lij miz gij yung'yiemj cauhbaenz cungj binghnyapnyuk haenx. Bouxlaux godog engqgya yungzheih dungxiek, ciengzseiz biujyienh baenz doengh ndaej noix、gwn ndaej lai, caiqlix gij naengzlig gag gaemhanh bonjfaenh engq yaez. Miz yenzgiu yienh'ok, gij hezyaz boux godog mingzyienj sang gvaq doengh boux vunzlaux bingzciengz haemq hozyoz haenx, caemhcaiq gij beijlwd fatbingh caeuq gij beijlwd dai vunz de cungj miz di gyalai.

Gaenriengz ndawbiengz vunzlai bienq lauxgeq bae, godog couh gaenq bienqbaenz cungj seiqdaeuz mienx mbouj ndaej ndeu. Doiq vunzlaux "gag youq ranzbyouq" daeuj gangj, "byaij okbae" dwg cungj fuengfap ceiq mizyauq bae vaqgej godog ndeu. Linghvaih, bouxlaux gyau baengzyoux "aeu ndei mbouj aeu lai", gyau geij boux baengzyoux roxsim roxsaej beij roxnaj bang vunz ndeu raen naj cij ngaekgyaeuj ndei lai lo.

中风患者为何应常按摩腹部？
Boux baenz binghmauhfung vihmaz bingzciengz wngdang nunaenx aendungx ne？

中风（脑卒中）患者要想康复，可每日定时进行腹部按摩。方法如下：患者取仰卧位，医护人员或亲属以掌根在患者肚脐周围顺时针方向由内向外按摩，范围涵盖整个下腹部，力量适中；或用双手的食指、中指、无名指在左下腹乙状结肠部深深按下，由近心端向远心端做环状按摩。一般每日 2 次按摩腹部，每次 10～15 分钟，可刺激结肠蠕动，帮助排便。

Boux baenz mauhfung（naujcuzcung）yaek siengj dauqndei, yaek moix ngoenz dingh seiz nunaenx aendungx. Fuengfap lumj lajneix：Boux vunzbingh ninz daengjhai, boux canghyw roxnaeuz caencik aeu goek fajfwngz youq seiqhenz saejndw vunzbingh swnh diuzcim cungbiuj cienj doxbae daj ndaw daengz rog nunaenx aendungx, aen gvaengh de cwgoemq daengx aen dungx laj, ligliengh habngamj；Roxnaeuz aeu lwgfwngzvix、lwgfwngzgyang、lwgfwngzcod song fwngz youq dungx laj baihswix duenh saej baihgwnz caetconq haemh de roengz laeglaeg bae, daj gyaeuj gaenh simdaeuz daengz gyaeuj liz simdaeuz gyae bae guh nunaenx lumj gien nei. Itbuen moix ngoenz nunaenx aendungx 2 baez, moix baez 10 daengz 15 faencung, ndaej coi duenh saej baihgwnz caetconq noddoengh, bangcoh ok haex.

偏瘫康复如何锻炼手臂功能？
Mbiengj ndang gyad yaek bienq dauqndei baenzlawz lienh gunghnwngz gen？

中风（脑卒中）偏瘫患者如果想顺利地站起来走路，必须先从手臂功能的恢复开始。

第一步：自己学翻身。当患者还躺在床上时，就要试着用手独立完成翻身动作。

第二步：用手支撑身体上下移动。当可以独立完成翻身动作时，就可以试着用双手支撑床板，让身体能平躺在床上，上下移动（从床头到床尾移动）。

第三步：用手支撑腰、腿坐起来。到能移动身体的时候，表示手部已经有了一点力量，这时，再试着用手支撑腰部、腿部直身坐起来。

第四步：用手带动身体左右摇动。伸出手臂，左、右两手交叉，带动身体左右摆动。国外的医学研究显示，要帮助患者逐步恢复手臂功能，必须强迫手臂活动至少 800次，才能促使因患中风而受损的脑神经重新恢复指挥手臂和手指的功能。

Boux baenz mauhfung（naujcuzcung）deng gyad haenx danghnaeuz siengj swnhleih ndwn hwnjdaeuj byaij roen, itdingh aeu sien daj hoizfuk gunghnwngz genfwngz hainduj.

Bouh daih'it：Gag hag fanndang. Youq mwh vunzbingh lij ninz youq gwnz mbonq, couh yaek sawq yungh fwngz gag fanndang.

Bouh daihngeih：Aeu fwngz cengj aenndang nod gwnz nod laj. Mwh ndaej gag fanndang, couh ndaej sawq yungh song fwngz daeuj cengj benjmbonq, hawj ndangdaej ndaej ninz bingz youq gwnz congz, gwnz laj noddoengh（daj gyaeuj mbonq nod daengz byai mbonq）.

Bouh daihsam：Aeu fwngz cengj hwet、ga naengh hwnjdaeuj. Daengz ndaej senjdoengh ndangdaej seiz, byaujsi fajfwngz gaenq miz di reng lo, mwhneix, caiq sawq aeu fwngz cengj hwet、ga naengh soh hwnjdaeuj.

Bouh daihseiq：Aeu fwngz daiqdoengh aenndang swix gvaz bibuengq. Iet gen okdaeuj, swix、gvaz song fwngz doxca, daiqdoengh ndangdaej baedauq bibuengq. Gij yihyoz yenzgiu guek rog yienh'ok, yaek bangcoh vunzbingh cugbouh dauqfuk gij gunghnwngz genfwngz de, itdingh aeu ap genfwngz hozdung ceiqnoix 800 baez, cij ndaej coisawj gij naujsinzgingh aenvih baenz mauhfung cix deng vaih haenx, dauqcungz hoizfuk gij gunghnwngz cijveih gen caeuq lwgfwngz.

纯素食为何易诱发脑出血？
Dan gwn haeuxcai vihmaz yungzzheih yinxfat uk ok lwed?

喜欢吃肉的中老年人患心血管疾病的风险显著高于常吃素食的人。然而，纯素食者也会走向另一个极端。有研究表明，相对于正常饮食的人，素食者患中风的风险增加 2.3 倍，患癌症的风险增加 1.26 倍。

如果长期吃素又缺乏运动，就会成为脑出血高危险人群。纯素食者应该增加摄入饮食中的欧米伽 3 和维生素 B_{12}，从而降低这些风险。欧米伽 3 可以从深海鱼、坚果中摄取，维生素 B_{12} 的良好来源包括海鲜、蛋品和强化牛奶。

Gij fungyiemj baenz bingh sailwed simdaeuz doenghboux cungnienz caeuq lauxnienz ngah gwn noh haenx, beij doenghboux ciengzseiz gwn haeuxcai de sang ndaej gig mingzyienj. Hoeng, boux dan gwn haeuxcai hix ndaej byaijcoh lingh aen gizdonh de bae. Miz yenzgiu biujmingz, caeuq doengh boux gijgwn cingqciengz de doiqbeij, boux gwn haeuxcai gij fungyiemj baenz mauhfung demgya 2.3 boix, baenz binghnganzcwng

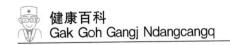
demgya 1. 26 boix.

　　Danghnaeuz ciengzgeiz gwn haeuxcai youh mbouj yindung, couh bienqbaenz gyoengqvunz yungyiemj lai uk ok lwed haenx. Boux dan gwn haeuxcai wnggai demgya Ouhmijgyah 3 caeuq Veizswnghsu B₁₂, yienghneix daeuj naenxhaed doengh gij fungyiemj neix. Ouhmijgyah 3 ndaej daj duzbya lajhaij、mak gyamqgenq ndawde supaeu, Veizswnghsu B₁₂ gij laizyenz ndei de baudaengz haijsenh、gyaeq caeuq cijvaiz gyangzva gvaq haenx.

眩晕与晕厥有何区别?
Daraiz caeuq maezgae miz maz mbouj doengz?

　　在医学上，眩晕与晕厥是两个不同的概念。眩晕是患者的一种运动幻觉，其主观感觉环境（如门窗、房屋等）自身呈旋转式或摆动式运动，同时伴有恶心、呕吐、眼球震颤、头疼、站立不稳等症状。晕厥则是突然发生、短暂的意识丧失状态，是由于大脑一时性、广泛性供血不足所致，多伴有血压突然下降。

　　Youq yihyoz fuengmienh, daraiz caeuq maezgae dwg song aen gainen mbouj doxdoengz. Daraiz dwg vunzbingh cungj roxnyinh mbouj caensaed yindung ndeu, vunzbingh gag roxnyinh vanzging（beijlumj dou、conghcueng、ranz daengj）gag baenqcienq loqloq roxnaeuz bi bae bi dauq, caemhcaiq buenxmiz doengh gij binghyiengh dungxfan、rueg、ceh da saenqdoengh、gyaeuj in、ndwn mbouj onj. Maezgae cix dwg cungj cangdai sawqmwh fatseng、dinjdet mbouj miz yisiz ndeu, dwg aenvih uk seiz ndeu、gvangqlangh gunghawj lwed mbouj gaeuq cauhbaenz, dingzlai buenxmiz hezyaz sawqmwh doekdaemq.

老年人耳病为何可致眩晕?
Binghrwz bouxlaux vihmaz ndaej yinxhwnj daraiz?

　　年过 60 岁的赵阿姨一直睡眠不太好，有时突然翻身或转头，就觉得周围东西在旋转，往往要持续十几秒到半分钟，这时候往往觉得头部换个方向就好了。最后检查发现，赵阿姨患的是耳石症，她的内耳里的一粒小小的耳石移动了位置。如果耳石移动了位置，那么人的平衡感就会下降，导致晕眩。65 岁的张老伯右耳流脓 5 年多了，经常感到头疼得厉害。后来发展到发热，右侧头痛，看东西觉得天旋地转。经过检查，张老伯由于中耳严重感染，波及内耳，导致眩晕。

　　专家指出，眩晕是老年人的常见症状，头晕、视物旋转、步态不稳、头重脚轻，可伴有恶心、耳鸣、眼花、出汗等。眩晕可阵发性发作，几秒或几分钟后自行缓解，也可持续性发作。眩晕不仅仅是神经系统的疾病，大约有三成的眩晕患者是由于耳朵有毛病而导致的。老年人患中耳炎或因某种病毒感染时，如果内耳平衡器官受到侵犯或内耳动脉受到压迫，血流不畅，就会影响到前庭功能，发生眩晕。

Cau daxheiz ndaej 60 bi doxhwnj haenx itcig ninz mbouj ndei geijlai, mizseiz sawqmwh fanndang roxnaeuz cienqgyaeuj, couh roxnyinh gij doxgaiq seiqhenz baenqcienq, ciengzseiz yaek lienzdaemh cibgeij miux daengz buenq faencung, mwhneix ciengzseiz roxnyinh gyaeuj vuenh aen fuengyiengq ndeu couh ndei lo. Doeklaeng genjcaz fatyienh, Cau daxheiz dwg baenz bingh wjsizcwng, aen wjsiz iqetet ndaw rwz de senj dieg lo. Danghnaeuz wjsiz nod diegvih le, bouxvunz couh mbouj roxnyinh doxdaengh geijlai, couh yinxhwnj daraiz. Cangh bohlungz 69 bi haenx rwzgvaz ok nong 5 bi lai lo, ciengzseiz roxnyinh gyaeuj dot raixcaix. Doeklaeng fazcanj daengz fat ndat, mbiengj gyaeuj baihgvaz in, yawj doxgaiq roxnyinh mbwn baenq deih cienq. Ginggvaq genjcaz, Cangh bohlungz dwg aenvih ndaw rwz cungqgyang lahdawz yenzcung, nangqdaengz ndaw rwz baihndaw, yinxhwnj daraiz.

Conhgyah ceijok, daraiz dwg gij binghyiengh bouxlaux ciengz raen, biujyienh baenz gyaeuj ngunh、yawj doxgaiq baenqcienq, yamqdin mbouj onj、gyaeuj naek din mbaeu, ndaej buenxmiz dungxfan, rwz okrumz, da raiz, ok hanh daengj. Daraiz ndaej baenz raq baenz raq fat, geij miux roxnaeuz geij faencung le rox gag gemjmbaeu, hix ndaej lienzdaemh fat roengzbae. Daraiz mbouj dandan dwg gij bingh sinzgingh hidungj, daihgaiq miz sam cingz boux binghdaraiz dwg dujrwz miz mauzbingh cix cauhbaenz. Bouxlaux baenz rwzoknong roxnaeuz deng moux cungj bingdoeg ganjyenj seiz, danghnaeuz gij gi'gvanh doxdoengh baihndaw ndawrwz deng ciemqfamh roxnaeuz doenghmeg baihndaw ndawrwz deng apbik, lwed lae mbouj swnh, couh yingjyangj daengz gij gunghnwngz cenzdingz, deng daraiz.

老年人晕厥是何原因？
Bouxgeq maezgae dwg gijmaz yienzaen?

晕倒是由于各种原因使大脑处于一时性缺血而发生突然的、短暂的意识丧失，医学上称为"晕厥"。老年人晕厥主要有以下三种原因。

（1）心源性晕厥。是指由心脏疾患引起的心排血量突然减少或暂停而致的晕厥，多由心律失常和器质性心脏病引起。心源性晕厥常见于老年人，持续时间较长，病情凶险，有心脏疾患的老年人应与心血管专科医生沟通治疗，必要时应用心脏起搏器及植入式心脏转复除颤仪等。

（2）脑性晕厥。多见于老年人，常见原因有短暂脑缺血、脑干性晕厥、大动脉炎等。预防措施为：防止脑血管动脉硬化，减少脑血管痉挛，规律用药，定期复查。

（3）直立位低血压性晕厥。多见于老年人和长期卧床者。表现为因体位突然改变出现眼前发黑晕厥等。预防措施为：站立时要缓慢或扶物而起，不宜久蹲。

Muenhlaemx dwg aenvih gak cungj yienzaen sawj aen uk seiz ndeu cawqyouq mbouj miz lwed cix sawqmwh、yaepyet mbouj rox saekgaiq, yihyoz fuengmienh heuhguh "maezgae". Bouxlaux maezgae cujyau miz sam cungj yienzaen lajneix.

（1）Simyenzsing maezgae. Dwg ceij maezgae aenvih baenz binghsimdaeuz yinxhwnj simdaeuz baiz lwed soqliengh sawqmwh gemjnoix roxnaeuz camhdingz cix cauhbaenz, dingzlai aenvih simlwd mbouj cingqciengz caeuq gicizsing binghsimdaeuz yinxhwnj. Sinhyenzsing maezgae ciengzseiz raen youq vunzlaux, lienzdaemh seizgan haemq nanz, binghcingz yung yiemj, bouxlaux miz binghsimdaeuz de, wngdang caeuq canghyw conhgoh sailwed simdaeuz gaeudoeng ywbingh, miz bizyau seiz yungh simdaeuz gijbozgi caeuq cizyuzsiz sinhcang conjfuz cuzcanyiz daengj.

（2）Naujsing maezgae. Bouxlaux raen ndaej lai, gij yienzaen ciengzseiz raen de miz yaepyet uk lwed noix、naujgansing maezgae、doenghmeg hung in daengj. Yawhfuengz cosih dwg: Fuengzre sailwed uk bienq ndongj, gemjnoix sailwed uk hwnjgeuq, gvilwd yungh yw, dinghgeiz fukcaz.

（3）Cigsoh laebvihsingq hezyazdaemq maezgae. Bouxlaux caeuq boux ciengzgeiz ninz mbonq de raen ndaej lai. Biujyienh baenz daejvih sawqmwh gaijbienq le, couh okyienh dangqnaj laepcup maezgae daengj. Yawhfuengz cosih dwg: Mwh ndwn aeu menhmenh ndwn hwnjdaeuj roxnaeuz fuz doxgaiq ndwn hwnjdaeuj, mbouj hab maeuq nanz.

中老年人眼前发黑怎么办?

Bouxcungnienz caeuq bouxlaux sawqmwh roxnyinh dangqnaj laepcup baenzlawz guh?

一些中老年人有过头晕、眼前发黑、一侧肢体短暂性无力的经历，这在医学上被称为一过性脑缺血发作，常常是由颈动脉粥样硬化所致。颈动脉粥样硬化多见于 40 岁以上男性及绝经期女性，常常是全身动脉粥样硬化的一部分表现，如果继续恶化，可能出现永久性偏瘫的严重后果。因此，当老年人经常出现一过性头晕、眼前发黑时，应当立即去医院做颈动脉彩色多普勒超声检查。

已确诊为动脉粥样硬化的患者，应当在医生的指导下有规律地服用扩张血管、调节血脂、抗血小板、溶解血栓和抗凝等各种药物，做到药物治疗方案个体化。预防血栓形成，可服用阿司匹林，用量为 75～100 毫克，每日 1 次。同时可服用他汀类药物降脂，他汀类药物具有改善血管内皮功能、抗炎及促使斑块稳定的作用。

Mizmbangj bouxcungnienz caeuq bouxlaux miz gvaq gij ginglig gyaeuj ngunh、sawqmwh roxnyinh dangqnaj laepcup、mbiengj gen ga ndeu yaepyet mbouj miz rengz, neix youq yihyoz fuengmienh heuhguh uk lwed noix fatbingh raq ndeu, ciengzseiz dwg doenghmeg aenhoz aenvih bienq ndongj cauhbaenz. Doenghmeg aenhoz bienq ndongj youq doengh bouxsai 40 bi doxhwnj caeuq mehmbwk duenh dawzsaeg ndawde raen lai, ciengzseiz dwg daengx ndang doenghmeg bienq ndongj ndawde bouhfaenh ndeu biujyienh, danghnaeuz laebdaeb bienq rwix roengzbae, miz gojnwngz okyienh ndanggyad daengznauq cungj yenzcung hougoj neix. Ndigah, dang bouxlaux ciengz raen gyaeuj ngunh baenzraq couh gvaq bae, dangqnaj laepcup seiz, wngdang sikhaek bae yihyen guh doenghmeg aenhoz caijcauh genjcaz.

Boux gaenq deng canghyw duenhbingh baenz doenghmeg bienq ndongj haenx, wngdang hawj canghyw cijdauj le miz gvilwd dwk gwn yw hai gvangq sailwed、diuzcez hezcij、dingj hezsiujbanj、yungz lwed saek caeuq dingj giet daengj gak cungj yw, guh daengz yungh yw ywbingh gak boux mbouj doengz. Yawhfuengz lwedgiet cauxbaenz, ndaej gwn Ahswhbizlinz, yunghliengh dwg 75 ~ 100 hauzgwz, ngoenz baez ndeu. Doengzseiz, ndaej gwn doengh gij yw Dahdingh haenx daeuj gyangq hezcij, yw Dahdingh loih ndaej gaijndei sailwed ndawnaeng gunghnwngz、dingj in caeuq coi gaiqraiz onjdingh.

帕金森病有哪些伴发症状?
Bingh baginhswnh buenx miz gij binghyiengh lawz?

帕金森病患者经常会出现以下4种伴发症状。①吞食困难:即患者在吞咽食物时除速度缓慢、细咀慢嚼外,还在吞食时经常咳嗽,此症在帕金森病晚期尤为明显。②便秘:对此类便秘的预防是鼓励患者多吃纤维素性蔬菜,多运动、多喝水和控制药物的滥用。③多汗:可不分季节地出汗,尤其当情绪激动、活动量大时,更是汗流如雨。此外,出汗也是左旋多巴的副作用之一,故服药时需向患者交代清楚。④膀胱功能紊乱:多表现为尿频、尿急、夜尿次数多而影响睡眠,甚至夜间遗尿、尿失禁、排尿不干净,酷似急性膀胱尿道炎。

Boux binghbaginhswnh ciengzseiz raen buenxmiz 4 cungj binghyiengh lajneix. ① Ndwnj gwn hojnanz: Couhdwg vunzbingh youq mwh ndwnj gwn gijgwn haenx cawz suzdu menh、yaeng nyaij menh ndwnj caixvaih, mwh gwn lij ciengzseiz ae, cungj bingh neix youq mwh binghbaginhswnh geizlaeng daegbied mingzyienj. ② Haexgaz: Yawhfuengz cungj haexgaz neix dwg gujli vunzbingh lai gwn byaekheu senhveizsu, lai yindung、lai gwn raemx caeuq gaemhanh luenhyungh yw. ③ Hanh lai: Ndaej mbouj faen geiqciet ok hanh, cingzsi gikdoengh、doengh lai couh hanh lae hanh roenx. Linghvaih, ok hanh hix dwg cungj fucozyung cojsenzdohbah ndeu, ndigah youq mwh gwn yw aeu gangj cingcuj hawj vunzbingh rox. ④Gunghnwngz rongznyouh luenhlablab: Dingzlai biujyienh baenz nyouhdeih、nyouhndaemq、gyanghaemh ok lai baez nyouh cix yingjyangj ninz, youqgaenj vanzlij gyanghwnz raengqnyouh、nyouh mbouj gimq、baiz nyouh mbouj seuqcingh, gig lumj bingh lohnyouh rongznyouh in gaenjgip.

帕金森病患者应怎样练习步态？
Boux baenz binghbaginhswnh wnggai hauhlawz lienh yienghceij byaij roen？

帕金森病患者在病情达到一定程度时，由于四肢躯干出现强直，会影响走路。所以，帕金森病患者宜做步态训练。

患者每天应有计划地进行原地站立，高抬腿踏步，向前、向后跨步移动重心等运动练习。在行走时，步幅及宽度控制可通过地板上加设标记，按标记指示行走以得到实施。如有小碎步，可穿鞋底摩擦力大的鞋。

Boux baenz baginhswnh youq mwh binghcingz dabdaengz itdingh cingzdoh，aenvih aen ndang caeuq genga okyienh gyaengjsoh，ndaej yingjyangj byaij roen. Ndigah，boux baenz binghbaginhswnh hab lienh yienghceij byaij roen.

Bouxbingh moix ngoenz wnggai miz giva bae guh ndwn yienzdieg，yaengx ga sang hwnjdaeuj yamq loh，yamq coh baihnaj，yamq coh baihlaeng senj cungsinh daengj lienhguh yindung. Youq mwh byaij，gaemhanh yamqdin fukdoh caeuq dohgvangq ndaej doenggvaq benj gwnzdieg gya laeb geiqhauh，ciuq gij geiqhauh yinxhawj de byaij okbae daeuj saedhengz. Danghnaeuz miz yamq saepsoiq，ndaej daenj gij haiz daejhaiz rengz cucat hung haenx.

帕金森病患者如何保证睡眠？
Boux baenz baginhswnh hauhlawz baujcwng ninz ndaej ndei？

有六至九成帕金森病患者存在睡眠障碍，晚上睡觉时夜尿频繁，更有少数患者在睡眠中帕金森病会发作，导致睡眠不佳。而白天由于药物的作用，常常又会出现精神萎靡、嗜睡的症状。

对于睡眠黑白颠倒的帕金森病患者，首先要调整好心理状态，注意在日常生活中培养良好的睡眠习惯；而对于夜尿较多的患者，睡前应减少喝水量及排空膀胱，特别是要调整治疗帕金森病药物的用量及给药时间。对于一些服用时间离睡眠时间太近就会引起失眠的药物，最好改成早晨服药或减少剂量。因翻身困难、痛性抽搐导致失眠的患者，睡前追加小剂量的多巴胺可改善睡眠连贯性。白天嗜睡或睡眠发作需注意调整多巴胺受体激动剂的剂量。此外，对于病程较长、已出现药物疗效减退的患者，进行神经核团射频治疗可明显改善睡眠状况。

Miz 6 daengz 9 cingz boux baenz binghbaginhswnh miz gyanghaemh ninz mbouj ndaek，doengxhaemh ninz hwnjdaeuj oknyouh lai，lij miz siujsoq vunzbingh youq mwh ninzndaek fatbingh，cauhbaenz ninz mbouj ndei. Hoeng doengxngoenz aenvih gij yw cozyung，ciengzseiz youh aiq miz gij binghyiengh cingsaenz duix、ngah ninz haenx.

Doiq boux baenz baginhswnh ninzndaek hwnzngoenz byoekbyonj haenx, daih'it dwg aeu diuzcingj ndei simcingz, youq bingzciengz swnghhoz ndawde haeujsim gungganq gij sibgvenq ndei haemh ninz, doiq doengh boux baenz binghnyouhhwnz haemh hwnqmbonq oknyouh lai haenx, youq mwh caengz ninz couh gaej gwn raemx lai caeuq ok nyouh liux bae, daegbied dwg wnggai diuzcingj yunghyiengh gij yw baginhswnh caeuq gij seizgan gwn yw de. Doiq doenghgij yw liz bae ninz seizgan daiq gyawj gwn couh yinxhwnj ninz mbouj ndaek haenx, ceiq ndei gaij baenz gyanghaet gwn yw roxnaeuz gemjnoix ywliengh. Doengh boux nanz fanndang、ndang in hwnjgaeq ninz mbouj ndaek haenx, mwh yaek ninz couh lingh gya di yw Dohbah'anh hawj de gwn le couh ndaej bienq ndei lienzdaemh ninz roengzbae lo. Doengxngoenz ngah ninz roxnaeuz ninzndaek fatbingh, aeu haeujsim diuzcingj gij yunghliengh yw Dohbah'anh Soudij Gizdungci de. Linghvaih, doiq boux vunzbingh baenz bingh haemq nanz、gaenq raen miz yw yaugoj doekdaemq haenx, aeu sinzginghhwzdonzsebinz daeuj yw ndaej mingzyienj gaijndei gij cingzgvang ninzndaek de.

多练习吞咽为何可缓解帕金森病症状?
Lai lienh doenqndwnj, vihmaz ndaej gemjmbaeu gij binghyiengh baginhswnh?

吞咽障碍是帕金森病的一种表现或症状，小到饮水呛咳，大到窒息甚至死亡。短期会降低患者的生活质量，导致进食、服药困难，造成营养不良；长期则可能导致患者出现吸入性肺炎（肺部感染），甚至造成死亡。康复训练是国内外相对公认的改善手段，患者可尝试进行以下训练。①空咽练习：用手支撑身体，仰着身体，重复练习吞咽的动作，每次5～10分钟。②缩唇呼吸操：口唇撅起来，做吹笛状，快速吸气2秒，缓慢呼气5～6秒。③进食训练：选择易咀嚼和易消化的食物，按照自己的吞咽能力吞下去，先从每次3～4毫升的小口吞咽开始，然后酌情增加，吃完后，保持坐位15分钟。

Ndwnj gwn gazngah dwg cungj biujyienh roxnaeuz binghyiengh binghbaginhswnh ndeu, iq daengz gwn raemx loenghoz, hung daengz heiqmbaet vanzlij dai bae dem. Seizgan dinj ndaej gyangqdaemq gij swnghhoz caetliengh bouxbingh, cauxbaenz gwnhaeux、gwn yw gunnanz, cauhbaenz yingzyangj mbouj ndei; Seizgan raez cix aiq yinxhwnj vunzbingh baenz binghfeiyenz suphaeujsingq (feibu ganjyenj), mizseiz caiqlij cauhbaenz vunz dai bae dem. Lienh hawj dauqfuk dwg cungj soujduenh bienq ndei ndaw guek rog guek siengqdoiq caeznyinh ndeu, vunzbingh ndaej sawq lienh doengh cungj lajneix yawjyawj. ①Lienh doenqndwnj: Yungh fwngz cengjdingj ndangdaej, daengjhai ndangdaej, cungzfuk lienh doenqndwnj, moix baez 5 daengz 10 faencung. ②Guh dijcauh sup naengbak diemheiq: Naengbak ndiengq hwnjdaeuj, guh yienghceij lumj boq dig nei, vaiqdangq sup heiq 2 miux, menhmenh cuengqheiq 5～6 miux. ③Lienh gwn doxgaiq: Genj gijgwn yungzheih nyaij caeuq yungzheih siuvaq haenx, ciuq gij naengzlig swhgeij ndwnj gwn haenx ndwnj roengzbae, sien daj gaemzsaeq couhdwg moix baez doenqndwnj

3 daengz 4 hauzswngh gizde hainduj, yienzhaeuh yawj cingzgvang demgya, gwn sat le, dinghdingh naenghyouq 15 faencung.

帕金森病晚期怎么治疗?
Bingh baginhswnh geizlaeng hauhlawz yw?

有的帕金森病患者一开始吃药就选择治疗效果最明显的多巴胺制剂,虽然该类药物治疗效果明显,但是可能使副作用提早出现。因此,对年龄较小的早期患者,应选择多巴胺受体激动剂,该类药物可推迟药物副作用出现的时间;而对于年龄较大的早期患者,可应用多巴类药物。应尽量做到小剂量、长期规律地服用药物。到了疾病的中晚期,即使药量加大,药物疗效也不令人满意,此时应考虑外科治疗。

脑起搏器是近40年来帕金森病治疗上的最大进展,也是目前世界上最好的外科治疗方法。手术时,在患者脑内神经核团植入电极,把脉冲发生器埋藏在胸部皮下,脉冲发生器发出电刺激,通过皮下导线传到脑内电极,抑制不正常的神经放电,使其消除症状。脑起搏器治疗不破坏脑组织,但费用较高。起搏器电池6年左右需更换脉冲发生器,只要在胸口皮下组织取换电池便可。

Mizmbangj boux baenz binghbaginhswnh, baez hainduj gwn yw, couh genj gij yw yaugoj ceiq mingzyienj de lumjbaenz yw Dohbah'anh, yienznaeuz cungj yw neix ywbingh yaugoj mingzyienj, hoeng aiq ndaej hawj fucozyung daezgonq okyienh. Ndigah, doiq boux vunzbingh geizcaeux nienzgeij youh haemq nomj haenx, wngdang genj aeu yw Dohbah'anh Soudij Gizdungci, cungj yw neix ndaej doilaeng gij yw ok fucozyung seizgan; Hoeng doiq boux vunzbingh geizcaeux nienzgeij youh haemq geq haenx, ndaej wngqyungh gij loih yw dohbah. Gwn yw wnggai caenhliengh guhdaengz gwn gyaek daemq、 ciengzgeiz gvilwd bae gwn yw. Baenzbingh daengz geiz gyang laeng, couhcinj gyadaih ywliengh, gij yw ywbingh yaugoj hix mbouj habhoz, seizneix wnggai ngeixnaemj aeu vaigoh daeuj yw.

Naujgijbozgi dwg gaenh 40 bi daeuj yw bingh baginhswnh yw ndaej cincanj ceiq daih, hix dwg seizneix gwnz seiqgyaiq gij vaigoh ywbingh fuengfap ceiq ndei haenx. Guh soujsuz seiz, youq ndaw uk bouxbingh sinzginghhwzdonz ndaem dengiz haeujbae, haem megcung fazswnghgi youq laj naeng aek, megcung fazswnghgi fatok dienh daeuj gikcoi, doenggvaq daujsen laj naeng cienz daengz dengiz ndaw uk, naenxhaed gij sinzgingh mbouj cingqciengz haenx cuengq dienh, sawj gij bingh de siucawz bae. Naujgijbozgi ywbingh mbouj buqvaih aen cujciz ndaw uk, hoeng yungh cienz haemq lai. Gij denciz gijbozgi 6 bi baedauq aeu vuenh megcung fazswnghgi, cij aeu youq cujciz laj naeng aek vuenh denciz couh ndaej lo.

哪些特殊症状出现须警惕帕金森病?

Okyienh gij binghyiengh daegbied lawz itdingh aeu singjgaeh bingh baginhswnh?

许多人都知道，帕金森病患者会有震颤、运动障碍，其实，患者还可能有下列特殊症状。

（1）油脂面、多汗。70%～80%的帕金森病患者存在一定程度的自主神经功能障碍，表现为皮脂溢、多汗等，患者的前额总是油光发亮的。

（2）流口水。很多帕金森病患者经常出现流口水的现象，严重者需要别人拿着手帕不停地为其擦拭。

（3）疼痛。帕金森病患者都会出现疼痛。疼痛的表现是多方面的，最常见的表现为肩颈部痛、头痛、腰痛，也会出现手臂或腿的酸痛，局部的肌肉僵直是其主要原因。

（4）膀胱刺激症状。部分帕金森病患者往往一天中要上很多次洗手间，尤其是晚上会夜尿频多，并会因此导致失眠。通过抗帕金森病的治疗，可使膀胱的症状得到改善。

除了以上非运动症状，嗅觉减退和便秘也是帕金森病的早期表现。

Haujlai vunz cungj rox, boux baenz binghbaginhswnh miz gij binghyiengh saenqdoengh、yindung gazngaih haenx, gizsaed, vunzbingh lij aiq miz doenghgij binghyiengh daegbied lajneix.

（1）Mienhnaj youz、hanh lai. Boux baenz binghbaginhswnh 70% daengz 80% miz itdingh cingzdoh swcuj sinzgingh gunghnwngz gazngaih, biujyienh baenz youzlauz roenx、hanh lai daengj, aen najbyak vunzbingh cungj dwg youzrere fat rongh bae.

（2）Myaiz yawh. Haujlai boux baenz baginhswnh ciengzseiz miz myaiz yawh cungj yienhsiengq neix, boux youqgaenj de deng hawj vunz aeu sujbaq daeuj bang uet mbouj dingz.

（3）Indot. Boux binghbaginhswnh cungj aiq okyienh indot. Gij biujyienh indot miz lai fuengmienh, gij biujyienh ceiq ciengz raen de dwg baenz hozmbaq in、gyaeuj in、hwet in, hix aiq okyienh genfwngz roxnaeuz ga nanq, gij cujyau yienzaen de dwg mbangj noh gyaengjsoh.

（4）Binghyiengh gikcoi rongznyouh. Mizmbangj boux baenz binghbaginhswnh ciengzseiz youq ndaw ngoenz ndeu deng bae haujlai baez diengzhaex, daegbied dwg gyanghaemh nyouh deih nyouh lai, caemhcaiq vihneix ninz mbouj ndaek bae. Doenggvaq dingj bingh baginhswnh daeuj ywbingh, ndaej sawj gij binghyiengh rongznyouh haenx bienq ndei.

Cawz le gwnzneix gangj gij mbouj yindung binghyiengh, aenndaeng mbouj lingzminj caeuq haexgaz hix dwg binghbaginhswnh geizcaeux biujyienh.

帕金森病患者怎样做肢体锻炼？
Boux binghbaginhswnh yienghlawz lienh seiqguengq?

帕金森病患者应尽量在室内做一些肢体活动。每天有计划地进行原地站立以及高抬腿踏步、站立位、坐位做左右的交替踝关节活动，向前、向后跨步移动重心等运动练习。行走时，步幅及宽度控制可通过地板上加设标记，如行走线路标记、转移线路标记和足印标记等，按标记指示行走以实现步态控制。也可以在前面设置5～7.5厘米高的障碍物，让病人行走时跨越。

Boux baenz binghbaginhswnh, wnggai caenhliengh youq ndaw ranz lienhlienh seiqguengq. Moix ngoenz miz giva bae guh hozdung lumj ndwn youq dieggaeuq caeuq yamq din hwnj sang bae daemhdin, ndwn soh、naengh youq swixgvaz doxlawh guh hohdabaeu hozdung, yamq din yiengq baihnaj、yiengq baihlaeng lienh guh senj aen cungsinh ndangdaej daengj. Byaij seiz, ndaej doenggvaq youq gwnzdieg gyalaeb geiqhauh daeuj gaemhanh yamqdin fukdoh, lumjbaenz youq gwnzdieg hauh ok sienq byaij yiengq、sienq senj roen caeuq vunqdin daengj, ciuq biugeiq cijsi bae byaij, couh ndaej gaemhanh yamqdin lo. Hix ndaej youq baihnaj laeb gij doxgaiq gazngaih sang 5～7.5 lizmij de, hawj bouxbingh byaij bae seiz hamj gvaqbae.

怎样通过颈部锻炼缓解帕金森病？
Yienghlawz doenggvaq lienh aenhoz daeuj gemjmbaeu bingh baginhswnh?

帕金森病患者的颈部因为张力升高，往往呈前倾姿势，非常僵硬，甚至疼痛难忍。如果不注意颈部的运动和康复，容易加重姿势异常，表现为驼背日益严重。因此，帕金森病患者应常锻炼颈部。患者头向后仰，双眼注视天花板约5秒钟，然后头向下，下颌尽量触及胸部；头面部向右转并向右后看大约5秒钟，然后向左转；面部反复缓慢地向左（右）肩部侧转，并试着用下颌触及肩部；头部缓慢地向左（右）肩部侧靠，尽量用耳朵去触到肩膀；下颌前伸保持5秒钟，然后内收5秒。由于帕金森病患者多为老年人，多伴有程度不同的颈椎病，在进行锻炼时要循序渐进，逐步加大动作幅度，运动时动作要缓慢轻柔。

Aenhoz boux baenz binghbaginhswnh aenvih rengzrag demsang, ciengzseiz raen miz cungj yienghceij ngeng coh baihnaj bae, genggyaengj dangqmaz, caemhcaiq in dangqmaz bae. Danghnaeuz mbouj haeujsim yindung aenhoz caeuq hoizfuk ndangcangq, yungzheih gyanaek gij yienghceij mboujdoengz vunz, biujyienh baenz laenggungq ngoenz beij ngoenz youqgaenj. Vihneix, boux baenz binghbaginhswnh wngdang ciengzseiz lumj lajneix gangj bae lienh aenhoz. Gyaeuj vunzbingh ngengcoh baihlaeng, song da cimyawj denhvahbanj daihgaiq 5 miuxcung, yienzhaeuh gyaeuj gumx coh laj, hangzlaj caenhliengh bungqdaengz najaek; Gyaeujnaj cienq coh baihgvaz caemhcaiq yiengq baihgvaz yawj daihgaiq 5 miuxcung, yienzhaeuh cienq coh baihswix; Aennaj fanfoek menhmenh cienq coh mbiengj mbaq baihswix (baihgvaz), caemhcaiq sawq yungh hangzlaj bungq daengz gwnzmbaq; Aen'gyaeuj menhmenh ing coh gwnzmbaq baihswix (baihgva), caenhliengh aeu rwz bae bungq daengz gwnzmbaq; Hangzlaj yiet coh baihnaj dinghdingh youq 5 miuxcung, yienzhaeuh sup coh baihndaw 5 miuxcung. Aenvih boux baenz baginhswnh dingzlai dwg bouxlaux, gyoengq bouxlaux haenx dingzlai buenx miz gij binghhoziuin cingzdoh mbouj doengz de, youq mwh lienhndang aeu ciuq bouhloh cugciemh bae guh, cugbouh gyadaih dungcoz fukdoh, yindung seiz dungcoz aeu menhmenh youh unqnem.

常骑自行车对帕金森病患者有何好处？
Ciengz gwih danci doiq boux baenz binghbaginhswnh miz maz ndeicawq?

最新研究发现，骑自行车可改善帕金森病患者的身体协调能力和平衡能力。

美国克利夫兰诊所勒纳研究所神经科学家杰伊·阿尔伯茨博士及同事对 26 名帕金森病患者的大脑进行了一系列扫描测试。这些患者每周进行 3 次骑自行车锻炼，持续两个月。一些参与者以自己的节奏骑自行车，另一些参与者接受强制性较快速度的骑车训练。结果发现，骑车（特别是用力骑车）可以改善与运动有关的大脑区域的活动情况。

Ceiq moq yenzgiu fatyienh, gwih danci ndaej gaijndei boux baenz binghbaginhswnh ndangdaej hezdiuz caeuq doxbingz naengzlig.

Meijgoz Gwzlifuhlanz Cinjsoj Lwznaz Yenzgiusoj sinzgingh gohyozgyah Gezyih · Ah'wj Bwzswz bozsw caeuq doengzsaeh de doiq aen ukgyaeuj 26 boux vunz baenz binghbaginhswnh haenx guh baenzbuek baenzgyoengq saujmyauz cwzsi. Doengh gij vunz lienzdaemh song ndwen moix singhgiz lienhguh 3 baez gwih danci haenx. Mbangj boux camgya hawj de aeu gij cezcou swhgeij gwih danci, mbangj boux camgya gyangzci de aeu gij suzdu haemq vaiq de bae gwih ci yinlen. Doeklaeng fatyienh, gwih ci (daegbied dwg yungh rengz gwih ci) ndaej gaijndei gij hozdung cingzgvang gizdieg ukgyaeuj caeuq yindung mizgven haenx.

眼震颤可作为帕金森病的早期预警信号吗？
Cehda saenqdoengh ndaej dangguh aen saenqhauh geizcaeux yawh bauqgingj binghbaginhswnh lwi?

最新研究表明，眼震颤或许可以作为帕金森病的早期预警信号。来自美国弗吉尼亚州东南帕金森病研究中心的研究人员说，精确的眼球运动检测可以提供一个简单的方法

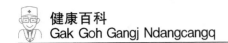

来精确地诊断帕金森病，该方法的精确性远远超过其他临床评估。

Gij yenzgiu ceiq moq de biujmingz, cehda saenqdoengh aiq ndaej dangguh aen saenqhauh geizcaeux yawh bauqgingj binghbaginhswnh. Gyoengq vunzyenzgiu daj Meijgoz Fuzgiznizya Couh Dunghnanz Baginhswnh Yenzgiu Cungsim daeuj haenx naeuz, gij cingcinj niemhdingh cehda yindung haenx, ndaej daezhawj aen fuengfap genjdanh ndeu daeuj duenqdingh, dwg mbouj dwg binghbaginhswnh, cungj cingcinj neix ndaej daihdaih mauhgvaq linzcangz gizyawz bingzguj.

字越写越小要警惕什么病？
Cih saw yied sij yied saeq aeu singjgaeh gijmaz bingh?

帕金森病最典型的症状就是静止状态下身体肢体部位发生震颤，早期通常会出现单侧手指搓丸样运动，其后会发展为同侧下肢和对侧肢体在静止时出现不自主的有规律颤抖，早期在变换位置或运动时，该症状可减轻或停止。一般来说，震颤会随情绪变化而加剧。

此外，帕金森病早期的另一个明显的症状就是患者出现上肢精细动作变慢的现象，如系鞋带、扣纽扣等动作比以前要缓慢，甚至无法顺利完成；转身困难，以致要用连续数个小碎步才可以变换位置；老人写字不再像年轻时那么苍劲有力，字迹开始歪斜，且字越写越小，医学上称为"小写症"。一旦出现以上症状就要警惕是否患帕金森病了。

Gij yienghsiengq cungj bingh baginhswnh ceiq denjhingz haenx couh dwg dinghdingh youq dwk seiqguengq ndangvunz cungj lij saenzdwddwd, geizcaeux itbuen aiq okyienh cik fwngz yindung lumj nep naed lwgyienz nei, doeklaeng, fat baenz mbiengj cik ga de caeuq song mbiengj seiqguengq cungj youq mwh dinghdingh youq hix raen miz gvilwd gag saenzdedded, geizcaeux youq mwh vuenh dieg roxnaeuz yindung, binghyiengh ndaej gemjmbaeu roxnaeuz dingz saenz. Itbuen daeuj gangj, saenqdoengh rox riengz simcingz bienqvaq cix gyanaek.

Linghvaih, binghbaginhswnh geizcaeux lingh aen binghyiengh mingzyienj ndeu, couh dwg bouxbingh okyienh gij yienghsiengq dungcoz cingsaeq gen bienq menh haenx, beijlumj cug saihaiz、gaep lwggaet daengj dungcoz beij gaxgonq menh, vanzlij guh mbouj baenz dem; Cienj ndang gunnanz, haihdwk yaek lienzdaemh byaij geij yamq dinj cij ndaej vuenh dieg; Bouxlaux sij cih mbouj caiq lumj mwh lij coz yienghhaenx soh geng miz rengz, rizcih hainduj mbitnyengq, caemhcaiq yied sij yied saeq, youq yihyoz fuengmienh heuhguh "bingh sij cih saeq". Saekngoenz miz cungj binghyiengh gwnzneix gangj, couh aeu singjgaeh dwg mbouj dwg baenz binghbaginhswnh lo.

常挠头能预防老年痴呆症吗？

Ciengz gaeu gyaeuj ndaej fuengz nienzlaux binghfatmwnh lwi?

中国目前有老年痴呆症患者 500 万人之多，而且每年平均有 30 万新发病例。老年痴呆症，尤其是血管性老年痴呆症，一般好发于春、夏季。此时，多用手指挠头可以促进头部血液循环，疏通脑部血管，预防老年痴呆症。方法：双手十指屈成耙子状，从前额发际往后梳，经神庭穴（位于头部前发际正中直上约 0.5 寸处）、百会穴等穴位，经枕骨向下，十指并拢按至颈椎，分手绕颈项两侧到喉结处结束。掌心按摩耳郭共 50 下，连做 10 次。

Cungguek seizneix miz 500 fanh boux baenz nienzlaux binghfatmwnh，caemhcaiq bingzyaenz moix bi lai miz 30 fanh boux fatbingh dem. Nienzlaux binghfatmwnh，daegbied dwg cungj nienzlaux binghfatmwnh sailwed haenx，itbuen haengj youq seizcin、seizhah fatbingh. Seizneix，lai yungh lwgfwngz gaeu gyaeuj ndaej coicaenh lwed gyaeuj lae bae lae dauq，deudoeng sailwed aen uk，yawhfuengz nienzlaux binghfatmwnh. Fuengfap：Cib lwgfwngz utbaenz aenrauq nei，daj dinbyoemgyaeuj baihnaj roi daengz baihlaeng gyaeuj，ginggvaq sinzdingzhez（youq gwnz gyaeuj，najbyak dinbyoemgyaeuj cungqgyang cigsoh hwnj bae 0.5 conq gizde）、bwzveihez daengj hezvei，ginggvaq ndokswiz coh laj，gyoebcomz cib lwgfwngz gaemh daengz ndokhoz，faen song fwngz humxheux song mbiengj hoz guh daengz hozgyaenh yaqsat. Gyangfwngz nunaenx dujrwz gungh 50 baez，lienz guh 10 baez.

老年痴呆症与肥胖超重有关联吗？

Nienzlaux binghfatmwnh caeuq biz gvaqbouh miz gvanlienz lwi?

美国科学家发现，肥胖人群易患老年痴呆症。

肥胖人群的脑组织比体重正常者平均少 8%，而超重者则比体重正常者平均少 4%。肥胖者的脑组织损失主要位于大脑额叶和颞叶，这部分组织是计划和记忆的关键部位。而健康人群的大脑在 60 岁后每年以 0.5% 的速度萎缩，肥胖和睡眠不足则会加快脑萎缩速度。

Gyoengq gohyozgyah Meijgoz fatyienh，gij vunz biz haenx yungzheih baenz nienzlaux binghfatmwnh.

Uk cujciz gij vunz biz beij uk cujciz boux ndangnaek cingqciengz de bingzyaenz noix 8%，hoeng uk cujciz boux ndangnaek gvaqbouh cix beij uk cujciz boux ndangnaek cingqciengz de bingzyaenz noix 4%. Uk cujciz sonjsaet boux bizbwdbwd，cujyau youq ukgyaeuj ngwzyez caeuq nezyez gizde，bouhfaenh cujciz neix dwg giz ceiq youqgaenj giva

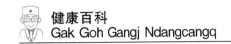
caeuq geiqmaenh. Caemhcaiq aen uk gij vunz ndangcangq haenx, hix youq 60 bi gvaqlaeng, moix bi sukreuq 0.5%, biz caeuq ninz mbouj gaeuq ndaej gyavaiq gij suzdu ukgyaeuj reuqsuk.

幽默疗法可否防治老年痴呆症？
Loenghriu ywfap ndaej mbouj ndaej fuengzceih nienzlaux binghfatmwnh？

最新研究称，幽默疗法应与药物治疗一样广泛应用，特别是在治疗老年痴呆症患者方面，可避免严重的毒副作用。研究人员指出，此项研究主要研究幽默疗法对情绪的影响。结果发现，与仅使用抗精神病药物相比，微笑疗法可减少患者20%的焦虑状况。在为期12周的项目研究过程中，患者都有幸福和积极的行为表现，一旦医生停止幽默疗法，这些表现会立即减少。

专家建议，家里如果有老年痴呆症患者，家属要尽量想办法让患者开心，如讲笑话、做让患者开心的动作等，这比药物治疗效果要好很多。

Aen yenzgiu ceiq moq de naeuz, loenghriu ywfap wngdang caeuq aeu yw ywfap ityiengh dauqcawq yungh, daegbied dwg youq yw boux baenz nienzlaux binghfatmwnh fuengmienh, ndaej mienx bouxbingh deng gij fucozyung doeghaih youqgaenj de. Yenzgiu yinzyenz ceijok, hangh yenzgiu neix cujyau cimdoiq loenghriu ywfap doiq simcingz yingjyangj fuengmienh. Doeklaeng fatyienh, caeuq dandan sawjyungh yw daeuj dingj binghcingsaenz doxbeij, riunyumj ywfap ndaej gemjnoix gij canggvang simgip youheiq vunzbingh 20%. Youq mwh hanghmoeg yenzgiu guh 12 aen singhgiz ndawde, vunzbingh cungj miz gij hengzveiz vuenyungz caeuq cizgiz de yienh ok daeuj, miz saek ngoenz canghyw dingzcij loenghriu ywfap, raen doengh gij gamjgyoz neix couh sikhaek gemjnoix lo.

Ciengya genyi, ndaw ranz danghnaeuz miz vunz baenz nienzlaux binghfatmwnh, vunz ndaw ranz aeu caenhliengh siengj banhfap hawj bouxgeq simhai, lumjbaenz gangj vahriu、guh dungcoz hawj bouxlaux simhai daengj, neix beij aeu yw ywbingh yaugoj ndei gig lai.

听写练习可以预防老年痴呆症吗？
Lienh dingqsij ndaej yawhfuengz nienzlaux binghfatmwnh lwi？

老年人可以通过听写来让大脑做体操，增强脑力，预防痴呆。听写时，需要动用短时记忆（听到的内容）、长期记忆（对过去所学内容的回忆）、听力、大脑反应力和双手等，非常有益于大脑的锻炼，长期坚持可以很好地防止大脑功能衰退，避免老年痴呆。

方法：听一段自己感兴趣的内容（如新闻、电视剧、评书、广播、歌曲等），可以先从语速较慢、内容简单的节目开始。尽量把自己听到的内容写下来，写不全也没关系。先从 10 分钟开始练起，每天练习 1 次或 2 次。听写的语速和内容逐渐增加难度，但要在能全部写下听到的内容后再增加。

Bouxlaux ndaej doenggvaq dingqsij daeuj hawj aen uk guh dijcauh, hawj aen uk lai miz rengz, yawhfuengz fatmwnh. Mwh dingqsij, aeu yungh daengz gij ndaejgeiq baumaenh youq ndaw seizgan dinj de (ndaej dingqnyi gij neiyungz de)、gij ndaejgeiq seizgan raez de (dauqngeix hwnj gij neiyungz doenghbaez hag ndaej haenx)、dingqlig、ukgyaeuj fanjwngq naengzlig caeuq song fwngz daengj, doiq lienh aen uk mizik dangqmaz, ciengzgeiz genhciz lienh, ndaej gig ndei fuengzre aen uk bienq nyieg, bietmienx baenz nienzlaux binghfatmwnh.

Guhfap：Dingq duenh neiyungz swhgeij mizyinx ndeu (lumjbaenz sinhvwnz、densigi、gangjguj、gvangjbo、ciengqgo daengj), ndaej sien daj gij vah haemq menh、neiyungz genjdanh haenx haidaeuz. Caenhliengh sij gij neiyungz swhgeij dingq nyi de roengzdaeuj, sij mbouj liux hix mbouj miz maz gvanhaeh. Sien daj 10 faencung hainduj lienh hwnj, moix ngoenz lienh baez ndeu roxnaeuz song baez. Gij yijsuz vaiq menh caeuq neiyungz dingq sij haenx cugciemh demgya nanzdoh, hoeng, yaek aeu youq ndaej cienzbouh sij baenz gij neiyungz haenx le caiq demgya.

怎样预防老年痴呆症？
Hauhlawz fuengzre baenz nienzlaux binghfatmwnh?

专家指出，中老年人经常活动手指关节、刺激手掌，有助于预防老年痴呆症的发生。如能每天坚持摇摆手指，改善手部血液循环，将有助于大脑血流通畅，既能健脑又可以预防老年痴呆症。现介绍几个简单易行的动作：①将小指向内折弯，再向后拔，做屈伸运动 10 次；②将小指按压在桌面上，用手反复刺激它；③双手十指交叉用力相握，然后突然猛力拉开；④刺激手掌中央（手心），每次捏 20 次；⑤经常揉擦中指尖端，每次 3 分钟。每天可在上述方法中选择 2 种或 3 种交替使用，同时，要尽量利用各种机会活动手指。

Conhgyah ceijok, boux cungnienz caeuq bouxlaux ciengzseiz hozdung hoh lwgfwngz、giẹ gyangfwngz, doiq yawhfuengz baenz nienzlaux binghfatmwnh miz bangcoh. Langh moix ngoenz ndaej genhciz bi lwgfwngz, gaijndei gij lwed ndaw fajfwngz baenq bae baenq dauq, couh ndaej bangcoh lwed uk lae doeng, gawq ndaej lienh uk youh ndaej yawhfuengz baenz bingh. Lajneix gaisau geij aen dungcoz genjdanh youh yungzheih guh：①Ut lwgfwngzcod haeuj baihndaw daeuj, caiq bengq lwgfwngzcod coq baihlaeng bae, guh yindung utiet 10 baez；②Naenx lwgfwngzcod youq gwnz daiz, yienzhaeuh yungh fwngz fanfoek gikcoi de；③Songfwngz camca cib lwgfwngz yungh rengz gaem fwngz, yienzhaeuh fwt yunghrengz rag hai；④ Gigcoi gyangfwngz

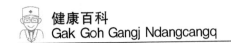

（angjfwngz），moix baez naenj 20 baez；⑤ Ciengzseiz nunaenx byai lwgfwngzgyang，moix baez 3 faencung. Moix ngoenz ndaej genj aeu gij fuengfap baihgwnz 2 cungj roxnaeuz 3 cungj doxlawh guh，doengzseiz，aeu caenhliengh yungh gak cungj gihvei hozdung lwgfwngz.

自觉身体差为何易患老年痴呆症？
Gag roxnyinh ndangdaej ca，vihmaz yungzheih baenz nienzlaux binghfatmwnh？

法国研究人员研究发现，自认为身体差或者身体状况一般的人，日后罹患老年痴呆症的危险更大。研究开始时，研究人员要求8169名65岁以上的老年人自我评价健康状况，然后对这些老年人进行了长达7年的跟踪调查，其间，有618名老年人患了老年痴呆症。研究人员最终发现，开始时自评健康状况差和一般的老年人，老年痴呆症的发病率分别增加了70％和34％。研究还发现，在没有发生任何认知问题的人群中，自评健康状况差的人比自评健康状况好的人罹患老年痴呆症的危险增加近2倍。

专家表示，那些自认为身体健康状况差的人，生活态度更为消极，社交行为也大受限制，而社交圈子大、社会活动多有助于降低老年痴呆症危险。

Fazgoz yenzgiu fatyienh，gij vunz gag nyinhnaeuz ndangdaej ca roxnaeuz ndangdaej canggvang itbuen haenx，ngoenzlaeng deng baenz nienzlaux binghfatmwnh yungyiemj engq daih. Yenzgiu moq hainduj seiz，yenzgiu yinzyenz iugouz 8169 boux vunzlaux 65 bi doxhwnj haenx gag bingzgyaq ndangcangq canggvang，yienzhaeuh doiq doengh gij vunzlaux neix guh gaenlaeng diucaz baenz 7 bi，ndawde，miz 618 boux vunzlaux baenz nienzlaux binghfatmwnh. Yenzgiu yinzyenz doeklaeng fatyienh，haidaeuz gij vunzlaux gag bingz ndangcangq canggvang ca caeuq itbuen haenx，baenz nienzlaux binghfatmwnh beijlwd faenbied demgya le 70％ caeuq 34％. Yenzgiu lij fatyienh，youq gyoengq vunz mbouj miz yienghlawz nyinhrox vwndiz ndawde，gij vunz gag bingz ndangcangq canggvang yaez de beij gij vunz gag bingz ndangcangq canggvang ndei de baenz nienzlaux binghfatmwnh yungyiemj demgya gaenh 2 boix.

Conhgyah byaujsi，doengh gij vunz gag nyinhnaeuz ndangdaej gengangh canggvang yaez haenx，swnghhoz daidu engqgya doeknaiq，se'gyauh hingzveiz hix souh hanhhaed lai，caemhcaiq se'gyauh aengien hung、sevei hozdung lai，doiq gyangqdaemq yungyiemj baenz nienzlaux binghfatmwnh miz bangcoh.

如何自我判断老年痴呆症？
Hauhlawz gag duenhdingh dwg mbouj dwg baenz nienzlaux binghfatmwnh？

老年痴呆症的早筛查离不开患者家属的早发现，判断老年痴呆症有3个基本要素：一是认知能力下降，记忆力减弱，尤其是常常遗忘最近发生的事情，有些人会出现重复做工作的现象，在他人提醒后仍然想不起来自己做过什么。二是学习能力下降，学习新知识困难，语言空洞，说话踌躇，语速减慢。三是执行能力下降，听到他人的要求后仍不知该如何做；想不起照相机等常见事物的名称；面孔失认，如不认识熟悉的人；性格改变，如不明原因地捡垃圾藏于屋中，或怀疑别人会偷自己的东西等。

Genjcaz ra nienzlaux binghfatmwnh, liz mbouj hai vunz ndaw ranz bouxbingh fatyienh ndaej caeux, duenhdingh dwg mbouj dwg baenz nienzlaux binghfatmwnh, miz 3 aen gihbwnj yausu: It dwg nyinhrox naengzlig doekdaemq, geiqsingq gemjnyieg, daegbied dwg ciengzseiz lumz gij saehcingz ceiqgaenh fatseng haenx, miz di vunz aiq okyienh gij yienhsiengq guhhong cungzfuk, ndaej bouxwnq daezsingj le, lij siengj mbouj hwnjdaeuj swhgeij guh gijmaz gvaq. Ngeih dwg hagsib naengzlig doekdaemq, hag cihsiz moq gunnanz, gangjvah gyoengbyouq, gangjvah lawq, gangjvah bienq menh. Sam dwg caephengz naengzlig roengzdaemq, dingqnyi bouxwnq iugouz le, vanzlij mbouj rox hab baenzlawz guh; Siengj mbouj hwnj aen mingzcoh lumj causienggih daengj doengh gij doxgaiq ciengzseiz raen neix; Mbouj roxnaj vunz, lumjbaenz mbouj roxnaj gij vunz sug; Singgwz gaijbienq, lumjbaenz mbouj rox vih gijmaz gip nyapnyaj yo youq ndaw ranz, roxnaeuz ngeiz bouxwnq yaek daeuj caeg doxgaiq bonjfaenh daengj.

打乒乓球对治疗老年痴呆症有好处吗？
Dwk binghbanghgiuz doiq boux nienzlaux binghfatmwnh miz ndeicawq lwi?

92 岁高龄的贝蒂·斯坦发型新潮、穿着入时，但就是话越来越少，没人知道这到底是老年痴呆症还是抑郁所致。但是，自从她学会打乒乓球之后，情况大为改观。

美国洛杉矶乒乓球中心创立者表示，打乒乓球有助于提高患者的警觉度、身体平衡能力和协调能力，进而降低患老年痴呆症的危险。打乒乓球还为患者提供了"以球会友"的社交机会，减轻或消除了患者的孤独抑郁感。

日本的研究者认为，打乒乓球对早老性痴呆症（阿尔茨海默氏病）还具有治疗作用。研究发现，早老性痴呆症患者打乒乓球会锻炼到更多的大脑部位。打完乒乓球后，患者精力更旺盛、说话更多，走路速度也快许多。为此，美国加州大学洛杉矶分校早老性痴呆症诊所创始人建议，老人不妨多进行骑马、弹钢琴和打乒乓球等活动，以锻炼大脑多个部位，缓解老年痴呆症病情。

Beidi Swhdanj lauxsouh 92 bi, fazhingz de sinhcauz、ndangdaenj de habseiz, hoeng couh dwg vah yied daeuj yied noix, mbouj miz vunz rox neix dauqdaej dwg baenz nienzlaux binghfatmwnh roxnaeuz dwg nyapnyuk yinxhwnj. Danhseih, daj de hag rox dwk binghbanghgiuz le, cingzgvang bienq ndei lai lo.

Boux cauxlaeb Meijgoz Lozsanhgih Binghbanghgiuz Cungsim de byaujsi, dwk binghbanghgiuz doiq daezsang bouxbingh singjsaeh cingzdoh、ndangdaej bingzyaenx naengzlig caeuq hezdiuz naengzlig mizleih, baenzneix bae gyangqdaemq baenz nienzlaux binghfatmwnh daiq daeuj gij yungyiemj haenx. Binghbanghgiuz lij hawj vunzbingh miz gihvei se'gyauh "aeu giuz gyau youx" haenx, gemjmbaeu roxnaeuz siucawz gij dandog nyapnyuk vunzbingh.

Boux Yizbwnj guh yenzgiu haenx nyinhnaeuz, dwk binghbanghgiuz lij ndaej yw gij bingh caujlaujsing nienzlaux binghfatmwnh (Ah'wjswzhaijmwzsibing). Yenzgiu fatyienh, boux baenz caujlaujsing nienzlaux binghfatmwnh haenx, dwk binghbanghgiuz ndaej lienh uk engq lai. Dwk binghbanghgiuz sat le, vunzbingh cingsaenz engq vuengh, gangjvah engq lai, byaij roen suzdu hix vaiq haujlai. Vihneix, boux cauxlaeb Meijgoz Gyahcouh Dayoz Lozsanhgih Fwnhyau Caujlaujsing Binghfatmwnh Cinjsoj haenx genyi, bouxlaux mbouj fuengz lai bae guh gij hozdung gwih max, danz ganghginz caeuq dwk binghbanghgiuz, yawhbienh lienh aen uk lai giz, gemjmbaeu gij binghcingz nienzlaux binghfatmwnh.

如何做才可以延缓脑衰老？
Hauhlawz guh cij ndaej ngaiznguh ukgyaeuj geqgoem？

上午 9 时到下午 1 时，是人体一天中最精神、大脑最具活力的时候。在这个黄金时段内，老年人应该最少运动 1 小时、动脑 1 刻钟。所谓动脑，是指积极地思考。老年人可以在休息间歇，抽出一刻钟做几道脑筋急转弯题，真正调动大脑的潜能。

下午时段，身体需要消耗午饭摄入的大量食物，小肠把食物里的营养都吸收得差不多了，并把营养送到了血液里。这时喝一杯水，用来稀释血液，可以保护血管。久坐的人此时起身扭扭腰，画圈按摩腹部，让喝进去的水得到吸收，防止大便秘结。除了让水分进入体内，也可以用温热的湿毛巾擦擦脸，缓解身体的疲惫。

Banhaet 9 diemj daengz lajbyonghngoenz 1 diemjcung, dwg mwh ndang vunz ngoenz ceiq cingsaenz、aen uk ceiq miz rengzhoengh haenx. Youq ndaw seizduenh ceiq ndei neix, bouxlaux wnggai ceiq noix yindung 1 aen cungdaeuz、doenghuk 15 faencung. Sojgangj doengh uk, dwg ceij ceiq cizgiz bae ngeixnaemj. Bouxlaux ndaej youq seiz yietnaiq, cou ok 15 faencung daeuj guh geij diuz daezmoeg aen uk gaenj cienjvan, caencingq diuhdoengh aen uk gij naengzliengh ndumj haenx.

Duengh seizgan banringzgvaq, ndangdaej aeu sied daihliengh gijgwn, haeuxringz gwn roengzbae haenx, saejiq gwn gij yingzyangj ndaw gijgwn, cungj supsou ndaej ca mbouj lai lo, caemhcaiq soengq gij yingzyangj haeuj ndaw lwed bae lo. Seizneix gwn cenj raemx ndeu, aeu daeuj heuzsaw lwed, ndaej baujhoh sailwed. Gij vunz naengh nanz seizneix hwnq ndang utut hwet, veh aen gien nunaenx aendungx, hawj gij raemx gwn haeujbae haenx ndaej supsou, fuengzre haexgaz. Cawz bae hawj raemx haeuj ndaw ndang, hix ndaej aeu sujbaq dumz raeujndat uetuet naj, hawj aenndang naetnaiq ndaej ngaiznguh di.

"过量饮食，老年易痴"的说法正确吗？
Gij gangjfap "gwnndoet gvaqmauh, vunzlaux heih lwngq" haenx deng lwi?

研究发现，过量饮食会大大增加老年人记忆力丧失的风险。

要想保护大脑健康，延缓记忆衰退，防止老年痴呆症，早年合理饮食至关重要，其具体原因有待进一步研究探明。不过，一种解释是，早年过量饮食会导致肥胖、心血管疾病及 Ⅱ 型糖尿病等发生概率大增，而这些疾患都会造成体内炎症增加，殃及大脑健康，导致老年痴呆症危险增加。

Yenzgiu fatyienh, gwnndoet gvaqmauh ndaej daihdaih demgya gij fungyiemj bouxlaux geiqsingq saetbae haenx.

Yaek siengj baujhoh aen uk gengangh, ngaiznguh geiqsingq doekbaih, fuengzre baenz nienzlaux binghfatmwnh, geizcaeux hableix gwnndoet youqgaenj dangqmaz, gij gidij yienzaen de lij aeu caenh itbouh yenzgiu cij ndaej damqmingz. Mboujgvaq, cungj cekgej ndeu naeuz, seizcoz gwnndoet gvaqbouh ndaej cauhbaenz gij gailiz baenz vunzbiz、 sailwed baenz bingh caeuq Ⅱ hingz binghnyouhdangz daengj demlai gig lai, caiqlij doengh gij bingh neix cungj cauhbaenz yenzcwng ndaw ndangvunz demlai, haih daengz aen uk gengangh, cauhbaenz nienzlaux binghfatmwnh yungyiemj demgya.

如何调节睡眠功能紊乱？
Hauhlawz diuzcez aen gunghnwngz ninz luenhlablab?

如果你经常睡不醒，就很有可能存在睡眠功能紊乱的问题。

这种睡眠功能紊乱被称为睡眠相位延迟，即人体内部的睡眠模式比正常睡眠模式向后延迟两个小时（或更多），会导致昼夜节律改变，通常这种人会晚睡晚起。很多存在睡眠相位延迟的人将它误认为是失眠，实际上，睡眠相位延迟的受害者在症状上并不同于失眠者。失眠者通常入睡困难或很难保持熟睡状态，或两者兼有；而睡眠相位延迟的患者只是存在入睡困难，一旦入睡，他们会整晚长睡不醒，直到第二天中午或下午才醒来。另据调查显示，环境也会影响人的睡眠。当一个人白天没有接触到充足的阳光，或傍晚过度接触日光时，就会导致昼夜节律紊乱。因此，平时白天要适当晒太阳，以确保正常的睡眠。

Danghnaeuz mwngz ciengzseiz ninz mbouj singj, couh dingzlai aiq miz aen vwndiz gunghnwngz ninz luenhlablab neix.

Cungj gunghnwngz ninz luenhlablab neix deng vunz heuhguh ninz nguh, hix couh dwg gij yienghsik ninz ndaw ndang vunz haenx beij gij yienghsik ninz cingqciengz haenx doilaeng song aen cungdaeuz (roxnaeuz engq lai), ndaej cauhbaenz cietlwd hwnzngoenz gaijbienq, doengciengz cungj vunz neix yaek ninz haemh hwnqngoenz. Haujlai boux miz ninz nguh haenx loek nyinhnaeuz swhgeij dwg ninz mbouj ndaek, saedsaeh dwg, gij binghyiengh boux deng ninz nguh haih haenx, caeuq gij binghyiengh boux ninz mbouj ndaek de caemh mbouj doxdoengz. Boux ninz mbouj ndaek ciengzseiz ninz ndaek gunnanz roxnaeuz gig nanz baujciz yiengh cangdai ninzndaek, roxnaeuz song yiengh cungj miz; Hoeng boux baenz ninz nguh haenx dan dwg ninzndaek miz gunnanz, baez ninz, gyoengqde couh yaek ninz baenz haemh cungj mbouj singj, cigdaengz ngoenz daihngeih banringz roxnaeuz banringzgvaq le cij singj gvaqdaeuj. Linghvaih miz diucaz yienh'ok, vanzging hix ndaej yingjyangj bouxvunz ninzndaek. Youq mwh boux vunz ndeu gyangngoenz mbouj ndaej ciepcuk daengz nditdak gaeuq, roxnaeuz banhaemh hawj ndit dak daiq lai, couh cauhbaenz hwnzngoenz cietlwd luenhlablab. Ndigah, bingzseiz banngoenz vunzraeuz aeu habdangq dak ndit, yawhbienh saedbauj cingqciengz ninz ndaek.

老年人夜间慢跑有助于入眠吗?
Bouxlaux gyanghwnz menhmenh buet ndaej bang ninzndaek lwi?

睡眠质量下降让很多老年人头疼不已,严重的甚至会发展为失眠。有这种困扰的老年人不妨试试用夜间慢跑来改善失眠状况。

老年人可每周夜间慢跑 3 次或 4 次,每次 30～60 分钟,最好在每天夜间入睡前 30～40 分钟跑完,给机体平复的时间,以免神经过度兴奋,反而影响睡眠。夜跑的运动强度可依据自身感觉判断,如跑步时还与旁人交谈,或身体微微出汗。不常锻炼的老年人可从晚上散步练起,第一周每天散步 20 分钟,第二周每天散步 25 分钟,第三周每天散步 30 分钟,第四周酌加慢跑,第五周散步、慢跑时间各半,逐渐过渡到全程慢跑即可。

Ninz caetliengh doekdaemq, hawj haujlai bouxlaux gyaeuj in mbouj dingz, seiz youqgaenj vanzlij ndaej fazcanj daengz ninz mbouj ndaek bae. Gyoengq vunzlaux miz cungj nyapnyuk neix, mboujfuengz sawqsawq yungh gyanghwnz menhmenh buet daeuj gaijndei ninz mbouj ndaek.

Bouxlaux ndaej moix aen singhgiz gyanghwnz menhmenh buet 3 baez roxnaeuz 4 baez, moix baez 30 daengz 60 faencung, ceiq ndei youq moix ngoenz gyanghwnz haeuj ninz gaxgonq 30 daengz 40 faencung buet sat, hawj seizgan hawj ndangdaej fukdauq, mienxndaej sinzgingh gikdoengh gvaqbouh, dauqfanj yingjyangj vunz ninz. Gij yindung giengzdoh hwnz buet ndaej gaengawq bonjndang roxnyinh daeuj duenhdingh, lumjbaenz youq mwh buet lij caeuq bouxwnq doxgangj, roxnaeuz ndangdaej loq ok di hanh. Bouxgeq mbouj ciengz lienhndang haenx ndaej daj gyanghaemh youzbyaij hainduj, aen singhgiz daih'it moix ngoenz youzbyaij 20 faencung, aen singhgiz daihngeih moix ngoenz youzbyaij 25 faencung, aen singhgiz daihsam moix ngoenz youzbyaij 30 faencung, aen singhgiz daihseiq caemciek menh buet, aen singhgiz daihhaj youzbyaij, menh buet seizgan gak buenq, cugciemh gvaqdoh daengz daengx aen gocingz menh buet couh ndaej lo.

怎样缓解老年人失眠烦躁?
Yienghlawz gemjmbaeu bouxlaux ninz mbouj ndaek、nyapnyuk?

不少老年人在冬季容易失眠、烦躁,用香芹根煎水可有效地缓解这些症状。

取 4～5 棵香芹的根,洗净切碎后加水1500毫升,以大火烧开,小火慢煎至 500 毫升,候温饮用。每日 1 次,连饮 2 周。

Haujlai bouxgeq youq seizdoeng yungzheih ninz mbouj ndaek、nyapnyuk, yungh rag byaekginzcaiq baek raemx gwn ndaej mizyauq gemjmbaeu doengh gij binghyiengh neix.

Aeu gij rag byaekginzcaiq 4 daengz 5 go, swiq seuq ronq soiq le dwk raemx 1500 hauzswngh, feizrengz coemh daengz raemx goenj le, caiq aeu feizunq menhmenh baek daengz 500 hauzswngh, caj bienq raeuj le cix gwn. Moix ngoenz baez ndeu, lienz gwn 2 aen singhgiz.

橘子皮水泡脚治失眠是否有效?
Gij raemx naeng makdoengj cimq din yw ninz mbouj ndaek miz mbouj miz yauqgoj?

母亲因为失眠,每晚要用热水泡脚。有一天晚上,她刚把暖水瓶中 40～45 ℃的热水倒进洗脚盆里,我 3 岁的小女儿就把一个橘子皮扔了进去,我想拿出来,女儿不让,母亲就这样踩着橘子皮泡了 30 分钟热水,没想到晚上睡眠质量比以前好点了。于是,母亲每天晚上都这样做,连续泡脚 20 多天,睡眠质量大有改善,不但睡得实,而且睡的时间也比以前长了 1 个多小时。母亲和邻居们谈起这件事来,都说:"小孩子的无意之举却让咱们得到了一个治病的小偏方。"

Daxmeh aenvih ninz mbouj ndaek, haemhnaengz yaek aeu raemxndat cimq din. Miz haemh ndeu, de ngamq ndingq raemxndat 40 daengz 50 doh ndaw nonjsuijbingz haenx roengz ndaw bat bae, dahlwg sam bi gou couh gveng gaiq naeng makdoengj ndeu haeujbae, gou siengj dawz okdaeuj, dahlwg gou mbouj hawj, daxmeh couh yienghneix caij dawz naeng makdoengj cimq raemxndat ndaej 30 faencung, siengj mbouj daengz gij caetliengh banhaemh ninz haenx beij gaxgonq ndei di lo. Yienghneix, daxmeh haemhhaemh cungj yienghneix guh, lienzdaemh cimq din ndaej 20 lai ngoenz, gij caetliengh ninz de bienq ndei gig lai, mboujdan ninz ndaej saed, caemhcaiq gij seizgan ninzndaek de hix beij gaxgonq raez bae aen lai cungdaeuz. Daxmeh caeuq gyoengq ranznden gangj daenz gienh saeh neix le, cungj naeuz: "Lwgnyez seizbienh luenh guh cix hawj raeuz gip ndaej aen bienfueng ywbingh ndeu."

怎样用手指"走路"来安神助眠?
Yienghlawz aeu lwgfwngz "byaij loh" daeuj hawj simdingh ninzonj?

一些人会有失眠的症状，这时该怎么办呢？可以学着用手指"走路"来缓解失眠症状，新鲜又好玩，不妨来试一试。

按照中医理论，手指和经络是相通的，全方位活动手指，不但能够疏通经络，而且还可有效地活跃大脑。具体做法是：每天临睡前用手指在桌面上横着走"一"字，也可以走"米"字、"8"字，还有五角星、S形路线等。每次练习10分钟左右，有利于增加大脑的血流量，促进睡眠，镇静安神。

Mbangjdi vunz miz binghyiengh ninz mbouj ndaek, mwhneix wnggai hauhlawz guh ne? Ndaej hag aeu lwgfwngz "byaij loh" daeuj gemjmbaeu gij binghyiengh ninz mbouj ndaek, singjsien youh miz yinxdaeuz, mboujfuengz daeuj sawqsawq yawj.

Ciuq lijlun gij ywdoj, lwgfwngz caeuq megloh doxdoeng, cenzfanghvei hozdung lwgfwngz, mboujdan ndaej deudoeng meg, caemhcaiq ndaej mizyauq bae gaujhoengh uk. Gidij guhfap dwg: Moix ngoenz yaek haeujninz gaxgonq yungh lwgfwngz youq gwnz daiz byaij cih sawgun "it" doxvang, hix ndaej byaij cih sawgwn "haeux"、cih "8", lij miz "hajgaksing"、lohsienq cih "S" daengj. Moix baez lienh 10 faencung baedauq, doiq demgya aen uk lwed lae soqliengh mizleih, coicaenh vunz ninz, simdingh saenzonj.

患顽固性失眠怎么办?
Deng aen bingh ninz dai ninz mbouj ndaek baenzlawz guh?

失眠的原因多种多样。在门诊，合并焦虑或抑郁症状的失眠患者非常常见。长期失眠会产生焦虑、抑郁等负面情绪，而后者又会反过来加重失眠症状。如果单纯治疗失眠，而忽略了对焦虑或抑郁情绪的干预治疗，其疗效必然会大打折扣。

如何判断失眠是否与焦虑、抑郁情绪相关呢？可以通过一些特征来判断。比如，广泛性焦虑障碍的特征是患者对很多事情都感到担心，并认为他们的担心不可控制。创伤后应激障碍则发生在遭遇或对抗重大压力之后。抑郁的主要表现是长期处于极其低落的情感状态中，对以前感到有趣的活动失去兴趣，认为人生无价值，常有极度的罪恶感、懊悔感、无助感、绝望感和自暴自弃。对这类失眠患者，如果在睡前服用安眠药效果不佳，则可在白天加服抗焦虑药。

Gij yienzaen ninz mbouj ndaek, miz lai cungj lai yiengh. Youq mwnzcinj, bouxbingh ninz mbouj ndaek gyoebbingq miz youheiq roxnaeuz nyapnyuk binghyiengh haenx gig ciengz raen. Ciengzgeiz ninz mbouj ndaek ndaej fatok youheiq、nyapnyuk daengj doengh cungj simcingz rwix neix, caemhcaiq gij binghyiengh baihlaeng youh byonj gvaqma gyanaek ninz mbouj ndaek. Danghnaeuz dandan yw ninz mbouj ndaek, cix lumz bae yw youheiq roxnaeuz simcingz nyapnyuk, gij yaugoj yw de itdingh deng gaeugemj haujlai.

Baenzlawz duenhdingh ninz mbouj ndaek caeuq youheiq、nyapnyuk doxgven ne? Ndaej doenggvaq di daegbied geiqhauh daeuj duenhdingh. Beijlumj, gij daegbied geiqhauh youheiq gazngaih gvangqlangh, couhdwg vunzbingh doiq haujlai saehcingz cungj roxnyinh yousim, caemhcaiq nyinhnaeuz gij yousim gyoengqde mbouj ndaej gaemhanh. Deng sieng gvaqlaeng wngqdoiq gazngaih cix fatseng youq bungzdeng roxnaeuz doiqdingj atlig hungnaek gvaqlaeng. Nyapnyuk cujyau biujyienh dwg ciengzgeiz cawqyouq ndaw cingzgamj gig doekdaemq haenx, doiq gij hozdung doenghbaez roxnyinh mizyinx haenx mbouj miz yinxdaeuz lo, nyinhnaeuz ciuhvunz mbouj miz yungh, ciengzseiz roxnyinh ndawndang miz coih gig naek、roxnyinh ienqhoij、mbouj miz vunz bang、mbouj miz muengh caeuq gamsim doeklaeng. Doiq doengh cungj vunz ninz mbouj ndaek neix, danghnaeuz youq mwh yaek ninz gwn yw anhmenzyoz yaugoj mbouj ndei, couh ndaej youq gyangngoenz gya gwn yw dingj youheiq.

睡前搓头有何作用？
Yaek ninz gaxgonq caed gyaeuj miz maz cozyung?

失眠对老年人的影响很大，睡前用手搓头会对缓解失眠有不错的效果。

具体方法：患有失眠的老年人可在临睡前先用热水泡脚 30 分钟，擦干双脚后，排除杂念静坐一会儿。然后洗净双手，用双手指腹，从前额发际起，边紧贴头皮按摩边向后推进，也可用指甲面向后推进，重点集中在双发际鬓角附近。这种方法类似于用梳子自前向后梳头，对头皮穴位的刺激较好。最好每天早（起床前）、中（午睡后）、晚（睡前）各做 1 次，每次做 50 遍。指甲长的要先剪短，头发较多的要先将头发向后梳起，并使其顺畅自然。

Ninz mbouj ndaek doiq bouxlaux yingjyangj gig daih, yaek ninz seiz, yungh fwngz caed gyaeuj, doiq gemjmbaeu bingh ninz mbouj ndaek, yaugoj mbouj loek.

Gidij fuengfap: Bouxlaux deng ninz mbouj ndaek, ndaej youq yaek ninz gaxgonq sien yungh raemxndat cimq din 30 faencung, mad hawq song din le, couh gijmaz cungj mbouj siengj, dinghdingh naengh yaep ndeu. Yienzhaeuh swiq song fwngz seuq, yungh byai dungx lwgfwngz song fwngz, daj najbyak din gyaeujbyoem hwnj, doq nem naenggyaeuj nunaenx doq coh baihlaeng doicaenh, hix ndaej yungh mienh ribfwngz coh baihlaeng doi bae, cungdenj comz youq henzgyawj din gyaeujbyoem song henz rwz. Cungj fuengfap neix lumj aeu fagroi daj baihnaj yiengq baihlaeng roi gyaeuj nei, doiq gikcoi gij hezvih gwnz naenggyaeuj gig ndei. Ceiq ndei moix ngoenz caeux (hwnqmbonq goxgonq)、gyangngoenz (banringz ninz gvaqlaeng)、gyanghaemh (yaek ninz seiz) gak guh mbat ndeu, moix mbat guh 50 baez. Boux ribfwngz raez yaek daet dinj gonq, boux byoem haemq lai aeu sien roi byoem coq baihlaeng bae, caemhcaiq sawj de swhyienz doengswnh.

服安眠药睡醒后为何要先坐一会再下床?

Gwn yw anhmenzyoz ninz singj le vihmaz yaek naengh yaep gonq cix ndaej roengz mbonq?

适当服用安眠药是治疗失眠的有效手段，但是服药期间，特别是服用长效安眠药，如氯硝基安定、氟西泮等，夜间起床和早晨刚睡醒时要预防摔倒，起床之前最好先坐一会儿。

安眠药对人的中枢神经有抑制作用，尤其是老年人，由于体内解药酶的活性降低，比年轻人更易受到安眠药的影响。此外，长期服用安眠药易导致迟发性运动障碍，服用者平衡能力变差，容易摔倒。再加上夜间光线差，服药后头脑不清醒，更易发生意外。所以，常服安眠药的人起夜和早上起床时先坐一会儿再下床活动；卧室要少摆放桌椅等障碍物，以免跌倒碰伤；晚上要少喝水，减少起夜次数。

Habdangq gwn yw anhmenzyoz dwg aen soujduenh mizyauq yw ninz mbouj ndaek ndeu, hoeng youq mwh gwn yw, daegbied dwg gwn gij yw anhmenzyoz yaugoj raez de, lumjbaenz luzsiuhgih'anhding、fuzsihban daengj, gyanghwnz hwnqmbonq caeuq haetromh ngamq ninz ndiu seiz yaek yawhfuengz dwklaemx, ceiq ndei hwnqmbonq goxgonq sien naengh yaep ndeu gonq.

Ywanhmenzyoz doiq cunghsuh saenzging vunzraeuz miz hanhhaed cozyung, daegbied dwg bouxlaux, aenvih ndaw ndang gejyw meiz hozsing doekdaemq, beij bouxcoz engq yungzheih deng yw anhmenzyoz yingjyangj. Linghvaih, ciengzgeiz gwn yw anhmenzyoz yungzheih cauhbaenz nguhfatsingq yindung gazngaih, bouxgwnyw bingzyaenx naengzlig bienq ca, yungzheih deng laemx. Caiq gya gyanghwnz mbouj rongh geijlai, gwn yw le uk mbouj singj, engq yungzheih ok saeh. Ndigah, gij vunz ciengzseiz gwn yw anhmenzyoz haenx hwnj hwnz caeuq haetromh hwnqmbonq seiz, yaek naengh yaep ndeu gonq caiq roengz mbonq hozdung; Ndaw rug aeu noix baij daiz daengq daengj doxgaiq gaz, mienxndaej deng laemx daemj sieng; Doengxhaemh aeu noix gwn raemx, gemjsiuj hwnj hwnz baezsoq.

睡眠不好的人练呼吸操有用吗?

Doengh boux vunz ninz mbouj ndei haenx lienh cauhdiemheiq miz yungh lwi?

睡眠不好的人,每晚睡觉之前,平躺于床上,按照呼吸节奏,吸气时嘴里发出汉语拼音 s 的音,同时屈起一条腿(左右腿都可以),呼气时嘴里发出汉语拼音 r 的音,同时将腿完全伸直,连续 5 次,然后换腿进行。常做此呼吸操对促进睡眠十分有益。

Doengh boux vunz ninz mbouj ndei haenx, moix haemh ninz gaxgonq, ninz bingz youq gwnz mbonq, ciuq cezcou diemheiq, supheiq seiz ndawbak fat ok gij yaem Vahgun gyoepyaem s, doengzseiz ut diuz ga ndeu (ga baihswix roxnaeuz ga baihgvaz cungj ndaej) hwnjdaeuj, cuengq heiq seiz ndawbak fat ok gij yaem Vahgun gyoepyaem r, doengzseiz iet soh song diuz ga bae, lienzdaemh guh 5 baez, yienzhaeuh vuenh ga guh. Ciengz guh yienghneix diemheiq doiq coicaenh haeujninz gig miz ik.

维生素 B₁ 能治失眠吗?

Veizswnghsu B$_1$ ndaej yw ninz mbouj ndaek lwi?

焦虑、烦躁不安和情绪低落等心理因素,会使人产生心理和生理反应,导致神经系统的功能异常,造成大脑功能障碍,引起失眠。最新研究表明,维生素 B₁ 可以调节自主神经功能紊乱,降低大脑皮质的兴奋,有助于促进睡眠。

Youheiq、nyapnyuk mbouj onj caeuq simcingz doekdaemq daengj doengh gij yinhsu simleix neix, ndaej sawj vunz miz simleix caeuq swnghlij fanjwngq, yinxhwnj saenging hidungj gunghnwngz mbouj doengz bingzciengz, cauhbaenz ukgyaeuj gunghnwngz gazngaih, yinxhwnj ninz mbouj ndaek. Gij yenzgiu ceiq moq de biujmingz, Veizswnghsu B$_1$ ndaej diuzcez gij saenzging gag guhcawj gunghnwngz luenhlablab haenx, gyangqdaemq ukgyaeuj gigdoengh, doiq coicaenh ninzndaek miz bangcoh.

安眠药为何宜交替服用?

Yw anhmenzyoz vihmaz hab doxlawh gwn?

近年来,国内外的多项研究表明,随着服用安眠药时间的增长,剂量会越用越大,因此在一开始就要严格控制药量。选用安眠药应注意三个原则:①首选短效药。相对而言,这类药排出体外的速度快,不影响第二天工作。但初次或偶尔失眠的人,不要急于服安眠药。②从小剂量开始。多项研究表明,服用安眠药时间越长,所需的剂量会越大,因此在一开始就要严格限量。③交替服药。需要服用安眠药时,最好将两三种安眠药交替服用,过四五天就要停用一次,若睡眠状况有所改善,那么连续服药的天数就要慢慢减少，逐渐减到服一天停一天，服一天停两天，直到最后完全停服。

Geij bi neix daeuj, ndaw guek rog guek lai hangh yenzgiu biujmingz, riengzlaeng gwn yw anhmenzyoz seizgan demgya, yunghliengh aeu yied yungh yied lai, ndigah youq baez haidaeuz couh aeu yiemzyiemz gaemhanh ywliengh. Genj yw anhmenzyoz wnggai haeujsim sam aen yenzcwz: ①Daih' it genj aeu gij yw yaugoj dinj de. Doxdoiq daeuj gangj, loih yw neix baiz ok rog ndang vaiq, mbouj yingjyangj ngoenz daihngeih guhhong. Hoeng gij vunz baez daih'it roxnaeuz saekseiz ninz mbouj ndaek haenx, gaej muengz bae gwn yw anhmenzyoz. ②Daj yunghliengh iq hainduj. Lai hangh yenzgiu biujmingz, gwn yw anhmenzyoz seizgan yied raez, yunghliengh aeu yied lai, ndigah baez haidaeuz couh yaek yiemzgek hanhliengh. ③Doxlawh gwn yw. Mwh aeu gwn yw anhmenzyoz, ceiq ndei aeu song sam cungj yw anhmenzyoz doxlawh gwn, gvaq seiq haj ngoenz couh yaek dingz yungh mbat ndeu, danghnaeuz cingzgvang ninz miz di bienq ndei, yienghhaenx, gij ngoenzsoq lienzdaemh gwn yw haenx couh yaek menhmenh gemjnoix, cugciemh gemj daengz gwn ngoenz ndeu dingz ngoenz ndeu, gwn ngoenz ndeu dingz song ngoenz, cigdaengz doeklaeng cienzbouh dingz gwn yw.

刮眉握拳能治心烦失眠吗？
Gvat bwnda gaem gaemxgienz ndaej yw simnyap ninz mbouj ndaek lwi?

神经衰弱、心烦失眠，甚至头痛眩晕时，可抽出少许时间刮刮眉、握握拳。这两个小动作可以按摩到攒竹穴和劳宫穴，在一定程度上可缓解烦躁情绪。

攒竹穴位于眉毛内侧眉头处，临床上通过按摩此穴位可以治疗头痛、眉棱骨痛、目赤肿痛、目视不明、眼睛疲劳等常见疾病。劳宫穴位于手掌心，握拳屈指时中指指尖点在掌心的位置（第二掌骨与第三掌骨之间，偏于第三掌骨）。以上穴位按摩劳宫穴有助于清心火、安心神，临床上用于治疗失眠、神经衰弱等症状。采用揉擦方式按压，每穴按压5分钟，每日2~3次。位于手掌心的劳宫穴，也可借助笔帽等钝性物体进行按摩，左右手交替进行。

Ukhaw、simfanz ninz mbouj ndaek, caiqlij gyaeuj in daraiz seiz, ndaej cou di seizgan daeuj gvatgvat bwnda、gaem gaemxgienz. Song aen dungcoz iq neix ndaej nunaenx daengz canjcuzhez caeuq lauzgunghhez, youq itdingh cingzdoh ndawde ndaej gemjmbaeu simcingz nyapnyuk.

Canjcuzhez youq goek bwnda gizde, youq seiz duenqbingh ywbingh doenggvaq nunaenx aen hezvei neix, ndaej yw gyaeujdot、ndokbwnda in、cehda in、da myox yawj mbouj cingcuj、da baegnaiq daengj bingh ciengz raen. Lauzgunghhez youq gyang fwngz gizde, ut lwgfwngz gaem gienz seiz, byai lwgfwngzgyang bungz deng gizde (cungqgyang diuz ndokfwngz daihngeih caeuq diuz ndokfwngz daihsam, bien youq diuz ndokfwngz daihsam). Nunaenx lauzfuengzhez ndaej cing simhuj、onj sim an saenz, youq seiz duenqbingh ywbingh yungh daeuj yw gij binghyiengh ninz mbouj ndaek、ukhaw daengj haenx. Yungh nu ngad fuengsik nunaenx, moix aen hezvei nunaenx 5 faencung, moix ngoenz 2 daengz 3 baez. Lauzgunghhez youq ndaw gyangfwngz, hix ndaej baengh supbit daengj doxgaiq ngoemx daeuj nunaenx, fwngzswix fwngzgvaz doxlawh guh.

点按劳宫穴可以缓解失眠多梦吗？
Diemj naenx lauzgunghhez，ndaej gemjmbaeu guh loq lai ninz mbouj ndaek lwi?

劳宫穴属于手厥阴心包经的穴位。握拳时中指自然弯曲，中指指尖点在掌心上的位置就是劳宫穴。

每天可以不拘次数地点按该穴，可以降心火、安神。平素操心上火睡不着觉、闭眼就做梦者可按摩劳宫穴。方法：用力点按该穴位，直至有酸痛的感觉，维持约2分钟。

Lauzgunghhez gvihaeuj hezvei diuz meg soujgezyinhsinhbauhginh haenx. Mwh gaem gienz lwgfwngzgyang swyenz utvan, byai lwgfwngzgyang bungz deng gizde couh dwg lauzgunghhez.

Moix ngoenz ndaej seizbienh mbouj hanh baez soq nunaenx gizneix, ndaej gyangq simhuj onj cingsaenz. Bingzseiz doengh boux cabheiq ndang huj ninz mbouj ndaek、laep da couh fangzhwnz haenx ndaej nunaenx lauzgunghhez. Fuengfap：Yungh rengz diemj naenx aen hezvei neix, cigdaengz roxnyinh indot, naenx daihgaiq 2 faencung nanz.

如何以茶疗治夜间失眠？
Hauhlawz aeu caz daeuj yw gyanghwnz ninz mbouj ndaek?

有一段时间，我晚上经常失眠，白天也没精神，不仅人消瘦了，还经常感到头昏、眼花、耳鸣，而且脾气也变得急躁易怒，工作效率也下降了不少。后来，一位中医师告诉我一个治疗失眠的偏方，即晚上喝枸杞子茶。方法是用枸杞子15克，加柏子仁15克或五味子10克以沸水冲泡，加盖闷5分钟即成枸杞子茶。试着喝了十多天后，晚上再也没有出现失眠的情况。

Miz duenh seizgan ndeu, gou gyanghaemh ciengzseiz ninz mbouj ndaek, gyangngoenz hix mbouj miz cingsaenz, mboujdan vunz byom lo, lij ciengzseiz roxnyinh gyaeuj ngunh、daraiz、rwz okrumz, caemhcaiq beizheiq hix bienq ndaej bauhcauq yungzheih hozndat, gunghcoz yauliz hix roengzdaemq mbouj noix. Doeklaeng boux canghyw ywdoj ndeu naeuz gou nyi aen bienfueng yw ninz mbouj ndaek ndeu, couh dwg gyanghaemh gwn caz goujgij. Fuengfap dwg aeu ceh goujgij 15 gwz, gya ngveihgobegbenj 15 gwz roxnaeuz makhajfeih 10 gwz heuz raemxgoenj, goemqvaeq oem 5 faencung couh baenz caz goujgij. Sawq gwn cib lai ngoenz le, gyanghaemh caiq hix mbouj raen ninz mbouj ndaek lo.

六、肾内科
Roek、Neigoh Mak

怎样缓解急性尿潴留？

Hauhlawz gemjmbaeu bingh gaenjgip oknyouh mbouj daeuj?

尿潴留指尿液在膀胱内不能排除或不能完全排除。此病是老年人最常患的急症。当尿潴留发生时，采用以下办法可使症状缓解。

（1）条件反射。拧开卫生间的水龙头，让"哗哗"流水声刺激患者排尿中枢，诱导排尿反射，同时呈蹲位，让尿道呈垂直状，有助于尿液排出。

（2）热敷小腹。①将热水袋用布包裹后置于耻骨联合上方进行热敷；②取粗食盐500克、茴香（俗称小茴香）100克，炒热后用布包好，热熨于肚脐下部。

Bingh oknyouh mobuj daeuj dwg ceij nyouh youq ndaw rongznyouh baiz mbouj ok roxnaeuz mbouj ndaej cienzbouh baiz okdaeuj. Cungj bingh neix dwg cungj binghgip bouxlaux ciengz baenz ndeu. Mwh oknyouh mobuj daeuj, yungh gij banhfap lajneix ndaej sawj binghyiengh gemjmbaeu.

（1）Diuzgen fanjse. Niuj suijlungzdouz ndaw veiswnghgenh, hawj sing raemx lae "vava" haenx gikcoi baiz nyouh cunghsuh bouxbingh, yinx ok nyouh daeuj, doengzseiz naenghyung dwk, hawj lohnyouh daengjsoh, doiq baiz nyouh ok bae miz bangcoh.

（2）Ndat oep dungxbongq. ①Aeu gaiq baengz suek daehraemxndat le, cuengq youq baihgwnz ndoksoenj lienzhab gizde ndat oep；②Aeu 500 gwz gyundip, 100 gwz veizyangh（bingzciengz heuhguh siujveizyangh）, cauj ndat le yungh baengz bau ndei, dangqndat laj saejndw.

哪些方法可以缓解尿频？

Gij fuengfap lawz ndaej gemjmbaeu bingh nyouhdeih?

人一旦上了年纪，就容易出现尿频。如果不是疾病引起的，就能按下列方法通过训练有效缓解。

（1）少喝咖啡和酒。含咖啡因和酒精的饮料具有利尿作用，应该少喝。尿频的人一天总饮水量限制在2千克（8～10杯）之内。

（2）定时排尿。记录感觉舒适的两次排尿间隔时间，时间一到就去排空膀胱中的尿液。另外，早上醒来一定要排尿。如在夜间，则只有感觉尿急时才起床。

（3）逐步延长排尿间隔时间。习惯了定时排尿，再将排尿间隔时间延长15分钟，坚持 1 周，之后再将排尿间隔时间延长 15 分钟。最终目标是每 3 小时左右排尿 1 次，但具体到个人则要视情况而定。

（4）收缩肌肉训练。收缩生殖器周围的肌肉，可有效减轻尿频症状。快速收缩肌肉 10 次为 1 组，共做 10 组，每组耗时 5～10 秒，每天训练 2 次或 3 次。

Vunz baez hwnj nienzgeij le, couh yungzheih deng nyouhdeih. Danghnaeuz mbouj dwg baenzbingh yinxhwnj, couh ndaej ciuq gij fuengfap lajneix doenggvaq yinlen mizyauq gemjmbaeu.

（1）Noix gwn gahfeih caeuq laeuj. Gij yinjliu hamz gahfeihyinh caeuq ciujcingh haenx miz leih nyouh cozyung, wnggai noix gwn. Gij vunz nyouhdeih moix ngoenz gwn raemx soqliengh gungh hanhhaed youq ndaw 2 ciengwz（8～10 boi）.

（2）Dinghseiz oknyouh. Geiq song baez oknyouh doxgek seizgan roxnyinh cwxcaih haenx, baez daengz seizgan couh bae oknyouh ndaw rongznyouh hoengq bae. Linghvaih, haet romh singj daeuj itdingh aeu oknyouh. Langh youq gyanghwnz, couh youq mwh roxnyinh nyouh yaek raix haenx hwnqmbonq oknyouh.

（3）Cugbouh gyaraez gij seizgan gek oknyouh. Sibgvenq le dinghseiz oknyouh, caiq gyaraez gek oknyouh seizgan 15 faencung, genhciz aen singhgiz ndeu, gvaqlaeng caiq gyaraez oknyouh doxgek seizgan 15 faencung. Aen muzbyauh ceiq sat de dwg moix 3 aen cungdaeuz baedauq okbaez nyouh ndeu, hoeng gidij daengz goyinz couh aeu yawj cingzgvang daeuj dingh.

（4）Sousuk ndangnoh yinlen. Sousuk gij ndangnoh seiqhenz ced viz, ndaej mizyauq gemjmbaeu bingh nyouhdeih. Riengjvaiq sousuk ndangnoh 10 baez dwg aen cuj ndeu, yienzhaeuh guh 10 cuj, moix cuj hauqsied seizgan 5 daengz 10 miux, moix ngoenz lienh 2 baez roxnaeuz 3 baez.

排尿不畅与颈椎病有关吗？
Oknyouh mbouj swnh caeuq bingh ndokhoz mizgven lwi?

65 岁的刘老伯 6 年前出现小便不畅、尿等待等症状，还伴有尿后余沥不尽，会阴部隐痛，排尿有灼热感，每天夜间要起床 3～5 次，难得睡个安稳觉。到医院做检查，发现患有前列腺增生，就按照医生的要求吃药治疗。可是，6 年过去了，药吃了不少，病情却没有明显的改善，还出现了便秘症状，手脚也乏力没劲。于是，他又住院治疗，一段时间后，排尿症状似乎有了一些改善，但四肢没力的症状反而更加明显了。神经科会诊医生经过检查，考虑可能是脊髓病变，经过颈椎磁共振检查发现，果然是颈椎骨质增生，第三颈椎到第一胸椎椎间盘不同程度向后突出，相应颈髓受压将近 70%，还伴有椎管狭窄。骨科医生为他清除了椎体增生骨赘，切除了骨化韧带，进行脊髓减压固定等。术后不久，不仅四肢乏力症状明显好转，而且困扰他多年的排尿不畅、便秘等症状均消失了。

老年人排尿不畅，在泌尿科、男科就医后，如症状不见减轻，就要及早去骨科检查。因为一些颈腰椎病变患者，可能不是出现腰痛、肩痛等外周神经系统首发症状，而是出现以排尿、排便异常为主的脊髓压迫症状。

Liuz bohlungz 65 bi, 6 bi gonq okyienh oknyouh mbouj swnh、oknyouh nguh daengj binghyiengh, lij buenx miz oknyouh sat le vanzlij ndik nyouh, yaxyaem getndumj, baiz nyouh ndat lumj feiz nei, moix hwnz yaek hwnq 3～5 baez, nanzndaej ninz onj dem. Bae yihyen guh genjcaz, raen baenz cenzlezsen demseng, couh ciuq canghyw iugouz gwn yw ywbingh. Hoeng, 6 bi gvaqbae lo, yw gwn le mbouj noix, binghcingz cix mbouj raen ndei geijlai, lij deng haexgaz dem, din fwngz hix mbouj miz rengz. Yienghneix, de youh youq yihyen ywbingh, miz duenh seizgan ndeu le, gij binghyiengh ok nyouh mbouj swnh haenx lumjbaenz miz di bienq ndei, hoeng gij binghyiengh gen ga mbouj miz rengz haenx dauqfanj engqgya mingzyienj lo. Canghyw sinzginghgoh caez yawjbingh genjcaz, naemj aiq dwg ngviz ndokgizlungz bingh bienq, ginggvaq diuzndokhoz swzgungcin genjcaz fatyienh, caen dwg ndokhoz demseng dahraix, aen ndokhoz daihsam daengz aen ndokaek daih'it cungqgyang hohndok mbouj doengz cingzdoh yiengq baihlaeng doedok, ngviz ndokhoz doxgoq de deng at yaek daengz 70% bae, lij buenx miz gyang ndokgizlungz gaeb dem. Canghyw guzgoh bang de cingcawz le aenndok ndokgizlungz demlai okdaeuj haenx, gvej diuz ndoknyangqnywt de bae le, guh ngviz ndokgizlungz gemj ap dinghmaenh daengj. Guh soujsuz gvaqlaeng mbouj geij nanz, mboujdan gij binghyiengh seiqguengq mbouj miz rengz haenx bienq ndei haujlai, caemhcaiq gij binghyiengh oknyouh mbouj swnh、haexgaz daengj gaujyauj de lai bi haenx cungj mbouj raen lo.

Bouxlaux oknyouh mbouj swnh, youq miniugoh、goh vunzsai hawj canghyw ywbingh le, danghnaeuz binghyiengh mbouj raen gemjmbaeu, couh yaek vaiqdi bae guzgoh genjcaz. Aenvih mbangj boux vunzbingh diuz ndokgizlungz bingh bienq, aiq mbouj raen miz hwet in、mbaq in daengj vaicouh saenzging hidungj daih'it fatok binghyiengh, cix cujyau raen miz gij binghyiengh ngviz ndokgizlungz deng apbik le oknyouh、okhaex mbouj cingqciengz haenx.

尿常规检查有何用？
Guh nyouhcangzgveih genjcaz miz maz yungh?

在尿常规检查项目中，尿红细胞、尿白细胞、尿蛋白三项指标可以提示肾脏是否正常。

尿红细胞：若尿中出现多量红细胞，则可能提示肾脏病变、尿路病变、膀胱病变、输尿管病变或其他问题。

尿白细胞：如果尿中白细胞数大于 3 个/高倍视野，则提示尿道有炎症，如肾盂肾炎、膀胱或尿道炎、肾结核、肾小球肾炎等。

尿蛋白：正常人尿蛋白的范围为不多于 150 毫克/天，则尿蛋白检测为阴性。如检测尿蛋白多于 150 毫克/天，则尿蛋白检测为阳性，说明排出的尿蛋白量明显增多，属于异常尿蛋白。尿蛋白持续阳性，往往表示肾脏发生了病变。

Youq nyouhcangzgveih genjcaz hanghmoeg ndawde, hoengzsibauh nyouh、bwzsibauh nyouh、niudanbwz sam hangh cijbyauh ndaej daezsingj mak dwg mbouj dwg cingqciengz.

Hoengzsibauh nyouh：Danghnaeuz ndaw nyouh mizhoengzsibauh lai, couh aiq daezsingj mak binghbienq、lohnyouh binghbienq、rongznyouh binghbienq、diuzgvanjnyouh binghbienq roxnaeuz gizyawz vwndiz.

Bwzsibauh nyouh：Danghnaeuz ndaw nyouh bwzsibauh soqliengh lai gvaq 3 aen/gauhbeisiyej, couh daezsingj lohnyouh miz bingh, lumjbaenz sinyizsinyenz、rongznyouh roxnaeuz sainyouh fatyiemz、makgezhwz、maksiujgiuz fatyiemz daengj.

Niudanbwz：Aen gvaengh niudanbwz bouxcingqciengz dwg mbouj lai gvaq 150 hauzgwz/ngoenz, hauhneix niudanbwz genjcwz couh baenz yinhsing. Danghnaeuz genjcwz niudanbwz sang gvaq 150 hauzgwz/ngoenz, hauhneix niudanbwz genjcwz couh baenz yangzsing, gangjmingz gij soqliengh niudanbwz baiz ok haenx mingzyienj gyalai, couh gvihaeuj niudanbwz mbouj cingqciengz ndawde bae. Niudanbwz lienzdaemh yangzsing, ciengzciengz byaujsi mak miz binghbienq.

为何出现少尿？
Vihmaz okyienh nyouh noix?

24 小时内尿量少于 500 毫升称为少尿。少尿常是一些严重疾病的信号。出现少尿症状的疾病如下：①肾脏疾病。如急性肾炎、肾肿瘤、严重肾结核、肾衰竭等，由于肾功能受损，使尿量减少，当这类疾病引起少尿时，提示病情往往已较严重。②损伤失血等。当病人在外伤失血过多、休克、心力衰竭、严重脱水等情况下，进入肾脏的血流量明显减少，从而使肾脏产生功能性衰竭，出现少尿。③尿路梗阻。输尿管及肾盂结石、血块、脓栓的阻塞，会使生成的尿液不能进入膀胱，久而久之会使肾脏发生肾盂积水而影响肾功能。

24 aen cungdaeuz ndawde, nyouhliengh noix gvaq 500 hauzswngh heuhguh nyouh noix. Nyouh noix ciengzseiz dwg gij saenqhauh mbangjdi binghnaek. Gij bingh okyienh binghyiengh nyouh noix lumjbaenz lajneix：①Bingh mak. Lumj mak in gaenjgip、mak foeg、yenzcung makgezhwz、mak hawnyieg daengj, aenvih mak gunghnwngz deng vaih, sawj nyouh soqliengh gemjnoix, dang baenz loih bingh neix yinhhwnj nyouh noix seiz, daezsingj binghcingz ciengzseiz gaenq haemq youqgaenj lo. ②Deng sieng lwed sied

daengj. Dang youq cungj cingzgvang vunzbingh deng rogsieng saetlwed daiq lai、daima、simlig doekbaih、duetraemx yenzcung daengj, gij lwed lae haeuj mak bae haenx mingzyienj gemjnoix, daj neix couh sawj aen mak deng gunghnwngzsing haw, okyienh nyouh noix. ③Lohnyouh saeklaengz. Gij saeklaengz guenjsoengqnyouh caeuq daemzmak gietsig, lwedgaiq, nong saek, ndaej sawj raemxnyouh sengbaenz haenx mbouj ndaej haeuj ndaw rongznyouh bae, seizgan nanz le couh hawj daemzmak deng cwk raemx cix yingjyangj gunghnwngz mak.

夜尿频繁有何外治法？
Haemh nyouh lai miz gijmaz ywfap daj baihrog bae yw?

在寒冷的冬夜，一晚上起夜三四次小便的老年人不在少数。过频的夜尿，不仅严重影响睡眠质量，而且是肾虚受寒的典型症状。中医传统的"吴茱萸热敷法"是治疗老年人夜尿频繁的一剂良方。方法：吴茱萸 60 克，粉碎成末，装入密致的纱布袋中，然后封口。将纱布袋放置于锅中，隔水蒸 5～10 分钟后取出，待温度适宜，敷于腰部两侧肾区部位。每次 15 分钟，每日 1 次。每剂药可加温后重复使用 3～5 日。

Youq seizdoeng haemh nit, bouxgeq haemh hwnqhaemh sam seiq baez haenx mbouj noix. Haemh hwnqhaemh baesoq daiq deih, mboujdan yenzcung yingjyangj ninz, caiqlix dwg gij binghyiengh daegbied makhaw souh nit de. Cunghyih conzdungj "aenfap ndat oep cazlad" dwg fukyw ndei yw bouxgeq haemh nyouh lai ndeu. Guhfap：Daj bouq ywdoj cawx aeu cazlad 60 gwz, dwksoiq baenz mba, coux haeuj ndaw daeh baengzsa maedsaed bae, yienzhaeuh fung bakdaeh hwnjdaeuj. Cuengq aen daeh baengzsa haeuj ndaw rek bae, gek raemx naengj 5～10 faencung le dawz okdaeuj, caj dohraeuj habngamj, oep youq gwnz hwet song henz mak. Moix baez 15 faencung, moix ngoenz 1 baez. Moix fukyw ndaej gyaraeuj le dauqcungz sawjyungh 3 daengz 5 ngoenz.

老年人憋尿为何会引起晕厥？
Bouxgeq mbaetnyouh vihmaz rox yinxhwnj maezgae ne?

前不久，赵大伯在街上买东西的时候想要小便，可是没有找到公共卫生间，只好回家。到家的时候，赵大伯立马去上厕所，正当赵大伯在解小便的时候，却突然有头晕的感觉，他顺手抓住边上的水管坐在了地上，很久才恢复过来。赵大伯很不理解：我才 60 岁，刚做的体检，没有心血管疾病，怎么会出现这种突然头晕的情况呢？

这种现象在医学上称为排尿性晕厥，又称"小便猝倒"，主要是由于血管舒张和收缩障碍造成低血压，引起大脑一时供血不足所致。赵大伯晕厥最主要的原因是憋尿。多数患者在发病前有头晕、恶心、心慌等不适感，但也有一些人在晕倒前并无任何不适先兆。晕厥持续的时间，少则数秒钟，多则半小时。

多数患者的排尿性晕厥现象随着年龄增长会自行停止，但由于发病时患者会突然晕倒，容易造成外伤，因此预防晕厥显得尤为重要。有这种病史的人千万不要憋尿，在排尿时最好先取坐位，然后再缓慢地站立，同时要做深呼吸动作（防止过度屏气）。晕厥发作频繁的男性，可采取蹲式或坐式小便。患者在此病频繁发作期间可遵医嘱口服阿托品。

Mbouj geij nanz gaxgonq, Cau bohlungz youq gwnz gai cawx doxgaiq seiz siengj bae oknyouh, hoeng ra mbouj raen gunghgung diengzhaex, cijndei baema ranz. Daengz ranz seiz, Cau bohlungz sikhaek bae diengzhaex, cingq yaek oknyouh, cix sawqmwh roxnyinh gyaeuj ngunh, de swnhfwngz gaemdawz diuz guenjraemx henzndang naengh youq gwnz dieg, haujlai nanz cij hoizfuk gvaqdaeuj. Cau bohlungz saedcaih mbouj rox: Gou ngamq 60 bi, ngamq guh ndangdaej genjcaz, mbouj miz bingh sailwed simdaeuz, baenzlawz ndaej okyienh cungj cingzgvang sawqmwh gyaeuj ngunh neix ne?

Cungj yienhsiengq neix youq yihyoz fuengmienh heuhguh oknyouh maezgae, youh heuhguh "gyadnyouh", cujyau dwg aenvih sailwed mbehai caeuq sousuk gazngaih cauhbaenz hezyaz daemq, yinxhwnj aen uk yaep ndeu gung lwed mbouj gaeuq cauhbaenz. Cau bohlungz maezgae gij yienzaen ceiq youqgaenj de dwg mbaetnyouh. Dingzlai vunzbingh youq mwh yaek fatbingh banhaenx, roxnyinh gyaeuj ngunh、siengj rueg、sim vueng daengj mbouj cwxcaih, hoeng caemh miz mbangjdi vunz youq mwh caengz deng maezgae, bingq mbouj miz gijmaz ciudaeuz mbouj ndei. Gij seizgan lienzdaemh maezgae haenx, noix cix geij miuxcung, lai cix buenq aen cungdaeuz.

Dingzlai bouxbingh gij yienhsiengq oknyouh maezgae haenx riengz nienzgeij demlai gag rox dingz, hoeng aenvih baenzbingh seiz vunzbingh sawqmwh ngunh laemx, yungzheih cauhbaenz sieng rog, ndigah yawhfuengz maezgae engqgya raen youqgaenj. Gij vunz miz cungj bingsij neix ciengeiz gaej mbaetnyouh, youq mwh ok nyouh ceiq ndei sien naengh, yienzhaeuh caiq menhmenh ndwn hwnjdaeuj, youq mwh oknyouh aeu guh aen dungcoz diemheiq hung (re mbaetheiq gvaqbouh). Vunzsai ciengzseiz maezgae, ndaej maeuq roxnaeuz naengh daeuj oknyouh. Bouxbingh youq duenh seizgan ciengzseiz fatbingh neix, ndaej ciuq canghyw daengq daeuj gwn yw Ahdozbinj.

抵腭缩肛为何能治老年人尿频？
Dingj hwk suk conghhaex, vihmaz ndaej yw bouxgeq nyouhdeih?

生活中有不少老年人为尿频所困扰。中医认为，本病多因肾气不固、身体虚弱所致。患有尿频的老年人，不妨试用抵腭缩肛法。方法：用舌头抵住上腭，用气提缩肛门，可促进血液循环，增强肛门括约肌的功能。每晚睡觉之前，舌抵上腭，目内视头顶百会穴，提缩肛门，咽唾液一口，施行数次后再卧床休息。

Ndaw swnghhoz miz mbouj noix bouxgeq deng nyouhdeih gaujyauj. Cunghyih nyinhnaeuz, bingh neix dingzlai aenvih mak heiq mbouj cuk、ndangdaej hawnyieg cauhbaenz. Bouxgeq deng nyouhdeih, mboujfuengz sawqyungh aenfap dingj hwk suk conghhaex. Fuengfap：Aeu linx dingj hwkgwnz, aeu heiq riuj suk conghhaex, ndaej coicaenh lwed lae baedauq, demgiengz noh conghaex gunghnwngz. Moix haemh yaek ninz seizde, linx dingj hwkgwnz, da daj baihndaw yawj gwnz dingjgyaeuj bwzveihez, riuj suk conghhaex, ndwnj gaemz myaiz ndeu, guh geij baez le caiq ninz mbonq yietnaiq.

小便颜色能提示患什么疾病？
Saek nyouh ndaej daezsingj baenz gijmaz bingh lwi？

五色尿：常见于精神性多饮多尿症、尿崩症、糖尿病等。

红色尿：常见于急性肾炎、肾结石、膀胱结石、尿道结石与泌尿器官结石、肿瘤等。女性患子宫、卵巢、输尿管疾病时也会出现红色尿。有时阑尾、结肠、直肠等发炎时也会出现红色尿。

乳白尿：浑浊如米汤，常见于丝虫病、泌尿系统化脓性感染、淋病等。

黄色尿：常见于肝胆系统疾病（如急性肝炎、胆囊炎与胆石症）、胆总管结石，胰头癌引起的阻塞性黄疸也会出现黄色尿。

蓝色尿：可见于霍乱、斑疹、伤寒等。

黑色尿：尿液呈黑色如酱油状，或呈棕色如葡萄酒，常见于血型不合的输血、蚕豆病等。

气泡尿：提示可能患糖尿病、结肠炎、直肠癌、膀胱癌等。

Nyouh haj saek：Youq bingh cinghsinzsing gwn raemx lai oknyouh lai、nyouh loemq、binghnyouhdangz daengj bingh haenx ciengzseiz raen miz.

Nyouh nding：Youq binghmak gaenjgip、mak gietsig、rongznyouh gietsig、lohnyouh gietsig caeuq miniu gigvanh gietsig、baenz foeg daengj bingh ciengzseiz raen miz. Rongzva、rongzgyaeq、diuzguenj soengq nyouh mehmbwk baenzbingh seiz hix aiq ok nyouh nding. Mizseiz saejngeiq、saejlaux、caetconq daengj fatyiemz seiz caemh aiq ok nyouh nding.

Nyouh hau：Noengq lumj raemxdang nei, youq binghnonsei、miniuhidungj lahdawz baenz nong、nyouh'in daengj bingh ciengzseiz raen.

Nyouh henj：Daepmbei baenz bingh (lumj binghdaep gaenjgip、mbei in caeuq bingh mbei gietsig)、mbei cungjgvanj gietsig ciengzseiz raen, aen mamx baenz nganz yinxhwnj vuengzbiu saeklaeng, hix aiq oknyouh henj.

Nyouh o：Ndaej raen youq binghraq、raizcimj、sienghanz daengj.

Nyouh ndaem：Raemxnyouh baenz saek ndaem, ndaem lumj ciengqyouz nei, roxnaeuz baenz saekaeujnding, nding lumj laeujmakit nei, youq mwh soengq lwed hezhingz mbouj hab、baenz bingh duhbap daengj ciengz raen miz.

Nyouh bop: Daezsingj aiq baenz binghnyouhdangz、saejlaux baenzbingh、caetconq baenz nganz、rongznyouh baenz nganz daengj.

如何自检防肾病?
Hauhlawz gag genjcaz fuengz mak baenzbingh?

体检:所有的例行体检都应包括尿常规检查,以便使患有隐匿性肾炎的患者能够得以及时发现,及时治疗。

自检:如果小便后溅起泡沫很多,有如啤酒或洗衣粉水似的,且泡沫经久不散,那就有可能是蛋白尿的信号;如果小便的颜色有如洗肉水或者茶水色,那就是血尿的信号。应及时到医院检查,必要时做肾穿刺以便确诊。特别是家族中已有肾病患者的情况下,提高警觉更是必不可少。

Dijgenj: Sojmiz laehhengz genjcaz cungj wnggai baudaengz nyouhcangzgveih genjcaz, yawhbienh hawj boux baenz bingh mak ndupndoj haenx ndaej daengz gibseiz fatyienh, gibseiz ywbingh.

Gag genjcaz: Danghnaeuz oknyouh le sinz fugfauz gig lai hwnjhaeuj, lumj laeujbizciuj roxnaeuz gij raemx sijyihfwnj nei, caemhcaiq fugfauz dingj ndaej nanz mbouj sanq bae, couh aiq dwg aen saenqhauh danbwzniu lo; danghnaeuz saek nyouh lumj raemx swiq noh roxnaeuz raemxcaz nei, couh dwg aen saenqhauh nyouhlwed. Wngdang gibseiz bae yihyen genjcaz, mwh miz bizyau guh mak camz cim yawhbienh dinghbingh. Daegbied dwg ndaw fuengzcug gaenq miz boux baenz mak bingh haenx, engqgya noix mbouj ndaej daezsang singjgaeh lo.

秋疖为何会引起肾炎?
Baezcou vihmaz rox yinxhwnj mak in?

秋季时,如果疏于对皮肤的清洁、保护,容易生疖子。由于老年人身体免疫力差,更易生疖子,若治疗不及时可引起肾炎。

秋疖子的致病菌是溶血性链球菌,一旦病菌侵入毛囊底部并向下皮组织蔓延,就会出现疖子。当病菌侵入血液后,随血流运行到达肾脏,引起肾脏发生变态反应性炎症,即可发生肾炎。因此,长了秋疖应及时去医院诊治。若出现眼睑肿胀、尿痛、尿急、尿频或血尿,应及时去医院检查是否患了肾炎,不可疏忽大意。防止秋疖引起肾炎,关键在于预防秋疖。注意保持皮肤清洁,及时洗去皮肤上的污垢和致病菌;虫叮咬后切忌搔抓,以免抓破皮肤导致感染。这些措施都对预防秋疖有好处。

Seizcou, danghnaeuz doiq naengnoh seuqcingh、baujhoh dawz mbouj hwnj rwz,

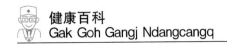
yungzheih baenz baez. Aenvih bouxlaux ndangdaej dingj bingh naengzlig yaez, engqgya yungzheih baenz baez, danghnaeuz ywbingh mbouj gibseiz aiq yinxhwnj mak in.

Gij nengz baenzbingh baezcou, dwg hezyungzsing lengiuzgin, miz saek ngoenz nengzbingh ciemq haeuj lajdaej goekbwn caemhcaiq banhlah coh aen cujciz naenglaj, couh aiq baenzbaez. Dang nengzbingh ciemq haeuj ndaw lwed le, riengz lwed byaij daengz mak, yinxhwnj mak gominj, couh ndaej fatseng mak in. Vihneix, baenz baezcou le wnggai gibseiz bae yihyen yw. Danghnaeuz raen buengzda foeggawh、nyouh in、nyouhndaemq、nyouhdeih roxnaeuz nyouhlwed, wnggai bae yihyen genjcaz baez ndeu yawj dwg mbouj dwg baenz mak in, mbouj ndaej rubrab. Fuengzre baezcou yinxhwnj mak in, ceiq youqgaenj dwg yawhfuengz baezcou. Haeujsim baujciz naengnoh seuqcingh, gibseiz swiq bae gij heiz caeuq nengz baenzbingh gwnz naengnoh; Deng non haeb le ciengeiz gaej gaeu, mienx ndaej gaeu vaih naengnoh deng lah. Doengh gij banhfap neix cungj doiq yawhfuengz baezcou miz ndeicawq.

肾病患者为何夏季也要限制饮水？
Boux mak baenzbingh，vihmaz seizhah hix aeu hanhhaed gwn raemx？

肾脏是人体的重要器官之一，在调节电解质和酸碱平衡的同时也担负着调节一些激素的重任。夏季，很多人习惯性饮用大量的水来补充体内水分，但对于肾病患者来说，医生建议患者应通过每天测量体重或血压来掌握每天摄入的水量，以不出现眼部、脚部水肿，不口渴和血压保持正常稳定为宜。在控制水分摄入的同时，也应该控制盐分的摄入，这对肾病患者控制病情同样至关重要。盐分摄入过多，会导致肾脏负担过重。医生建议，肾病患者每天的食盐摄入量不超过6克，对于伴有高血压的患者，甚至可以控制在每天3克。

Mak dwg ndaw ndang aen gi'gvanh youqgaenj ndeu, youq mwh diuzcez dengaijciz caeuq sonhgenj doxdaengh haenx doengzseiz rap hwnj diuz rapnaek diuzcez saekdi gizsu. Seizhah, haujlai vunz ciengzseiz gwn daihliengh raemx daeuj bouj raemx ndaw ndang, hoeng doiq boux baenz binghmak daeuj gangj, canghyw genyi wnggai doenggvaq moix ngoenz rau ndangnaek roxnaeuz hezyaz daeuj gaemguenj gij raemx moix ngoenz gwn haeujbae haenx, mbouj raen lwgda、din foegfouz, mbouj hozhawq caeuq hezyaz baujciz cingqciengz onjdingh couh ngamj. Youq mwh gaemhanh raemx gwnhaeuj, doengzseiz hix wnggai gaemhanh gwn gyu, neix doiq boux baenz binghmak gaemhanh binghcingz doengzyiengh gig youqgaenj. Gwn gyu daiq lai, rox cauhbaenz diuzrap mak naek lai. Canghyw genyi, boux baenz binghmak moix ngoenz gwn gyu mbouj mauhgvaq 6 gwz, doiq boux buenx miz hezyaz sang de, vanzlij ndaej gaemhanh youq moix ngoenz 3 gwz.

肾功能不全的患者出现厌食怎么办？

Boux baenz bingh mak gunghnwngz mbouj cienz, okyienh mbwqgwn, baenzlawz guh?

食欲不振、厌食是老年人常见的症状，往往容易被疏忽。但对患有高血压、糖尿病的老年朋友来说，出现这些症状就要警惕慢性肾功能不全了。因为这类患者通常伴有肾脏小动脉硬化及萎缩，导致肾脏产生的有毒代谢产物无法排出体外。而胃肠黏膜最容易受毒素伤害，当毒素进入胃肠后，会导致黏膜出现炎症、充血，甚至溃疡，从而引起厌食、消化不良。如果出现上述症状，除了及时就医，还应减少摄入含磷量较高的食物，如蛋黄、动物内脏、乳制品等。

Gwn mbouj hoengh、mbwqgwn dwg gij binghyiengh bouxlaux ciengz raen, ciengzseiz yungzheih mbouj dawz hwnj rwz. Hoeng doiq gyoengq baengzyoux nienzlaux baenz bingh hezyaz sang、baenz binghnyouhdangz haenx daeuj gangj, okyienh doengh gij binghyiengh neix couh yaek singjgaeh mak gunghnwngz mbouj caezcienz singqnumq lo. Aenvih doengh cungj vunzbingh neix baeznaengz buenx miz aen mak doenghmeg iq gietndongj caeuq reuqsuk bae, cauhbaenz gij doxgaiq dingjlawh miz doeg aenmak canjseng okdaeuj haenx fouzfap baiz ok rog ndang bae. Lingh fuengmienh i dungxsaej ceiq yungzheih deng huqdoeg sienghaih, dang doeg haeuj dungxsaej le, rox hawj nemmuek baenz binghhwngq、cunglwed, mbangj lij baenz i naeuh dem, baenzneix cauhbaenz mbwqgwn、siuvaq mbouj ndei. Danghnaeuz okyienh gij binghyiengh gwnzneix gangj, cawz le gibseiz couh bae yw, lij wnggai gemjnoix gwn gij gijgwn hamz linzliengh haemq sang haenx, lumjbaenz hakgyaeq、dungxsaej doenghduz、gijgwn aeu cij daeuj guhbaenz haenx daengj.

外　科
Vaigoh

一、心胸腹外科
It、Vaigoh Sim Aek Dungx

久服蜂胶为何会导致乳腺增生？
Gwn gaurwi seizgan nanz lai，vihmaz rox yinxhwnj yujsen demseng?

乳腺增生与人体内雌激素的水平相对过高有密切的关系。各种蜂产品中都含有较多的雌激素，人们若长期服用过量的蜂产品可使内分泌系统分泌激素的功能发生紊乱，进而可能会导致乳腺增生。

货真价实、质地精纯的蜂胶确实具有一定的增强免疫力的功效，非常适合属于阴虚体质的人服用，但身体健康的人不宜长期服用蜂胶。属于严重过敏体质的人、孕妇及1周岁以下的婴儿应慎用蜂胶。

Yujsen demseng caeuq swhgizsu suijbingz ndaw ndang vunz sienghdui sang gvaqbouh miz gvanhaeh maedcaed，ndaw gak cungj rwicanjbinj cungj hamz miz swhgizsu haemq lai. Vunzraeuz danghnaeuz ciengzgeiz gwn gij canjbinj rwi gvaq lai ndaej sawj neifwnhmi hidungj iemqok gizsu gunghnwngz luenhlablab，ciep roengzbae cix aiq cauhbaenz yujsen demseng.

Gij gaurwi saedcaih mboujmiz gyaj、binjciz cingseuq haenx saedsaeh miz itdingh gunghyauq ndaej demgiengz menjyizliz，gig hab gij vunz gvihaeuj ndang yaemhaw haenx gwn，hoeng boux ndangdaej gengangh mbouj hab ciengzgeiz gwn gaurwi. Gij vunz gvihaeuj ndangdaej gominj youqgaenj、mehdaiqndang caeuq lwgnding bi ndeu doxroengz haenx wngdang siujsim yungh gaurwi.

胆结石需要治疗吗？
Mbei gietsig itdingh aeu ywbingh lwi?

胆囊里长有小颗结石，由于多半没什么症状，很多人都不去管它。其实，胆囊结石越小，越存在并发急性胰腺炎的风险，由于急性胰腺炎死亡率很高，患者更需引起警惕，早做处理。

胆囊结石易掉进胆总管，胆总管与胰管交界的开口只有针眼那么大，如果被结石卡住，会使胆汁反流到胰管，造成胰管高压、胰腺细胞肿胀，引起急性胰腺炎。而石头越小，掉进胆总管的可能性就越大，因此，胆囊结石既不能排出也不能破碎。对年纪大且有严重胆囊炎或胆囊炎反复发作、胆囊壁厚、胆囊功能已丢失的患者，建议切除胆囊，彻底免除后患。

Ndaw mbei baenz aen gietsig iq, aenvih dingzlai mbouj miz maz binghyiengh, haujlai vunz cungj mbouj bae guenj de. Gizsaed, mbei baenz gietsig yied iq, yied miz fungyiemj gyoebfat yizsenyenz gaenjgip, aenvih yizsenyenz gaenjgip aen beijlwd dai vunz de gig sang, vunzbingh engq aeu singjgaeh, cawqleix caeux di.

Gietsig ndaw mbei yungzheih doekroengz ndaw mbeicungjguenj, gyaugyaiq mbeicungjguenj caeuq guenjmamx gizde hai bak cij miz gyaeuj congh cimdajnyib baenzneix hung, gietsig danghnaeuz gaz youq gizhaenx, couh sawj raemx mbei lae doxdauq daengz guenjmamx, cauhbaenz guenjmamx gauhyaz, sibauh mamx foeggawh, yinxhwnj bingh yizsenyenz gaenjgip. Caemhcaiq gietsig yied iq, gij gihvei doek daengz mbeicungjguenj yied lai, vihneix, mbei gietsig gawq mbouj ndaej baiz ok hix mbouj ndaej dwksoiq. Doiq doengh boux nienzgeij hung caemhcaiq miz gij binghmbei youqgaenj roxnaeuz gij binghmbei fanfoek fatbingh、bangx ndaw mbei na、mbei gunghnwngz gaenq saet bae haenx, genyi gaet mbei bae, mienx gij cainanh baezlaeng daengzdaej bae.

做急性阑尾炎手术前为什么要半卧？
Guh soujsuz saejngeiq huj gaenjgip gaxgonq, vihmaz yaek ninz ing?

急性阑尾炎手术前后采取适当的措施，就可以减少并发症的发生。

患者在做急性阑尾炎手术前应注意以下几点：①术前严格禁食、禁水，以免影响术后恢复。②密切注意腹痛时体温、脉搏等情况。③阑尾壁很薄，脓液容易穿破肠壁，"洒到" 肚子里，所以患者要尽量采取半卧位，即靠着被子坐在床上，通过重力作用，让脓液流到盆腔，便于吸收，避免炎症扩散。不仅如此，半卧位的状态下肚皮松弛，可减轻疼痛症状。如果不能保持半卧位，至少要保持"头高脚低"位。④术后等到麻醉反应一消失，就应改为半卧位休息。如果阑尾炎症状较重，需要等胃肠功能恢复（听到肠鸣音或排气）后才能进水、进食，术后手术部位的周围容易粘连，所以患者要尽早开始活动，最初可在床上活动，稍恢复后应尽早下地活动。

Guh soujsuz saejngeiq huj gaenjgip gonqlaeng yungh gij banhfap habdangq, couh ndaej gemjnoix fatseng binghgyoebfat.

Bouxbingh youq mwh yaek guh gij soujsuz saejngeiq huj gaenjgip gaxgonq, wngdang louzsim geij diemj lajneix：① Guh sojsuz gaxgonq yiemzgek gimqgwn、gimqraemx, mienxndaej yingjyangj guh soujsuz gvaqlaeng dauqcungz hoizfuk. ② Maedcaed haeujsim dungx in ndang raeuj、megbyaij daengj cingzgvang. ③ Bangx saejngeiq gig mbang, raemxnong yungzheih con gvaq bangx saej bae, "vanq roengz ndaw dungx bae", ndigah vunzbingh yaek caenhliengh ninz ing aeu, hix couh dwg ing denz naengh youq gwnz mbonq, doenggvaq rengznaek cozyung, hawj raemxnong lae daengz laj dungx ndaw ndokbuenz, fuengbienh supsou, bietmienx banhsanq baenzbingh. Mboujdan dwg yienghneix, ing ninz seiz naengdungx rungq, ndaej gemjmbaeu gij binghyiengh in. Danghnaeuz mbouj ndaej baujciz ing ninz, ceiqnoix aeu baujciz aen yiengh "gyaeuj sang ga daemq". ④Guh sojsuz gvaqlaeng, caj daengz gij fanjwngq fizmaez baez siusaet, couh wnggai gaij guh ing ninz yietnaiq. Danghnaeuz gij binghyiengh saejngeiq huj haemq naek, aeu caj daengz gij gunghnwngz dungxsaej hoizfuk (dingqnyi gij sing dungxgoenj roxnaeuz baiz heiq) le cij ndaej gwn raemx, gwn doxgaiq, guh soujsuz le seiqhenz soujsuz gizde yungzheih doxnem, ndigah vunzbingh aeu caenhliengh caeux di hainduj hozdung, codaeuz ndaej youq gwnz mbonq hozdung, loq hoizfuk le, aeu vaiqdi roengz mbonq bae hozdung.

腹胀又恶心为何要警惕阑尾炎？
Dungx raeng youh siengj rueg, vihmaz aeu singjgaeh saejngeiq huj?

近几年来，60 岁以上的老年急性阑尾炎患者呈增长趋势，排在老年人急腹症疾病的首位。这不得不提醒老年朋友，如感到腹胀、恶心，要考虑是否患了阑尾炎。

由于老年人急性阑尾炎病理、生理变化复杂，其症状不典型、并发症较多、发病急、病情危重，因此病死率较高。老年人的生理特点决定其反应能力较差，症状又常与病理改变不一致，主要的症状腹痛不剧烈，有时也不典型，仅有腹胀、恶心等症状；有少数病例反应为其他神经系统症状，鉴别诊断困难，容易误诊。所以，对有发热、右下腹压痛和急性神经系统体征的老年患者，千万不要忽略患急性阑尾炎的可能性。另外，老年人对疼痛不敏感，体征也不典型，阑尾炎发展速度快，很容易出现穿孔。医生提醒老年人，为避免老年性阑尾炎误诊，就医时应详细向医生描述病史，同时进行全面体检。

Gaenh geij bi daeuj, doengh boux vunzbingh saejngeiq huj gaenjgip nienzlaux 60 bi doxhwnj haenx, miz demgya seiqdaeuz, baiz youq aen diegvih daih'it gij dungxbingh haenqrem gyoengq bouxlaux. Neix mbouj ndaej mbouj daezsingj bouxlaux baengzyoux, danghnaeuz roxnyinh dungx raeng、siengj rueg, aeu naemj yawj dwg mbouj dwg deng saejngeiq huj.

Aenvih bouxlaux saejngeiq huj gij binglij、sengleix bienqvaq fukcab, gij binghyiengh de mbouj denjhingz、gyoebfatbingh haemq lai、fatbingh gaenjgip、binghcingz hungnaek yungyiemj, ndigah gij beijlwd baenzbingh daivunz de haemq sang. gij sengleix daegdiemj bouxlaux gietdingh gyoengqde fanjying naengzlig haemq yaez, binghyiengh youh ciengz caeuq binghleix gaijbienq mbouj doxdoengz, gij cujyau binghyiengh dungx in haenx mbouj haenqrem, miz seiz dungx in yienghsiengq hix mbouj denjhingz, cij miz dungx ciengq、siengj rueg daengj binghyiengh; Miz siujsoq binghlaeh fanjwngq baenz gij binghyiengh gizyawz sinzgingh hidungj, sijsaeq faenbied yawjbingh duenhbingh gunnanz, yungzheih yawj loeng. Ndigah, doiq doengh boux nienzlaux deng fatndat、dungxlaj baihgvaz naenxin caeuq genjcaz raen miz gij binghyiengh sinzgingh hidungj gaenjgip neix, ciengeiz gaej yawjlawq gij gojnwngzsing baenz saejngeiq huj gaenjgip. Linghvaih, bouxlaux doiq indot mbouj minjganj, genjcaz ndaej raen binghyiengh hix mbouj denjhingz, saejngeiq huj fazcanj suzdu vaiq, yungzheih byoengq congh. Canghyw daezsingj bouxlaux naeuz, vih bietmienx yawj loeng bingh bouxglaux saejngeiq huj, youq seiz yawjbingh ywbingh wngdang ciengzsaeq gangj gij bingh lizsij hawj canghyw dingq, doengzseiz guh cienzmienh dijgenj.

结肠息肉手术后会复发吗?
Saejlaux nohmaj guh soujsuz gvaqlaeng rox fukfat lwi?

目前,结肠息肉的切除方法有内镜下高频电切除、腹腔镜切除和普通手术切除。由于息肉会复发,因此术后1～2年一定要做肠镜检查,以尽早发现复发的病变,避免发生癌变。对于有家族史的患者,则要定期进行电子肠镜、肛门指检、大便潜血等检查,以便早期发现病变。

由于结肠息肉、大肠癌是一种具有家族易感性的疾病,遗传倾向明显,因此一旦确诊为这种病,患者的直系亲属都需要长期随访,3～5年做一次结肠镜检查,以做到早发现、早诊断、早治疗。

Seizneix, gij fuengfap gvejok saejlaux nohmaj, miz laj ndaw gingq gauhbinzden gvej、aen gingq ndaw dungx gvejok caeuq aen soujsuz bingzciengz gvejok. Aenvih nohmaj rox fukfat, ndigah soujsuz gvaqlaeng 1～2 bi itdingh aeu guh gingq ndaw saej genjcaz, yawhbienh caenhliengh caeux di fatyienh gij bingh fukfat, mienxndaej bienq baenz binghnganz. Boux miz gyacuz bingh lizsij de, couh yaek dinghgeiz guh denswjging、conghhaex cijgenj、haex ndumjlwed daengj genjcaz, yawhbienh geizcaeux couh raen miz bingh.

Aenvih saejlaux nohmaj、dacangz baenz nganz dwg cungj bingh gyahcuz yungzheih baenz ndeu, ciepcungj ginghyang mingzyienj, vihneix baez doekdingh baenz cungj bingh neix, gij vun damsaej dam lwed vunzbingh cungj aeu ciengzgeiz gaenriengz suizfangj, 3～5 bi guh baez gingq ndaw saejlaux genjcaz ndeu, baenzneix guh daengz caeux fatyienh、caeux cazbingh、caeux ywbingh.

绑疝气带能治愈疝气吗?
Cug sairaembongz ndaej yw ndei raembongz lwi?

一些患疝气的老年人因害怕手术而选择绑疝气带。其实用疝气带只是一种保守疗法,目的是用外力加强腹壁的坚韧度,只能暂时起到缓解作用,不能除病根,唯一能根治的方法是做手术。此外,疝气带也不能长期使用,患者白天活动时可以使用,但是晚间睡觉前一定要摘掉,因为长期使用疝气带会使局部肌肉和筋膜变得更加薄弱,不但没有治疗效果,而且还会增加以后的手术难度。

Mbangj bouxgeq deng raembongz aenvih lau guh soujsuz cix genj cug sairaembongz. Gizsaed, yungh sairaembongz cij dwg cungj fuengfap baujsouj ywbingh ndeu, muzdiz dwg yungh gij rengzlig baihrog bae gyagiengz bangx dungx engq gietsaed nyangqnyat, cij ndaej camhseiz gemjmbaeu, mbouj ndaej cawz goekbingh, dan miz aen fuengfap guh soujsuz ndaej yw ndei sat. Linghvaih, sairaembongz hix mbouj ndaej ciengzgeiz sawjyungh, mwh vunzbingh doengxngoenz hozdung ndaej sawjyungh, hoeng haemh mwh yaek haeujninz couh itdingh aeu duet bae, aenvih ciengzgeiz yungh sairaembongz rox sawj mbangjgiz ndangnoh caeuq nyinz bienq ndaej engqgya mbangnyieg, mboujdanh mbouj miz ywbingh yaugoj, caiqlix ndaej gyalai ngoenzlaeng guh soujsuz nanzdoh dem.

老年人患疝气应注意什么？
Bouxlaux deng raembongz wngdang louzsim gijmaz?

患有疝气的老年人，要避免站立过久。这是因为疝气是在站立、行走、咳嗽，特别是在做重体力劳动时发病，局部常有坠胀和不适感。此时如果停止劳动，并卧床休息，平稳呼吸，肿块就会慢慢回纳入腹腔；反之，会加重病情。

老年人应加强腹肌锻炼，避免举、推、挤、拉重物；戒烟；少吃易引起便秘及腹内胀气的食物，尤其煮的鸡蛋、红薯、花生、豆类等，多吃高纤维食物，包括谷物和未加工的蔬果；每天至少喝 8 杯水。

Bouxlaux baenz raembongz, yaek bietmienx ndwn nanz lai. Neix dwg aenvih raembongz dwg youq mwh ndwn、byaij、ae, daegbied dwg youq mwh guh gij hong naek haenx fatbingh, mbangj giz ciengz roxnyinh doekraeng caeuq mbouj cwxcaih. Seizneix danghnaeuz dingz guh hong, caemhcaiq ninz mbonq yietnaiq, bingzonj diemheiq, gaiqfoeg couh menhmenh dauq nab haeuj ndaw dungx bae; byonj gvaqdaeuj, ndaej gyanaek binghcingz.

Bouxlaux wnggai gyagiengz lienh nohdungx, bietmienx yaengx、nyoengx、caenx、rag doxgaiq naek; Gaiq ien; noix gwn gijgwn yungzheih yinxhwnj haexgaz caeuq ndaw dungx raeng heiq haenx, daegbied dwg gyaeqgaeq cawj gwn、lwgmaenz、duhdoem、gijgwn aeu duh guh baenz haenx daengj, lai gwn gijgwn nyinzsei lai de, baugvat haeux caeuq gij byaek mak caengz gyagoeng haenx; Moix ngoenz ceiq noix gwn 8 cenj raemx.

二、神经外科
Ngeih、Vaigoh Saenzging

脑瘤有哪些征兆？
Uk baenz foeg miz gij ciudaeuz lawz?

多数人出现过眼皮跳，一般由眼睛过度疲劳或精神紧张引起，但是如果眼皮跳的同时伴有头痛（多位于额部）、头晕、视力下降等症状，需要警惕脑瘤的发生。

脑瘤不论是良性还是恶性，局部都会出现新生毛细血管增多，从而导致支配眼皮的面神经供血量相应减少，出现眼皮的异常跳动，有时甚至连眉毛、额头都一起跳动。此外，脑瘤及其周围血管会压迫面神经根部，导致其神经冲动异常发放，也会造成眼皮不自主跳动。

当眼皮跳时，可用手指肚按住跳动处，轻柔按摩1～2分钟，再用热毛巾敷在眼部，闭眼休息3～5分钟。如症状不能缓解，且持续加重超过2周，则需要到医院诊断是否患有脑瘤。

Dingzlai vunz deng buengzda diuqyeg gvaq, itbuen youz lwgda baegnaiq gvaqbouh roxnaeuz cingsaenz gaenjcieng yinxhwnj, hoeng danghnaeuz buengzda diuq caemhcaiq miz gij binghyiengh gyaeuj in（dingzlai in youq najbyak）、gyaeuj ngunh、da yawj mbouj cingx daengj, aeu singjgaeh uk baenz foeg.

Uk baenz foeg mboujlwnh dwg gij singqcaet ndei roxnaeuz dwg gaenq bienqrwix, mbangj giz cungj ndaej okyienh sailwed saeq moq dem lai, yienghneix couh cauhbaenz gij saenzging gwnznaj gaemguenj buengzda haenx gunghawj lwed soqliengh doxwngq gemjnoix, okyienh buengzda diuqdoengh mbouj cingqciengz, mizseiz lij lienz bwnda、najbyak cungj itheij diuqdoengh dem. Linghvaih, aen uk baenz foeg caeuq gij sailwed seiqhenz de rox apbik goekrag saenzging gwnznaj, cauhbaenz gij saenzging de fat ok gikdoengh mbouj doengz bingzciengz daeuj, hix ndaej cauhbaenz buengzda gag diuqdoengh.

Mwh buengzda diuq, ndaej aeu aen dungx byailwgfwngz nyaenx giz diuq de, menhmenh nunaenx 1 daengz 2 faencung, caiq yungh sujbaq ndat oep giz lwgda, laep da yietnaiq 3 daengz 5 faencung. Danghnaeuz mbouj ndaej gemjmbaeu, caemhcaiq lienzdaemh gyanaek mauhgvaq 2 aen singhgiz, couh wngdang bae yihyen yawjbingh, yawj dwg mbouj dwg uk baenz foeg.

如何早发现动脉瘤？

Hauhlawz caeux fatyienh doenghmeg baenz foeg?

腹主动脉瘤在老年人群中发病率较高，其中男性发病率是女性的 5 倍，具有家族史的人其发病率增加 20％，吸烟超过 10 年的人、高血压病患者、糖尿病患者的发病风险也很高。腹主动脉瘤一旦破裂，体内大量出血会导致患者短时间内死亡。而更棘手的是其发病隐匿，大多数患者发病初期没有症状，约有2/3的患者是通过体检发现的。目前对高危人群最方便的检查方法是腹部彩色 B 超，其操作简便，探查动脉瘤的准确性高，加上能检查到腹部搏动性包块等典型征象，比较容易确诊。

腹主动脉瘤本身无法通过药物治愈，但目前以血管腔内修复技术为代表的微创介入治疗手段可以治愈近 90％的腹主动脉瘤患者。因此，如能做到早发现、早治疗、早隔绝，就可以防止"不定时炸弹"爆炸。

Cawjdoenghmeg dungx baenz foeg youq ndaw bang bouxlaux fat bingh cingzsoq haemq sang, ndawde bouxsai fat bingh beijlwd dwg mehmbwk haj boix, boux miz gyahcuz lizsij haenx gij fatbingh beijlwd de demgya 20％, boux cit ien mauhgvaq 10 bi、boux baenz bingh hezyaz sang、boux baenz binghnyouhdangz gij fungyiemj fat bingh de hix gig sang. Cawjdoenghmeg dungx baenz foeg baez dek, ndaw ndang daihliengh ok lwed yaek cauhbaenz vunzbingh dai bae yaep ndeu. Gij saehcingz engq nanzbanh de dwg fat bingh ndupndoj, daih dingzlai vunzbingh youq mwh ngamq fatbingh mbouj raen miz binghyiengh, daih'iek miz 2/3 boux vunzbingh dwg doenggvaq dijgenj cij ndaej rox. Seizneix doiq gyoengq vunz gig yungyiemj haenx gij genjcaz fuengfap ceiq fuengbienh de dwg guh dungx B cauh miz saek, gij cauhcoz de genjdanh fuengbienh, damqra doenghmeg baenz foeg gij cinjdeng de sang, caiq gya ndaej genjcaz daengz gaiqfoeg ndaw dungx diuqdoengh daengj doengh gij ciudaeuz denjhingz neix, haemq yungzheih doekdingh.

Cawjdoenghmeg dungx baenz foeg, bonjndang fouzfap doenggvaq yungh yw yw ndei, hoeng seizneix gij ywbingh soujduenh veizcang gaiyuz aeu gij gisuz coihfuk ndaw sailwed guh daibyauj haenx, ndaej yw ndei 90％ boux cawjdoenghmeg dungx baenz foeg. Ndigah, danghnaeuz ndaej guh daengz caeux fatyienh、caeux ywbingh、caeux gekduenh, couh ndaej fuengzre "mbouj dingh seiz cadan" bauca.

脑血管畸形有何表现？

Sailwed uk maj mbouj cingqciengz miz maz biujyienh?

脑血管畸形是一种先天发育异常的疾病，就像隐藏在脑内的一颗不定时炸弹，在没有发病的时候，多数患者什么感觉也没有，而一旦由于情绪激动或遇到其他刺激时，如醉酒、吸烟、高度紧张，甚至是性爱的时候，变薄的畸形血管就可能由于不能承受突然升高的压力而破损出血，半数以上患者预后不良。

脑血管畸形虽然发病突然，但是并非之前没有一点端倪。如有的患者常有搏动性、持续性头痛；有的患者会发生癫痫而久治不愈；有的儿童可出现发育延缓、视力障碍、脑积水、颅内血管杂音等；有的新生儿可有进行性高搏出量心力衰竭，往往误诊为先天性心脏病；有些儿童在3～5岁时表现出不能走长路，出现疲软，需要原地休息等；有的患者读书时，小学期间成绩很好，进入初中阶段开始成绩下降。如有上述类似表现，应想到是不是患有脑血管畸形，最好施行脑血管造影检查。

Sailwed uk maj mbouj cingqciengz dwg cungj bingh goekdaej maj mbouj cingqciengz ndeu, couh lumj aen cadan mbouj dinghseiz ndoj youq ndaw uk nei, youq mwh mbouj caengz fat bingh, vunzbingh dingzlai roxnyinh mbouj miz saekyiengh, hoeng baez aenvih simcingz gikdoengh roxnaeuz bungz daengz gizyawz gikcoi seiz, lumjbaenz laeujfiz、cit ien、gaenjcieng dangqmaz, lienz doxej seiz, gij sailwed maj mbouj cingqciengz bienq mbang haenx couh aiq aenvih souh mbouj ndaej gij atlig sawqmwh swngsang cix deng vaih ok lwed, guj buenqsoq doxhwnj ngoenzlaeng mbouj ndei.

Sailwed uk maj mbouj cingqciengz yienznaeuz sawqmwh fatbingh, hoeng mboujdwg gaxgonq mbouj miz saek di rizbingh. Beijlumj mizmbangj boux vunzbingh ciengz deng gij gyaeujin diuqdoengh、lienzdaemh haenx; Mizmbangj ndaej raen fatbagmou caemhcaiq hauhlawz yw cungj yw mbouj ndei; Mizmbangj lwgnyez ndaej raen maj ngaiznguh、da yawj gazngaih、uk cwk raemx、sailwed ndaw uk miz cab yaem daengj; Mizmbangj boux lwgnding ndaej raen miz gij simlig simnyieg sim yinh'ok liengh cugciemh hung haenx, ciengzseiz deng yawj loeng baenz bingh simdaeuz seng daeuj couh baenz; Mizmbangj lwgnyez youq 3 daengz 5 bi seiz biujyienh ok mbouj ndaej byaij roen gyae, loq unqnyieg, aeu yienzdieg yietnaiq cijndaej daengj; Mizmbangj bouxbingh doeg saw seiz, siujyoz geizgan cingzcik gig ndei, haeuj cuhcungh gaihdon cingzcik hainduj doekdaemq. Danghnaeuz miz gij biujyienh doxlumj gwnzneix gangj, wnggai naemj daengz dwg mbouj dwg baenz sailwed uk maj mbouj cingqciengz, ceiq ndei bae guh sailwed uk cauh'ingj genjcaz.

三叉神经痛为何要先用药后手术？

Sanhcahsaenzging in, vihmaz yaek sien aeu yw ywbingh le caiq guh soujsuz?

三叉神经痛的治疗方法很多，初期可用药物治疗。使用一般止痛药通常无效，一些抗癫痫药物因为能稳定神经细胞膜，有一定的止痛作用，所以药物治疗一般首选卡马西平。如果卡马西平无效或有不良反应，也可选用苯妥英钠。巴氯芬和一些抗抑郁药也有一定效果，但这些药物的副作用较大。有的患者选择针灸和阻断术治疗，这些方法有一定效果，但复发率较高，而且容易出现局部麻木、没知觉等。

　　三叉神经痛大部分是由异位血管压迫邻近脑组织的神经所致，因此在药物等保守疗法无效的情况下，可以考虑采用手术解除压迫，这样可以彻底止痛，至少可在几年内缓解疼痛。显微神经外科技术进行三叉神经微血管减压术，创伤较少，一般可收到良好效果，且病龄越短，手术效果越好。

　　Gij fuengfap ywbingh sanhcah saenzging in gig lai, cogeiz ndaej yungh yw daeuj ywbingh. Sawjyungh itbuen ywdingzin daeuj yw bingzciengz mbouj mizyauq, mizdi yw dingj fatbagmou aenvih ndaej onjdingh isibauh sinzgingh, miz di dingz in cozyung, ndigah yungh yw daeuj ywbingh itbuen daih'it couh senj Gajmajsihbingz. Danghnaeuz Gajmajsihbingz mbouj mizyauq roxnaeuz miz gij fanjying mbouj ndei de, hix ndaej genj aeu Bwnjdojyinghnaz. Bahluzfwnh caeuq mbangjdi yw dingj nyapnyuk caemh miz itdingh yaugoj, hoeng doengh gij yw neix gij fucozyung de haemq daih. Mizmbangj guh cimcit caeuq guh soujsuz laengzduenh daeuj ywbingh, doengh gij fuengfap neix miz itdingh yaugoj, hoeng fukfat beijlwd haemq sang, caemhcaiq yungzheih okyienh gizbu mazmwnh、mbouj roxnyinh daengj.

　　Sanhcahsaenzging in dingzlai dwg youz sailwed wnq apbik gij saenzging aen cujciz gaenh uk de soj cauhbaenz, ndigah youq cungj cingzgvang yungh yw daeuj yw daengj baujsouj ywfap fouzyauq neix, ndaej ngeixnaemj yungh soujsuz gejcawz apbik, yienghneix ndaej cienzbouh dingz in, ceiqnoix youq ndaw geij bi neix ndaej gemjmbaeu indot. Aeu yenjveiz saenzging vaigoh gisuz daeuj guh sanhcahsinzgingh sailwed saeq gemjat, dengsieng haemq noix, itbuen ndaej sou daengz yaugoj maenhndei, caemhcaiq dengbingh bisoq yied dinj, soujsuz yaugoj yied ndei.

三、泌尿外科、肛肠外科
Sam、Vaigoh Oknyouh、Vaigoh Conghhaex Saej

小茴香茶为何能排结石？
Caz siujveizyangh vihmaz ndaej baiz gietsig?

随着年龄增大，老年人肾功能逐渐减退，容易形成膀胱结石，常饮小茴香（注：正式中药名为茴香，系伞形科植物茴香的果实。）茶可促进结石排出。

现代药理研究证明，小茴香中的柠檬烯等有效成分可溶石，对结石中的钙质产生非特异性抽提和促透作用，促使钙质解晶并脱离石体，使结石溶解和松脆解体。此外，小茴香中的茴香醛等挥发油能调节尿道括约肌紧张度，有利于较大结石排出。饮小茴香茶还能促进膀胱尿液排空，防止继发尿路感染。可取小茴香5克，开水冲泡5分钟后饮用，每周3次，连饮1个月。

Riengz nienzgeij doxbae, gunghnwngz mak bouxlaux cugciemh gemj doiq, yungzzheih baenz rongznyouh gietsig, ciengz gwn caz siujveizyangh (Cawqgej: Cingqsik cohyw heuhguh veizyangh, dwg aenmak goveizyangh doenghgo sanjhingzgoh.) ndaej coi gietsig baiz okbae.

Yienhdaih yozlij yenzgiu cwngmingz, gij ningzmungzhih daengj miz yauq cwngzfwn ndaw siujveizyangh ndaej yungz rin, doiq gij gaiciz ndaw gietsig miz gij cozyung mbouj daegbied ndaej daezok caeuq coicaenh laegdaeuq haenx, coisawj gaiciz gejrin caemhcaiq duetliz aenrin, sawj gietsig yungzgaij caeuq soengbyoiq sanqyaih. Linghvaih, gij veizyanghcenz daengj vafazyouz ndaw siujveizyangh ndaej diuzcez noh lohnyouh gaenjcieng cingzdoh, ndei hawj gietsig haemq hung de baiz okbae. Gwn caz siujveizyangh lij ndaej coi raemxnyouh ndaw rongznyouh baiz liux bae, fuengz lohnyouh ganjyenj riengz fat. Ndaej aeu siujveizyangh 5 gwz, raemxgoenj cung cimq 5 faencung le gwn, moix singhgiz 3 baez, lienz gwn ndwen ndeu.

微创手术治肾结石有何优点？
Gij soujsuz loq miz di sieng haenx, yw mak gietsig miz maz ndeicawq?

肾结石的外科治疗已向微创手术发展。微创手术具有安全性高、创伤小、恢复快、疗效确切等特点，在治疗某些疾病方面基本替代了传统的开放手术，并呈现选择多样化。对于经体外震波碎石术后没排出结石的患者来说，非常适合采用微创手术。"经皮肾镜取石术"只在腰背部开一个约5毫米宽的切口，术后几乎不会留疤痕。而对于直径小于 20 毫米的结石，可采用输尿管软镜钬激光碎石术，该微创手术是经由尿路生理通道，真正做到了体表无伤口，是一种安全、理想的治疗方式。

Vaigoh ywbingh aen mak gietsig gaenq yiengq guh gij soujsuz loq miz di sieng de fazcanj. Gij soujsuz loq miz di sieng haenx, miz gij daegdiemj ancienz sang、dengsieng iq、hoizfuk vaiq、yw yaugoj cinjdeng daengj, youq yw moux di bingh fuengmienh gihbwnj dingjlawh le gij hailangh soujsuz conzdungj haenx, caemhcaiq ndaej senjcwz lai cungj lai yiengh. Doiq doengh boux vunzbingh guhgvaq aen soujsuz aeu cunghgizboh daj rogndang dwk soiq gietsig gij gietsig lij caengz baizok daeuj gangj, gig hab guh aen soujsuz loq miz di sieng neix. "Aen soujsuz ginggvaq naengnoh daengz mak cab aengingqmak haeujbae aeu rin" haenx dan youq laenghwet hai aen congh bak daihgaiq miz 5 hauzmij gvangq ndeu, guh soujsuz gvaqlaeng ca mbouj lai mbouj louz biuj. Hoeng doiq doengh gij gietsig ndawgvangq iq gvaq 20 hauzmij haenx, ndaej yungh aen soujsuz aeu gingqunq houjgizgvangh daj lohnyouh、rongznyouh cab haeuj ndaw gvanjsoengqnyouh bae dwk soiq gietsig, aen soujsuz loq miz di sieng neix dwg daj diuz roen lohnyouh sengleix neix guh, caencingq ndaej guh daengz le gwnzndang mbouj miz giz sieng, dwg cungj fuengsik ywbingh ancienz、lijsiengj ndeu.

预防肠癌为何要常做肠镜检查？
Yawhfuengz saej baenz nganz vihmaz yaek guh gingqsaej genjcaz?

不同的人群采取不同的肠癌筛查方案，检查项目包括肠镜、B超、胸片、肿瘤标记物，其中肠镜检查是大肠癌筛查最有价值的手段。

一般人群：不是大肠癌发病的高危人群，45 岁后可接受大肠癌筛查，平均每 5～10 年查 1 次。

高危人群：不包括有家族遗传史的人群，40 岁左右开始接受大肠癌筛查，平均每 3～5 年查 1 次。

有家族遗传史人群：如果有遗传倾向，应由临床医生按照特定的遗传性肿瘤随访方案密切随访，包括进行基因检测；如果没有遗传倾向，按高危人群进行筛查。

另外，预防肠癌在饮食上要少吃红色的肉类、烟熏和腌制的食物，多吃含钾量高的水果（如香蕉等），多吃纤维和维生素 C 含量高的水果（如苹果、草莓和猕猴桃等）。这些水果有利于抑制致癌物质的形成，高纤维能加快肠道蠕动，减少致癌物对肠壁的损害。

Gyoengqvunz mbouj doengz, yungh gij fueng'anq cazyawj saej gyoengqde baenz mbouj baenz nganz mbouj doxdoengz, genjcaz hanghmoeg baudaengz gingqsaej、B cauh、ingj aek X benq, gij doxgaiq biugeiq baenz foeg, ndawde gingqsaej genjcaz dwg aen soujduenh ceiq miz gyaciz cazyawj saej baenz mbouj baenz nganz ndeu.

Gyoengqvunz bingzciengz haenx：Mbouj dwg gyoengqvunz yungyiemj gig lai baenz saejnganz haenx，45 bi le ndaej ciepsouh saejnganz raengcaz，bingzyaenz 5～10 bi caz baez ndeu.

Gyoengqvunz yungyiemj gig daih haenx：Mbouj baudaengz gyoengqvunz miz gyahcuz yizconz lizsij haenx，40 bi baedauq hainduj ciepsouh saejlauxnganz raengcaz，bingzyaenz 3 daengz 5 bi caz baez ndeu.

Gyoengqvunz ndaw fuengzcug miz yizconz lizsij haenx：Danghnaeuz aiq deng yizconz，youz boux canghyw yawjbingh duenhbingh haenx ciuq aen fueng'anq gaenriengz yizconzsing baenz foeg de maedcaed bae cunz，baudaengz guh gihyinh genjcwz；Danghnaeuz mbouj miz gij ginghyang yizconz haenx，couh ciuq gyoengqvunz yungyiemj gig daih haenx bae raengcaz.

Linghvaih，yawhfuengz saej baenz nganz aeu noix gwn gij noh saekhoengz、gijgwn hoenzoenq caeuq iepguh，lai gwn gij lwgmak hamz Gyaz liengh sang（beijlumj gyoijhom daengj）haenx，lai gwn gij lwgmak nyinzsei caeuq Veizswnghsu C hamzliengh sang（beijlumj makbingzgoj、makdumh caeuq lwggang daengj）haenx. Doengh gij mak neix ndaej naenxhaed gij doxgaiq cauxbaenz nganzcwng haenx，cenhveiz sang ndaej gyavaiq diuzsaej noddoengh，gemjnoix gij doxgaiq cauxbaenz nganzcwng haenx sonjhaih bangxsaej.

常吃鱼肉能预防肠息肉吗？
Ciengz gwn nohbya ndaej fuengz nohmaj isaej lwi?

美国一项最新研究发现，与每 2 周最多吃鱼 1 次的参试妇女相比，每周吃鱼 3 次的参试妇女罹患结肠息肉的危险大大降低。

美国范德堡大学的最新研究调查了 5300 多人的饮食习惯，所有参试者都接受了结肠镜检查。结果发现，经常吃鱼有助于防止结肠息肉。实验主持者表示，与阿司匹林一样，鱼肉中的欧米伽 3 脂肪酸具有抗炎功效，可以阻止息肉的发生。

Meijgoz hangh yenzgiu ceiq moq ndeu fatyienh，doengh boux mehmbwk camgya cwzsi haenx，moix aen singhgiz gwn 3 baez bya caeuq moix 2 aen singhgiz ceiq lai gwn baez bya ndeu doxbeij，deng baenz nohmaj saejlaux yungyiemj gyangqdaemq lairaeuh.

Meijgoz Fan Dwzbauj Dayoz aen yenzgiu ceiq moq de diucaz le gij sibgvenq gwn 5300 lai vunz，sojmiz doengh boux camgya cwzsi haenx cungj guh gingqsaejlaux genjcaz. Doeklaeng fatyienh，ciengzseiz gwn bya，ndaej bang fuengzre nohmaj saejlaux. Boux gaemguenj sawqniemh byaujsi，caeuq Ahswhbizlinz ityiengh，Ouhmijgyah 3 Cijfangzsonh ndaw noh bya miz gangyenz gunghyau，ndaej laengz fatseng nohmaj.

肛门指检能检查哪些病？

Lwgfwngz genjcaz conghhaex ndaej caz gij bingh lawz?

肛门指检是指医生用手指对患者肛管直肠进行触摸，以检查疾病的简易方法，是检查肛门、直肠及其周围组织器官疾病最简便、最有效的方法之一。通过肛门指检往往能及早发现直肠癌、前列腺癌等恶性或良性疾病的早期病变。

虽然目前医院基本上都有了各种内窥镜、B超、CT、核磁等先进的诊断仪器设备，但是这些都不能完全代替肛门指检。由于对此项检查重视不够，造成漏诊、误诊的病例在临床上并不少见。因此，凡是有排大便异常、便血、肛门疼痛、瘙痒或有分泌物，男性有排尿困难、小腹和腰骶部坠胀疼痛不适，或怀疑有直肠邻近器官病变，以及怀疑有腹腔内任何部位肿瘤的患者，都应进行肛门指检。

Lwgfwngz genjcaz conghhaex dwg ceij canghyw aeu lwgfwngz bae bungqbwz conghhaex caeuq caetconq vunzbingh, dwg cungj fuengfap genjdanh yawhbienh genjcaz bingh, dwg genjcaz gij bingh conghhaex, caetconq caeuq cujciz gi'gvanh seiqhenz gyoengqde cungj fuengfap ceiq genjdanh, ceiq mizyauq ndeu. Doenggvaq lwgfwngz genjcaz conghhaex ciengzseiz ndaej caeux fatyienh caetconq baenznganz, cenzlezsen'nganz daengj gij bingh bienqrwix roxnaeuz singqcaet ndei geizcaeux haenx.

Yienznaeuz seizneix yihyen gihbwnj cungj miz gak cungj gingq daj baihndaw yawjbingh, B cauh, CT, hwzsizgungcin daengj senhcin yawjbingh duenhbingh yizgi sezbei, hoeng doengh gij neix cungj mbouj ndaej cienzbouh dingjlawh aeu lwgfwngz genjcaz conghhaex. Aenvih youq seiz yawjbingh ywbingh doiq hangh genjcaz neix mbouj gaeuq yawjnaek, cauhbaenz laeuh ywbingh, loeng saemjbingh haenx mbouj noix. Ndigah, fanzdwg vunzbingh miz ok haex mbouj cingqciengz, haexlwed, conghhaex in, humz roxnaeuz miz doxgaiq iemqok, vunzsai miz ok nyouh hoj, dungxbongq caeuq ndoksaen lajhwet nanqin mbouj cwxcaih daengj, ngeiz gi'gvanh bangxnden caetconq miz binghbienq, caeuq ngeiz ndaw dungx mboujguenj gizlawz baenz baezfoeg, cungj wngdang guh lwgfwngz genjcaz conghhaex.

怎样防治痔疮？

Hauhlawz fuengzceih baezhangx?

（1）排便快：预防痔疮，除了通过参加体育活动、调节膳食等来防治大便秘结外，缩短如厕时间、增加如厕次数，是减轻肛周受损的最佳办法。一旦有便意，千万不要忍，蹲厕时间不宜超过 5 分钟。

（2）清洁快：由于粪便中含有许多细菌，排便后，这些细菌很容易污染肛周，进而引发疮疖、脓肿。所以，每次大便过后，及时清洗肛周极有必要。清洗时，宜用冷水或温水，用中指或无名指深入肛门2～4厘米，这样才能彻底洗净残便，减少感染机会。

（3）治疗快：痔疮的形成是一个漫长的过程，如果早期不及时治疗，容易引发便血、肛周疾病，甚至贫血。痔疮经手术摘除后，必须通过术后良好的生活习惯，预防和延缓它的再发生。

（1）Vaiq baizhaex：Yawhfuengz baezhangx, cawz doenggvaq camgya dijyuz hozdung、diuzcez gijgwn daengj daeuj fuengzceih haexgaz caixvaih, sukdinj bae diengzhaex seizgan、demgya bae diengzhaex baezsoq, dwg aen banhfap ceiq ndei bae gemjmbaeu seiqhenz conghhaex deng'vaih. Baez siengj okhaex, ciengeiz gaej nyaenx, maeuq diengzhaex seizgan mbouj ndaej mauhgvaq 5 faencung.

（2）Vaiq seuqcingh：Aenvih ndaw haex hamz miz haujlai nengzbingh, ok haex le, doengh gij nengzbingh neix gig yungzheih uqlah conghhaex seiqhenz, ciep roengzdaeuj yinxfat baez gepnong、foegnong dem. Ndigah, moix baez okhaex gvaqlaeng, couh gig miz bizyau gibseiz swiq seuq conghhaex seiqhenz. Mwh swiq, hab yungh raemxgyoet roxnaeuz raemxraeuj, yungh lwgfwngzgyang roxnaeuz lwgfwngzcaemj coq haeuj ndaw conghhaex laeg 2～4 lizmij bae swiq, yienghneix cij ndaej swiq seuq haex lw, gemjnoix lahdawz bingh.

（3）Vaiq bae yw：Cauhbaenz baezhangx dwg aen gocwngz raezranghrangh ndeu, danghnaeuz geizcaeux mbouj gibseiz ywbingh, yungzheih yinxfat baenz haexlwed、conghhaex seiqhenz baenz bingh, caemhcaiq deng lwedhaw dem. Guh soujsuz cawz bae baezhangx le, itdingh aeu doenggvaq gij swnghhoz sibgvenq ndei soujsuz gvaqlaeng de, daeuj yawhfuengz caeuq ngaiznguh de caiq deng bingh.

便秘有可能是服用尿失禁药引起的吗？
Haexgaz aiq dwg gwn yw bingh nyouhyaet yinxhwnj lwi?

美国最新研究显示，治疗尿失禁的药物副作用较多，不少患者因此停药。

研究发现，大多数患者服用达多帮锭、优合膜衣锭等药物是有效的，但近半数出现了口干、便秘等副作用。

专家介绍，患者刚出现尿失禁时，应以改变生活习惯、做盆底肌运动、进行膀胱训练等为主。即使用药，也须从最低剂量开始服用。

Meijgoz gij yenzgiu ceiq moq de yienh'ok, gij fucozyung yw bingh nyouh yaet haemq lai, haujlai vunzbingh vihneix dingz yw.

Yenzgiu fatyienh, daih dingzlai vunz gwn gij yw Dazdohbanghding、Youhhozmozyihding daengj mizyauq, hoeng gaenh buenqsoq vunz miz bak hawq, haexgaz daengj fucozyung.

Conhgyah gaisau, vunzbingh ngamq deng bingh nyouh yaet seiz, wnggai cujyau gaijbienq swnghhoz sibgvenq、guh noh laj ndokbuenz yindung、lienh rongznyouh daengj. Couhcinj yungh yw ywbingh，hix aeu daj yunghliengh ceiq daemq hainduj sawjyungh.

长期嗜烟为何易患肛裂？

Ciengzgeiz dam ien vihmaz yungzheih deng conghhaexceg?

肛裂是一种常见病，在肛肠科疾病中发病率排名第二位，仅次于痔疮。肛裂是肛门疾病中较疼痛的一种，由于长期反复感染，也可引发肛瘘、溃疡、前哨痔等一系列疾病。

长期大量吸烟和饮食生活不规律可导致肛裂。因为吸烟能刺激神经系统，加速唾液及胃液的分泌，使胃肠时常出现紧张状态，导致吸烟者食欲不振，而且尼古丁还会使胃肠黏膜的血管收缩；加上饮食生活不规律会导致食欲不振，造成营养不良，降低身体的免疫力，疾病就有了可乘之机。另外，长期抽烟容易上火，致使肝脏疏泄功能下降，导致大便秘结，这也是造成肛裂的原因之一。

Conghhaexceg dwg cungj bingh ciengz raen ndeu, youq ndaw goh bingh conghhaex gij fatbingh beijlwd de baizmingz daihngeih, ngamq daemq gvaq baezhangx. Conghhaexceg dwg bingh conghhaex ndawde cungj bingh haemq in ndeu, aenvih ciengzgeiz fanfoek lahdawz, hix ndaej yinxfat conghhaex baenz baez、biux naeuh、baezleg daengj baenzroix bingh.

Ciengzgeiz daihliengh cit ien caeuq gwnndoet swnghhoz mboujmiz gvilwd ndaej cauhbaenz conghhaexceg. Aenvih cit ien ndaej gikcoi sinzgingh hidungj, gyavaiq raemxmyaiz caeuq raemx ndaw dungx iemqok, sawj dungxsaej ciengzseiz gaenjcieng, cauhbaenz boux cit ien gwn mbouj hoengh, caemhcaiq Nizgujdingh lij ndaej hawj sailwed dungxsaej sousuk; Caiq gya gwnndoet swnghhoz mbouj miz gvilwd yinxhwnj gwn mbouj hoengh, cauhbaenz yingzyangj mbouj ndei, gyangqdaemq ndangdaej menjyizliz, bingh couh ndaej swngzgei ciemq haeuj ndawndang bae. Linghvaih, ciengzgeiz cit ien yungzheih fathuj, sawj aen daep sengleix gunghnwngz doekdaemq, cauhbaenz haexgaz, neix hix dwg aen yienzaen cauhbaenz conghhaexceg ndeu.

四、普通外科、骨科
Seiq、Vaigoh Itbuen、Vaigoh Ndok

怎样辨别颈部肿块的良恶性质？
Hauhlawz nyinh ok gij singqcaet gaiqfoeg aenhoz ndeirwix?

颈部肿块的病因来源于先天性发育异常、特异或非特异性炎症以及原发或转移性肿瘤。炎症主要见于急性淋巴结炎、慢性淋巴结炎、淋巴结结核等，属于良性病变，约占病因的20％，其余80％是由肿瘤引起的。颈部肿瘤中仅有一小部分为良性肿瘤，如脂肪瘤，而恶性肿瘤在颈部肿瘤中约占80％。

怎样初步判断颈部肿块的性质呢？如果颈部肿块质地较软，表面较光滑，可推动，肿块生长缓慢，大多为良性肿块；若肿块形状不规则，表面高低不平，没有触痛，质地较硬，无法推动，且生长迅速，或者伴有持续性声音嘶哑、发音困难、吞咽困难、呼吸困难等症状，或既往有接受颈部放射线治疗史者，则以恶性肿块为多。

Gij goekgaenbingh aenhoz baenz gaiqfoeg, daj sengcingz fatmaj mbouj cingqciengz、binghhwngq daegbied roxnaeuz mbouj daegbied caeuq gij foeg yienzfat roxnaeuz senjdaeuj haenx daeuj. Binghhwngq cujyau youq linzbahgezyenz gaenjgip、linzbahgezyenz menhnumq、linzbahgezhwz daengj bingh raen lai, gvihaeuj binghbienq singqcaet ndei ndawde bae, daih'iek ciemq gij goekgaenbingh 20％, 80％ cix dwg youz baezfoeg yinxhwnj. Hoeng aenhoz baezfoeg cij miz siuj bouhfaenh singqcaet ndei, lumj cijfangjliuz, gij baezfoeg singqcaet rwix haenx youq ndaw baezfoeg aenhoz cix daihgaiq ciemq bae 80％.

Hauhlawz haidaeuz duenhdingh gij singqcaet gaiqfoeg aenhoz ne? Danghnaeuz gaiqfoeg aenhoz haemq unq, biujmienh haemq wenj, doi ndaej bae, gaiqfoeg maj ndaej menh, dingzlai dwg gaiqfoeg singqcaet ndei; Danghnaeuz gaiqfoeg yienghceij mbouj gveihcwz, biujmienh gumzgemz mbouj bingz, bungq deng mbouj in, haemq ndongj, fouzfap doidoengh, caemhcaiq sengmaj riengjvaiq, roxnaeuz vunzbingh buenx miz cungj binghyiengh lienzdaemh singhep、fatyaem hoj、gyan gwn hoj、diemheiq hoj daengj, roxnaeuz gaxgonq gaenq ciepsouh gvaq aenhoz fangsesen ywbingh, dingzlai couh dwg baenz gaiqfoeg singqcaet rwix.

按摩小腿能防治甲状腺结节吗？

Nunaenx gahengh ndaej fuengzceih gyazcangsen gietduq lwi?

甲状腺结节是中老年人常见病，其中一部分可以发展为甲状腺癌，须及早治疗。中医认为，甲状腺结节主要是由于长期抑郁恼怒或忧郁思虑，使肝气郁滞，饮食失调影响脾胃功能，聚湿成痰所致，按摩小腿可以防治甲状腺结节。位于小腿内侧的承命穴是肝经和脾经的交会穴，按摩此处具有调和肝脾、化痰软坚的作用，可以治疗甲状腺结节。承命穴位于内踝尖直上3寸（注：此处以及后文的"寸"，系针灸学的术语，骨度的单位，并非旧制计量单位的"寸"。3寸，相当于约4横指幅宽。）胫骨后缘凹陷处。早上按摩左腿承命穴5～10分钟，晚上按摩右腿承命穴5～10分钟，以微有酸痛感并向周围放射为佳。可长期坚持按摩。

Gyazcangsen gietduq dwg cungj bingh bouxcungnienz caeuq bouxlaux ciengz raen ndeu, ndawde miz bouhfaenh vunzbingh ndaej fazcanj baenz gyazcangsennganz, itdingh aeu vaiqdi ywbingh. Cunghyih nyinhnaeuz, gyazcangsen gietduq cujyau dwg aenvih ciengzgeiz nyapnyuk fatheiq roxnaeuz simnyap ngeixnaemj, sawj heiqdaep cwksaek, gwnndoet saetdiuz yingjyangj gij gunghnwngz aendungx, comz cumx cwkraemx cauhbaenz, nunaenx gahengh ndaej fuengzceih gyazcangsen gietduq. Cwngzminghez gahengh baihndaw dwg aen hezvei megdaep caeuq megmamx doxca ginggvaq haenx, nunaenx giz neix miz gij cozyung yinz daep mamx, siu gaiqfoeg, ndaej yw gyazcangsen gietduq. Cwngzminghez youq gwnz dabaeundaw daj dingjsoem dabaeu cigsoh hwnjbae sam conq (cawqgej："conq" giz neix caeuq baihlaeng gangj daengz haenx, dwg gij suzyij cimcityoz, dwg aen danhvei dag ndok raezdinj ndeu, gij "conq" mbouj dwg cidu gaeuq aen danhvei yungh daeuj geiqsuenq haenx. 3 conq, daihgaiq dangq 4 aen lwgfwngzvang gvangq.) henz ndokgahengh mboeplaemq gizde. Banhaet nunaenx cwngzminghez ga baihswix 5～10 faencung, gyanghaemh nunaenx cwngzminghez ga baihgvaz 5～10 faencung, nunaenx daengz roxnyinh loq miz di nanq caemhcaiq nanq daengz seiqhenz bae cij suenq ndei. Ndaej ciengzgeiz genhciz nunaenx.

乱转脖子为何会导致颈椎病？

Luenh baenq hoz vihmaz rox deng binghndokhoz?

很多人锻炼时喜欢一圈又一圈地摇脖子，以为这样能预防颈椎病。其实这是错误的，因为晃动有可能产生头晕、恶心、疼痛等症状。此外，不少老年人从电视、报纸上学习做颈椎操，认为可以促进血液循环、解除肌肉痉挛，有增强颈部韧性的效果。殊不知，颈椎病较重的患者以及椎动脉型和脊髓型颈椎病患者不宜做颈椎操，老年人也同样不宜做这项运动。

锻炼颈肩的正确方法是，分几个方向慢慢转，即低头、仰头、左转、右转。建议老年人如果想锻炼颈肩，可以两手伸直上举，举到最高处时用一下力，然后胳膊向后背伸，慢慢下移。

Haujlai vunz youq mwh lienhndang, maij gien youh gien baenq hoz, nyinhnaeuz yienghneix ndaej yawhfuengz binghndokhoz. Gizsaed yienghneix guh loengloek lo, aenvih ngauz gyaeuj aiq okyienh gij binghyiengh gyaeuj ngunh、siengj rueg、indot daengj. Linghvaih, mbouj noix bouxlaux daj gwnz densi、bauqceij hagsib guh cauh lienh ndokhoz, nyinhnaeuz ndaej coicaenh lwed lae baedauq、gejcawz noh hwnjgeuq, ndaej hawj aenhoz lai nyangq di. De mbouj rox, boux baenz binghndokhoz bingh haemq naek caeuq binghndokhoz doenghmeg ndokgizlungz caeuq binghndokhoz ngvizndokgizlungz haenx mbouj hab guh cauhndokhoz lienhndang, bouxlaux hix doengzyiengh mbouj hab guh hangh yinhdoengh neix.

Gij fuengfap cingqdeng lienh mbaq lienh hoz dwg, faen geij aen fuengyiengq menhmenh cienq, couh dwg ngaem gyaeuj、ngiengx gyaeuj、nyeng coh baihswix、nyeng coh baihgvaz. Genyi bouxlaux danghnaeuz siengj lienh hoz lienh mbaq, ndaej iet song fwngz yaengx fwmgz hwnjdaeuj, yaengx daengz giz ceiq sang yungh rengz yaep ndeu, yienzhaeuh iet gen coh baihlaeng, menhmenh nod roengz baihlaj bae.

关节炎患者应多运动还是多休息？
Boux baenz binghhoh wnggai lai yindung roxnaeuz lai yietnaiq?

骨关节炎是老年人的常发病，多发于膝、髋、指（趾）和脊柱关节，主要表现为活动时关节疼痛，不活动易出现关节僵硬等症状。

老年关节炎尚无根治的方法，主要以缓解症状（疼痛和僵硬）、提高活动功能、改善自理能力为目标，适当运动对控制病情发展尤其重要。缺乏活动不仅会加重肌肉和关节僵硬，使疼痛加剧，而且易引起肌肉萎缩和软弱无力，甚至出现瘫痪。运动时虽会产生一定的疼痛，但并不会导致病情加重，一旦机体适应了这种锻炼，疼痛和僵硬感就会减轻。以选择冲击力小的温和运动最好，如散步、打太极拳、原地活动腰髋和四肢等。如条件受限（无法到户外活动）或体重超重的患者，在室内通过变换体位、伸腰侧身、抬腿举手等方式，也有缓解关节僵硬的作用。

Binghhohndok dwg gij ciengz fat bingh bouxlaux, lai fat youq hoh gyaeujhoq、ndokbuenz、lwgfwngz（lwgdin）caeuq ndoksaen, cujyau biujyienh baenz hozdung seiz hohndok insep, mbouj hozdung seiz yungzheih okyienh hohndok genggyaengj daengj binghyiengh.

Binghhohndok bouxlaux lij caengz miz maz banhfap daeuj yw ndei, cujyau aeu gemjmbaeu binghyiengh（indot caeuq genggyaengj）、daezsang hozdung gunghnwngz、 gaijndei swlij naengzlig guh muzbyauh, habdangq yindung doiq gaemhanh binghcingz fazcanj daegbied cungyau. Hozdung noix mboujdan yaek gyanaek ndangnoh caeuq hohndok genggyaengj, sawj in ndaej engqgya haenq, caemhcaiq yungzheih cauhbaenz ndangnoh sukreuq caeuq unqnyieg mbouj miz rengz, mizseiz lij deng gyad bae dem. Mwh yindung yienznaeuz in di, hoeng bingh bingq mbouj deng gyanaek roengzbae, danghnaeuz ndangdaej baez gvenq cungj donlen neix le, indot caeuq genggyaengj couh ndaej gemjmbaeu lo. Ceiq ndei genj aeu gij yindung unqswnh cunghgizliz iq haenx, lumjbaenz youzbyaij、dwk daigizgenz、yienzdieg hozdung ndokbuenz caeuq genga daengj. Danghnaeuz diuzgen deng hanh（fouzfap bae rog ranz hozdung）roxnaeuz bouxbingh ndangnaek naek gvaqbouh, youq ndaw ranz doenggvaq bienqvuenh diegndang、iet hwet nyeng ndang、yaengx ga yaengx fwngz daengj fuengsik, hix ndaej gemjmbaeu hohndok genggyaengj.

如何呵护"老寒腿"?
Yienghlawz baujhoh "bingh hoh ga in"?

进入冬季，有"老寒腿"毛病的人要十分当心。下肢动脉硬化闭塞症俗称"老寒腿"，表现为下肢及关节发凉、酸胀麻木、疼痛和行动不便，常因冬季受风寒而复发或加重，且多年治疗无效。人到中老年以后，膝关节由于长年的磨损，最容易老化，老化后的膝关节发生骨关节炎的概率相对较大，因此老年人到了冬季应特别注意保护膝关节。

老年人冬季要注意保暖，洗澡时用热水擦洗，多用热水泡脚，经常热敷膝关节。尽量少用护膝，因为护膝弹性很大，用在膝部容易影响周围的血液循环，使膝部活动更加困难。要进行合理的体育锻炼，如打太极拳、慢跑、做体操等。无膝关节疼痛或疼痛缓解后，建议老年人每日平地慢走1次或2次，每次20～30分钟。尽量减少上下台阶、跑步等膝关节负重的运动，以避免或减少关节软骨的磨损，不得已上下台阶时最好手扶楼梯或使用手杖。喜欢运动的老年人不要长时间处于一种姿势，更不要盲目地做反复屈伸膝关节、揉按髌骨、抖晃膝关节等运动。适合中老年人的锻炼方法是：坐位或仰卧位，将膝关节伸直，绷紧大腿肌肉，足向头部背屈，同时绷紧小腿肌肉，每次坚持3～4秒，每分钟做10次，连续做3～4分钟，每日可重复做3遍或4遍。

Haeuj daengz seizdoeng, boux miz gij mauzbingh "bingh hoh ga in" haenx aeu gig siujsim. Bingh doenghmeg ga gietndongj cauhbaenz laengzsaek dwg "bingh hoh ga in", biujyienh baenz ga caeuq hohndok fatliengz、youh nanq youh ciengq youh maz, indot caeuq hengzdoengh mbouj fuengbienh, ciengzciengz aenvih seizdoeng deng rumznit cix fukfat roxnaeuz gyanaek, caemhcaiq lai bi daeuj yw cungj mbouj mizyauq. Vunz daengz cungnienz gvaqlaeng, hoh gyaeujhoq aenvih deng muzhed haujlai bi, ceiq yungzheih bienq laux, hohgyaeujhoq bienq laux le, gij daihgaiq beijlwd deng hohndokin siengdoiq haemq daih, ndigah vunzlaux daengz seizdoeng le wngdang daegbied haeujsim baujhoh

203

hohgyaeujhoq.

Bouxlaux seizdoeng aeu haeujsim bauj raeuj, mwh swiqndang aeu raemxndat cat swiq, lai yungh raemxndat cimq din, ciengzciengz ndat oep hohgyaeujhoq. Caenhliengh noix yungh doxgaiq hoh gyaeujhoq, aenvih doxgaiq hoh gyaeujhoq miz danzsing lai, yungh youq gyaeujhoq yungzheih yingjyangj seiqhenz lwed lae baedauq, sawj gyaeujhoq hozdung engqgya hojnanz. Aeu guh hableix dijyuz donlen, lumjbaenz dwk daigizgenz、 menh buet、 guh dijcauh daengj. Gyaeujhoq mbouj in roxnaeuz in dot gemjmbaeu le, genyi vunzlaux moix ngoenz youq gwnz diegbingz menhmenh byaij baez ndeu roxnaeuz song baez, moix baez 20 daengz 30 faencung. Caenhliengh gemjnoix gij yindung hwnj roengz mbaeklae、 buet daengj hoh gyaeujhoq rapnaek haenx, bietmienx roxnaeuz gemjnoix muzhed hoh ndokngemx, mbouj ndaej mbouj hwnj roengz mbaeklae seiz, ceiq ndei dwg fwngz rex mbaeklae roxnaeuz yungh diuzdwngx daeuj gaemh. Bouxlaux maij yindung gaej youq ndaw seizgan raez ndeu guh cungj yienghceij ndeu, engq mbouj ndaej laepda bae guh gij yindung fanfoek utyiet hohgyaeujhoq, nu naenx ndokgyaeujhoq、 saenzyap hohgyaeujhoq daengj. Gij fuengfap lienhndang hab bouxcungnienz caeuq bouxgeq de dwg: Naengh roxnaeuz ninzdaengjhai, iet soh hoh gyaeujhoq, roengzrengz rag ndaet noh gagoek, byaidin yiengq coh gahengh roengzrengz ut, doengzseiz ragndaet noh gahengh, moix baez genhciz 3 daengz 4 miux, moix faencung guh 10 baez, lienzdaemh guh 3 daengz 4 faencung, moix ngoenz ndaej cungzfuk guh 3 baez roxnaeuz 4 baez.

骨折后为何要进行日光浴?
Ndok raek le vihmaz yaek bae dak ndit?

临床专家发现,对骨折及其邻近部位进行日光浴,可大大促进骨折愈合。进行日光浴要选择阳光比较充足且温暖的时段,如在上午 10 时左右、下午 3 时半左右,在室外晒太阳 20 分钟,每日 2 次。如果可以,尽量将覆盖在骨折及其邻近部位的衣物解除,但不要拆除固定的夹板或石膏。此法特别适合肢体骨折的患者。

Linzcangz conhgyah fatyienh, hawj giz ndok raek caeuq henz gyawj de dak ndit, ndaej gig daih coicaenh giz ndok raek hab ndei. Dak ndit yaek genj duenh seizgan ndit haemq cukgaeuq caemhcaiq roxnyinh raeujrub de, lumjbaenz youq banhaet 10 diemjcung baedauq、 banringzgvaq 3 diemj buenq baedauq, youq rog ranz dak ndit 20 faencung, moix ngoenz 2 baez. Danghnaeuz fuengbienh, ndaej caenhliengh dawz gij buhvaq cw youq giz ndok raek caeuq henznden de deuz, hoeng gaej cek gij benjgab roxnaeuz siggau dinghmaenh de bae. Cungj fuengfap neix daegbied hab doengh boux vunzbingh deng seiqguengq ndok raek haenx.

关节肿痛患者为何要少吃高脂肪和高糖食物？

Bouxbingh hoh foeg in，vihmaz yaek noix gwn gijgwn youzlauz caeuq dangz sang haenx ne？

很多老年人关节肿痛经过治疗已经缓解，平时也注意悉心保护，却莫名其妙地出现关节疼痛、肿胀、骨质疏松及关节破坏加重的情况。医生提醒大家，这主要是由于经常食用高脂肪和高糖食物造成的。

脂肪在体内氧化的过程中产生酮体，过多的酮体对关节有较强的刺激作用；糖类食物（包括各种甜食）容易使机体产生炎性物质，加重关节滑膜炎的症状，引起关节肿胀和疼痛加重。因此，滑膜炎患者应注意少吃甜食。此外，过量进食酒、咖啡、茶等也会成为加重滑膜炎的重要因素。

Haujlai bouxgeq hoh foeg in ginggvaq ywbingh le gaenq gemjmbaeu, bingzseiz hix haeujsim caenhsim bae hoh, cix mbouj rox vih gijmaz okyienh gij cingzgvang hoh indot、foeggawh、ndok soeng caeuq hoh deng buqvaih gyanaek. Canghyw daezsingj daihgya, neix cujyau dwg aenvih ciengzciengz gwn gijgwn youzlauz caeuq dangz sang haenx cauhbaenz.

Youzlauz youq ndaw ndang yangjva ndaej canjok dungzdij, caemhcaiq dungzdij lai gvaqbouh ndaej haemq giengz bae gikcoi hoh；gijgwn dangzloih（baudaengz gak cungj gijgwn diemz）yungzheih hawj ndangdaej miz doxgaiq huj okdaeuj, gyanaek gij binghyiengh vazmoz ndaw hoh in, yinxhwnj hohndok foeggawh caeuq indot gya naek. Ndigah, boux baenz vazmozyenz wnggai haeujsim noix gwn gijgwn diemz. Linghvaih, gwn laeuj、gahfeih、caz daengj gvaq liengh caemh ndaej baenz gij yinhsu youqgaenj gyanaek vazmozyenz.

夹手腕测量骨密度为何不准确？

Gab gengoenh rau maeddoh ndok vihmaz mbouj cinj？

最近，经常有一些企业、药店到社区义诊，免费为居民测骨密度，将检测夹夹住手腕，一分钟就能得到骨密度值。结果无论老少，多被诊断为缺钙，患上了骨质疏松症。不少人怀疑这样测量的骨密度的准确性。

义诊所用的仪器有可能是超声波骨测量检测仪，单纯采用这种方法就判断是否缺钙并不准确。目前，世界卫生组织推荐的骨质疏松诊断标准是双能 X 线骨密度测量仪测量的结果，在一些大的医院都有这种检测仪器。常见的测量部位是腰椎和髋关节，而不是手部关节。

Ceiqgaenh, ciengzseiz mizmbangj di giyez、bouqyw bae segih yivu yawjbingh, mbouj aeu cienzngaenz bang gihminz rau maeddoh ndok，dawz genjcwzgab gabdawz gengoenh，faencung ndeu couh ndaej daengz aensoqciz maeddoh ndok. Doeklaeng mboujlwnh bouxlaux lwgnyez，dingzlai deng yawj baenz bingh noix gai，bingh ndok soeng. Mbouj noix vunz ngeiz yienghneix dagrau maeddoh ndok cinjdeng geijlai.

Gij yizgi yungh youq yivu yawjbingh haenx，aiq dwg aen genjcwzyiz cauhswnghboh dagrau ndok，dandan yungh cungj fuengfap neix，couh duenqdingh ndawndang gai noix mbouj noix bingq mbouj cinjdeng. Dangqnaj，Seiqgyaiq Veiswngh Cujciz doigawj gij biucinj yawjbingh duenhbingh baenz ndok soeng haenx，dwg gij gezgoj sanghnwngz X sienq ndok maeddoh cwzliengzyiz rau okdaeuj haenx，youq mbangj aen yihyen hung cungj miz cungj genjcwz yizgi neix. Doengh giz caekrau ciengzseiz raen de dwg ndokhwet caeuq hohndokbuenz，cix mbouj dwg hohndok fwngz gizde.

骨质疏松会导致胸闷气短吗？
Ndok soeng rox yinxhwnj aekndaet heiqdinj lwi?

老年人常出现胸闷气短的症状，一般会怀疑心脏或肺部有问题，其实骨质疏松也会出现这种症状。胸、腰椎椎体的前部多由松质骨组成，这个部位的骨组织易减少。胸、腰椎又是身体的支柱，负重量较大，容易压缩变形。骨质被破坏后，使脊椎前倾，弯曲加剧，胸廓变形，导致肺活量和最大换气量显著减少，从而出现胸闷气短的症状。老年人出现上述症状，若心脏、肺部无其他疾病，应及时到医院检查，确诊是否为骨质疏松所致。

Bouxlaux ciengz raen miz gij binghyiengh aekndaet heiq dinj，itbuen ngeiz dwg simdaeuz roxnaeuz bwt miz vwndiz，gizsaed ndok soeng hix aiq miz cungj yienghsiengq neix. Baihnaj aen ndokaek、ndokhwet dingzlai youz doengh cungj ndok maeddoh daemq haenx gyoepbaenz，doengh gij cujciz ndok gizneix yungzheih gemjnoix. Aen ndokaek、ndokhwet youh dwg diuzdongh ndangdaej，diuz rap haemq naek，yungzheih napsuk bienq yiengh. Ndokgoet deng buqvaih le，diuz ndoksaen couh deng ngeng coh baihnaj bae，engqgya gaeuz，aen aek bienq yiengh，cauhbaenz feihozlieng caeuq gij vuenh heiq soqliengh ceiq daih haenx gemjnoix gig mingzyienj，daj neix couh raen miz gij binghyiengh aekndaet heiq dinj. Bouxlaux okyienh gij binghyiengh gwnzneix gangj，danghnaeuz aen simdaeuz、bwt mbouj miz gij bingh wnq seiz，wnggai gibseiz bae yihyen genjcaz，simjdingh yawj dwg mbouj dwg aenvih ndok soeng cauhbaenz.

如何缓解手指僵硬？
Hauhlawz hoizsoeng lwgfwngz genggyaengj?

手指弯曲、僵硬给老年人带来很多烦恼，用温盐水泡手会有所缓解。方法：在一盆水中加入 30 克粗盐，水温大约为 60 ℃，粗盐溶化后将双手放进去开始揉搓，然后十指交叉，揉搓手指头，每日早、晚各 1 次效果更好。

另外，对于手指弯曲僵硬，可以练两套小动作。①模拟弹钢琴：将五指张开，并将手置于水平面上，每次抬起一根手指，慢慢加快速度；然后换另一只手，来回做练习，试着尽可能地做快做久。②揉搓纸团：用一只手把纸搓成一小团，把纸拉平后再多次重复做。

Lwgfwngz gaeuz、genggyaengj daiq hawj bouxlaux nyapnyuk gig lai, aeu raemxgyu ndat cimq fwngz, ndaej hoizsoeng di ndeu. Fuengfap：Youq ndaw bat raemx ndeu gya haeuj 30 gwz gyundip, raemx dohraeuj daihgaiq dwg 60 doh, gyundip yungzvaq le coq song fwngz haeujbae nu, yienzhaeuh cib lwgfwngz doxcab, nunu lwgfwngz, moix ngoenz haet、haemh gak guh baez ndeu yaugoj engq ndei.

Linghvaih, doiq doengh aen lwgfwngz gaeuz gengndongj haenx, ndaej lienh song dauq dungcoz iq. ①Danz ganghginz byouq：Ajhai haj lwgfwngz, caemhcaiq baij fwngz youq gwnz mienh suijbingz ndeu, moix baez ndiengq lwgfwngz ndeu hwnjdaeuj, menhmenh gyavaiq suzdu；Yienzhaeuh vuenh lingh cik fwngz, baedauq lienh, sawq bae caenhliengh guh suzdu vaiq seizgan nanz. ②Nu ceij：Aeu cik fwngz ndeu nu mbaw ceij baenz aen iq ndeu, rag ceij bingz le caiq lai baez cungzfuk guh.

怎样治疗老年人腱鞘炎？
Yienghlawz yw bouxlaux songznohgienq in?

生活中，不少老年人为腱鞘炎所困扰。中医认为，腱鞘炎多由于局部过劳和血不荣筋所致，可尝试用中药熏洗法治疗。

方法：取桂枝、紫苏叶各 15 克，伸筋草 20 克，麻黄、红花各 8 克，透骨草、鲜桑枝各 30 克。加水煎沸 20 分钟，将药液倒入盆内，趁热熏蒸患处，待温时再浸洗患处。每次熏洗 30 分钟，每日 2 次。熏洗后用纱布绷带和瓦形硬纸壳固定。5 日为 1 个疗程，一般情况下，1~2 个疗程即可治愈。

Youq ndaw swnghhoz, mbouj noix bouxgeq deng songznohgienq in gaujyauj. Cunghyih nyinhnaeuz, songznohgienq in dingzlai aenvih mbangj giz dwgrengz gvaqbouh caeuq lwed mbouj ciengx nyinz cauhbaenz, ndaej sawq yungh aen ywfap ywdoj oenq swiq bae yw.

Guhfap：Aeu go'gveiq、mbaw sijsu gak 15 gwz, gutnyungq 20 gwz, golaeujndo、vahoengz gak 8 gwz, douguzcauj、nye gonengznuengx ndip gak 30 gwz. Gya raemx cienq goenj 20 faencung, raix raemxyw haeuj ndaw bat bae, swnh ndat oenq naengj gizbingh. Caj raemxyw raeuj seiz caiq cimq swiq. Moix baez oenq swiq 30 faencung, ngoenz guh 2 baez. Oenq swiq ndaej le aeu banghdai baengzsa caeuq aen byuk ceij geng baenz vax nei doekdingh. 5 ngoenz dwg aen liuzcwngz ndeu, itbuen cingzgvang baihlaj, 1 daengz 2 aen liuzcwngz couh yw ndaej ndei lo.

骨痛难愈为何要排查骨髓瘤？

Ndok in yw nanz mbouj ndei, vihmaz yaek baiz caz ngvizndok baenz foeg?

李女士不小心闪了一下腰，痛了两个月不见好转，到医院一查，才知患上了骨髓瘤。专家提醒，骨痛久治不愈时，要提防骨髓瘤。

骨髓瘤是一种中老年常见肿瘤疾病，多发于腰椎部，伴随长期压迫性剧烈骨痛。由于发病初期与扭伤相似，因此常常被患者忽视，被当作腰腿痛、腰椎间盘突出等疾病治疗。因此，骨痛久治不愈，应及时到医院就诊。

Mehmbwk singq Lij mbouj siujsim deng niujsieng hwet, in bae song ndwen mbouj raen bienq ndei, bae yihyen baez caz, cij rox deng ngvizndok baenz foeg. Conhgyah daezsingj naeuz, ndok in yw nanz mbouj ndei seiz, aeu re ngvizndok baenz foeg.

Ngvizndok baenz foeg dwg cungj bingh baenz foeg bouxcungnienz caeuq bouxlaux ciengzseiz raen ndeu, youq ndokhwet gizde fatbingh lai, ciengzgeiz roxnyinh ndok in remhaenq apbik. Aenvih baenz bingh cogeiz caeuq hwet deng niuj sieng doxlumj, ndigah ciengzseiz deng vunzbingh yawj mbouj hwnjrwz, deng dang hwet ga in, gyang hoh ndokhwet doed ok daengj bingh bae yw. Ndigah, ndok in yw nanz mbouj ndei, wnggai gibseiz bae yihyen yawjbingh.

肿瘤骨转移为何会夜间腰腿痛？

Baezfoeg senj daengz ndok le vihmaz gyanghwnz hwet ga in?

有些恶性肿瘤是很容易出现骨转移的，常会表现为腰腿疼痛，有时会出现病理性骨折，而大部分人因忙于工作，出现疼痛时只当是普通腰腿痛，不治疗或错误处理，从而延误病情。

临床上，大多数患者都是到骨癌转移了，并出现明显的顽固性骨痛时才来就医，刚开始出现疼痛时只当是腰腿痛、腰椎间盘突出症而不理睬。但是要注意，如果是普通的腰腿疼痛，起因大多为外伤、负重、受寒潮侵袭等，一般因久坐或较长时间弯腰时疼痛加剧，或常常在晨起时腰腿部发僵，稍微活动后可缓解症状。而如果是骨癌转移引起的疼痛一般在夜间疼痛感更强烈，与扭伤、负重等没有关联性。

Miz di baenz foeg singqcaet rwix gig yungzheih senj daengz ndok, ciengzciengz ndaej biujyienh baenz hwet ga in, mizseiz aiq okyienh binglijsing ndok raek, dingzlai vunz aenvih guh hong nyaengq, indot seiz cij dangguh hwet ga in, mbouj yw roxnaeuz cawqleix mbouj deng, yienghneix couh ngaiznguh binghcingz.

Youq gwnz linzcangz, daih dingzlai vunzbingh cungj dwg hawj ndoknganz senj daengz ndokin in ndaej gig mingzyienj seiz, cij bae ywbingh, ngamq hainduj indot, cijdang guh bingh hwet ga in、gyang hoh ndokhwet doed ok cix mbouj leixlangh de. Hoeng aeu louzsim, danghnaeuz dwg itbuen hwet ga in, laizyouz de dingzlai dwg sieng rog、rapdawz naek lai、deng nit ciemqfamh daengj, bingzciengz naengh nanz roxnaeuz gungq hwet seizgan haemq raez seiz engqgya in, roxnaeuz; ciengzseiz youq mwh haetromh hwnqmbonq hwet ga fatgyaengj, guh saek di hozdung le ndaej gemjmbouj binghyiengh. Danghnaeuz dwg ndok baenznganz senjnod yinxhwnj indot itbuen youq gyanghwnz indot engqgya haenq, caeuq niujsieng、rapdawz naek lai daengj mbouj miz gven.

为什么老年人摔倒后容易骨折？
Vihmaz bouxgeq laemx le yungzheih deng ndok raek？

生活中，有些老年人上厕所、起床时动作不慎，跌倒后就出现了骨折。他们往往不解：又没有大的外力作用，怎么这么不经摔呢？其实这些老人大都是患有骨质疏松症。老年人因骨质疏松使骨质脆弱，加上肌群退变，无需多大的暴力就可能发生骨折。因此，预防老年性骨折必须从预防骨质疏松着手。

对于中老年人来说，要加强对骨质疏松高危人群的监测。如有遗传因素的人，过于消瘦的人，做了子宫卵巢切除、闭经早的人，嗜好烟酒的人，患有内分泌疾病以及长期服用皮质激素等药物的人，长期卧床的人，都属于高危人群，要定期监测骨密度。建议绝经后的女性和60岁以上无论有无骨质疏松骨折危险因素的人群，尤其是绝经后并发骨折的女性及长期使用激素替代疗法的女性等，都应定期进行骨密度测量。

Youq ndaw swnghhoz, mizmbangj bouxgeq bae diengzhaex, hwnqmbonq mbouj siujsim, laemx roengzbae le couh ndok raek lo. Gyoengqde ciengzciengz mbouj rox: Youh mbouj miz gijmaz rengzhung bungq deng, baenzlawz yienghneix souh mbouj ndaej laemx ne? Gizsaed doengh gij vunzlaux neix dingzlai cungj dwg miz bingh ndok soeng. Bouxlaux ndok soeng sawj ndok nyieg, gyahwnj ndangnoh doiqbienq, mbouj yungh gijmaz rengzak couh aiq deng ndok raek. Ndigah, fuengzre nienz laux ndok raek itdingh aeu daj fuengzre ndok soeng hwnj.

Doiq bouxcungnienz caeuq bouxgeq daeuj gangj, aeu gyagiengz doiq gij vunz ndok soeng yungyiemj lai haenx guh gamcaek. Lumjbaenz gij vunz miz yizconz yinhsu haenx, gij vunz byom lai haenx, gij vunz guh gvaq gat rongzva rongzgyaeq、dingz dawzsaeg caeux haenx, gij vunz lanh laeujien haenx, gij vunz baenz bingh neifwnhmi caeuq ciengzgeiz gwn yw bizcizgizsu daengj yw haenx, gij vunz ciengzgeiz ninz mbonq haenx daengj, cungj dwg gij vunz gig yungyiemj, aeu dinghgeiz gamcaek ndok maeddoh. Genyi gyoengq mehmbwk dingz dawzsaeg gvaqlaeng caeuq gij vunz 60 bi doxhwnj haenx,

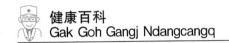

mboujlwnh gyoengqde miz mbouj miz gij yinhsu yungyiemj ndok soeng ndok raek de，daegbied dwg doengh boux mehmbwk dingz dawzsaeg gvaqlaeng gyoebfat bingh ndok raek caeuq ciengzgeiz sawjyungh gizsu dingjlawh ywfap haenx，cungj wngdang dinghgeiz guh ndok maeddoh caeklliengh.

颈椎病有何简单的自我疗法？
Ndokhoz in miz gij ywfap gag yw genjdanh lawz？

有的老年人自恃身体强壮而用冷水洗澡，殊不知进入老年后人体阳气日趋衰微，感受寒凉会导致颈椎疾病。中医认为，人体颈椎属督脉，是人体一身阳气之海，用冷水洗澡会使风寒湿邪乘虚而入，凝滞气血，产生颈肩部僵硬疼痛、肢体麻木、活动不利等症状。如果老人已出现上述症状，可将毛巾浸入50～60 ℃的热水中，拧干后热敷颈部2～3分钟，反复做5次。最好选择在阳气最为充足的中午实施热敷，可以充分发挥温通阳气、活络止痛的作用。

Mizmbangj bouxlaux gagbaengh ndang cangq cix aeu raemxgyoet caemxndang，de siengj mbouj daengz haeuj geq le ndang vunz ngoenz beij ngoenz bienq nyieg，souhdaengz nit liengz ndaej cauhbaenz ndokhoz in. Cunghyih nyinhnaeuz，ndokhoz ndangvunz gvihaeuj diuzmeg soh baihlaeng cungqgyang，dwg aenhaij yangzgi ndangvunz ndeu，yungh raemxgyoet swiq ndang，ndaej hawj rumznit cumxrwix swnh yaem haeuj ndaw ndang vunz bae，gietnywngh heiq lwed，sawj vunz miz gij binghyiengh hoz mbaq genggyaengj indot、genga mazmwnh、hozdung mbouj swnh daengj. Danghnaeuz bouxlaux gaenq miz gij binghyiengh gwnzneix gangj，ndaej aeu sujbaq cuengq haeuj ndaw raemxndat 50 daengz 60 doh bae，niuj hawq le ndat oep aenhoz 2～3 faencung，fanfoek guh 5 baez. Ceiqndei genj youq banringz ndit ceiq cukgaeuq haenx oep，ndaej cungfaen fazveih gij cozyung raeuj doeng heiqyiengz、riengj meg dingz in.

怎样缓解颈椎痛？
Yienghlawz gemjmbaeu ndokhoz in？

一些中老年人在做了一整天家务之后，脖子后方经常会感觉像是"背"上了一座大山，非常不舒服。中老年人在做家务的过程中不妨多耸耸肩，即能发挥缓解颈椎疼痛的作用。

方法：首先头要正直，挺胸拔颈，两臂垂直于体侧；然后两肩同时尽量向上耸起（不是缩颈），让颈肩有酸胀感。两肩耸起后，停1秒钟，再将两肩用力下沉。一耸一沉为1次，16次为1组。每日早、晚各做3～5组。每天累计总次数力求达到100～120次。

Mbangj bouxcungnienz caeuq bouxlaux guh gij hongranz baenz ngoenz le，laenghoziu ciengzseiz roxnyinh lumj "aemq" goengq bya hung nei，gig mbouj cwxcaih.

Youq guh hongranz duenh seizgan cungqgyang mbouj lauq lai daengjsoh daengjsoh aenmbaq, couh ndaej gemjmbaeu ndokhoz in.

Guhfap：Daih'it aen'gyaeuj aeu cingqsoh, enj aek iet hoz, song gen cigsoh cuengq roengz henz ndang bae; yienzhaeuh song mbaq doengzseiz caenhliengh daengj hwnjdaeuj (mbouj dwg suk aenhoz), hawj mbaq caeuq aenhoz cungj roxnyinh nanq in. Song mbaq ndaengj hwnjdaeuj le, dingz miuxcung ndeu, caiq yungh rengz cuengq song mbaq roengz bae. It hwnj it roengz suenq baez ndeu, 16 baez guh cuj ndeu. Moix ngoenz haet、haemh gak guh 3～5 cuj. Moix ngoenz gyoebsuenq baez soq caenhrengz dabdaengz 100～120 baez.

外敷川芎粉能治疗骨质增生吗？
Rog oep mba conhyungh ndaej yw ndok demmaj lwi?

近年来研究发现，以单味川芎治疗骨质增生可获得良好的疗效。

做法：取川芎（研成粉）6～9克，加入山西老陈醋调成浓稠糊状，然后用少许药用凡士林调匀，涂抹在骨质增生部位上，再盖上一层塑料膜并外加纱布，用宽胶布固定。每2日换药1次，10次为1个疗程。一般换药7次左右疼痛减轻，继续用3次后症状基本消失。使用时，注意不宜过早揭去贴敷物。除个别有刺痒、起密集丘疹者可揭去敷药外，其他患者敷药1次至少应保持1天，否则会影响疗效。

Gaenh geij bi neix yenzgiu fatyienh, dan aeu conhyungh cungj yw ndeu bae yw ndok demmaj ywbingh yaugoj maenhndei.

Guhfap：Aeu Conhyungh (nienj baenz mba) 6～9 gwz, gyahaeuj meiq gaeuq geq Sanhsih gyaux gwd baenz giengh nei, yienzhaeuh yungh di yw Fanzswlinz diuz yinz, daz youq giz ndok demmaj haenx, caiq goemq caengz suliuvunq ndeu caemhcaiq youq baihrog gya baengzsa le, yungh baengzgyau dinghmaenh. Moix 2 ngoenz vuenh baez yw ndeu, 10 baez guh aen liuzcwngz ndeu. Itbuen vuenh 7 baez yw baedauq le couh mbouj in geijlai lo, laebdaeb yungh 3 baez dem le binghyiengh gihbwnj siusaet lo. Mwh yungh yw, louzsim mbouj hab daiq caeux couh dawz doxgaiq oepdiep deuz. Cawz saek boux roxnyinh haenx、hwnj nwnj deihdwddwd ndaej dawz yw oep deuz caixvaih, gizyawz cingzgvang oepyw baez ndeu ceiq noix wnggai baujciz ngoenz ndeu, mboujne couh yingjyangj ywbingh yauqgoj.

脚跟踩石能治疗骨刺吗？
Giujdin caij rin ndaej yw ndok demmaj lwi?

老年人常见脚跟痛，多和跟骨骨刺有关。平时，人与骨刺常常"和平共处"，一般并不产生症状，也不影响活动功能，只有较大的骨刺挤压刺激足底筋膜和跟垫脂肪组织引起局部炎性反应，才会造成疼痛。有的人试图通过脚跟踩石的土方法来达到治疗骨刺的目的。殊不知这样做会反复刺激骨刺下方的跟垫脂肪，造成跟垫脂肪组织损伤、发炎、水肿，引起剧烈疼痛。

所以，老年人一旦出现脚跟痛，应到正规医院就诊，不要擅自使用脚跟踩石的土方法。平时不穿底太硬的鞋，不长久站立或过度行走，以免造成组织损伤。坚持用温水泡脚，自我按摩脚跟，改善血液循环，对预防脚跟痛大有益处。

Bouxlaux ciengz raen giujdin in, dingzlai caeuq ndokgiujdin demmaj mizgven. Bingzseiz, vunz caeuq ndok demmaj ciengzseiz "doxhuz caemhyouq", itbuen bingq mbouj mizmaz binghyiengh, hix mbouj yingjyangj hozdung gunghnwngz, cijmiz gij ndok demmaj haemq hung haenx caenx at, gikcoi i'nyinz lajdin caeuq gij youzlauz demh giujdin haenx yinxhwnj mbangj giz roxnyinh in, cij cauhbaenz indot. Mizmbangj vunz siengj doenggvaq gij banhfap doj giujdin caij rin daeuj dabdaengz gij muzdiz ywbingh ndok demmaj. De siengj mbouj daengz yienghneix fanfoek bae gikcoi ndok demmaj baihlaj gij youzlauz demh giujdin haenx, cauhbaenz gij cujciz youzlauz giujdin sienghaih、fatyiemz、foegraemx, yinxhwnj indot remhaenq.

Ndigah, bouxlaux baez raen giujdin in, wnggai bae cwnggveih yihyen yawjbingh, gaej gag luenh yungh gij fuengfap doj giujdin caij rin haenx. Bingzseiz gaej daenj gij haiz daej ngongjndat de, mbouj ndwn nanz roxnaeuz byaij loh lai gvaqbouh, mienxndaej cujciz deng sieng. Genhciz yungh raemxraeuj cimq din, gag nunaenx din, ndaej gaijndei lwed lae baedauq, doiq yawhfuengz giujdin in miz ndeicawq.

受凉或摔跤为何易引发腰椎间盘突出症？
Deng liengz roxnaeuz deng laemx, vihmaz yungzheih yinxfat bingh gyang hoh ndokhwet doed ok?

老年腰椎间盘突出症患者约占门诊总量的10%。其发病的原因主要是受凉，其次是跌倒摔伤。老年人由于体质下降，血液循环减慢，腰部肌肉、关节都有不同程度的劳损，对寒冷的刺激比较敏感，一旦天气变冷或着衣不当，就容易发生腰部肌肉痉挛、疼痛而诱发腰椎间盘突出症。

老年人动作不够协调，在遇到踏空、闪挫、撞击时自我保护能力减弱，易于损伤腰部而发病。

Doengh bouxlaux baenz bingh gyang hoh ndokhwet doed ok, daih'iek ciemq mwnzcinj cungjliengh 10%. Fat bingh yienzaen cujyau dwg dwgliengz, daihngeih dwg dwklaemx dengsieng. Bouxlaux aenvih ndangdaej suciz doekdaemq, lwed lae baedauq gemj menh, gij ndangnoh hwet、hoh cungj mbouj doengz cingzdoh dwgrengz deng sieng, doiq nit gig minjganj, dienheiq baez bienq nit roxnaeuz daenj buh mbouj ngamj,

hwet ndangnoh couh yungzheih deng fatnyinzgeuq、indot cix yaeuhfat bingh gyang hoh
ndokhwet doed ok.

Bouxlaux dungcoz mbouj gaeuq hezdiuz, youq mwh bungzdaengz yamq byouq、
niujsieng、bungqdongj haenx, gij naengzlig gag baujhoh haenx gemjnyieg, yungzheih
sieng daengz hwet cix fat bingh.

如何自我判断是不是腰椎间盘突出症？

Yienghlawz gag duenhdingh dwg mbouj dwg bingh gyang hoh ndokhwet
doed ok？

不少中老年人常会出现腰腿疼痛的症状，如何判断是不是腰椎间
盘突出症呢？腰椎间盘突出症可以在咳嗽、打喷嚏、用力排大便时出现腰腿放射性疼痛。可以通过做仰卧
挺腹试验来判断一下。

本试验可分为四步进行：①嘱病人仰卧，其双手放于腹部或身体两侧，以后头枕部
与两足跟为着力点，将腹部及骨盆用力向上方挺起。若患者立即感觉到腰痛及患肢放射
性疼痛则为阳性，若此时腰腿疼痛症状不明显，则应继续进行第二步试验。②患者保持
挺腹姿势，深吸一口气后停止呼吸，腹部用力鼓气约 30 秒钟，若患者出现放射性疼痛
则为阳性。③患者保持挺腹姿势，用力咳嗽，若出现放射性疼痛则为阳性。④患者保持
挺腹姿势，检查者用两手压住两侧颈静脉，若患者有放射性痛则为阳性。

Mbouj noix bouxcungnienz caeuq bouxlaux ciengz raen miz hwet ga in, hauhlawz
duenhdingh dwg mbouj dwg bingh gyang hoh ndokhwet doed ok ne? Bingh gyang hoh
ndokhwet doed ok, ndaej youq mwh ae、haetcwi、yungh rengz okhaex de raen hwet ga
miz fangsesing in. Ndaej guh aen sawqniemh ninzdaengjhai youh hwnjdaeuj naengh neix
daeuj duenhdingh yawj.

Aen sawqniemh neix ndaej faen guh seiq bouh bae guh：① Daengq bouxbingh
ninzdaengjhai, song fwngz cuengq youq gwnz dungx roxnaeuz henz ndang song mbiengj,
liux le aeu gyaeujswiz caeuq song giujdin yunghrengz, yunghrengz dingj aendungxlaj
caeuq ndokbuenz hwnjdaeuj. Danghnaeuz bouxbingh sikhaek roxnyinh daengz hwet in
caeuq gen ga indot doxnangh couh dwg yangzsing. Danghnaeuz seizneix gij binghyiengh
hwet ga in mbouj mingzyienj, couh wnggai laebdaeb guh sawqniemh bouh daihngeih. ②
Bouxbingh youq mwh baujciz aen yiengh dingj dungxlaj hwnjdaeuj haenx, diem gaemz
heiq hung ndeu le couh dingz diemheiq. Hawj dungxlaj haenqrengz bongzheiq daihgaiq 30
miuxcung, danghnaeuz bouxbingh okyienh in doxnangh couh dwg yangzsing. ③Youq
mwh baujciz aen yiengh dingj dungxlaj hwnjdaeuj haenx, yungh rengz ae, danghnaeuz
okyienh in doxnangh couh dwg yangzsing. ④ Lij baujciz aen yiengh dingj dungxlaj
hwnjdaeuj haenx, bouxgenjcaz yungh song fwngz dimz youq gwnz diuzmeg saihoz song
mbiengj vunzbingh, danghnaeuz vunzbingh roxnyinh in doxnangh couh dwg yangzsing.

如何预防腰椎间盘突出症复发？
Yienghlawz fuengzre bingh gyang hoh ndokhwet doed ok？

佩带腰围对腰椎间盘突出症患者来说，主要目的是制动，也就是限制腰椎的前屈、后伸及旋转运动，尤其是协助腰背肌限制过度的前屈动作，使损伤的椎间盘可以得到充分休息，为患者病情恢复创造良好的局部环境。佩带腰围可将腹腔内脏器"捆绑"在一起，避免腰椎过度活动，减少肌肉的劳损与减轻韧带的负担，从而起到保护腰椎的作用。

佩带腰围在一定程度上加强了腰背肌的力量，加强了腰椎的稳定性，保护了腰部免遭再损伤，可在一定程度上避免腰椎间盘突出症的复发，对于巩固疗效十分有利。但须注意，佩带腰围的时间要适度，因为使用腰围过久，可以使肌肉和关节活动功能降低，从而引起废用性肌肉萎缩，对腰围产生依赖性。因此，在不加重症状的情况下，患者应加强腰背肌及腹肌的功能锻炼，使肌肉强壮有力，形成"肌肉腰围"。

Gyaeb aen gvaengzhwet doiq boux bingh gyang hoh ndokhwet doed ok haenx daeuj gangj, cujyau muzdiz dwg mbouj hawj doengh, hix couh dwg hanhhaed aen ndokhwet guh gij yindung gaeuz coh baihnaj、iet coh baihlaeng caeuq baenqcienq, daegbied dwg bang hanhhaed noh baihlaeng caeuq noh hwet gaeuz coh baihnaj daiq lai, hawj giz gyang hoh ndokhwet deng sieng de ndaej daengz yietnaiq cukgaeuq, hawj vunzbingh gij binghcingz hoizfuk cauh ok aen vanzging ndei. Gyaeb aen gvaengzhwet ndaej "cug" dungxsaej ndaw dungx youq itheij, bietmienx ndokhwet hozdung gvaqbouh, gemjnoix ndangnoh dwgrengz sonjhaih caeuq gemjmbaeu diuzrap rengznyangq nyinzndok, yienhneix ndaej miz baujhoh cozyung.

Gyaeb aen gvaengzhwet youq itdingh cingzdoh gwnzde ndaej gyagiengz gij ligliengh noh baihlaeng caeuq noh hwet, gyagiengz le ndokhwet onjdingh, baujhoh le hwet mienx caiq deng sieng, ndaej youq itdingh cingzdoh gwnzde bietmienx bingh gyang hoh ndokhwet doed ok caiq fatbingh, doiq gyamaenh ywbingh yaugoj cibfaen mizleih. Hoeng aeu louzsim, gyaeb aen gvaengzhwet seizgan aeu habdoh, aenvih gyaeb aen gvaengzhwet seizgan nanz lai, ndaej sawj ndangnoh caeuq hoh hozdung gunghnwngz gyangqdaemq, yienghneix yinxhwnj gij ndangnoh vutyungh de sukreuq, cungj siengj baengh aen gvaengzhwet daeuj baeng. Ndigah, youq mwh bingh mbouj gyanaek cungj cingzgvang neix, vunzbingh wnggai lai bae lienhndang lienh nohhwet noh baihlaeng caeuq noh dungx, hawj nohndang cangq youh miz rengz, bienqbaenz "gvaengzhwet nohndang".

腰椎间盘突出症患者为何容易便秘？

Boux bingh gyang hoh ndokhwet doed ok haenx vihmaz yungzheih deng haexgaz？

便秘是困扰中老年人的常见症状，但对腰椎间盘突出症患者来说，便秘可诱发腰腿疼痛，甚至造成劳动能力丧失或残疾。便秘造成腹压突然增高，腰椎曲度迅速后凸，使椎间隙突然由前宽后窄变成前窄后宽，导致纤维环破裂，髓核突出刺激压迫神经，引起剧烈疼痛，甚至导致活动能力丧失。另外，突出的髓核内糖蛋白等生物物质溢出，释放组胺等炎症介质，还可造成神经根的损伤。因此，腰椎间盘突出症患者特别要预防便秘，除饮食调理外，最好每晚睡觉前揉腹10～15分钟，以刺激肠道蠕动。

Haexgaz dwg gij binghyiengh ciengzseiz raen gaujyauj bouxcungnienz caeuq bouxlaux，hoeng doiq boux baenz bingh gyang hoh ndokhwet doed ok de daeuj gangj，haexgaz ndaej yaeuhfat hwet ga in，caemhcaiq cauhbaenz guhhong naengzlig saetbae roxnaeuz ndang canzciz. haexgaz cauhbaenz dungx ap sawqmwh demsang，ndokhwet riengjret doed ok baihlaeng bae，sawj geh ndokgizlungz sawqmwh daj baihnaj gvangq bienqbaenz baihnaj gaeb baihlaeng gvangq，cauhbaenz gvaengxsenhveiz boedleg，ngvizndok doed ok gikcoi apbik saenzging，yinxhwnj indot haenqrem，mizseiz lij cauhbaenz gij hozdung naengzlig saet bae dem. Linghvaih，ndaw gij ngvizndok doed ok de，miz dangzdanbwz daengj swnghvuz vuzciz roenx okdaeuj，cuengqok cujan daengj doxgaiq binghhuj，lij ndaej cauxbaenz sinzginghgwnh deng sieng. Ndigah，boux bingh gyang hoh ndokhwet doed ok haenx aeu yawhfuengz haexgaz，cawz diuzleix gwnndoet caixvaih，ceiq ndei haemhnaengz yaek haeujninz seiz nunaenx aen dungx 10 daengz 15 faencung，daeuj gikcoi diuzsaej noddoengh.

老年人腰痛有何简单的治疗方法？

Bouxlaux hwet in miz gijmaz ywfap genjdanh lwi？

老年人如长时间久坐不动，很容易导致腰肌萎缩，促使纤维环脆弱或退变，进而引起髓核突出，压迫后方神经，导致下肢疼痛。下面介绍几种自疗腰痛的方法。

（1）后弯腰。站立，双腿与肩同宽，双手叉腰，拇指在后，其他四指在前。将拇指按在腰眼处，转头带动上半身向后转动，到能承受的最大限度后复原，反复做18次。动作要缓慢，幅度由小到大，循序渐进。

（2）垫软枕。仰卧位，将高约10厘米的软枕置于腰骶部或腰下疼痛的部位，以调整到自己感觉舒适、满意为宜。

（3）热敷法。将炒热的粗盐、粗沙包在布袋里，趁热敷患处，每次30分钟，早、晚各一次，注意不要烫伤皮肤。

Bouxlaux danghnaeuz naengh nanz mbouj ning, gig yungzheih yinxhwnj noh hwet sukreuq, coisawj gvaengxsenhveiz byoiqnyieg roxnaeuz doiqbienq, yienghneix yinxhwnj ngvizndok doed okdaeuj, apbik baihlaeng saenzging, cauhbaenz ga in. Lajneix gaisau geij cungj fuengfap gag yw hwet in.

（1）Yiengq baihlaeng cienq hwet. Ndwn youq, hai song ga caeuq mbaq gvangq doxdoengz, song fwngz capeiq, mehfwngz youq baihlaeng, gizyawz seiq lwgfwngz youq baihnaj. Gaemh mehfwngz youq giz mboep laenghwet, cienq gyaeuj daiqdoengh donh ndang baihgwnz coh baihlaeng, daengz dingjsouh mbouj ndaej le ceiq fukdauq, fanfoek guh 18 baez. Aeu menhmenh guh, fukdoh daj iq daengz hung, lunz guh baenaj.

（2）Demh swiz unq. Ninzdaengjhai, cuengq aenswiz unq daihgaiq 10 lizmij sang youq laj hwet roxnaeuz giz dieg in haenx, diuzcingj daengz swhgeij roxnyinh cwxcaih、 habhoz couh ndaej.

（3）Fap ndatoep. Bau gij gyundip、sa laux cauj ndat haenx youq ndaw daeh, swnh ndat oep gizbingh, moix baez 30 faencung, haet、haemh gak baez ndeu, louzsim gaej ndat sieng naengnoh.

患肩周炎有何表现？
Baenz binghhmbaqin miz maz biujyienh？

肩周炎大部分属于无明显诱因的自发性炎症，少数可能因为外伤等因素造成。早期常表现为肩部疼痛，且疼痛剧烈。一般在 3～6 个月后疼痛似乎有所缓解，然而肩关节活动障碍却越来越明显，患者梳头、洗澡等都明显困难。

可以做个简单的试验来判断患者的肩痛是否为肩周炎所致：将双侧肘部紧贴腰部，屈曲肘关节 90 度，双手拇指翘起朝天、其余四指握拳；在保持肘部紧贴腰部不动、屈肘 90 度不动的情况下，将双手向两侧分开，使双手间距离拉大，就好像做拉力器的锻炼似的，只是肘部不能动。如果自己不能完成这项试验，可以自己保持上述姿势，请家人帮忙检查患侧手是否可以外移拉开。如果肩痛侧的手能外移，则多数不是肩周炎；如果肩痛侧手外移程度明显低于健侧，则多数是肩周炎。

Dingzlai binghhmbaqin dwg cungj binghgagfat mbouj miz mingzyienj yienzaen haenx, siujsoq aiq aenvih sieng rog daengj yinhsu cauhbaenz. Geizcaeux ciengz biujyienh baenz mbaq in, caemhcaiq in raixcaix. Itbuen 3 daengz 6 ndwen le, lumjnaeuz mbouj in geijlai lo, hoeng hoh hozdung gazngaih cix yied daeuj yied mingzyienj, bouxbingh roi gyaeuj、 caemxndang daengj cungj gig hojnanz.

Ndaej guh aen sawqniemh genjdanh ndeu daeuj duenhdingh gij indot gwnzmbaq mwngz dwg mbouj dwg baenz binghhmbaqin yinxhwnj: Gencueg song henz ndang gaenjgaenj nem hwet, ut hoh gencueg 90 doh, song mehfwngz daengj hwnj mbwn、 gizyawz seiq lwgfwngz gaemgienz; Youq mwh baujciz cungj yienghsiengq gencueg gaenjgaenj nem hwet mbouj ning、ut hoh gencueg 90 doh mbouj ning de，song fwngz yiengq song mbiengj faenhai，hawj song fwngz doxliz engq gyae，couh lumj aeu aenragrengz lienhndang nei，mboujgvaq gencueg mbouj ndaej ning. Danghnaeuz bonjfaenh mbouj ndaej guhbaenz hangh sawqniemh neix，ndaej swhgeij baujciz cungj yienghceij gwnzneix gangj，cingj vunz ndaw ranz bang genjcaz yawj fwngz mbiengj in de ndaej mbouj ndaej senj ok baihrog bae. Danghnaeuz fwngz mbiengj mbaqin haenx ndaej senj ok rog bae，cix dingzlai mbouj dwg binghhmbaqin；Danghnaeuz fwngz mbiengj mbaqin de senj coh baihrog bae cingzdoh mingzyienj daemq gvaq mbiengj mbaq mbouj in haenx，dingzlai couh dwg binghhmbaqin.

如何缓解腰背肌肉痛？
Hauhlawz gemjmbaeu ndangnoh hwet caeuq baihlaeng in？

如果经常感到腰背酸痛，用姜汤热敷腰背部不失为一种好办法。

具体做法：将一大块姜拍碎后熬煮，趁热用毛巾浸泡姜液后拧干，敷在痛处，敷 30 分钟即可。可使局部肌肉松弛、血管扩张，有消炎、消肿、减轻疼痛的作用。

Danghnaeuz ciengzseiz roxnyinh hwet caeuq baihlaeng nanqin，aeu raemxdang hing ndat baeng hwet caeuq baihlaeng lij suenq ndaej hwnj cungj banhfap ndei ndeu.

Gidij guhfap：Dub ndaek hing hung ndeu soiq le caiq cienqcawj，swnh ndat yungh sujbaq cimq raemx hing le niuj hawq，oep youq giz in，oep 30 faencung couh ndaej lo. Ndaej sawj bouhfaenh ndangnoh cuengqsoeng，sailwed gya'gvangq，miz siu yenz、siu foeg、gemjmbaeu indot cozyung.

如何缓解背痛？
Hauhlawz gemjmbaeu baihlaeng in？

很多老年人走路时间长了，就会感到腰酸背痛。一种被称为"螃蟹步"的运动方法，能在一定程度上缓解腰背痛。"螃蟹步"就是像螃蟹一样横着走，这种方法可以有效缓解老年人腰腿疼痛的症状。同时，老年人在横跨步时，还可借助扭动腰部舒展背部肌肉，缓解背痛。

"螃蟹步"看似简单，做起来却很有讲究。行走前，双脚的脚后跟应向外 45 度展开，同时慢慢吸气，膝盖也要向着脚尖方向慢慢扭动。然后一边吐气，一边慢慢横着迈步，迈一步所用的时间最好在 5 秒左右。老年人可根据实际情况来选择每天的运动量。

Haujlai bouxlaux byaij loh seizgan raez le，couh roxnyinh hwet nanq baihlaeng in. Cungj yindung fuengsik ndeu heuhguh "duzbaeu byaij"，ndaej itdingh cingzdoh gemjmbaeu hwet caeuq baihlaeng in. "Duzbaeu byaij" couh dwg lumj duzbaeu yienghhaenx byaij doxvang, cungj fuengfap neix ndaej mizyauq gemjmbaeu gij binghyiengh bouxgeq hwet ga in. Doengzseiz, bouxlaux youq hamjyamq seiz, lij ndaej baengh niujdoengh hwet hawj gij noh baihlaeng soeng hai okdaeuj, gemjmbaeu baihlaeng in.

"Duzbaeu byaij" yawj lumj genjdanh, guh hwnjdaeuj cix gig aeu louzsim. Byaij gaxgonq, song giujdin wngdang yiengq baihrog mbehai 45 doh, doengzseiz menhmenh sup heiq, gyaeujhoq hix aeu yiengq byaidin fueng'yiengq menhmenh niuj doengh. Yienzhaeuh itmienh cuengqheiq, itmienh menhmenh yamq din doxvangz, yamq din ndeu ceiq ndei yungh 5 miux seizgan baedauq. Bouxlaux ndaej gaengawq saedsaeh cingzgvang daeuj genj gij yindung soqliengh moix ngoenz.

抱膝而坐能否缓解腰痛？
Got gyaeujhoq naengh dwk，ndaej mbouj ndaej gemjmbaeu hwet in?

很多人一天工作下来，总是感到腰酸背痛。腰酸背痛看起来好像不是什么病，但它会使人精力不能集中，烦躁不安，影响工作和生活。下面介绍一种简单易行的缓解腰酸背痛的方法。

抱膝而坐，自然伸拉脊背，使脊椎关节以及肌肉韧带等得到放松。在晚上临睡前或早晨起床时，保持抱膝而坐的姿势2～3分钟，可使有慢性腰背痛的人症状缓解。锻炼者亦可仰卧于床上，尽量屈膝屈髋，用双手指交叉抱住双膝于胸前，使腰椎呈屈曲状。家人用一手掌托住锻炼者双足底部，另一手掌托住锻炼者颈背部，在双手用力的同时，嘱锻炼者配合用力，做前后滚动10～30次，然后用力屈伸下肢3～5次。每日锻炼2次或3次。

为了预防腰酸背痛，平时要加强项背部及腰腿部的功能活动，如多做广播体操中的扩胸运动或仰卧、俯卧的动作，增强腰背肌功能的练习，还可打太极拳以及进行自我按摩。应避免长时间低头工作及受凉、感冒等。

Haujlai vunz baenzngoenz guhhong roengzdaeuj, cungj roxnyinh hwet nanq baihlaeng in. Hwet nanq baihlaeng in yawj hwnjdaeuj lumjbaenz mbouj dwg gijmaz bingh, hoeng de ndaej hawj vunz cinglig mbouj ndaej gyoebcomz, simnyap mbouj onj, yingjyangj gunghcoz caeuq swnghhoz. Lajneix gaisau cungj fuengfap gemjmbaeu hwet nanq baihlaeng in, genjdanh youh yungzheih guh ndeu.

Got gyaeujhoq naengh dwk, gag rag iet baihlaeng, sawj aen hohndoksaen caeuq diuzsainyangq ndangnoh daengj ndaej cuengqsoeng. Mwh gyanghaemh yaek ninz bande roxnaeuz haetromh hwnqmbonq seiz, cungj yienghceij got gyaeujhoq naengh dwk neix baujciz 2 daengz 3 faencung, ndaej hawj gij vunz baenz hwet nanq baihlaeng in haenx binghyiengh gemjmbaeu. Boux lienh hix ndaej ninzdaengjhai youq gwnz mbonq, caenhliengh uthoq ut goekga, aeu song fajfwngz lwgfwngz doxca le got song gyaeujhoq youq najaek, sawj ndokhwet lumj yiengh aenvan'gungq nei. Vunz ndaw ranz aeu faj fwngz ndeu dakdawz bouxlienhndang song aen lajdin, lingh faj fwngz dak youq baihlaeng bouxlienh, youq mwh song fwngz doengzseiz yungh rengz, daengq bouxlienhndang boiqhab yungh rengz, guh gonq laeng ringx bae ringx dauq 10～30 baez, yienzhaeuh yungh rengz ut iet ga 3～5 baez. Moix ngoenz lienh 2 baez roxnaeuz 3 baez.

Vih fuengzre hwet nanq baihlaeng in, bingzseiz aeu gyagiengz gij hozdung gunghnwngz baihlaeng caeuq hwet ga, lumjbaenz lai guh gvangjboqcauh ndawde gij yindung gozyungh roxnaeuz nyangjngo、fujngo haenx, lai lienhguh ndaej demgiengz gij gunghnwngz noh hwet caeuq noh baihlaeng haenx, lij ndaej dwk daigizgenz caeuq gag nunaenx ndang bonjfaenh. Wnggai bietmienx guh gij hong ngaemgyaeuj seizgan nanz caeuq gij hong deng liengz、dwgliengz daengj.

怎样运动能治膝盖痛?
Yienghlawz yindung ndaej yw gyaeujhoq in?

在家中选择较宽敞的空间,穿上宽松的衣物,脱掉鞋子,仰卧在地板上,两手自然地放在身体左右两侧。一条腿的膝盖弯曲,使大腿与小腿的角度小于直角;另一条腿伸直,将伸直的腿向上抬,离地面大约10厘米,保持5秒钟不动,然后慢慢放下恢复平躺的姿势。休息2～3秒后,再向上抬腿,重复同样的动作。如此反复做20次,起身。

如果平时有腰痛的毛病,也可以坐在椅子上进行运动。具体方法是:浅坐在椅子面略高的椅子上,一条腿的膝盖弯曲,使大腿与小腿呈90度角;另一条腿伸直,脚踝自然弯曲,脚后跟着地,脚尖离地。伸直的那条腿向上抬时,注意膝盖不要弯曲。伸直那条腿的脚后跟离地板约10厘米时,静止5秒后再慢慢放下。脚后跟着地后休息2～3秒。如此反复做20次。

以上运动以20次为1组,早、晚各做1组。

Youq ndaw ranz genj aeu dieghoengq haemq gvangq ndeu, daenj gij buhvaq soengset haenx, duet haiz bae, ninzdaengjhai youq gwnz dieg, song fwngz swhyienz cuengq youq henz ndang swixgvaz song mbiengj. Gyaeujhoq diuz ga ndeu goz, sawj gij gokdoh gabi caeuq gahengh iq gvaq ciggak; Lingh diuz ga iet soh, yaengx ga iet soh de hwnjdaeuj, liz gwnz namh daihgaiq 10 lizmij, baujciz 5 miuxcung mbouj doengh, yienzhaeuh menhmenh cuengq roengz hoizfuk cungj yienghceij ninzbingz. Yietnaiq 2～3 miuxcung le, caiq yaengx aenga hwnj gwnz, cungzfuk gij dungcoz doxdoengz haenx. Yienghneix fanfoek guh 20 baez, cix hwnjdaeuj.

Danghnaeuz bingzseiz miz gij mauzbingh hwet in, hix ndaej naengh youq gwnz daengqeij guh yindung. Gidij guhfap dwg: Naengh feuh youq gwnz eij loq sang haenx, gyaeujhoq cik ga ndeu goz, sawj gabi caeuq gahengh yienh baenz 90 doh; Lingh aen ga iet soh, din dabaeu gag goz, giujdin caij gwnznamh, byaidin mbouj nem namh. Aen ga iet soh haenx yaengx doxhwnj seiz, cingj louzsim gyaeujhoq gaej goz. Giujdin aen ga iet soh haenx liz deih daihgaiq 10 lizmij seiz, dingz 5 miux le caiq menhmenh cuengq roengzdaeuj. Giujdin roengz deih le yietnaiq 2～3 miux. Yienghneix fanfoek guh 20 baez.

Gij yindung gwnzneix aeu 20 baez guh cuj ndeu, haet、haemh gak guh cuj ndeu.

热水泡脚为何能预防"老寒腿"发作？
Raemx ndat cimq din vihmaz ndaej fuengzre "bingh hoh ga in" fatbingh?

"老寒腿"是民间的通俗说法，在医学上，是指随着气温下降而发作或加重的下肢动脉硬化闭塞症。之所以叫"老寒腿"，是因为天气变冷、血管收缩，导致原有病变加重。冬季"老寒腿"易发作，由于"老寒腿"的主要症状为膝关节疼痛，因此很多人就把锻炼的目标仅仅瞄准膝关节。这样做其实是不科学的，因为摇晃膝关节反而加重磨损以致病情加重，老年人可以通过打太极拳、慢跑等运动来活动全身，缓解不适。

不少人认为热敷可以缓解疼痛。然而，这种做法最伤腿。热敷只会导致关节循环不畅、关节发胀，不利于"老寒腿"的治疗。此外，老年人冬季要多用热水泡脚，以保证关节部位血液循环正常、活动自如。

"Bingh hoh ga in" dwg gij gangjfap doengsug ndawbiengz, youq yihyoz fuengmienh, dwg ceij bingh doenghmeg ga gietndongj cauhbaenz laengzsaek riengz mbwn nit cix fatbingh roxnaeuz binghcingz gyanaek. Ndaej heuhguh "bingh hoh ga in", dwg aenvih dienheiq bienq nit、sailwed sousuk, yinxhwnj gij bingh yienzmiz de gyanaek. Seizdoeng "bingh hoh ga in" yungzheih fatbingh, aenvih gij cujyau binghyiengh "bingh hoh ga in" dwg hoh gyaeujhoq in, ndigah haujlai vunz couh dandan aeu lienh hoh gyaeujhoq guh lienhndang muzbyauh. Yienghneix guh gizsaed mbouj gohyoz, aenvih bibuengq hoh gyaeujhoq dauqfanj gyahaenq muzhed cauxbaenz binghcingz gyanaek, bouxlaux ndaej doenggvaq dwk daigizgenz、menhbuet daengj yindung daeuj hozdung daengx ndang, gemjmbaeu mbouj cwxcaih.

Mbouj noix vunz nyinhnaeuz ndat oep ndaej gemjmbaeu indot. Hoeng, cungj guhfap neix ceiq sieng ga. Ndat oep cij ndaej cauhbaenz hoh baenq bae baenq dauq mbouj swnh、hoh ciengq hoh raeng, doiq ywbingh "bingh hoh ga in" mbouj leih. Linghvaih, seizdoeng bouxlaux aeu lai yungh raemx ndat cimq din, baujcwng giz hoh lwed lae baedauq ndaej cingqciengz、hozdung ndaej swhyienz.

为什么说关节炎患者须警惕房颤?

Vihmaz naeuz boux baenz binghhoh itdingh aeu singjgaeh simfuengz luenh saenqdoengh?

最新研究显示,与一般人相比,类风湿性关节炎患者房颤风险增加 40%,中风风险增加 30%。

研究结果还显示,女性关节炎患者房颤的风险略高于男性患者,并且最低年龄组的风险显著偏高。

类风湿性关节炎引起的绝对风险在最高年龄组和最低年龄组分别为 25% 和 70%,其他年龄组介于这两个数字之间。较低年龄的类风湿性关节炎患者的中风相对风险最高。

Gij yenzgiu ceiq moq de yienh'ok, caeuq itbuen vunz doxbeij, boux baenz leifunghsizsing gvanhcezyenz gij fungyiemj deng simfuengz luenh saenqdoengh haenx demgya 40%, gij fungyiemj baenz mauhfung haenx demgya 30%.

Yenzgiu gezgoj lij yienh ok, gij fungyiemj mehmbwk baenz gvanhcezyenz deng simfuengz luenh saenqdoengh loq sang gvaq bouxsai baenz gvanhcezyenz, caemhcaiq gij fungyiemj aen cuj nienzgeij ceiq daemq haenx biensang gig mingzyienj.

Youz leifunghsizsing gvanhcezyenz yinxhwnj gij cezdui fungyiemj haenx, youq ndaw aen nienzlingz cuj ceiq sang caeuq aen nienzlingz cuj ceiq daemq de faenbied dwg 25% caeuq 70%, aen nienzlingz cuj wnq cawqyouq ndaw song aen soq neix. Doengh boux baenz leifunghsizsing gvanhcezyenz nienzgeij haemq daemq haenx, gij sienghdui fungyiemj baenz mauhfung de ceiq sang.

患甲沟炎有外治法吗?

Rib baenz baez miz banhfap daj baihrog bae yw lwi?

甲沟炎又称"沿爪疗",是因局部轻微损伤引起指甲周围组织的化脓性感染所致。开始指甲的一侧或甲根部红肿、剧烈疼痛,以后逐渐化脓,形成甲下脓肿,破溃后常因排脓不畅而成慢性炎症。可用下列方法治疗。

取鲜仙人掌 50 克,除刺后捣为糊状,加食盐 2 克、正红花油 6~8 滴,调匀盛于容器备用。治疗时取上述药膏适量外敷于患处,以绷带包扎,每日早、晚各换药 1 次,4 日为 1 个疗程。

Rib baenz baez youh heuhguh "rib baez ding", dwg aenvih mbangj giz deng di sieng yinxhwnj gij cujciz seiqhenz rib lahdawz fat nong cauhbaenz. Haidaeuz mbiengj rib ndeu roxnaeuz goek rib foeghoengz、indot raixcaix, doeklaeng cugciemh ok nong, bienqbaenz laj rib foegnong, dekvaih le ciengzseiz aenvih baiz nong mbouj bae couh baenz menhsingq yenzcwng. Ndaej yungh doengh gij fuengfap lajneix bae yw.

Aeu golinxvaiz ndip 50 gwz, cawz oen le dub baenz giengh, gya gyu 2 gwz、Cwnghungzvahyouz 6～8 ndik，diuz yinz coux haeuj ndaw aendajcaeng bae bwhyungh. Mwh ywbingh aeu di ywgau baihgwnz gangj haenx rog oep gizbingh, liux le aeu bwnghdai daeuj duk，moix ngoenz haet、haemh gak vuenh yw baez ndeu，4 ngoenz guh aen liuzcwngz ndeu.

脚底长胼胝有何简单的治疗方法？
Lajdin baenz daw miz maz ywfap genjdanh lwi?

生活中，不少人为脚底胼胝所困扰，苦于无良方治疗。其实在身边就有治疗脚胼胝的良药——大葱白。每晚用温水洗脚，擦干后将大葱根部剥开，取内部葱片贴在脚胼胝上，用橡皮膏固定，每晚换1次。脚胼胝1～2天局部变白变软，3～5天周边起皮，6～7天可自行脱落。此方经多人试用，屡用屡验，患者不妨一试。

Youq ndaw swnghhoz, mbouj noix vunz deng daw lajdin gaujyauj youq mboujonj, ra mbouj doiq yw daeuj yw ndei de. Gizsaed youq henz ndang couh miz yw ndei——coengbongz. Haemhnaengz aeu raemxraeuj swiq din, mad hawq le bok rag coengbongz bae, aeu coengbongz baihndaw nem youq gwnz daw lajdin, aeu gausiengbiz dinghmaenh, haemhnaengz vuenh baez ndeu. Daw din 1～2 ngoenz mbangj giz couh bienq hau bienq unq, 3～5 ngoenz seiqhenz couh hwnj naeng, 6～7 ngoenz couh ndaej gag doek. Aen ywfueng neix ginggvaq lai boux sawqyungh, lai baez yungh lai baez niemhcingq, vunzbingh mbouj fuengz sawq baez ndeu yawj.

其他科
Goh'wnq

一、急诊科
It、Gizcinjgoh

眼部损伤如何急救?
Giz lwgda deng sieng yienghlawz gipgouq?

当眼部被植物或沾有泥土的物品损伤后，易被真菌入侵。因药物不能通过血管直接作用于角膜病变区，而且对于真菌感染没有特效药物，因此病变往往迁延不愈，最终导致角膜溃疡、穿孔，重症患者甚至难以保住眼球。一旦出现角膜溃疡、穿孔，应及时行角膜移植手术治疗。

因此，当眼部被植物或沾有泥土的物品损伤后应及时就诊，医生对疑有真菌污染者，会适当给予抗真菌的眼药水或口服药物治疗，以预防真菌性角膜炎的发生。如果已出现角膜溃疡，应及时治疗以尽可能保留视功能或眼球。

Giz lwgda deng doenghgo roxnaeuz gij doxgaiq uq namh haenx sienghaih le, yungzheih deng cinhgin ciemq haeuj. Aenvih yw mbouj ndaej cigciep doenggvaq sailwed cozyungh hawj mueg giz binghbienq, caiqlix doiq deng cinhgin lahdawz mbouj miz gij yw daegbied miz yauqgoj de, ndigah binghbienq ciengzseiz ngaiznyed mbouj ndei, doeklaeng cauhbaenz mueg naeuhnwd、byoengq congh, mizseiz boux binghnaek lij nanz bauj ndaej aen cehda dem. Baez raen mueg naeuhnwd、byoengq congh, wngdang gibseiz guh aen soujsuz senjndaem mueg ywbingh.

Ndigah, dang giz lwgda deng doenghgo roxnaeuz gij doxgaiq uq namh haenx sienghaih seiz, wnggai gibseiz bae yawjbingh, canghyw doiq boux ngeiz miz cinhgin uqlah haenx, ndaej habdangq hawj gij raemxyw lwgda dingj cinhgin haenx hawj de ndik roxnaeuz hawj de gwn yw ywbingh, daeuj yawhfuengz fatseng cinhginsing binghmueg. Danghnaeuz gaenq raen muegbiux naeuh, ndaej gibseiz yw, caenhliengh baujlouz gij gunghnwngz mizyungh lwgda roxnaeuz aen cehda.

老年人摔倒后为何不宜马上爬起?
Bouxlaux deng laemx le vihmaz mbouj hab sikhaek ndwn hwnjdaeuj?

老年人一旦跌倒摔伤后，不要立即从地上爬起，因为老年人常常伴有骨质疏松，万一发生骨折，特别是下肢骨折，如果贸然站起，很容易加重损伤。

正确的方法是缓慢检查自己身体的各个关节，看是否都能活动，一旦怀疑有骨折，千万不要乱动，应及时请求医务人员急救。

Bouxlaux baez laemx deng sieng le, gaej sikhaek daj gwnz namh ndwn hwnjdaeuj, daegbied dwg bouxlaux ciengzseiz buenx deng ndok soeng, saeklaeuq deng ndok raek, daegbied dwg ga raek, danghnaeuz seizbienh ndwn hwnjdaeuj, gig yungzheih sieng engq lai.

Gij fuengfap cingqdeng de dwg menhmenh genjcaz gak aen hoh ndangdaej bonjfaenh, yawj dwg mbouj dwg cungj ndaej hozdung, danghnaeuz ngeiz deng ndok raek, ciengeiz gaej luenh doengh, wnggai gibseiz cingjgouz yihvu yinzyenz gipgouq.

老年人服药如何防呛？
Bouxlaux yienghlawz fuengz gwn yw loenghoz?

不少老年人由于同时患有几种慢性病，需要服用好几种药物，加上老年人吞咽功能减退，一不小心便会使药片呛入气管，十分危险。

为避免药片呛入气管，老年人在服药时要注意以下四点：①服药时，最好每片药物分别吞服，每服一片药都要用温开水送服，切忌把一大把药片同时放入口中。②服药时要集中注意力，特别是不要边吞药片边讲话。③药片不要干吞，一定要用温开水送服。④有些药片过大，老年人吞咽有困难，可在咨询医生后，把药片研碎冲服。

Mbouj noix bouxlaux aenvih doengzseiz baenz geij cungj binghmenhnumq, aeu gwn haujlai cungj yw, caiq gya bouxlaux ndwnjgwn gunghnwngz gemjnoix, baez mbouj siujsim couh hawj naed yw loeng haeuj ndaw hozgyongx bae, cibfaen yungyiemj.

Vihliux mienx deng ywnaed loeng haeuj ndaw hozgyongx bae, bouxlaux youq mwh gwn yw aeu louzsim seiq diemj lajneix：① Mwh gwn yw, ceiq ndei moix naed yw faenbied gyangwn, moix gwn naed yw ndeu cungj aeu yungh raemxraeuj soengq gwn, geih haujlai yw doengzseiz cuengq haeuj ndaw bak bae. ② Gwn yw seiz aeu ciensim gwn yw, daegbied dwg gaej doq ndwnj yw doq gangj vah. ③ Ywnaed gaej ndwnj gij hawq, itdingh aeu yungh raemxgoenj raeuj soengqgwn. ④ Miz di ywnaed hung gvaqbouh, bouxlaux ndwnjgwn miz gunnanz, ndaej cam gvaq canghyw le, nienj soiq ywnaed cunggwn.

冲碱水怎么治蜈蚣咬伤？
Yienghlawz cung raemxndaengq daeuj yw deng duzsipndangj haeb sieng?

人被蜈蚣咬伤后，应该怎么治疗？
蜈蚣咬伤后的紧急处理办法：对被蜇局部伤口立即用碱性溶液，如肥皂水或5％小苏打溶液冲洗，用新鲜草药捣烂外敷，如半边莲、野菊花、鱼腥草、蒲公英等；疼痛剧烈者可用冰块冷敷，在伤肢上端2~3厘米处，用布带扎紧，每隔15分钟放松布带1~2分钟；或用抽吸器或拔火罐等吸出毒液，并选用高锰酸钾溶液或石灰水冲洗伤口。症状较重者应到医院治疗。

Vunzraeuz deng duzsipndangj haeb sieng le, wnggai hauhlawz yw?

Sipndangj haeb sieng le, gaenjgip cawqleix banhfap dwg: Sikhaek aeu ywraemxndaengq, lumj raemx genj roxnaeuz 5% raemyw siujsuhdaj cungswiq giz deng ndat sieng, yungh ywdoj ndip daem yungz rog baeng, lumjbaenz byaeknda、 vagutndoeng、caekvaeh、golinxgaeq daengj; Boux in lai de ndaej aeu naehang daeuj oepcaep, youq gwnz ga sieng 2~3 lizmij gizde, yungh baengzdiuz cug maenh, moix gek 15 faencung cuengqsoeng baengzdiuz 1~2 faencung; Roxnaeuz yungh aen gihgi cousup roxnaeuz aen mbokgok daengj sup ok raemxdoeg, caemhcaiq genj yungh raemxyw gauhmungjsonhgyaz roxnaeuz raemxhoi cungswiq baksieng. Boux binghcingz haemq naek de wngdang bae yihyen ywbingh.

冰块为何能快速止血？
Naehang vihmaz ndaej riengjvaiq dingzlwed?

生活中难免遇到外伤而导致出血，可采用以下方法达到快速止血的目的。
①敷冰块：从冰箱里拿出冰块放在伤口上，有止血作用。②撒淀粉：如果被割伤，将淀粉撒在伤口上就可以了。③撒面粉：面粉吸收了血液中的水分，也就促进了血液的凝固。④敷茶包：把茶包用冷水浸泡一下，然后敷在伤口上，按住10分钟，血即可止住。

Ndaw swnghhoz nanzmienx bungz daengz siengrog cix yinxhwnj oklwed, ndaej yungh gij fuengfap lajneix dabdaengz aen muzdiz riengjvaiq dingzlwed.
①Baeng naehang: Daj ndaw binghsiengh aeu gaiq nae okdaeuj cuengq youq gwnz baksieng, miz dingzlwed cozyung. ②Vanq denfwnj: Danghnaeuz deng gvej sieng, vanq denfwnj youq gwnz baksieng couh ndaej lo. ③Vanq mbamienh: Mbamienh supsou raemx ndaw lwed le, hix couh coicaenh lwed giet lo. ④Oep cazbau: Aeu raemxgyoet cimq cazbau yaep ndeu, yienzhaeuh oep youq giz sieng, gaemh 10 faencung, lwed couh dingz lo.

天冷心力衰竭急性发作怎么办？
Mbwn nit sawqmwh deng simlig doekbaih baenzlawz guh?

寒冷的天气是急性心力衰竭的高发时段，有心脏病史的患者及家属需高度重视。心脏病病人疾病加重时，若不能将回流心脏的血液充分排出，就会发生心力衰竭，患者的主要症状为心慌气短。严重者在夜间熟睡时，可突然发生呼吸困难而被憋醒、喘息，甚至可以咳出血性泡沫痰，必须及时抢救。急性心力衰竭常在夜间突然发生，如能正确、及时地进行家庭救助，可有效缓解症状，减轻病人痛苦，为进一步救治创造条件。

遇到急性心力衰竭患者，首先，要将病人扶起，背后垫些衣物等，使患者身体呈坐位。这样可减少回流心脏血量，有利于减轻病人肺部瘀血，有效减轻心脏负担。此时不要急于把病人往医院送，也不要随意搬运病人，因为搬运和送医院途中的颠簸，可能增加患者心脏负担，加重心力衰竭，易并发或加重肺水肿，甚至会因此而造成病人的死亡。其次，家中如备有氧气，可立即给病人吸入氧气。再次，这类病人往往神情紧张、烦躁不安，可给予小剂量镇静剂，如口服安定等，以减轻患者焦虑。最后，可给患者舌下含服一粒硝酸甘油或消心痛（异山梨酯）以扩张血管，减轻心脏的负荷。待病情稳定后，应将患者送往医院进一步救治。途中要保持身体端坐，绝不能让患者勉强步行去医院。

Mbwn nityauyau, dwg duenh seizgan fatbingh simlig doeknyieg gaenjgip gig lai ndeu, gij vunz miz gij binghsimdaeuz lizsij de caeuq gij vunz ndaw ranz de aeu cibfaen yawjnaek. Boux baenz binghsimdaeuz binghcingz gyanaek seiz, danghnaeuz mbouj ndaej cungfaen baiz gij lwed ndaw simdaeuz riuz dauqma haenx okbae, couh yaek deng simlig doeknyieg. Gij cujyau binghyiengh vunzbingh dwg simvueng heiqdinj, boux binghnaek youq mwh gyanghwnz ninz ndaek, ndaej sawqmwh fatseng diemheiq gunnanz cix deng gazgwd、ajngaeb, caemhcaiq ndaej ae ok myaizlwed fugfauz daeuj, itdingh aeu gibseiz ciengjgouq. Simlig doeknyieg gaenjgip ciengzseiz youq gyanghwnz sawqmwh fatseng, danghnaeuz ndaej cingqdeng、gibseiz bae guh gyadingz banggouq, ndaej mizyauq gemjmbaeu binghcingz, gemjmbaeu gij haemzhoj vunzbingh, hawj caenh'itbouh ciengjgouq caux ok diuzgienh.

Bungz daengz boux deng simlig doeknyieg gaenjgip, daih'it, aeu fuz vunzbingh hwnjdaeuj, baihlaeng demh di buhvaq daengj, sawj ndangdaej vunzbingh baenz yiengh naengh nei. Yienghneix ndaej gemjnoix gij lwed ndaw sim riuz dauqma de, ndei bae gemjmbaeu gij lwedcwkbwt vunzbingh, mizyauq gemjmbaeu diuzrap simdaeuz. Seizneix gaej gaenjgip soengq vunzbingh bae yihyen, hix gaej seizbienh daeh vunzbingh, aenvih daeh caeuq soengq bae yihyen le boekbit youq gwnz roen, aiq demgya rapdawz simdaeuz vunzbingh, gyanaek simlig doeknyieg, yungzheih gyoebfat roxnaeuz gyanaek bwt foegfouz, mizseiz caiqlij aenvih yienghneix couh cauhbaenz vunzbingh dai bae dem. Daihngeih, ndaw ranz danghnaeuz bwh miz yangjgi, ndaej sikhaek soengq yangjgi hawj vunzbingh. Daihsam, doengh cungj vunzbingh neix ciengzseiz dwg saenzcingz gaenjcieng、simfanz mbouj onj, ndaej aeu ywsimdingh ngoenz gwn liengh ceiq noix haenx daeuj hawj de gwn, beijlumj gwn Anhding daengj, ndaej gemjmbaeu simgip youheiq. Doeklaeng, ndaej hawj laj linx bouxbingh gamz naed Siuhsonhganhyouz roxnaeuz yw siu sim in（Yisanhlizcij）ndeu daeuj gya'gvangq sailwed, gemjmbaeu gij rapdawz simdaeuz. Caj binghcingz onjdingh le, wngdang soengq vunzbingh bae yihyen caenh'itbouh ciengjgouq. Gwnz roen aeu genhciz ndangdaej naengh cingq, baenzbaenz cungj mbouj ndaej hawj vunzbingh cengqgengz byaij bae yihyen.

如何缓解急性胸肋痛？

Yienghlawz ndaej gemjmbaeu ndoksej aek in gaenjgip？

急性胸肋痛又称岔气，现代医学证明，岔气其实是由于一部分帮助呼吸活动的肌肉出现痉挛性收缩造成的。

在日常生活中，可以尝试以下方法自我缓解岔气疼痛。方法一：把与患侧相同的肢体举起来，然后向相反的一侧伸展，在伸展的同时，深吸一口气，憋住气，保持几秒钟。做这些动作应掌握三个要点，即憋气、抻拉、拍打，这三个动作做得越快越有效。方法二：用一只手的小臂架在患者腋窝处，用劲往上提，另外一只手抓住患者的手腕往下抻，一提一抻，反复操作3～6次。方法三：患者可以自己双手握拳，拳面对击一分钟，这样也可缓解疼痛症状。

Gij ndoksej aek in gaenjgip youh heuhguh heiqnga, yendai yihyoz cwngmingz, heiqnga gizsaed dwg aenvih mbangj noh bangcoh diemheiq hozdung haenx okyienh fatnyinzgeuq sousuk cauhbaenz.

Youq ndaw ranz, ndaej sawq yungh gij fuengfap lajneix gag gemjmbaeu heiqnga in. Fuengfap it：Yaengx gen ga baih in de hwnjdaeuj, yienzhaeuh ietlangh coh mbiengj doxfanj de bae, youq mwh ietlangh, doengzseiz diem gaemz heiq hung ndeu, mbaet heiq dwk, baujciz geij miuxcung. Guh gij dungcoz neix wnggai gaemdawz sam aen yaudenj, couhdwg mbaetheiq、bengrag、bekbongx, sam aen dungcoz neix guh ndaej yied vaiq yied mizyauq. Fuengfap ngeih：yungh aen genbongz ndeu gyaq youq lajeiq bouxbingh, Yungh rengz dingj hwnj gwnz, lingh cik fwngz gaem gengoenh de beng coh baihlaj bae, baez riuj baez beng, fanfoek guh 3 daengz 6 baez. Fuengfap sam：Bouxbingh ndaej swhgeij song fwngz gaem gienz, naj gienz doiq hoenx it faencung, yienghneix hix ndaej gemjmbaeu binghcingz.

如何正确处置关节扭伤？

Hauhlawz cingqdeng cawqceq hoh niujsieng？

活动时经常发生的一些扭伤和拉伤，如踝关节扭伤（崴脚）、腕关节扭伤等，如果这些小伤处理方法不准确，很有可能会使扭伤部位伤上加伤。正确的处置方法如下。

宜先固定：扭伤部位常会出现疼痛、肿胀、瘀血等表现，此时应立即停止运动，坐下或躺下休息，将扭伤部位的衣物或鞋带松解。就地取材，用木条、鞋带等捆绑、固定伤处。

先冷后热：受伤后先冷敷，越早越好，用冰水或冰袋敷伤处，持续15～20分钟，24小时内间隔冷敷3～5次。冷敷可减缓炎性渗出，利于控制肿胀，24小时后改为热敷，以加速血液循环。冷敷和热敷顺序不能颠倒，否则会加剧炎性渗出及肿胀。

化瘀止痛：受伤 24 小时后，可喷止痛、活血化瘀的气雾药品消肿止痛。另外，韭菜外敷可有效缓解红肿、疼痛，取鲜韭菜 20 克捣成泥状，加入高度白酒 10 毫升调匀敷在患处，每日敷 2 次。

抬高肢体：睡觉时将受伤的肢体用枕头垫高，坚持一周左右，可以减少炎性渗出与出血，促进受伤关节尽快康复。另外，受伤部位痊愈前不要继续运动，以免加重损伤或造成陈旧性伤害。

Hozdung seiz ciengzseiz fatseng mbangj niujsieng caeuq ragsieng, lumj dabaeu niujsieng (loeng din)、gengoenh niuj sieng daengj, danghnaeuz doenghgij sieng iq neix cawqleix fuengfap mbouj cinjdeng, ndaej sawj giz sieng de engq sieng. Gij fuengfap cawqceq cingqdeng de lumj lajneix.

Wngdang sien dinghmaenh：Giz niujsieng ciengzseiz aiq miz indot、foeggawh、lweddai daengj biujyienh, seizneix wnggai sikhaek dingzcij yindung, naengh roengzdaeuj roxnaeuz ninz roengzbae yietnaiq, soenghai gij buhvaq roxnaeuz caghaiz giz niujsieng de. Couhdieg genjaeu caizliuh, yungh faexdiuz、caghaiz daengj cug、dinghmaenh giz sieng.

Sien nit yienzhaeuh ndat：Deng sieng le sien gyoetoep, yied caeux yied ndei, yungh raemxnae roxnaeuz aen daeh ndaw coux nae baeng giz sieng, lienzdaemh 15～20 faencung, 24 siujseiz ndawde doxliz gyoetoep 3～5 baez. Gyoetoep ndaej gemjmenh binghhuj iemqok, doiq gaemhanh foeggawh mizleih, 24 siujseiz gvaqlaeng gaijbaenz ndatoep, yawhbienh gyavaiq lwed lae baedauq. Gyoetoep caeuq ndatoep gonqlaeng mbouj ndaej dauqdingq, mboujne couh yaek gyahaenq binghhuj iemq ok caeuq foeggawh.

Siu cwk dingz in：Deng sieng 24 aen cungdaeuz le, ndaej byoq gij yw heiqmok dingz in、vaq cwk doeng lwed haenx siu foeg dingz in. Linghvaih, rogoep byaekgep ndaej mizyauq gemjmbaeu foegnding、indot, aeu byaekgep ndip 20 gwz daem baenz naezboengz, gya haeuj laeujhau dohsang 10 hauzswngh gyauxyinz oep gizbingh, moix ngoenz oep 2 baez.

Yaengx sang seiqguengq：Haeujninz seiz aeu swix demh sang aen genga deng niujsieng haenx, genhciz aen singhgiz ndeu baedauq, ndaej gemjnoix gij binghhuj iemq ok caeuq ok lwed, coicaenh giz hoh deng sieng caenhvaiq fukcangq. Linghvaih, giz deng sieng haenx bingh ndei gaxgonq gaej laebdaeb yindung, mienxndaej gyanaek sienghaih roxnaeuz cauxbaenz sienggaeuq youh deng sieng.

烧烫伤为啥要先用冷水冲创面？
Coemhsieng logsieng vih gijmaz yaek sien aeu raemxgyoet cung gizsieng?

遇到烧伤、烫伤，首先不要惊慌，尽快脱离热源。同时采取水冲、脱衣、泡冷水、包扎、送医院的处置措施。一定要边用冷水冲边脱衣服，脱衣服后继续用冷水冲洗受伤部位半小时以上，感觉到不是很疼了，再用干净的纱布或毛巾覆盖创面尽快送医院。如果烧烫伤部位在颜面、头颈部、会阴部等，由于部位特殊，即使受伤面积不大，也可能会出现并发症，这时除用冷水冲洗外，为防止发生休克，可以给患者喝些淡盐水。对创面不要做任何处理，烫起的水泡不要撕破，千万不要给伤处涂抹酱油、醋、碱、牙膏、紫药水之类的东西，以免加深受伤程度，增加感染的可能性，也给医生的诊治造成困难。

Bungzdaengz coemhsieng、logsieng, sien gaej vueng, vaiq di duetliz goekndat. Doengzseiz aeu gij banhfap cung raemx、duet buh、cimq raemxgyoet、duk hwnjdaeuj、soengq yihyen bae cawqleix. Itdingh aeu doq yungh raemxgyoet cung doq duet buh, duet buh le laebdaeb aeu raemxgyoet cungswiq gizsieng buenq aen cungdaeuz doxhwnj, roxnyinh mbouj in geijlai le, caiq yungh baengzsa roxnaeuz sujbaq seuq daeuj goemq gizsieng le, vaiqdi soengq bae yihyen. Danghnaeuz coemh log sieng youq gwnznaj、gyaeuj caeuq hoz、yaxyaem daengj dieg, aenvih doengh gizdieg neix daegbied, couhcinj deng sieng dieg mbouj gvangq, hix aiq okyienh binghgyoebfat, mwhneix cawz yungh raemxgyoet cungswiq caixvaih, vihliux fuengzre daima, ndaej hawj vunzbingh gwn di raemxgyu cit. Doiq giz deng coemhsieng logsieng haenx gaej guh gijmaz cawqleix, gij raemxbop log hwnj de hix gaej sik vaih, ciengeiz gaej youq dieg sieng gizde led ciengqyouz、meiq、ndaengq、yazgauh、ywraemxaeuj daengj doxgaiq, mienxndaej diegsieng yied sieng yied laeg, demgya gij gihvei ganjyenj de, hix hawj canghyw yawj bingh cauhbaenz gunnanz.

酒后头晕为何要补充糖分？
Gwn laeuj le gyaeujngunh, vihmaz aeu bouj dangz?

有的人喝点酒就想睡觉；有的人平时有点酒量，可只喝了几口就出现醉意……这有可能并不是因为喝醉了，而是因为饮酒导致的低血糖昏迷。因为酒精会刺激胰腺分泌大量的胰岛素，人体的血糖浓度就会随之降低。酒后低血糖症状与人的醉态非常相似，易被误认为是醉酒反应，从而导致严重、持久的低血糖，延误抢救。

如果酒后出现心悸、多汗、低体温、脉快有力、昏迷等症状，要考虑酒后低血糖的可能，应及时补充糖分，一般都能迅速康复。预防酒后低血糖，饮酒前最好先吃一些米饭、面食、糖等，补充体内糖分，同时喝酒速度最好不要太快。

Mizmbangj vunz gwn laeuj cix siengj ninz; Mizmbangj vunz bingzseiz gwn ndaej di laeuj, hoeng cij gwn geij gaemz couh roxnyinh laeujfiz …… Neix aiq mbouj dwg aenvih gwn laeuj fiz lo, cix dwg aenvih gwn laeuj yinxhwnj hezdangz daemq le maezmuenh bae. Aenvih ciujcingh ndaej gikcoi mamx iemqok daihliengh Yizdaujsu, gij noengzdoh hezdangz ndangvunz couh gaenriengz doekdaemq. Gwn laeuj le hezdangz daemq caeuq vunz deng laeujfiz gig doxlumj, yungzheih yawj loek baenz laeujfiz fanjwngq, yienghneix

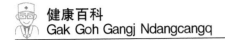
cix cauhbaenz hezdangz daemq naihnanz yenzcung, ngaiznguh ciengjgouq.

Danghnaeuz gwn laeuj le miz gij yienghsiengq simvueng、hanh lai、ndangraeuj daemq、meg vaiq youh miz rengz、maezmuenh daengj, aeu ngeix daengz aiq dwg gwn laeuj le deng hezdangz daemq, wngdang gibseiz bouj dangz, itbuen cungj ndaej gig vaiq hoizfuk. Yawhfuengz gwn laeuj le hezdangz daemq, gwn laeuj gaxgonq ceiq ndei sien gwn di haeux、gijgwn mienh guh、dangz daengj, bouj dangz ndawndang. Doengzseiz gwn laeuj suzdu ceiq ndei gaej vaiq lai.

被毒蛇咬伤怎么办？
Ngwzdoeg haeb sieng baenzlawz guh?

在秋季，蛇进入冬眠前的捕食准备期，活动频繁，并具有很强的攻击性。提示大家尽量避免到河边、草丛、树丛、花坛、墙角等蛇容易逗留的地方。

如果不慎被毒蛇咬伤，首先应避免奔跑。如果胳膊被咬伤，应放低伤肢，以免蛇毒迅速扩散。随后立即包扎，可用指宽的绷带，将手帕、茅草等扎在伤口上方的近心端，每15～20分钟松开1～2分钟。包扎的同时可用清水或肥皂水清洗伤口，然后用小刀将咬伤处做"十"字形切口，用火罐、吸奶器或各种塑料瓶洗净后在伤口处进行持续负压吸引排毒。到医院后继续采取综合措施处理，如彻底清创、内服及外敷有效的药物、注射抗蛇毒血清等。

Seizcou, dwg ngwz haeujdoengninz gaxgonq aen seizgeiz gaebgwn caepcawq, hozdung deih, caemhcaiq miz gij gunghhoenxsingq gig giengz. Daengq hawj daihgya caenhliengh bietmienx bae henzdah、cazrum、byozfaex、vadanz、gokciengz daengj dieg ngwz yungzheih daengxyouq haenx.

Danghnaeuz mbouj siujsim deng ngwzdoeg haeb sieng, sien wngdang gaej yunghrengz buet. Danghnaeuz gen deng haeb sieng, wnggai cuengq daemq gensieng, mienxndaej ngwz doeg gig vaiq banhsanq. Riengzlaeng sikhaek duk hwnjdaeuj, ndaej aeu benghdai baenz lwgfwngz gvangq nei duk soujgaenz、hazranz daengj youq gizsieng baihgwnz gaenh simdaeuz gyaeujde, moix 15 daengz 20 faencung soenghai 1 daengz 2 faencung. Duk seizhaenx doengzseiz ndaej yungh raemxsaw roxnaeuz raemxgenj swiq baksieng. Yienzhaeuh yungh lwgmid youq giz haebsieng gaet aen cihsaw gun "cib", yungh aengokfeiz、aen gihgisupcij roxnaeuz gak cungj bingzsuliu swiq seuq de, youq giz baksieng lienzdaemh guh fuyaz supyinx baiz doeg. Daengz yihyen le, laebdaeb guh gyoebhab cosih cawqleix, lumjbaenz swiq gizsieng seuqsak bae、gwn caeuq baihrog oep gij yw mizyauq haenx、dajcim gangsezduzcingh daengj.

突发腿抽筋如何应对？

Ga sawqmwh hwnjgeuq hauhlawz wngqdoiq?

医学研究认为，老年人夜间小腿抽筋一般是由于血清中的钙离子浓度下降，神经和肌肉兴奋性增高所致。而寒冷环境、熟睡后长时间的下肢弯曲、突然伸腿等，往往可以诱发小腿抽筋。

专家提醒老年朋友，可采取以下方法应对夜间小腿抽筋：①用拇指或食指的指腹用力按压人中穴，直至穴位有酸胀感；②立刻坐起，把腿伸直，然后双手用力将脚掌往脚背方向掰；③用拇指和食指按压脚后跟两侧，并用力上下搓动；④发生抽筋后马上下床走动，忍痛用患足前掌向下蹬地。

Yihyoz yenzgiu nyinhnaeuz, bouxlaux gyanghwnz gahengh hwnjgeuq itbuen dwg aenvih gij noengzdoh gailizswj ndaw hezcingh doekdaemq, sinzgingh caeuq ndangnoh gigdoengh hwnjdaeuj cauhbaenz. Hoeng giz diegnit、ninzndaek le ga ut nanz lai、sawqmwh iet ga daengj, ciengzseiz ndaej yaeuhfat gahengh hwnjgeuq.

Conhgyah daezsingj bouxlaux, ndaej yungh gij fuengfap lajneix bae wngqdoiq gyanghwnz gahengh hwnjgeuq：① Yungh byai dungx lwgfwngzmeh roxnaeuz lwgfwngzvix yunghrengz naenx aen rizndaeng gizde, cigdaengz roxnyinh youh nanq youh ciengq；②Sikhaek naengh hwnjdaeuj, iet ga soh, yienzhaeuh song fwngz yunghrengz mbekrag aidin coh laengdin daeuj；③ Yungh lwgfwngzmeh caeuq lwgfwngzvix naenx giujdin song mbiengj, caemhcaiq yungh rengz caed gwnzlaj；④ Deng hwnjgeuq le sikhaek roengz mbonq byaijdoengh, nyaenx in yungh baihnaj aidin cik ga deng hwnjgeuq haenx coh baihlaj daemh dieg.

突发脑出血怎样急救？

Aen uk sawqmwh ok lwed hauhlawz gouq?

脑出血是中老年人的多发病，是因为脑动脉粥样硬化，血压突然升高，致使脑内微血管破裂而引起的出血。家属打120电话求救后，应采取积极措施挽救患者生命。

首先，立即将患者平卧，为了让患者保持呼吸道通畅，可将患者的头偏向一侧，以防呼吸道分泌物和呕吐物吸入气管而发生窒息。同时保持室内空气流通，天冷要保暖，天热要降温。其次，患者昏迷并发出鼾声，是舌下坠阻塞了呼吸道，可用硬物分开上、下齿牵出舌，保持呼吸通畅。还可用冰块、冷毛巾覆盖患者头部，让血管收缩，减少出血量。

送医院途中，要避免车辆颠簸震动，并抬高患者头部。

Uk ok lwed dwg bouxcungnienz caeuq bouxlaux ciengz fatbingh, dwg aenvih uk doenghmeg giet ndongj，hezyaz sawqmwh hwnjsang，sawj sailwed ndaw uk dek cix yinxhwnj ok lwed. Vunz ndaw ranz dwk 120 dienhvah gouzgouq le，wnggai yungh cizgiz cosih bae gouq diuzmingh bouxbingh.

Daih'it，sikhaek cuengq bouxbingh ninzbingz，vihliux hawj bouxbingh baujciz saidiemheiq doengswnh，ndaej ngenggyaeuj coh mbiengj ndeu bae，fuengz gij doxgaiq saidiemheiq baizok caeuq gij doxgaiq rueg ok haenx suphaeuj ndaw hozgyongx bae cix deng heiqmbaet. Doengzseiz baujciz ndaw ranz hoengheiq riuzdoeng，mbwn nit aeu bauj raeuj，mbwn ndat aeu gyangqdaemq dohraeuj. Daihngeih，vunzbingh maezmuenh caemhcaiq fat ok sing gyaen daeuj，dwg diuxlinx doemqroengz le saek saidiemheiq，ndaej yungh doxgaiq geng faenhai heuj gwnz、heuj laj yien linx okdaeuj，baujciz saidiemheiq doengswnh. Lij ndaej aeu naehang、sujbaq nit goemq gyaeuj vunzbingh dem，hawj sailwed sousuk，gemjnoix ok lwed soqliengh.

Soengq yihyen daengz gwnz roen，yaek bietmienx aen ci daenh bae daenh dauq，caemhcaiq aeu demh sang aengyaeuj bouxbingh.

怎样抢救昏迷者?
Hauhlawz bae ciengjgouq boux deng maezmuenh?

当患者停止呼吸，血液循环中断，脑内的剩余氧只够维持脑细胞使用 10 秒钟，心脏的剩余氧仅够心脏跳动几次。急救时，应先尽快判断患者有无生命体征，一般在 10 秒内完成，主要是看患者有无呼吸、心跳。

呼吸：用耳贴近患者口鼻，头部侧向患者胸部，用眼睛观察患者的胸部有无起伏，以面部感觉患者的呼吸道有无气体排出，以耳听患者的呼吸道有无气流通过的声音。

心跳：施救者用一手食指及中指尖先触及被抢救者气管正中的喉结，然后向旁滑移 2～3 厘米，在气管旁软组织处触摸患者颈动脉搏动。如果触摸不到患者的颈动脉搏动，而患者又无意识，就可以判定心跳停止，立即进行胸外按压。

Dang bouxbingh dingz diemheiq seiz，lwed dingz lae baedauq，gij yangj ndaw uk lw roengzdaeuj haenx cij gaeuq veizciz ndaw uk sibauh yungh 10 miuxcung，gij yangj ndaw simdaeuz lw roengzdaeuj haenx dan gaeuq simdaeuz diuqdoengh geij baez. Mwh gipgouq，wnggai sien caenhvaiq duenhdingh miz mbouj miz sengmingh dijcwngh，itbuen youq ndaw 10 miux guhliux，cujyau dwg yawj bouxbingh miz mbouj miz diemheiq、sim diuq.

Diemheiq：Aeu rwz depgaenh aen ndaeng vunzbingh，aen gyaeuj ngeng coh aen aek bouxbingh，yungh lwgda cazyawj aen aek boux vunzbingh miz mbouj miz hwnj roengz，aeu naj damqyawj diuz saidiemheiq vunzbingh lij miz mbouj miz heiq baiz okdaeuj，aeu rwz dingq diuz saidiemheiq vunzbingh miz mbouj miz sing'yaem heiq doenggvaq.

Simdiuq：Bouxguhgouq yungh byai lwgfwngzvix caeuq lwgfwngzgyang fwngz ndeu sien bungqdeng hozgyaenh cingqgyang hozgyongx bouxdenggouq，yienzhaeuh vad senj coh bangxhenz bae 2～3 lizmij，youq henz hozgyongx aen cujcizunq gizde damq diuz doenghmeghoz diuqdoengh. Danghnaeuz damq mbouj ndaej diuz doenghmeghoz vunzbingh diuqdoengh，vunzbingh youh mbouj roxnyinh saek di，couh ndaej duenhdingh simdiuq dingzcij，aeu sikhaek guh baihrog aek gaemhnik.

头痛尿失禁为何要及时就诊？

Baenz bingh nyouh saetgimq gyaeuj youh in vihmaz aeu gibseiz yawjbingh?

人上了年纪，容易出现尿失禁现象，如果同时伴有轻度头痛头昏、记忆力下降等症状，就需要警惕腔隙性脑梗死的发生。腔隙性脑梗死是脑深部的微小动脉发生了堵塞，易损伤附近大脑双侧的排尿中枢，导致排尿反射弧失去抑制作用，从而突发尿失禁的症状。此外，脑组织的缺血缺氧也会影响排尿神经系统。

出现以上情况应及时到医院做 CT 或磁共振检查，及早发现和治疗。另外，每天晨醒下床前和晚上就寝平卧后，各做 50～100 次提肛运动，坚持练习 3 个月，可明显改善尿失禁症状。

Vunz miz nienzgeij le，yungzheih okyienh nyouh saetgimq yienhsiengq，hoeng danghnaeuz doengzseiz buenx mizdi gyaeuj in gyaeuj ngunh、geiqsingq doekdaemq daengj binghyiengh，aeu singjgaeh bingh uk saek dai conghgeh sailwed uk deng saek，bingh uk saek dai conghgeh sailwed uk deng saek dwg gij doenghmeg iqet giz laeg uk deng saek，yungzheih sieng daengz cunghsuh ok nyouh song mbiengj uk gyawj giz deng sieng haenx，cauhbaenz baiznyouh fanjsehuz mbouj ndaej hanhhaed，yienghneix couh okyienh gij binghyiengh nyouh saetgimq. Linghvaih，aen uk cujciz noix lwed noix yangj hix yingjyangj daengz aen saenzging hidungj ok nyouh.

Okyienh gij cingzgvang gwnzneix wngdang gibseiz bae yihyen guh CT roxnaeuz swzgungcin genjcaz，caeux di fatyienh caeuq ywbingh. Linghvaih，haetnaengz ninz singj roengzmbonq gaxgonq caeuq gyanghaemh haeujninz ninzbingz le，gak guh 50～100 baez riuj conghhaex yindung，genhciz lienh sam ndwen，bingh nyouh saet gimq ndaej mingzyienj bienq ndei.

缓解饭后腹胀气有哪些妙招？

Miz gij banhfap ndei lawz ndaej gamjmbaeu gwn le dungxciengq?

专家认为，胀气是万病之因，气滞留在体内，阻碍各种津液的循环，使内脏活力受损，造成各部位的酸痛与疲劳。

（1）端正坐姿，收小腹。长时间坐着的人，不要弯腰驼背或瘫坐在椅子上，以免让小腹突出。缩小腹、拉直背脊，才能避免饭后腹胀。

（2）用餐前休息片刻。用餐前，先休息消除疲劳，用餐时会大大缓解胃胀气。

（3）饭前洗脸。利用饭前的 15 分钟洗把脸，顺便轻轻按摩脸部与肩颈部（由下而上），让人体慢慢放松下来。

（4）睡前可以做简单的伸展操。方法如下：身体平躺，手脚自然伸直。吸气时右腿屈膝，感觉右腿挤压到腹部；呼气时右腿放下。换左腿重复此动作。

Conhgyah nyinhnaeuz, raengheiq ndaej yinxhwnj fanh cungj bingh, heiq cwk youq ndaw ndang, gaz gak cungj raemx ndaw ndang baenq bae baenq dauq, sawj rengzhoengh dungxsaej deng sonjhaih, cauhbaenz gak giz indot caeuq naetnaiq.

（1）Naengh cingqsoh, suk dungxbongq. Gij vunz naengh youq seizgan nanz haenx, gaej gaeuz hwet laenggungq roxnaeuz gyad naengh youq gwnz eij, mienxndaej hawj dungxbongq doed okdaeuj. Suk dungxbongq、rag soh baihlaeng, cij ndaej mienx bae gwnhaeux sat le deng dungxciengq.

（2）Gwn donq gaxgonq aeu yietnaiq yaep ndeu. Gwn donq gaxgonq, sien yietnaiq siucawz baegnaiq, mwh gwn donq couh ndaej gemjmbaeu dungx raengheiq.

（3）Gwnhaeux gaxgonq swiq naj. Leihyungh gwn donq gaxgonq 15 faencung swiq naj, swnhbienh menhmenh nunaenx naj caeuq hozmbaq（daj laj daengz gwnz）, hawj ndang vunz menhmenh cuengqsoeng roengzdaeuj.

（4）Yaek ninz seiz ndaej guh aen dijcauh genjdanh mbehai haenx. Fuengfap baenz lajneix：Ndangdaej ninzbingz, din fwngz swyenz iet soh. Diemheiq seiz ut ga baihgvaz, roxnyinh gagvaz nyaenjap daengz dungx bae; Cuengq heiq seiz din baihgvaz cuengq roengzdaeuj. Vuenh gaswix cungzfuk aen dungcoz neix.

夜间胸痛要就诊吗？
Gyanghwnz aekin yungh bae yawjbingh lwi?

心脏病患者如果半夜出现不适，很多人会吃药、改变睡姿缓解症状，等到天亮才去医院检查，这是非常危险的。其实，凌晨 1～5 时心脏病发作导致的心肌损害最严重。

如果发现患者在睡梦中发出痛苦的声音、呻吟不止，或是出现异常鼾声、大口喘息，要立即把患者唤醒，如有胸闷、气短不适，则要让患者及时在舌下含化硝酸甘油片，室内应保持安静，与此同时立即与急救中心取得联系，千万别熬到早上。

Boux baenz binghsimdaeuz, danghnaeuz byonghhwnz roxnyinh mbouj cwxcaih, haujlai vunz gwn di yw、gaijbienq gij yienghsiengq ninz gemjmbaeu binghyiengh, caj daengz mbwn rongh cij bae yihyen genjcaz, neix yungyiemj raixcaix. Gizsaed, lajbyonghhwnz 1～5 diemjcung, binghsimdaeuz fatbingh cauhbaenz sim deng haih ceiq yenzcung.

Danghnaeuz raen vunzbingh youq ndaw fangzhwnzloq fat ok gij sing'yaem hojsouh caeuq gyangz mbouj dingz, roxnaeuz okyienh sing gyaen mbouj doengz bingzciengz、ajngaeb fofo, yaek sikhaek heuh de singj bae, danghnaeuz miz aekndaet、heiq dinj mbouj cwxcaih, cix yaek hawj de gibseiz hamz Siuhsonhganhyouzben youq laj linx yungz bae; Ndaw ranz wnggai baujciz caemrwgrwg, caeuq neix doengzseiz sikhaek caeuq gouqgip cungsim lienzhaeh ndei, ciengeiz gaej ngauz daengz gyanghaet bae.

老年人如何预防食管异物堵塞？
Bouxlaux hauhlawz fuengzre doxgaiq wnq saek saihoz？

70岁的赵大爷到消化内科看急诊，他说："昨晚吃饭时，突然感到胸部发憋发堵，晚上觉都没睡好，今早吃饭发噎，连喝水都下不去，难受极了。"医生听后马上带他到内镜室做食管镜检查，检查中发现在食管入口处有一块肉团紧紧地堵塞管腔，周围一点空隙也没有。医生将肉团钳出，赵大爷顿感痛苦消失，高兴极了。医生最后诊断为"食管肉团异物"。

避免老年人发生食管异物堵塞，最主要的是提高警惕，加强预防。主要措施有：进食时应细嚼慢咽，注意剔除骨头、鱼刺和果核等物；进食时千万不能过急过快，更不能谈笑，分散注意力；老年人不能吃未彻底煮熟的肉食，以免被肉团卡住食管；已松动的假牙或不合适的活动牙托板，要及时矫正或重新配制，切勿凑合使用。

Cau doxgoeng 70 bi haenx daengz neigoh siuvaq bae yawj gizcinj, de naeuz："Haemhlwenz gwn haeux seiz, sawqmwh roxnyinh aek ndaet aek gaz, baenzhwnz ninz mbouj ndaek, haetneix gwn ngaizhaet genxhoz, lienz raemx cungj gwn mobuj roengzbae, hojsouh raixcaix." Canghyw dingq le sikhaek daiq de daengz aen rugndawgingq guh gingq saihoz genjcaz, youq mwh genjcaz fatyienh youq bak saihoz gizde miz ndaek noh ndeu saek maenhndwtndwt youq congh saihoz, seiqhenz di hoengq hix mbouj miz. Canghyw nep ndaek noh okdaeuj, Cau doxgoeng sikhaek roxnyinh soeng caez, sim'angq raixcaix. Canghyw doeklaeng duenhbingh dwg "saek ndaw saihoz doxgaiq wnq dwg ndaek noh".

Mienx bae bouxlaux fatseng doxgaiq wnq saek saihoz, ceiq cujyau dwg singjgaeh hwnjdaeuj, gyagiengz yawhfuengz. Cujyau cosih miz：Gwn doxgaiq wnggai yaeng nyaij menh ndwnj, haeujsim cawz ndok、gangj bya caeuq ngveih mak bae; Mwh gwnhaeux ciengeiz gaej simgip lai, engq mbouj ndaej gangjriu, faensanq cuyiliz; Bouxlaux mbouj ndaej gwn gij noh caengz cawj cug haenx, mienxndaej deng noh gaz saihoz; Gij heujgyaj gaenq soeng roxnaeuz gij dakbanj hozdung heuj mbouj habngamj haenx, aeu gibseiz niujcingq roxnaeuz dauqcungz boiqguh, ciengeiz gaej cengqgengz yungh.

消化道出血怎么急救？
Saisiuvaq ok lwed hauhlawz gipgouq?

消化道出血的患者常有呕血、恶心、胃部不适、血压下降、尿量减少、四肢湿冷等症状。应对急性消化道出血，最关键的是要及时急救。急救方法如下：①立即安排患者静卧，注意保暖，让其保持侧卧，取头低脚高位，可在脚部垫枕头，与床面呈30°角，以利于下肢血液回流至心脏，保证大脑供血。②呕血时，患者的头要偏向一侧，以免血液吸入气管引起窒息。患者的呕吐物或粪便要暂时保留，待就医时化验。③吐血时，最好让患者漱口，并用冷水袋冷敷心窝处。此时不能饮水，可含化冰块。

Gij vunzbingh saisiuvaq ok lwed haenx ciengz miz gij binghyiengh rueg lwed、siengj rueg、dungx mbouj cwxcaih、hezyaz doekdaemq、nyouhliengh gemjnoix、dinfwngz caep nit daengj. Wngqdoiq saisiuvaq ok lwed gaenjgip, ceiq youqgaenj dwg aeu gibseiz gipgouq. Gij fuengfap gouqgip lumj lajneix：①Sikhaek anbaiz vunzbingh dinghdingh ninz youq, haeujsim baujraeuj, hawj de baujciz nyengninz, gyaeuj daemq din sang, ndaej youq din gizde demh swiz, caeuq gwnzmbonq baenz 30° gak, doiq gij lwed ga lae madaengz simdaeuz mizleih, baujcwng gung lwed hawj aen uk. ②Mwh rueg lwed, aen gyaeuj vunzbingh aeu nyeng coh mbiengj ndeu bae, mienxndaej lwed sup haeuj ndaw hozgyongx yinxhwnj heiqmbaet. Gij doxgaiq rueg roxnaeuz haexnyouh bouxbingh aeu camhseiz baujlouz, caj daengz bae yawjbingh seiz vaqniemh. ③Rueg lwed seiz, ceiq ndei hawj vunzbingh riengxbak, caemhcaiq aeu daeh raemxgyoet baeng simdaeuz. Seizneix mbouj ndaej gwn raemx, ndaej hamz yungz naehang.

二、皮肤科
Ngeih、Gohnaengnoh

中老年人需要护肤吗？
Bouxcungnienz caeuq bouxlaux aeu henhoh naengnoh lwi?

　　中老年人护肤可依据中医以内养外的原则，护肤应先护肺。新鲜水果富含人体所需的多种营养物质，能滋阴养肺、润燥生津，应该多吃。食疗用的润肤中药首选百合和黄芪。百合能清肺润燥、滋阴清热；黄芪含有多种氨基酸，能促进皮肤的新陈代谢，促进血液循环，进一步提高皮肤的抗病力，使皮肤细嫩、健美。中老年女士可每天喝一碗百合枸杞粥和一杯黄芪茶。

　　另外，中老年朋友不妨试行面部运动，即对头、面部进行按摩。皮肤衰老是由血液循环降低、皮脂分泌减少、弹性减退等因素引起的。因此，中老年朋友可坚持每晚用晚霜或按摩膏在脸部和颈部做环形按摩，力度不宜过大，能加快皮肤的新陈代谢，增加皮肤的光润度，起到活血养颜的作用。

　　Bouxcungnienz caeuq bouxlaux henhoh naengnoh ndaej ciuq gij yenzcwz ndaw ywdoj ciengx ndei baihndaw daeuj ciengx baihrog, hohnaeng aeu sien hoh bwt. Lwgmak singjsien hamz miz lai cungj yingzyangj doxgaiq ndang vunz yaek yungh haenx, ndaej nyinh yaem ciengx bwt、nyinh sauj seng raemx, wnggai lai gwn. Gij ywdoj nyinh naengnoh doenggvaq gwn daeuj ywbingh haenx daih'it aeu senj gocaemjcaej caeuq vangzgiz. Gocaemjcaej ndaej ciengx bwt nyinh sauj、nyinh yaem siu ndat；Vangzgiz hamz miz lai cungj anhgihsonh, ndaej coicaenh naengnoh moq lawh gaeuq, coicaenh lwed lae baedauq, caenh'itbouh daezsang naengnoh dingj bingh naengzlig, hawj naengnoh saeqnaeh、genmeij. Mehmbwk cungnienz caeuq bouxlaux, moix ngoenz ndaej gwn vanj cuk mbacaemjcaej gaeujgij caeuq cenj caz vangzgiz ndeu.

　　Linghvaih, bouxcungnienz caeuq bouxlaux baengzyoux mboujfuengz sawqguh yindung naj, couh dwg nunaenx aen gyaeuj、naj. Naeng geqgoem dwg youz lwed lae baedauq doekdaemq、youzlauz naengnoh iemq ok gemjnoix、danzsing gemjdoiq daengj yinhsu yinxhwnj, ndigah, bouxcungnienz caeuq bouxlaux baengzyoux ndaej genhciz moix haemh aeu gij doxgaiq gyanghaemh hohnaengnoh haenx roxnaeuz gaununaenx youq gwnznaj caeuq aenhoz guh nunaenx gien youh gien, ligdoh gaej hung lai, ndaej gyavaiq naengnoh moq lawh gaeuq, hawj naengnoh lai rongh, miz ciengx lwed ciengx naj cozyung.

皮肤病用药有何讲究？
Bingh naengnoh yunghyw aeu haeujsim gijmaz?

患有皮肤病的朋友需要涂抹药膏，但有时因涂抹的方法不正确，会导致治疗效果不佳。药膏涂抹要遵循以下原则。

（1）先清洗。涂抹药膏前，要把患处和双手清洗干净，待半干时才涂药。

（2）勿太厚。有些人以为药涂得越多，效果越好，其实不然。药膏涂得厚并不能增加单位时间的吸收量，不能增加效果。涂上薄薄一层就行，不必太厚。

（3）轻按摩。涂上药膏后，用手轻轻按摩患处 2 分钟左右，这样有利于药物的吸收。

（4）一日两次。药膏每日涂两次，就能保证一天的药效，不必再增加涂药次数。

Boux baengzyoux naengnoh baenzbingh aeu cat ywngau, hoeng mizseiz aenvih gij fuengfap dazcat de mbouj deng, yaugoj couh mbouj ndei. Cat ywgau aeu ciuq gij yenzcwz lajneix bae guh.

（1）Sien swiqcingh. Gat ywgau gaxgonq, yaek swiq gizbingh caeuq song fwngz seuq bae, daengz yaek hawq le cij cat yw.

（2）Gaej cat na lai. Mizmbangj vunz laihnaeuz yw cat ndaej yied lai, yaugoj yied ndei, saedsaeh mbouj dwg yienghneix. Ywgau cat ndaej na bingq mbouj ndaej demgya danhvei seizgan supsou, mbouj ndaej demgya yaugoj. Cat caengz yw mbang ndeu couh ndaej lo, gaej cat na lai.

（3）Menhmenh nunaenx. Cat ywgau le, yungh fwngz yaengyaeng naenxat gizbingh 2 faencung baedauq, yienghneix doiq supsou yw mizleih.

（4）It ngoenz song baez. Ywgau moix ngoenz cat song baez, couh ndaej baujcwng yaugoj ngoenz ndeu lo, mbouj yungh caiq cat yw lai.

如何自制祛除老年斑的面膜？
Hauhlawz gag guh menmoz cawz gij raetrei nienzlaux bae ne?

面容的抗衰老重点在于护好内脏，而内脏的"黄金点"在肝肾，肝肾不好的人其黄褐斑、老年斑长得特别厉害。护肝肾的"黄金点"在后背，经常用空心掌拍后背能加速肝肾排毒，使皮肤颜色变好。已经长了斑的人可以自制面膜，用生苦杏仁肉 30 克，水 200 毫升，放到打碎机中打碎，加两勺甘油调匀，当面膜敷面。

Dingjdangj najsaek geqgoem, cungdenj dwg hoh ndei dungxsaej, gij "vangzginhdenj" ndaw dungxsaej youq daep mak gizde, gij vunz daep mak mbouj ndei haenx, raizhenj、raetrei nienzlaux de maj ndaej daegbied leixhaih. Aen "vangzginhdenj" hoh daep mak youq baihlaeng, ciengzseiz gaem gienz hoengq cuk baihlaeng ndaej gyavaiq daep mak baiz doeg, hawj saek naengnoh gwnznaj bienq ndei. Gij vunz gwnznaj gaenq raiz gvaq haenx ndaej gag guh menmoz, aeu noh makgingq ndip 30 gwz, raemx 200 hauzswngh, cuengq roengz aen gihgi dwksoiq bae dwk soiq le, gya song beuz ganhyouz diuzyinz, dang menmoz baeng gwnznaj.

老年斑突然增加需警惕什么病变?
Raetrei nienzlaux sawqmwh demgya aeu singjgaeh gijmaz bingh bienq?

随着年龄的增长，很多老年人的皮肤不再光滑，除了长皱纹，还会长色斑。色斑有黑色斑、褐色斑、肤色斑、黄色斑等，很多人分不清楚，将其统称为老年斑。

若短期内突然长了很多老年斑，尽管没有其他症状，也未破溃出血，也要去医院做个全面检查。突然增多的脂溢性角化病，有些是内脏长肿瘤的表现，并非所有的老年斑都是脂溢性角化病。皮肤科门诊经常能见到一些基底细胞癌、日光性角化病、皮肤鳞癌等其他病的患者，他们来看病的时机已经比较晚了，都是开始没注意，以为是老年斑，等长大了、破溃了才来就医。

Riengz nienzgeij demmaj, haujlai bouxlaux naengnoh mbouj caiq wenj, cawz le naj nyaeuq, lij miz diemjraiz. Diemjraiz miz raiz ndaem、raiz henjgeq、raiz baenz diemj baenz diemj、raiz henj daengj, haujlai vunz faen mbouj cingcuj, dawz de gyonj heuh guh raetrei nienzlaux.

Danghnaeuz mboengq seizgan dinj ndeu gwnznaeng sawqmwh miz haujlai raetrei nienzlaux, yienznaeuz mbouj miz gij binghyiengh wnq, hix mbouj deng siksanq ok lwed, hix aeu bae yihyen guh baez cienzmienh genjcaz ndeu. Raetrei nienzlaux sawqmwh demlai, mizmbangj dwg gij biujyienh dungxsaej baenz baez, mbouj dwg sojmiz cungj dwg raetrei nienzlaux. Mwnzcinj goh naengnoh ciengzseiz raen daengz mizmbangj vungzbingh deng gihdijsibauhnganz、binghyizgvanghsing hwnjdaw、naengnoh hwnjgyaep baenznganz daengj bingh gizyawz, aen seizgei neix gyoengqde daeuj yawjbingh gaenq haemq doeklaeng lo, cungj dwg haidaeuz mbouj louzsim, nyinhnaeuz dwg raetrei nienzlaux, caj majhung、siksanq le cij bae ywbingh.

自疗"汗斑"是否可行?
Gag yw "gyakhanq" ndaej mbouj ndaej?

花斑癣俗称"汗斑"，因皮损一般为淡褐色，或是多种颜色并存，呈花斑状而得名。许多人一旦发病，随意涂用"癣药水"等刺激性药物，结果把整个面部、颈部弄得一团糟。因此，发现有"斑"或"癣"，千万不要自行乱用药物。皮损面积小者，可外用抗真菌药物治疗。如2％酮康唑，是一种治疗花斑癣较理想的药物；或者联合用药，硫化硒洗剂与酮康唑联合用药疗效更好。汗斑面积大者，则考虑口服药物，如酮康唑、伊曲康唑等。因汗斑容易复发，需要反复间歇用药。长期口服药物副作用大，一定要在专科医生的指导下服用。此外，患者的内衣、被褥等要经常洗涤及煮沸消毒，勤换内衣，出汗后要及时擦干。

Gyakraizva bingzciengz heuh guh "gyakhanq", aenvih naeng deng vaih itbuen dwg saekhenjgeqdamh, roxnaeuz dwg lai cungj saek caez youq, baenz raizva cix heuhguh aen mingzcoh neix. Haujlai vunz baez baenz bingh, seizbienh couh yungh "raemxyw gyak" daengj yw gik, doeklaeng cix loengh dwk daengx aen naj, hoz cungj deng gyakhang liux. Ndigah, fatyienh miz "raiz" roxnaeuz "gyak", ciengeiz gaej gag luenh yungh yw. Gij naengvaih menciz iq haenx, ndaej baihrog yungh yw gangcinhgin daeuj yw. Lumjbaenz 2% dungzganghco, dwg cungj yw haemq ndei yw gyakhanq ndeu; roxnaeuz lienzhab yungh yw, aeu liuzvasihsijci caeuq dungzganghco lienzhab yungh ywbingh yaugoj engq ndei. Gij gyakhanq hunggvangq haenx, couh naemj gwnyw aeu, lumj dungzganghco, yihgizganghco daengj. Aenvih gyakhanq yungzheih fukfat, aeu fanfoek dingzyiet yungh yw. Ciengzgeiz gwn yw fucozyung daih, itdingh aeu canghyw conhgoh cijdauj bae gwn. Linghvaih, buhndaw, denz daengj bouxbingh aeu ciengzseiz swiq caeuq cawjgoenj siudoeg, gaenx vuenh buhndaw, ok hanh le aeu gibseiz uet hawq.

生活中凡士林有哪些妙用？
Youq ndaw swnghhoz fanzswlinz miz gij yunghcawq ndei lawz?

生活中，经常能在护肤品的成分中看到"凡士林"的字样。凡士林不仅是护肤良药，而且在居家生活中还有一些意想不到的妙用。

医用凡士林在大多数药店都能买到，未添加任何香料、酒精，是很多化妆品的配方原料。它可以在皮肤的角质层表面形成一种隔膜，阻止表面水分流失。秋冬天气干燥时，也可以在鼻腔内涂上一些凡士林，以避免鼻腔内膜因太干燥而导致流血。发生轻微烫伤时，涂一点凡士林可以缓解疼痛，但烧伤时不要用，否则热量散不出去，会影响伤口愈合。家里有孩子，也可将其涂在孩子的屁股上，预防因长时间裹尿布而引起疹子。

Ndaw swnghhoz, ciengzseiz youq ndaw cwngzfwn canjbinj hohnaeng ndaej raen daengz gij cihyiengh "fanzswlinz". Fanzswlinz mboujdan dwg yw ndei hohnaeng, caemhcaiq youq ndaw swnghhoz lij miz gij yunghcawq ndei siengj mbouj daengz haenx.

Fanzswlinz ywbingh yungh haenx youq daih dingzlai ndaw bouqyw cungj ndaej cawx, caengz demgya saek yiengh liuhhom, ciujcingh, dwg haujlai yienzliuh boiqfueng vacanghbinj. De ndaej youq naengnoh gozcizcwngz biujmienh bienqbaenz cungj i gek ndeu, lanz youq biujmienh mbouj hawj raemx riuzsaet. Cou doeng dienheiq hawqsauj seiz, hix ndaej youq ndaw conghndaeng led di fanzswlinz, yawhbienh bietmienx caengz i ndaw conghndaeng aenvih daiq hawq cix cauhbaenz ok lwed. Loq deng di log sieng seiz, led di fanzswlinz ndaej gemjmbaeu indot, hoeng mwh deng coemh sieng gaej yungh, mboujne, yezlieng sanq mbouj okbae, couh yingjyangj baksieng hobndei. Ndaw ranz miz lwgnyez, hix ndaej aeu de led youq caekhaex lwgnyez, yawhfuengz duk vajnyouh nanz le cix yinxhwnj cimj.

怎么治疗"烂嘴巴"?
Yienghlawz yw "gokbak baenznengz"?

口角炎俗称"烂嘴巴"。感染性口角炎：表现为双侧口角湿白，有糜烂或溃疡，有横的裂纹，还可能化脓、出血、结痂，常并发唇炎及唇部糜烂。如果是由于真菌（主要是白色念珠菌）感染引起的，患处的白色更加明显，治疗时应局部先用制霉菌素液清洗、擦干，然后涂制霉菌素或克霉唑、咪康唑等。如果是由于链球菌、葡萄球菌感染引起的（多见于老年无牙的患者），应局部清洗干净后，用抗菌素（如红霉素软膏）涂擦，同时可口服广谱抗生素，如青霉素 V 钾片、沙星类药等。

营养不良性口角炎：最初表现为口角发红、发痒，接着上皮脱落，形成糜烂、浸渍或裂痕，张嘴时易拉裂而出血，吃饭、说话等都受到影响。常伴有唇干燥、裂纹，偶见鳞屑、唇微肿。这种口角炎以 B 族维生素缺乏引起的最常见。治疗应加强营养补给，补充复合维生素 B。

Gokbak in ciengzseiz heuhguh "gokbak baenznengz". Gokbak in cienzlah: Biujyienh baenz song mbiengj gokbak cumx hau, naeuh roxnaeuz naeuhnwd, miz rizdek doxvang. Lij aiq baenz nong、ok lwed、giet gyaep dem, ciengzseiz gyoebfat naengbak in caeuq naengbak naeuh. Danghnaeuz dwg aenvih cinhgin (cujyau dwg nencuhginhau) lahdawz yinxhwnj, gij bieg gizbingh engqgya mingzyienj, ywbingh seiz wnggai sien yungh raemxyw Cimeizginsu daeuj swiq seuq、cat hawq gizde, yienzhaeuh led yw Cimeizginsu roxnaeuz Gwzmeizco、Mihganghco daengj. Danghnaeuz dwg aenvih lenzgiuzgin、buzdauzgiuzgin lahdawz yinxhwnj (youq bouxnienzlaux fouz heuj haenx raen lai), wngdang swiq gizde seuq le, yungh gangginsu (lumj Hungzmeizsuyonjgauh) cat, doengzseiz ndaej gwn gvangjbujgangswnghsu, lumjbaenz Cinghmeizsu V Gyazben、Sahsingh loih daengj yw.

Gok bak in yingzyangj mbouj ndei: Codaeuz biujyienh baenz gok bak fat hoengz、fat humz. Ciep roengzdaeuj naeng loenq, bienqbaenz naeuh, cimqiep roxnaeuz rizdek, aj bak seiz dek leg cix yungzheih ok lwed, gwnhaeux、gangjvah daengj cungj deng yingjyangj. Ciengz buenx miz naengbak sauj、rizdek, saekseiz raen gyaepdaeuh、naengbak loq foeg. Cungj gokbak baenznengz aenvih gij veizswnghsu B cuz giepnoix yinxhwnj neix ceiq ciengz raen. Ywbingh seiz wnggai gyagiengz bouj hawj yingzyangj, bouj hawj Fukhab Veizswnghsu B.

243

银屑病患者如何进行自我护理？
Boux baenz gyakhau hauhlawz gag ganq?

对于银屑病（俗称牛皮癣）的治疗，患者首先要有"既来之，则安之"的心态，持之以恒地进行自我皮肤护理和治疗，将银屑病的缓解期最大限度地延长。

医生应根据不同的病情及类型选择针对性的皮肤治疗方案，以光疗、外用药物、保护皮肤屏障和降低机体对链球菌等病原体反应敏感性的方法治疗银屑病，不主张过多地系统用药；对治疗抵抗的患者，寻找其抵抗的原因，采用强效手段，密切随访。此外，患者要自我寻找使疾病加重的因素，如感冒、紧张、食物、环境、气温和生活习惯等。患者之间个体差异较大，疾病加重的外在因素不一，需要自行摸索，并及时向医生反馈信息。

Ywbingh gyakhau（bingzciengz heuhguh gyakvaiz），bouxbingh sien aeu miz gij sinhdai "gaenq daeuj, couh ansim", miz naihsim bae gag guh naengnoh hohleix caeuq ywbingh，sawj aen seizgeiz binghhmbaeu gyakhau haenx ndaej ceiq daih hanhdoh bae gya raez.

Canghyw wngdang gaengawq mbouj doengz binghcingz caeuq loihhingz doiqcinj bae genj aeu aen fangh'an ywbingh naengnoh, lumjbaenz yungh gvanghliuz, baihrog yungh yw, baujhoh cwdangj naengnoh caeuq gyangqdaemq gihdij doiq lengiuzgin daengj doengh gij fuengfap bingyenzdij fanjying minjganj neix, bae yw gyakhau, mbouj cujcangh hidungj yungh yw daiq lai; Doiq boux dingj ywbingh, ra gij yienzaen dingj ywbingh de, yungh gij soujduenh yauliz sang haenx, maedcaed gaenriengz bae cunz. Linghvaih, vunzbingh aeu gag ra gij yinhsu sawj bingh gyanaek haenx, beijlumj dwgliengz, gaenjcieng, gijgwn, vanzging, dienheiq bienqvaq caeuq swnghhoz sibgvenq daengj. Ndaw vunzbingh gag boux ndangdaej cengca haemq daih, gij yinhsu sawj bingh gyanaek haenx mbouj doxdoengz, aeu gag bae damqra, caemhcaiq sikhaek fanjgvei saenqsik hawj canghyw.

为什么说治疗银屑病心理调适很重要？
Vihmaz gangj ywbingh gyakhau diuzgvenq simleix gig youqgaenj?

银屑病是一种慢性顽固性皮肤病。由于病程长、易复发、有碍美观，会给患者带来沉重的心理负担。研究显示，银屑病患者存在的多方面心理障碍与皮损的泛发和进展密切相关，其中40%的银屑病皮损出现于患者情绪焦虑时。

所以，对于银屑病患者而言，除了要到正规的医疗机构接受治疗，多了解疾病的相关知识，还应广交朋友，规律生活，减轻思想压力，改善心理状态，这样才能达到更好的治疗效果。

Bingh gyakhau dwg cungj bingh menh naengnoh hauhlawz yw cungj nanz yw ndei ndeu. Aenvih baenz bingh gocwngz raez、yungzheih fukfat、mbouj baenzyawj, hawj vunzbingh ndawsim roxnyinh gig naekcaem. Yenzgiu yienh'ok, boux baenz bingh gyakhau, miz lai fuengmienh simleix gazngaih, caeuq aenvih naengnoh deng vaih lai caeuq yied daeuj yied lai miz gvanhaeh, ndawde miz 40% boux naeng deng vaih boux baenz bingh gyakhau fat youq mwh vunzbingh simgip youheiq haenx.

Ndigah, doiq boux baenz bingh gyakhau daeuj gangj, cawz aeu bae cwnggveih yihliuz gihgou ciepsouh ywbingh, lai rox di bingh mizgven cihsiz, lij wnggai lai gyau baengzyoux, gvilwd swnghhoz, gemjmbaeu swhsiengj atlig, gaijndei simleix cangdai, yienghneix cijndaej dabdaengz gij ywbingh yaugoj engq ndei haenx.

银屑病患者为何易患关节炎?
Boux baenz bingh gyakhau, vihmaz yungzheih deng hoh in?

银屑病性关节炎常见于银屑病患者中。银屑病性关节炎有 8 个前期症状值得关注, 可避免误诊和漏诊。

(1) 皮肤出现鳞屑。大多数银屑病性关节炎患者发病前 5～10 年就出现了银屑病症状,但没有重视。

(2) 关节问题。患者关节僵硬疼痛且发红, 摸上去感觉温度更高。清晨起床后关节僵硬症状最明显, 容易被误诊为类风湿性关节炎。

(3) 不对称疼痛。这种关节炎疼痛通常具有不对称性, 而类风湿性关节炎疼痛具有对称性。

(4) 手指肿大。40%的银屑病性关节炎患者会出现手指或脚趾肿大的症状。

(5) 脚痛。银屑病性关节炎会导致肌腱或韧带与骨骼相连处发生炎症, 发生于脚部的时候, 表现为跟骨刺痛。

(6) 手指甲和脚趾甲出现凹坑。银屑病性关节炎会导致手指甲和脚趾甲褪色或出现凹坑, 甚至脱落。这种情况占此类疾病的 5%, 男性患者多, 女性患者少。

(7) 背部疼痛。当脊椎、颈脖或骨盆以及与脊椎相连的肌腱和韧带发生炎症或僵硬时, 疼痛就会发生。

(8) 疲劳乏力。银屑病性关节炎导致的疼痛、活动不便及心理压力都会加重疲劳感。

Hoh in bingh gyakhau ciengzseiz raen youq ndaw vunzbingh baenz bingh gyakhau. Hoh in bingh gyakhau miz 8 aen binghyiengh geizgonq cigndaej yawjnaek, ndaej mienx deng yawjbingh loek caeuq laeuh yawjbingh.

(1) Naengnoh baenz gyaep. Daih dingzlai boux baenz hoh in bingh gyakhau youq fatbingh gaxgonq 5～10 bi couh okyienh gij binghyiengh gyakhau. Hoeng mbouj ndaej yawjnaek.

(2) Hoh vwndiz. Gij hoh vunzbingh genggyaengj indot caemhcaiq fat hoengz, lumh

hwnjbae roxnyinh dohraeuj engq sang. Haetromh hwnqmbonq le, hoh genggyaengj yienghsiengq ceiq mingzyienj, yungzheih deng yawj loek baenz leifunghsizsing gvanhcezyenz.

（3）Indot mbouj doxdaengh. Cungj hoh in neix giz in itbuen mbouj doxdaengh, gij indot leifunghsizsing gvanhcezyenz miz doxdaenghsingq.

（4）Lwgfwngz foeg hung. 40% bouxbingh hoh in gyakhau, ndaej okyienh lwgfwngz roxnaeuz lwgdin foeg hung.

（5）Din'in. Hoh in bingh gyakhau, rox yinxhwnj nohgienq roxnaeuz nyinznyangq caeuq doengh giz goetndok doxlienz haenx fatseng binghhuj, fatseng youq din gizde seiz, biujyienh baenz giujdin coeg in.

（6）Ribfwngz caeuq ribdin okyienh gumzgemz. Hoh in bingh gyakhau, ndaej cauhbaenz ribfwngz caeuq ribdin doiq saek roxnaeuz okyienh gumzgemz、vanzlij deng loenq dem. Cungj cingzgvang neix ciemq cungj bingh neix 5%, bouxsai deng lai、vunzmbwk deng noix.

（7）Baihlaeng in. Mwh ndoksaen、hoz roxnaeuz ndokbuenz caeuq gij nohgienq caeuq nyinznyangq caeuq ndoksaen doxlienz haenx fat binghhuj roxnaeuz genggyaengj, couh deng in.

（8）Baegnaiq mbouj miz rengz. Gij indot、hozdung mbouj fuengbienh caeuq simleix atlig youz hoh in bingh gyakhau yinxhwnj haenx, cungj ndaej gyanaek baegnaiq.

银屑病患者为何应避免盆浴？

Boux baenz gyakhau, vihmaz wnggai bietmienx youq ndaw bat caemxndang ne?

银屑病俗称"牛皮癣""松皮癣"，是一种慢性复发性炎症性皮肤病。发病率高达 0.1%～3%，具有周期性的急性发作期和缓解期。由于人的皮肤与外界直接接触，银屑病患者日常护理尤为重要，良好的护理习惯可有效减少疾病的复发。

银屑病患者表皮层更新速度过快，每 4～6 日更新 1 次。所以，皮肤变得干燥、脱水，容易发炎，身体各个部位出现红色斑块，皮损表面通常覆盖细小的白色鳞屑。清洗时尽可能避免摩擦或撕扯皮肤，选择淋浴，避免盆浴，并使用普通的中性肥皂，水温应在 37～38 ℃，以防止皮肤烫伤。洗澡之后，不要撕扯肘部、膝盖部位的死皮，可用毛巾拍打全身，让身体彻底干燥；褶皱和隐蔽部位用毛巾拍干。使用润肤剂可改善皮肤柔软度，缓解干燥、粗糙；去角质产品可去除鳞屑，使局部用药吸收效果更好。

Gyakhau bingzciengz heuhguh "gyakvaiz" "gyak gocoengz", dwg cungj bingh naengnoh yenzcwng fukfat mansing ndeu. Fat bingh beijlwd sang daengz 0.1% daengz 3%, miz aen geiz gip fat caeuq geiz gemjmbaeu baenz hopgeiz haenx. Aenvih naeng bouxvunz caeuq baihrog cigciep ciepcuk, boux baenz gyakhau bingzciengz hohleix daegbied cungyau, hohleix sibgvenq ndei couh ndaej mizyauq gemjnoix bingh fukfat.

Boux baenz bingh gyakhau naengnoh caengz baihrog cawz gaeuq vuenh moq suzdu vaiq gvaqbouh, moix 4～6 ngoenz couh vuenhmoq baez ndeu. Ndigah, naengnoh bienq ndaej hawqsauj、duet raemx, yungzheih fatyiemz, ndangdaej gak dieg miz baenz benq raiz hoengz, itbuen raen baenz gyaep hau saeq goemq gwnz naeng vaih. Mwh swiq caenhliengh gaej ngad deng roxnaeuz sikrag naengnoh, rwed raemx swiq ndang, gaej haeuj bat bae caemxndang, caemhcaiq yungh gij genj bujdungh cungsingq haenx, raemxraeuj wnggai youq ndaw 37 daengz 38 doh, daeuj fuengz naengnoh deng sieng. Caemx ndang le, gaej sik gij naenghau gencueg、gyaeujhoq, ndaej aeu sujbaq bongx ndang, hawj ndangdaej seuqsat; Giz nyaeuq caeuq giz bomz de aeu sujbaq baet hawq. Yungh ywnyinhnaengnoh ndaej gaijndei naengnoh hawj de bienq unq, gemjnoix hawqsauj、cocat; Gij canjbinj siu bae naenggok haenx ndaej cawz bae gyaep daeuh, sawj giz yungh yw supsou yaugoj engq ndei.

牛皮癣就是皮癣吗?
Gyakvaiz couh dwg gyakdoengzleij lwi?

皮癣与牛皮癣（银屑病）不是一回事，它们的症状分别为：皮癣呈边界清楚的斑片，表面覆盖细薄鳞屑，皮疹逐渐向外扩展，中央退形，边缘有多个丘疹或水疱排列成一狭窄圈，有时因中央再感染而呈现同心圆形状，皮损大小不定，患者常有瘙痒感；牛皮癣是一种常见的慢性皮肤病，特征是有大小不等的丘疹、红斑，表面覆盖着银白色鳞屑，好发于头皮、四肢伸侧及背部。

皮癣可分为头癣、手癣、足癣、股癣等，是由真菌感染引起的一种传染性皮肤病，而牛皮癣是不会传染的，应明确诊断后对症治疗。

Gyakdoengzleij caeuq gyakvaiz（gyakhau）mbouj dwg cungj bingh ndeu, gij binghyiengh gyoengqde faenbied dwg：Gyakdoengzleij gij raiz baenz benq haenx henzgyaiq cingcuj, biujmienh goemqcw miz gyaep saeq youh mbang, gij naeng hwnj nengz de cugciemh yiengq rog mbe gvangq, cungqgyang doiq bae, henzbien miz lai aen nwnj roxnaeuz makraemx baiz baenz gvaengx gaeb ndeu, miz seiz aenvih cungqgyang caiq deng lahdawz cix baenz aen yiengh lumj doengzsim nei, gij naeng vaih de hung iq mbouj dingh, bouxbingh ciengzseiz roxnyinh naeng humz; Gyakvaiz dwg cungj naengbingh singqnumq ciengzseiz raen ndeu, daegbied geiqhauh dwg miz gij nwnj、raiznding hung iq mbouj doengz haenx, biujmienh goemqcw gij nyaq gyaephau, youq naenggyaeuj、mbiengj iet seiqguengq caeuq baihlaeng fat lai.

Gyakdoengzleij ndaej faen baenz gyakgyaeuj、gyakfwngz、gyakdin、gyakgumq daengj, dwg cungj binghnaeng cienzlah aenvih cinhgin lahdawz yinxhwnj ndeu, gyakvaiz mbouj rox cienzlah, wnggai yawjbingh mingzbeg le doiqcinj bae ywbingh.

患银屑病为何还要检查肾？
Baenz bingh gyakhau，vihmaz lij aeu genjcaz mak？

原发性肾小球疾病与一些顽固皮肤病如银屑病（牛皮癣）一样，都是与人体自身免疫功能紊乱有关。正常情况下，免疫系统负责抵抗外界病毒等对身体的入侵，有些情况下，免疫系统发生紊乱，会导致患肾病、银屑病等。

在患银屑病等皮肤病多年后，患者一定要定期检查内脏。一方面，是因为患这些病本身可能会损害肾功能、肝功能；另一方面，患银屑病后，很多人病急乱投医，只要听说可以治病什么药都吃，如此持续多年，滥用药物本身也会损害内脏功能。

Bingh yenzfazsing sinsiujgiuz caeuq mbangj cungj bingh naengnoh nanz yw ndaej ndei，lumj bingh gyakhau（gyakvaiz）ityiengh，cungj dwg caeuq ndangvunz menjyiz gunghnwngz luenhlablab miz gvanhaeh. Youq cingqciengz cingzgvang baihlaj，Menjyiz hidungj fucwz dingjhoenx binghdoeg baihrog daengj ciemqfamh ndangdaej，mizmbangj cingzgvang baihlaj，Menjyiz hidungj deng luenhlablab，ndaej cauhbaenz bingh mak、bingh gyakhau daengj.

Youq baenz bingh gyakhau daengj bingh naengnoh lai bi le，vunzbingh itdingh aeu dinghgeiz genjcaz dungxsaej. It fuengmienh，dwg aenvih baenz cungj bingh neix bonjndang aiq sonjhaih daengz gunghnwngz mak、daep；Lingh aen fuengmienh，baenz bingh gyakhau le，haujlai vunz couh bingh gip dauqcawq luenh ra canghyw，cijaeu ndaej nyi gangj ndaej ywbingh gijmaz yw cungj gwn，yienghneix lienzdaemh gwn lai bi，luenh yungh yw bonjndang hix ndaej sonjhaih gij gunghnwngz dungxsaej.

足癣患者洗漱用品为何要分开使用？
Boux baenz gyakdin gij doxgaiq swiqnaj Soegbak haenx，vihmaz yaek faenhai yungh？

一名男子患有足癣，长时间没有治愈，因为每天洗脸、洗脚共用一条毛巾，使得脚上的真菌侵犯到了眼球——当出现角膜擦伤或机体抵抗力下降时，引起真菌性角膜炎的发生，出现眼睛疼痛、瘙痒，后发展到畏光、流泪，此类眼病的致盲率很高。

在此提醒，足癣和手癣患者的洗浴用品一定要分开使用，定期进行消毒处理，并且积极治疗手癣、足癣。佩戴隐形眼镜者，更换镜片时要小心细菌、真菌感染。

Daeg ndeu din baenz gyakdin，yw nanz mbouj ndei，aenvih moix ngoenz swiq naj、swiq din gungh yungh diuz sujbaq ndeu，hawj gij cinhgin gwnz din ciemqfamh daengz cehda bae —— Mwh mueg deng cat sieng roxnaeuz ndangdaej rengzdingjgang doekdaemq，couh yinxhwnj cinhginsing binghmueg，okyienh lwgda in、humz， doeklaeng fazcanj daengz lau rongh、lae raemxda, cungj bingh lwgda neix gij beijlwd deng dafangz de gig sang.

Youq neix daezsingj, gij doxgaiq yungh daeuj swiq ndang boux baenz gyakdin caeuq gyakfwngz haenx, itdingh aeu faenhai yungh, guh siudoeg cawqleix, caemhcaiq hwnjheiq bae yw gyak fwngz、gyak din. Boux daenj gingqda yinjhingz de, youq mwh vuenh gingq benq aeu siujsim nengz、cinhgin lahdawz.

荨麻疹患者用盐外敷效果如何？
Boux baenz cimjrumz aeu gyu daeuj baeng yaugoj baenzlawz yiengh?

荨麻疹是中老年人常见病，轻者瘙痒难忍，严重者引起喉头水肿发生窒息而危及生命，用盐水热敷膝盖内侧可以有效缓解荨麻疹症状。中医认为，中老年人阴血不足、感受风邪便会导致荨麻疹。膝盖内侧的血海穴是足太阴脾经的重要穴位，具有养血润肤、祛风止痒的作用。食盐，味咸入血，有养血止痒的功效。取食盐 20 克，用 50 ℃热水 500 毫升溶解，毛巾浸泡盐水后热敷双侧膝盖内侧。每次 10 分钟，每日 2 次或 3 次。治疗期间，要注意避免受风，禁食辛辣食物。

Cimjrumz dwg bingh ciengz raen bouxlaux, boux binghmbaeu naeng humz dwk nyaenx mbouj ndaej, boux bingh haenqnaek de yinxhwnj conghhoz foegfouz deng heiq mbaet cix haih daengz sengmingh, yungh raemxgyu ndat oep baihndaw gyaeujhoq ndaej mizyauq gemjmbaeu bingh cimjrumz. Cunghyih nyinhnaeuz, bouxcungnienz caeuq bouxlaux lwed yaem mbouj gaeuq, deng souh rumz rwix, couh rox baenz cimjrumz. Baihndaw gyaeujhoq aen hezhaijhez haenx dwg aen hezvei youqgaenj gwnz diuz megmamx. Miz gij cozyung ciengx lwed nyinh naengnoh、cawz fung dingz humz. Gyu, feih ndaengq haeuj lwed, miz aen gunghyau ciengx lwed dingz humz. Aeu 20 gwz gyu, 500 hauzswngh raemxndat 50 ℃ yungz gej, sujbaq cimq raemxgyu le ndat oep song mbiengj gyaeujhoq baihndaw. Moix baez 10 faencung, moix ngoenz 2 baez roxnaeuz 3 baez. Ywbingh geizgan, aeu louzsim bietmienx deng rumz, gimq gwn gijgwn manh.

廉价耳环为何可致皮肤感染？
Soij cienh vihmaz ndaej yinxhwnj naengnoh lahdawz?

一些女性喜欢买便宜的耳环佩戴，可这些便宜的耳环和耳朵接触的那部分不是贵重金属制成的，而且为了使耳环光泽鲜亮，上面还会镀一层镍，镍就是导致皮肤过敏的元凶。佩戴廉价耳环导致过敏，一般是由于接触到一些诸如镍、铬、钛等金属造成的，主要表现为瘙痒、灼热，还可能出现红斑、丘疹等。一旦发生上述症状，患者就应该停止佩戴耳环，否则容易引起皮肤感染，甚至会留下疤痕。

Mizmbangj mehmbwk haengj cawx gij soij bienzngeiz de ma daenj, hoeng doengh gij soij bienzngeiz neix, bouhfaenh caeuq rwz ciepcuk haenx mbouj dwg ginhsuz dijcienz guhbaenz, caemhcaiq vihliux hawj soij ronghlwenq ronghsag, gwnz de lij doh caengz Nez, Nez couh dwg bouxcoihdaeuz yinxhwnj naengnoh gominj. Daenj soij cienh yinxhwnj gominj, Itbuen dwg aenvih ciepcuk daengz mbangjdi ginhsuz lumjbaenz Nez、Gwz、Dai daengj cauhbaenz, cujyau biujyienh dwg naeng humz、ndat lumj feiz, lij aiq raen miz raiznding、nwnj daengj. Baez miz gij yienghsiengq gwnzneix gangj, vunzbingh couh wnggai dingzcij daenj soij, mboujne yungzheih yinxhwnj naengnoh ganjyenj, vanzlij louz miz biuj dem.

如何用陈皮茶预防皮肤过敏？
Yienghlawz yungh cazgyamqmakdoengj daeuj fuengz naengnoh gominj?

春季是过敏性疾病的高发季节，许多过敏体质的患者为此非常苦恼。中药陈皮具有抗过敏的作用，可以预防皮肤过敏，减轻瘙痒。

方法：每日选用陈皮 6 克（中药房有售），加开水 600～800 毫升，闷泡 10 分钟后饮用，喝完可继续加水，至味淡后嚼食陈皮。

Seizcin dwg aen geiqciet fat bingh gominj lai, vihneix haujlai boux bingh ndang yungzheih gominj de gig nyapnyuk. Ywdoj gyamqmakdoengj miz gij cozyung dingj gominj, ndaej yawhfuengz naengnoh gominj, gemjnoix naeng humz.

Fuengfap: Moix ngoenz genj aeu gyamqmakdoengj 6 gwz (aen bouq ywdoj miz gai), gya raemxgoenj 600 daengz 800 hauzswngh, oemq cimq 10 faencung le gwn roengzbae, gwn liux le ndaej laebdaeb dwk raemx, daengz feih damh le nyaij gwn gyamq makdoengj.

长时间使用手机会导致皮肤过敏吗？
Yungh soujgih seizgan nanz lai ndaej yinxhwnj naengnoh gominj lwi?

长时间用手机通话会带来一些负面的影响。近几年，皮肤科学者发现越来越多民众的颚部、脸部及耳部患上了发痒性皮疹，而一旦他们停止使用手机，这些症状就消失了。

学者认为这是人体对手机金属的过敏症状，通常为金属镍过敏。

关于手机过敏，医学文献上相关案例颇多。2008 年，一名 18 岁少年右脸突发皮疹，此后，他的手机头戴式耳机被检出含镍，更换耳机之后，症状消失。随即，研究者又检测了 22 部市场流行的手机，发现其中 10 部含镍，主要分布在手机的菜单按键及耳机内。

Yungh soujgih doengvah seizgan nanz lai, yaek daiq daeuj mbangjdi yingjyangj mbouj ndei. Gaenh geij bi neix, yozcej goh naengnoh fatyienh, yied daeuj yied lai aen hwk、naj caeuq rwz gyoengq beksingq hwnj cimj fat humz, hoeng gyoengqde baez dingz yungh soujgih. doengh gij binghyiengh neix couh siusaet lo.

Yozcej nyinhnaeuz, neix dwg gij binghyiengh ndang vunz doiq ginhsuz soujgih gominj, itbuenq dwg ginhsuz Nez gominj.

Gvendaengz soujgih gominj, gwnz yihyoz vwnzyen gij anqlaeh doxgven haenx gig lai. 2008 nienz, boux lwgnyezrauh 18 bi ndeu, naj gvaz sawqmwh hwnj cimj, gvaqlaeng, aen soujgih wjgih daenj gwnz gyaeuj de, deng caz ok hamz Nez, vuenh aen wjgih le, binghyiengh siusaet. Gaenriengz, boux yenzgiu youh genjcwz le 22 aen soujgih gwnz hawciengz riuzzhengz haenx, fatyienh ndawde 10 aen hamz Nez, cujyau faenbouh youq ndaw angen danbyaek soujgih caeuq ndaw wjgih.

水田皮炎如何防治?
Yienghlawz fuengzceih baenzro?

水田皮炎又称稻田皮炎,多发于春、夏农忙季节,这是由于手足长时间浸泡于水田里,加上机械性摩擦、高水温、水田碱性化等因素引起的一种皮肤炎症。

预防方法:改善劳动条件,实行干湿轮流耕作,合理调整劳动时间;注意皮肤清洁,收工后用清水洗净皮肤,擦干后可扑撒防护粉(黄柏、炉甘石、五倍子、滑石粉等量共碾细末即成),不要用肥皂和热水洗手足。治疗以干燥、收敛、止痒为原则。有渗出液者,外擦氧化锌油(氧化油40克,花生油60克调匀即成)或外扑枯矾粉。剧痒者,可口服苯海拉明片25毫克,每日2次。

Baenzro youh heuhguh dinfwngz baenzro, youq mwh seizcin、seizhah nyaengq haenx raen lai, dwg cungj bingh naengnoh aenvih fwngz din cimq youq ndaw naz seizgan raez lai, caiq gya doxdawz mbouj lingzvued、ndaw raemx dohraeuj sang、nazraemx bienq ndaengq daengj yinhsu yinxhwnj ndeu.

Yawhfuengz fuengfap: Gaijndei guhhong diuzgen, saedhengz sauj caeuq mbaeq doxlwnz dajndaem, hableix diuzcingj guhhong seizgan; Louzsim swiqseuq naengnoh, souhong le aeu raemxsaw swiq cingh naengnoh, uet seuq le ndaej coemj mba fuengzhoh (govanghliemx、lozganhsiz、faexcwj、mbavazsiz daengjliengh caez nienj baenz mba saeq couh baenz), gaej yungh genj caeuq raemxndat swiq fwngz caeuq din. Ywbingh aeu sauj、souhob、dingz humz guh yenzcwz. Boux iemq ok raemx de, baihrog cat yangjvasinhyouz (40 gwz yangjvayouz, 60 gwz youz duhnamh diuhyinz couh baenz) roxnaeuz baihrog coemj mba guhfanz. Boux gig humz de, ndaej gwn 50 hauzgwz Bwnjhaijlahmingzben, moix ngoenz 2 baez.

夏季皮肤痒要谨防什么病？

Seizhah naengnoh humz yaek re gijmaz bingh?

夏季，气温升高，天气干燥，方女士出现了全身皮肤瘙痒的症状，以为是皮肤干燥导致的，就买了润肤乳来护肤，但是皮肤瘙痒不但没有好转，反而越来越严重了。到医院就诊，被诊断为糖尿病皮肤病，即糖尿病的一种并发症。

专家指出，夏季人们外出的机会增多了，与外界空气、风尘接触的时间也多了，恼人的皮肤病也随之而来，如瘙痒、红斑、水肿等。对于治疗效果不佳的患者，应注意筛查血糖，当心是糖尿病导致的皮肤症病。当糖尿病患者有了皮肤异常表现时，最好到医院请医生做检查。一些原来没有糖尿病的患者，如出现皮肤瘙痒等症状，也要想到糖尿病导致的皮肤瘙痒的可能性。

Seizhah, dohraeuj swng sang, dienheiq hawqsauj, Fangh nijsw raen daengx ndang naengnoh humzhaenz, laihnaeuz dwg naengnoh hawqsauj yinxhwnj. Couh cawx yunfuhyuj daeuj hoh naeng, hoeng naengnoh humzhaenz mboujdan mbouj bienq ndei, dauqfanj yied daeuj yied gyanaek. Bae yihyen yawjbingh, deng duenhbingh baenz binghnyouhdangz naengnoh, hix couh dwg aen bingh gyoebhab binghnyouhdangz ndeu.

Conhgyah ceijok, seizhah, gij gihvei gyoengq vunz okrog bae haenx demlai lo, gij seizgan caeuq baihrog hoengheiq、rumzfaenx doxbungz haenx hix lai lo, gij binghnaengnoh hawj vunz nyapnyuk haenx hix gaenriengz daeuj, lumjbaenz naeng humz、raiz nding、foegfouz daengj. Doiq doengh boux ywbingh yaugoj mbouj ndei haenx, wnggai louzsim caz hezdangz, dangsim youz binghnyouhdangz yinxhwnj. Dang boux baenz binghnyouhdangz miz naengnoh biujyienh mbouj doengz bingzciengz seiz, ceiq ndei bae yihyen cingj canghyw genjcaz. Mbangj boux yienzlaiz mbouj miz binghnyouhdangz haenx, danghnaeuz okyineh naeng humz daengj binghyiengh seiz, hix aeu siengj daengz aiq dwg binghnyouhdangz yinxhwnj naengnoh humzhaenz.

老年人皮肤瘙痒怎么治疗？

Bouxlaux naengnoh humzhaenz hauhlawz yw?

老年性皮肤瘙痒，用醪糟汁（南方地区民间称为甜酒）外洗患处可以有效地除干燥、止瘙痒。取酿成的醪糟汁（不加糖）50毫升，掺入200毫升约37 ℃的温水（与人体温度接近，过凉过热都会刺激皮肤）。用无菌纱布浸透醪糟汁轻轻擦洗瘙痒的皮肤，每次3～5分钟，然后用温水洗净，每晚1次。

明代《本草纲目》记载，醪糟可通血脉，厚肠胃，润皮肤，散湿气。老年性皮肤瘙痒症的病因多与风燥、血虚或局部经常受压、摩擦有关。血脉阻滞，肤失濡养，导致皮肤干燥瘙痒。醪糟汁可使局部的血液循环改善，肌肤组织得以濡养，从而祛燥止痒。

Gij naengnoh bouxlaux haenzhumz, aeu raemxndwq（ndawbiengz baihnamz heuhguh laeujvan）daeuj swiq gizbingh, ndaej mizyauq cawz sauj、dingz naeng humz. Aeu raemxndwq ngauz gvaq haenx（mbouj gya dangz）50 hauzswngh, cam raemxraeuj daihgaiq 37 ℃ 200 hauzswngh（caeuq ndang'vunz dohraeuj doxgaenh, liengz gvaqbouh caeuq ndat gvaqbouh cungj yaek gikcoi daengz naengnoh）. Aeu baengzsa mbouj miz gin cimq dumz gij laeujndwq le menhmenh cat naengnoh giz humzhaenz, moix baez 3 daengz 5 faencung, yienzhaeuh yungh raemxraeuj cung seuq, moix haemh baez ndeu.

Mingzciuz《Bwnjcauj Ganghmuz》geiq roengzdaeuj, laeujndwq doeng meglwed，na dungxsaej, nyinh naengnoh, sanq heiq cumx. Gij yienzaen bingh naengnoh humz bouxlaux lai caeuq rumzsauj, lwedhaw roxnaeuz mbangj giz ciengzseiz deng at、deng ngad mizgven. Meglwed laengzsaek, naengnoh mbouj ndaej bouj, sawj naengnoh hawqsauj deng humz. Laeujndwq ndaej sawj mbangj giz lwed lae baedauq gaijndei, cujciz naengnoh ndaej ciengx ndaej bouj, yienghneix couh ndaej cawz sauj dingz humz lo.

顽固皮肤瘙痒是何原因？
Naengnoh humzhaenz nanz yw ndei，dwg gijmaz yienzaen？

为何老年人易被皮肤瘙痒所困扰呢？因为老年人皮肤的分泌功能减退，保护表皮的脂膜变薄，导致抵御外界不良刺激的功能也逐渐减退。所以老年人大多都有不同程度的皮肤病，如老年性白斑、老年性皮脂腺增生、老年性角化等病，引起皮肤瘙痒。此外，老年人多见的糖尿病、慢性肾功能不全、甲状腺功能亢进症（甲亢）、甲状腺功能低减症（甲减）、习惯性便秘等，也会造成皮肤瘙痒。

值得提醒的是，恶性肿瘤如肝癌、胃癌、结肠癌、直肠癌、肺癌、前列腺癌、卵巢癌、乳腺癌、白血病、淋巴肉瘤等均会引起皮肤瘙痒，并且皮肤瘙痒还是肿瘤的早期信号。专家指出，这类皮肤瘙痒的特点是好发于高龄老年人、全身奇痒难忍、痒无定处、持续时间长（可以达数月、数年之久）。老年人一旦出现上述瘙痒症状，应尽快去医院检查病因。

Vihmaz bouxlaux yungzheih deng naengnoh humzhaenz gaujyauj ne? Aenvih bouxlaux naengnoh iemqok gunghnwngz gemjdoiq, gij i lauz baujhoh caengz naeng haenx bienq mbang, cauhbaenz gij gunghnwngz dingj baihrog gikcoi mbouj ndei haenx hix cugciemh gemjdoiq. Ndigah dingzlai bouxlaux cungj miz bingh naengnoh mbouj doengz cingzdoh de, lumj raizhau nienzgeq、lauxnienzsingq bizcijsen demseng、lauxnienzsingq hwnjdaw daengj doengh gij bingh neix, yinxhwnj naengnoh humz. Linghvaih, gij binghnyouhdangz bouxgeq、mak gunghnwngz mbouj caezcienz menhsingq、bingh gyazcangsen gunghnwngz gangcin（gyazgang）、bingh gyazcangsen gunghnwngz daemq gemj（gyazgemj）、sibgvenq haexgaz daengj bingh lai raen haenx, hix ndaej yinxhwnj naengnoh humzhaenz.

Gij cigndaej daezsingj de dwg, baezfoeg bienqrwix, lumj baenz daep nganz、dungx nganz、saejlaux nganz、caetconq nganz、bwt nganz、cenzlezsen nganz、rongzgyaeq nganz、yujsen nganz、bwzhezbing、limzbah baenzfoeg daengj, cungj ndaej yinxhwnj naengnoh humz, caemhcaiq naengnoh humzhaenz vanzlij dwg aen saenqhauh baezfoeg geizcaeux de. Conhgyah ceijok, cungj naengnoh humzhaenz neix, gij daegdiemj de dwg fat youq bouxlaux nienzgeij sang、daengx ndang humz yaek dai bae、giz humz mbouj dingh dieg、lienzdaemh seizgan raez（ndaej dabdaengz geij ndwen、geij bi nanz）. Bouxlaux baez raen gij binghyiengh humz gwnz neix gangj, wnggai caenhliengh vaiq di bae yihyen genjcaz ra ok goekbingh.

尿毒症皮肤瘙痒为什么不能搔抓?
Baenz binghnyouhdoeg naengnoh humz, vihmaz mbouj ndaej gaeu?

慢性肾衰患者不能通过肾脏将体内代谢产生的废物排出体外，势必会从皮肤排出，加上皮肤汗腺、皮脂腺萎缩，从而使毒素在皮肤沉积，引起皮肤瘙痒、全身性顽固瘙痒，甚者奇痒难忍。此时应避免用力搔抓，防止皮肤破损细菌感染而加重病情。

尿毒症皮肤瘙痒一般使用止痒水如外用炉甘石洗剂止痒，或用扑尔敏（氯苯那敏）等药物进行抗过敏治疗。中医主要采用化湿排毒、祛风止痒的方法，使用地肤子散、防风通圣散、消风丸等进行治疗，止痒效果较好，还可选用艾叶、苦参、苍耳子、防风4味药中的任何两种（各30克）煎汤外洗；或用防风、艾叶各30克，花椒、雄黄各60克，煎汤外洗。平时注意限制含磷高的食物的摄入，如奶制品、坚果、豆类、动物内脏、虾、鱿鱼等。

Boux baenz makhaw singqnumq, mbouj ndaej doenggvaq mak baiz gij huqfeiq ndaw ndang dingjlawh okdaeuj haenx, baiz ok rog ndang bae, itdingh daj naengnoh gizde baiz okdaeuj, caiq gya naengnoh hansen、bizcihsen reuxsuk, yienghneix couh hawj doeg caemrom youq naengnoh, yinxhwnj naengnoh humzhaenz, daengx ndang humz mbouj rox ndei, boux humz ndaej youqgaenj de cix humz ndaej yaek dai bae. Seizneix wnggai bietmienx yungh rengz gaeu, fuengzre naengnoh deng sigin lahdawz cix gya naek binghcingz.

Binghnyouhdoeg naeng humz itbuen yungh raemxyw dingz humz, lumjbaenz baihrog yungh Luzganhsiz Sijci daeuj cawz humz, roxnaeuz yungh Buzwjminj (Luzbwjnaminj) daengj yw bae dingj gominj ywbingh. Cunghyih cujyau yungh vaq cumx baiz doeg、cawz fung dingz humz fuengfap, aeu Difuhswjsanj、Fangzfunghdungh-sinsanj、Siufunghvanz daengj bae ywbingh, cawz humz yaugoj haemq ndei, vanzlij ndaej genj yungh mbawngaih、caemhgumh、gofaetvaiz、go'daihmaz seiq cungj yw ndawde seizbienh cungj song cungj（gak 30 gwz）cienq raemxdang swiq baihrog; Roxnaeuz aeu go'daihmaz、mbawngaih gak 30 gwz, vaceu、hamhsig gak 60 gwz, cienq raemxgoenj swiq. Bingzseiz louzsim hanhhaed gwn gij doxgaiq hamz linz sang haenx、 lumjbaenz gij doxgaiq aeu cij cauhguh、 mak gyamqgenq、 duh loih、 dungxsaej doenghduz、 gungq、 byayouzyiz daengj.

阴囊瘙痒怎么办？
Daehraem humz baenzlawz guh？

皮肤瘙痒症是一种自觉皮肤瘙痒而无原发性损害的皮肤病。常见的内因有精神系统障碍、内脏疾病、内分泌障碍，常见的外因有温度变化、机械性摩擦或理化因素的刺激，以及消毒剂、杀虫剂、除臭剂、染料等的刺激。

瘙痒症最常见的症状为剧烈瘙痒，可见于全身，或局限于肛门、阴囊，或女性阴部，呈阵发性，常在夜间加重，影响睡眠。造成阴囊瘙痒的原因有很多，出汗过多是原因之一。可以先用过氧化氢、高锰酸钾水或有杀菌功效的肥皂水冲洗阴囊瘙痒处，然后涂搽肤阴洁、洁尔阴等，瘙痒处自然晾干。之后不要穿紧身内裤或不穿内裤，让瘙痒处通风透气，每日处理1次或2次，便可自然痊愈。平时最好穿棉质内裤，勤换勤洗。有时体内湿热也会引起瘙痒，所以治疗期间患者最好多喝些凉茶。

Naengnoh humz dwg cungj binghhnaeng gag roxnyinh naengnoh humz yienzbonj youh mbouj deng sieng haenx. Gij neiyinh ciengzseiz raen haenx miz cingsaenz hidungj gazngaih、 bingh dungxsaej、 neifwnhmi gazngaih, gij vaiyinh ciengzseiz raen haenx miz mbwn bienqvaq、 gihgaising doxdawz roxnaeuz lijva yinhsu gikcoi, lij miz deng yw siudoeg、 yw gajnon、 yw cawzhaeu、 yw nyumx daengj gikcoi.

Gij binghyiengh ceiq ciengz raen bingh naengnoh humz haenx dwg, humzswgswg, ndaej raen daengx ndang cungj humz, roxnaeuz gag conghhaex、 daehraem gizde humz, roxnaeuz yaxyaem mehmbwk gizde humz, humz baenz raq, ciengzseiz youq gyanghwnz humz lai, yingjyangj nin ndaek. Gij yienzaen cauhbaenz daehraem humz haenx gig lai, ok hanh lai gvaqbouh dwg aen yienzaen ndeu. Ndaej sien aeu raemx Goyangjvagingh、 Gauhmungjsonhgyaz roxnaeuz gij raemx genj miz gaj gin gunghhyau haenx sox swiq giz humzhaenz daehraem; Yienzhaeuh cat Fuhyinhgez、 Gezwjyinh daengj, giz naeng humz gag langh hawq; Gvaqlaeng gaej daenj vaqndaw gyoetndang roxnaeuz mbouj daenj vaqndaw, hawj giz naeng humz doeng rumz doeng heiq, moix ngoenz cawqleix baez ndeu roxnaeuz 2 baez, couh ndaej gag ndei. Bingzseiz ceiq ndei daenj vaqndaw baengzmienz, gaenx vuenh gaenx swiq. Mizseiz ndaw ndang caepndat hix ndaej yinxhwnj naeng humz, ndigah, boux baenz bingh youq mboengq ywbingh haenx ceiq ndei lai gwn di caz liengz.

如何防治手足皲裂？

Baenzlawz fuengzceih din fwngz dek？

有些人的手脚一到冬天就会干巴巴的，让人不舒服，甚至皲裂流血。对于手足皲裂要注意防护，如洗手时用温水先泡透等。预防手足皲裂，就要尽量去除引起皲裂的原因，如手癣、手部湿疹、掌跖角化病等。在生活上注意不要使用碱性大的肥皂、汽油、洗衣膏等，冷天还应适当减少洗手、洗脚的次数。洗手时应先用温水泡透，洗完后用干燥且柔软的毛巾擦干，并涂擦一点油脂、护肤霜、甘油等润滑皮肤，注意保暖。

手足皲裂一旦发生，要外用药物，可用15%尿素软膏或尿素脂及5%～10%水杨酸软膏。裂口较深时，用10%硝酸银涂于裂口处，可很快治愈。

Mbangj vunz gij din fwngz de baez daengz seizdoeng couh saujrangrang，hawj vunz mbouj cwxcaih，mizseiz lij dek ok lwed bae. Doiq din fwngz dek，aeu haeujsim fuengzre，lumj swiq fwngz seiz aeu raemxraeuj cimq doh daengj. Yawhfuengz din fwngz dek，couh aeu caenhliengh cawz bae gij yienzaen yinxhwnj dek haenx，lumjbaenz gyak fwngz、fwngz hwnj cimj humz、gyang fwngz gyang din hwnjdaw daengj. Youq ndaw swnghhoz louzsim gaej yungh gij genj、giyouz、gausaegbuh daengj genj gig lai haenx，seiznit lij wnggai habdangq gemjnoix gij baezsoq swiq fwngz、swiq din dem. Swiq fwngz seiz wnggai sien yungh raemxraeuj cimq doh，swiq fwngz seuq le aeu sujbaq sauj youh unq haenx cat hawq，caemhcaiq cat di youz、hufuhsangh、ganhyouz daengj nyinh naengnoh，louzsim bauj raeuj.

Baez deng din fwngz dek，itdingh aeu cat yw，ndaej yungh 15% Niusu Yonjgauh roxnaeuz Niusucij caeuq 5%～10% Suijyangzsonh Yonjgauh. Bakdek haemq laeg haenx yungh 10% Siuhsonhyinz led youq giz bakdek，ndaej gig vaiq yw ndei.

带状疱疹为啥冬季易复发？

Bopraih vihmaz seizdoeng yungzheih fukfat？

冬天，老年人的抵抗力明显下降，很容易患上带状疱疹或致复发。

带状疱疹是因感染水痘-带状疱疹病毒而引起的。第一次感染这种病毒时，多以水痘形式出现。感染一次后，病毒在体内潜伏，在机体免疫力低下时会再次发病，导致带状疱疹。带状疱疹只要及时接受正规的治疗，复发的可能性较小。在冬天，老年人应坚持锻炼，注意预防感染，如患病应及时就医。

Seizdoeng，bouxlaux rengzdingjbingh doekdaemq mingzyienj，gig yungzheih baenz bopraih roxnaeuz cauhbaenz fukfat.

Bopraih dwg aenvih lahdawz dokraemx - binghdoeg bopraih yinxhwnj. Baez daih'it lahdawz cungj binghdoeg neix seiz, dingzlai dwg aeu aen hingzsik dokraemx oknaj. Lahdawz baez ndeu le, binghdoeg youq ndaw ndang ndupndoj, mwh ndang vunz menjyizliz doekdaemq couh caiq fat bingh, cauhbaenz bopraih. Bopraih cijaeu gibseiz cingqgveih bae yw, gij gailiz fukfat de haemq iq. Seizdoeng, bouxlaux wngdang genhciz lienhndang, louzsim yawhfuengz lahdawz, danghnaeuz baenz bingh couh gibseiz bae yawjbingh ywbingh.

鱼石脂软膏能治皮肤化脓吗?
Yizsizcij Yonjgauh ndaej yw naengnoh ok nong lwi?

鱼石脂软膏是一种有效的消毒防腐药,主要用于皮肤化脓性感染,如治疗毛囊炎,效果很好。它药性温和、刺激小,能消炎、防腐及消肿。但在皮肤外伤初期,也就是尚未化脓时,不宜涂抹该药。由于该药含凡士林,容易封闭伤口,导致出现局部无氧的状况,这时反而会促使皮肤外伤进一步发展、扩大,化脓感染更加严重。

此外,该药忌与酸、碱性药物等配合使用,不得用于皮肤破溃处,连续使用时间不可超过 1 周。该药还可能引起接触性皮炎,因此,涂抹部位如有瘙痒、红肿等症状,应停止用药并洗净。

Yizsizcij Yonjgauh dwg cungj yw mizyauq siudoeg fuengznaeuh ndeu, cujyau yungh youq naengnoh lahdawz ok nong, lumj ywbingh goekbwn in, yaugoj gig ndei. Gij yw de unqrwnh、gikcoi iq, ndaej siuhyenz、fuengz nduknaeuh caeuq siu foeg. Hoeng youq mwh naengnoh ngamq deng sieng, hix couh dwg caengz ok nong seiz, mbouj hab cat cungj yw neix. Aenvih cungj yw neix hamz fanzswlinz, yungzheih funghaeb baksieng, yinxhwnj gij canggvang mbangj giz mbouj miz yangj, mwhneix dauqfanj ndaej coisawj gij naengnoh deng rogsieng haenx caenh'itbouh fazcanj、gyadaih roengzbae, lahdawz baenz nong sawj bingh engq naek.

Linghvaih, cungj yw neix geih caeuq gij yw soemj、genj daengj boiqhab sawjyungh, mbouj ndaej yungh youq giz naengnoh siksanq haenx, lienzdaemh sawjyungh seizgan mbouj ndaej mauhgvaq aen singhgiz ndeu. De lij aiq yinxhwnj caeuq naengnoh doxdawz baenz bingh naeng dem, ndigah, danghnaeuz giz cat roxnyinh humz、hoengzfoeg daengj, wnggai dingz yungh yw caemhcaiq swiq cingh bae.

哪些人易患灰指甲?
Gij vunz lawz yungzheih deng ribnaeuh?

灰指甲系俗称,医学上称为甲真菌病,是由各种真菌侵入甲板和甲床引起的一种慢性感染性指甲病。

哪些人容易患上灰指甲呢? ①免疫功能低下的人:老年人、孕妇及糖尿病患者的发病率高。②家庭主妇、厨师及某些工人：这类人群长期与水或各种化学物质接触，改变了甲板表面的酸碱度和防御能力，会使真菌更容易侵入。③手足癣及体股癣的患者：灰指甲患者大多数先有其他部位的真菌感染，这是致病菌的主要来源。④经常做美甲、修甲的人：在美甲过程中，剪、磨等动作都有可能造成指甲损伤，造成真菌的间接感染，引起灰指甲。⑤长期穿高跟鞋或小码鞋的人：穿上高跟鞋或小码鞋后，脚部前掌受力增大，五指相互挤压，容易造成局部血液循环不佳、指甲变形及指甲剥离，容易被真菌入侵。

Ribnaeuh dwg vunz bingzciengz heuh, youq yihyoz fuengmienh heuhguh binghgyazcinhgin, dwg cungj bingh rib lahdawz singqnumq ndeu, youz gak cungj cinhgin ciemqhaeuj ndaw gaiq rib caeuq goek rib cix yinxhwnj.

Gij vunz lawz yungzheih deng ribnaeuh ne? ①Boux menjyiz gunghnwngz doekdaemq de：Bouxlaux、mehdaiqndang caeuq boux baenz binghnyouhdangz fat bingh beijlwd sang. ②Gyoengq mehranz、canghdajcawj caeuq mbangjdi gunghyinz：Loih vunz neix ciengzgeiz caeuq raemx roxnaeuz gak cungj vayoz vuzciz doxbungq, gaijbienq le gij sonhgenjdu caeuq gij fuengzre naengzlig biujmienh gaiq rib, hawj cinhgin engqgya yungzheih ciemqhaeuj. ③Boux din fwngz baenz gyak caeuq ndang baenz gyak：Boux baenz ribdaeuh daih dingzlai vunzbingh gwnz ndang gizyawz sien deng lahdawz cinhgin. Neix dwg gij cujyau laizloh binghgin yinxhwnj bingh. ④Gij vunz ciengzseiz guh meijgyaz、coih rib haenx：Youq ndaw gocwngz guh meijgyaz, daet、muz daengj dungcoz cungj miz gojnwngz deng ribfwngz sieng, cauhbaenz ganciep lahdawz cinhgin, yinxhwnj ribnaeuh. ⑤Gij vunz ciengzgeiz daenj haizgiujsang roxnaeuz haizndaet haenx：Daenj hwnj haizgiujsang roxnaeuz haizndaet bae le, faj din duenh baihnaj haenx souhrengz gyahung, haj lwgdin doxcaenx, yungzheih cauhbaenz gizde lwed lae baedauq mbouj ndei、ribdin bienq yiengh caeuq gyaepdin bokliz, yungzheih deng cinhgin ciemq haeujbae.

爱吃甜食为何易使皮肤老化？

Maij gwn gijgwn diemz, vihmaz yungzheih sawj naengnoh bienq geq?

爱吃甜食不仅易使人肥胖，而且还会导致皮肤过早衰老。荷兰研究人员根据 569 名健康的志愿者饭后的血糖浓度，将他们分成低、中、高三组，结果是血糖水平最低的组和糖尿病组之间的"外表年龄"差距最大，达到 1 年 7 个月。但即使在未患糖尿病的志愿者中，血糖水平最低和最高的组之间也有 1 岁的差距。通过计算，他们得出结论：每升血液中葡萄糖浓度每增加 0.18 克，外表年龄增加 5 个月。

Maij gwn gijgwn diemz mboujdan yungzheih sawj vunz biz, caemhcaiq lij sawj naengnoh geq ndaej vaiq dem. Hozlanz yenzgiu yinzyenz gaengawq gij hezdangz noengzdoh gwnhaeux gvaq 569 boux ciyencej ndangcangq, faenbaenz daemq、 cungqgyang、sang sam cuj, doeklaeng dwg cuj hezdangz suijbingz ceiq daemq caeuq cuj binghnyouhdangz ndawde "baihrog yawj hwnjdaeuj nienzgeij" cengca ceiq daih, dabdaengz bi ndeu lingz 7 ndwen. Hoeng couhcinj youq ndaw boux ciyencej mbouj baenz binghnyouhdangz, cuj hezdangz suijbingz ceiq daemq caeuq cuj ceiq sang ndawde hix cengca miz bi ndeu. Doenggvaq geiqsuenq, Gyoengqde dawz ok gietlwnh: Moix swng lwed ndawde buzdauzdangz nungzdu moix demgya 0.18 gwz, baihrog nienzgeij yawjbae couh demgya 5 ndwen.

三、男性科
Sam、Gohvunzsai

前列腺肥大为何会导致尿床？
Cenzlezsen bizbwd vihmaz ndaej yinxhwnj nyouhmbonq?

尿频、尿急是前列腺疾病的常见症状，而老年男性朋友若出现尿床现象，通常是患上前列腺肥大（增生）的表现。

人到50岁之后，伴随着性机能的衰退，男性基本上均有不同程度的前列腺肥大，若是没有引发下尿路梗阻，则没有显著病状。据调查，男性到60岁之后，大概有70％的人存在前列腺肥大，并且会出现不舒服的症状，影响排尿，应尽早就医，做前列腺检查。发现前列腺肥大时，也无须害怕，可用药物治疗，效果非常好。症状严重者可考虑手术治疗，以缩减前列腺充血，让前列腺有充足的休息时间。避免前列腺肥大应从中年做起，性生活不可过度，不吸烟，尽量不喝酒，少食或不食刺激性食物。男性到中年之后，均要积极预防能引发前列腺肥大的疾病，如膀胱炎、尿道炎、睾丸炎等。若是患上这些疾病，要尽早治疗，彻底治愈，以免祸及前列腺。

Nyouhdeih、nyouhndaemq dwg cungj binghyiengh bingh cenzlezsen ciengz raen ndeu, hoeng bouxlaux bouxsai baengzyoux danghnaeuz miz gij yienhsiengq nyouhmbonq, itbuen dwg gij biujyienh baenz bingh cenzlezsen bizbwt (demseng) lo.

Vunz daengz 50 bi le, buenxriengz singgihnwngz nyiegdoi, vunzsai daihdaej cungj baenz cenzlezsen bizbwd mbouj doengz cingzdoh haenx, danghnaeuz mbouj yinxfat nyouhloh saeklaengz, couh mbouj miz gij binghyiengh gig mingzyienj de. Gaengawq diucaz, bouxsai daengz 60 bi le, daihgaiq miz 70％ vunz deng cenzlezsen bizbwt, caemhcaiq aiq okyienh mbouj cwxcaih, yingjyangj baiz nyouh, wnggai caeux di bae ywbingh, guh cenzlezsen genjcaz. Raen cenzlezsen bizbwt seiz, hix mbouj yungh lau, ndaej yungh yw daeuj yw, yaugoj gig ndei. Boux baenz bingh haenqnaek ndaej dajsuenq guh soujsuz ywbingh, daeuj gemjnoix cenzlezsen cung lwed, hawj cenzlezsen ndaej yietnaiq seizgan cukgaeuq. Bietmienx cenzlezsen bizbwt wnggai daj cungnienz guh hwnj, singq swnghhoz mbouj ndaej lailai, mbouj cit ien, caenhliengh mbouj gwn laeuj, noix gwn roxnaeuz mbouj gwn gijgwn gikcoi haenx. Bouxsai daengz cungnienz le, cungj yaek aeu hwnjheiq bae fuengzre gij bingh ndaej yinxfat cenzlezsen bizbwt haenx, lumj rongznyouh in、lohnyouh in、raem in daengj. Danghnaeuz baenz gij bingh neix, aeu caeux di ywbingh, yw ndei daengzdaej bae, mienx ndaej haih daengz cenzlezsen.

按摩脐周为何能预防前列腺炎？

Nunaenx henz saejndw vihmaz ndaej yawhfuengz cenzlezgsenyenz?

从中医角度来讲，肚脐的周围有气海、关元、中极各穴，是丹田之所，适当按摩有利于膀胱气化（排尿）功能的恢复。而会阴穴则是任脉、督脉、冲脉聚结之会穴，常按摩可使该处血液循环加快，起到消炎、止痛和消肿的作用。

男性每天自我按摩脐周可防治前列腺炎，方法如下：取仰卧位，双腿伸直，左手放在神阙穴（肚脐）上，用中指、食指、无名指三指沿脐周轻柔按压和旋转，时间1～2分钟；然后再按摩会阴穴，将下肢屈曲，两腿分开，用中指螺纹面按触会阴穴，时间1分钟。

Daj cunghyih fuengmienh daeuj gangj, seiqhenz saejndw miz heiqhaij、gvanhyenz、cunghgiz gak aen hezvei, youq danhdenz gizde, habdangq nunaenx doiq hoizfuk gij gunghnwngz rongznyouh heiqvaq (baiz nyouh) mizleih. Veiyinhhez couh dwg aen hezvei diuz meg soh baihnaj cingqgyang、diuz meg soh baihlaeng cingqgyang、cunghmwz comzgiet doxca haenx, ciengzseiz nunaenx ndaej sawj gizde lwed lae baedauq gyavaiq, miz siuhyenz、dingz in caeuq siu foeg cozyung.

Bouxsai moix ngoenz gag nunaenx seiqhenz saejndw ndaej fuengzceih cenzlezsenyenz, Fuengfap lumj lajneix：Ninz daengjhai, song ga iet soh, fwngzswix cuengq youq sinzgezhez (saejndw) gwnzde, yungh lwgfwngzgyang、lwgfwngzvix、lwgfwngzcaemj sam lwgfwngz swnh seiqhenz saejndw menhmenh nyaenx caeuq baenqcienq, 1～2 faencung seizgan；Yienzhaeuh caiq nunaenx veiyinhhez, ut ga, song ga faenhai, yungh luzfwngz lwgfwngzgyang naenxbungq veiyinhhez, 1 faencung seizgan.

如何早发现前列腺疾病？

Yienghlawz ndaej caeux di fatyienh bingh cenzlezsen?

直肠指诊简单、经济，对前列腺疾病的检出具有重要作用，尤其是对前列腺癌的早期诊断和分期均具有重要意义。所以，体检者不应随意放弃该项检查。

检查前，体检者应排尿，采取弯腰站立位。通常，正常的前列腺表面光滑，质地柔韧。前列腺增生时，两侧叶呈对称性增大，质地较韧，中央沟变浅或消失。前列腺有炎症时，触诊时可有明显的压痛和胀痛感。前列腺癌变时，指诊可触到前列腺质地变硬，且可以触及到坚硬、不平整的结节样组织。

Lwgfwngz genjcaz caetconq genjdanh、ginghci, doiq genj ok bingh cenzlezsen miz cungyau cozyung, daegbied dwg doiq cenzlezsennganz geizcaeux duenhbingh caeuq faengeiz, cungj miz cungyau gyaciz. Ndigah, boux dijgenj mbouj wngdang seizbienh vut

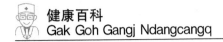
hangh genjcaz neix.

Genjcaz gaxgonq, boux dijgenj wngdang ok nyouh bae, gungj hwet ndwn dwk. Bingzciengz, gij cenzlezsen cingqciengz de biujmienh lwenq, unqnem nyangqnywt. Senzlezsen demmaj seiz, song mbiengj mbaw haenx okyienh bienq hung doxdaengh, caetliengh haemq nyangq, gij mieng cingqgyang haenx bienq feuz roxnaeuz siusaet bae. Cenzlezsen miz binghhwngq seiz, mwh bungq yawjbingh roxnyinh miz mingzyienj naenx in caeuq ciengq in. Cenzlezsen baenz nganz seiz, yungh lwgfwngz genjcaz ndaej bungq daengz cenzlezsen bienq ndongj, caemhcaiq ndaej bungqdeng gij cujciz giet ndongj、 mbouj bingzcingj haenx.

检查前列腺液为何需禁欲 5 天？
Genjcaz raemx cenzlezsen vihmaz yaek gimqej 5 ngoenz?

不少中年男性前列腺出了毛病，需要到医院做前列腺液检查。前列腺液是精液的重要组成成分。因此，射精时也会把前列腺液排出，如果检查前过性生活，可能会导致前列腺液减少，影响结果的准确性。所以，前列腺液检查需要禁欲，一般检查前 3～5 天最好不要过性生活。

另外，因为不育症就诊的男性要做精液检查，需提前禁欲 5～7 天，但不宜禁欲时间过长，否则精子活力会受到影响。

Mbouj noix bouxsai cungnienz cenzlezsen ok le mauzbingh, aeu bae yihyen guh raemx cenzlezsen genjcaz. Raemx cenzlezsen dwg raemxcing gij cungyau gyoepbaenz cwngzfwn. Vihneix, secingh seiz hix baiz raemx cenzlezsen okdaeuj, danghnaeuz genjcaz gaxgonq doxej, aiq cauhbaenz raemx cenzlezsen gemjnoix, yingjyangj gezgoj cinjdeng. Ndigah, cenzlezsen genjcaz yaek gimqej, itbuen genjcaz gaxgonq 3 daengz 5 ngoenz ceiq ndei gaej doxej.

Linghvaih, aenvih bouxsai mboujmizseng haenx daeuj yawjbingh aeu guh raemxcing genjcaz, aeu daezgonq gimqej 5～7 ngoenz, hoeng mbouj hab gimqej seizgan raez gvaqbouh, mboujne gij rengzhoengh lwgcing couh yaek deng yingjyangj lo.

什么动作可以保护前列腺？
Gijmaz dungcoz ndaej baujhoh cenzlezsen?

患有前列腺炎、前列腺增生的中老年男性，可以在每天锻炼身体的时候加上某些动作来保护前列腺。具体方法：左腿向前弓，右腿尽量伸直，同时上身向后仰，直到感觉右大腿前侧肌肉得到拉伸为止，然后上身向左扭，坚持数秒后反方向练习。这个动作能对腹部肌肉进行按摩，改善其生理状态。

Bouxcungnienz caeuq bouxlaux vunzsai baenz bingh cenzlezsenyenz、cenhlezsen demmaj, ndaej youq moix ngoenz lienhndang seiz, gya di dungcoz ndeu daeuj baujhoh cenzlezsen. Gidij guhfap dwg: Ga swix gungq coh baihnaj bae, ga gvaz caenhliengh iet soh, doengzseiz gwnzndang coh baihlaeng ngiengx, cigdaengz roxnyinh gij ndangnoh baihgvaz goekga baihnaj ndaej daengz rag'iet le cij sat, yienzhaeuh ndang baihgwnz niuj gvaq baihswix bae, genhciz geij miux le cienq doxdauq lienh. Aen dungcoz neix ndaej nunaenx ndangnoh aendungx, gaijndei gij sengleix cangdai de.

患前列腺疾病为何需定期肛门指检?

Baenz bingh cenzlezsen vih gijmaz yaek dinghgeiz bae guh conghhaex lwgfwngz genjcaz?

前列腺癌往往与前列腺增生并存,故有时可出现类似前列腺增生的症状,如尿频、尿急、尿流缓慢、排尿困难,甚至发生尿潴留等,少数患者可有血尿或出现转移的症状。前列腺癌的诊断其实是比较容易的,通过肛门指检,有经验的医生就能发现异常。所以,无论有无前列腺疾病,中老年男性每年最少要做一次肛门指检。

Cenzlezsennganz ciengzseiz caeuq senhlezsen demmaj caez fatbingh, ndigah mizseiz ndaej okyienh gij binghyiengh lumj cenzlezsen demmaj nei, lumjbaenz nyouhdeih、nyouhndaemq、nyouh menhmenh okdaeuj、baiz nyouh gunnanz, mizseiz lij ok nyouh mbouj daeuj dem daengj, siujsoq vunzbingh miz gij binghyiengh nyouhlwed roxnaeuz okyienh senj bae haenx. Yawjduenh bingh cenzlezsennganz gizsaed haemq yungzheih, doenggvaq conghhaex lwgfwngz genjcaz, boux canghyw miz gingniemh de couh ndaej yawj ok mbouj doengz bingzciengz lo. Ndigah, mboujlwnh miz mbouj miz bingh cenzlezsen, bouxcungnienz caeuq bouxlaux vunzsai moix bi ceiq noix aeu guh baez conghhaex lwgfwngz genjcaz ndeu.

什么是附睾炎?

Gijmaz dwg fugauhyenz?

附睾炎会使生殖器部位经常性充血,脊髓射精中枢呈病理性兴奋,导致遗精次数频繁。除了附睾炎,包皮炎、包皮过长引起的龟头炎、前列腺炎、精囊炎、尿道炎等,也会使遗精频发。

附睾炎在临床上分为急性和慢性两类。一般情况下,急性附睾炎的症状可于一周后逐渐消退。但生活中以慢性附睾炎较多见,多继发于慢性前列腺炎或损伤。附睾炎是青壮年的常见疾病,每当身体抵抗力低下时,大肠杆菌、葡萄球菌、链球菌等致病菌便会作祟。附睾的炎症可影响其功能,从而影响精子成熟,使受精能力下降。

附睾炎患者要从生活细节做起,杜绝饮酒、吸烟,少吃辛辣、酸、凉等刺激性食物，不吃鱼腥类、牛羊肉等发物，多吃新鲜蔬菜与瓜果。此外，还应经常做阴囊部热敷，以促进血液循环和加速炎症消退。

Fugauhyenz ndaej sawj swnghcizgi gizde ciengzseiz cunglwed, cizsuij secingh cunghsuh yienh ok binglijsing gikdoengh, cauhbaenz laemok baezsoq deih. Cawz bae fugauhyenz, gyaeujviz in aenvih byukbau in、byukbau raez gvaqbouh yinxhwnj haenx、cenzlezsenyenz、gyaeqraem in、lohnyouh in daengj, hix ndaej ciengzseiz deng laemok.

Fugauhyenz youq yawjbingh ywbingh seiz faen guh gaenjgip caeuq menhsingq song loih. Itbuen cingzgvang baihlaj, gij binghyiengh fugauhyenz gaenjgip ndaej youq aen singhgiz ndeu cugciemh siudoiq. Hoeng youq ndaw swnghhoz raen haemq lai de dwg fugauhyenz menhsingq, dingzlai gaenriengz cenzlezsenyenz menhsingq roxnaeuz sienghaih fatbingh. Fugauhyenz dwg bingh ciengzraen bouxcoz, moix daengz mwh ndangdaej rengzdingj mbouj ndei, dacangz ganjgin、buzdauz giuzgin、lienh giuzgin daengj doengh cungj nengzbingh neix couh rox guhfangz. Gij binghhhuj fugauh ndaej yingjyangj gij gunghnwngz de, yienghneix couh yingjyangj lwgcing majbaenz, sawj ndaej soucingh naengzlig doekdaemq.

Boux baenz binghfugauhyenz aeu daj swnghhoz sicez guh hwnj, saekgimq gwn laeuj、cit ien, noix gwn gijgwn manh、soemj、liengz daengj gikcoi haenx, mbouj gwn noh bya、noh cwz yiengz daengj huqfat haenx, lai gwn byaekheu singjsien caeuq gva mak. Linghvaih, lij wnggai ciengzseiz guh ndat oep giz daehraem, daeuj coicaenh lwed lae baedauq caeuq gyavaiq siu doiq gij bingh hwngq.

运动后遗精是病吗？
Yindung gvaqlaeng laemok dwg bingh lwi?

有些爱好体育锻炼的中老年男性，在参加剧烈运动后，会出现遗精次数增多的现象，并因此而恐惧不安。这是不是病态呢？运动后遗精次数增多主要有以下原因。

（1）运动使血液循环加快，各器官系统的功能亦随之增强，生殖器官也不例外。运动后，流经睾丸、前列腺、精囊的血液增多，使精液增多，遗精次数也会随之增加。

（2）运动之后，中枢神经系统的反射活动和植物性神经的功能也会增强，勃起中枢的兴奋性增高，容易引起性的神经反射，导致性器官充血，产生性冲动，于是便出现遗精。

提醒中老年男性，运动时不要穿紧身的运动衣裤，运动量不要过大，避免运动器械较长时间的刺激、摩擦；运动后过度疲劳、被子盖得太暖，也会诱发性的冲动，造成遗精。总之，运动后遗精次数稍有增加，并不是病态，也不是体虚的表现，不必担忧。中老年男性可以取莲子（带心）30克、粳米50克，同煮成粥，每周食用2次，有养心安神、健脾益肾的功效，可防治运动后遗精。

Mizmbangj bouxcungnienz caeuq bouxlaux vunzsai haengj guh dijyuz lienhndang, youq camgya yindung remhaenq gvaqlaeng, ndaej okyienh gij yienhsiengq laemok baezsoq demlai, caemhcaiq aenvih yienghneix cix yieplau mbouj onj. Neix dwg mbouj dwg yienghbingh ne? Yindung gvaqlaeng laemok baezsoq demlai cujyau miz gij yienzaen lajneix.

（1）Yindung sawj lwed lae baedauq gyavaiq, gij gunghnwngz gak aen gi'gvanh hidungj hix riengz de demgiengz, swnghcizgi hix mbouj laehvaih. Yindung gvaqlaeng, gij lwed lae gvaq raem、cenzlezsen、gyaeqraem haenx dem lai, sawj raemxcing demlai, laemok baezsoq hix ndaej riengz de demgya.

（2）Yindung gvaqlaeng, gij gunghnwngz cunghsuh sinzgingh hidungj fanjse hozdung caeuq gij gunghnwngz cizvuz sinzgingh haenx hix ndaej demgiengz, gaenzhwnj cunghsuh saenzging hoenghhwdhwd hwnjdaeuj, yungzheih yinxhwnj gij sinzgingh fanse haenx, sawj singgi'gvanh cunglwed, siengj doxej, yienghneix couh deng laemok lo.

Daezsingj bouxcungnienz caeuq bouxlaux vunzsai, yindung seiz gaej daenj gij buhvaq yindung de ndaet lai, yindung soqliengh gaej lailai, bietmienx doengh gij doxgaiq dawz yindung haenx gikcoi、doxdawz seizgan raez; Yindung gvaqlaeng baegnaiq gvaqbouh、goemq moeg raeuj lai, hix ndaej yaeuhfat ngeix doxdawz, cauxbaenz laemok. Gyonj hwnjdaeuj gangj, yindung gvaqlaeng laemok baezsoq loq miz demgya, cix mbouj dwg binghyiengh, hix mbouj dwg gij biujyienh ndangdaej haw, mbouj yungh youheiq. Bouxcungnienz caeuq bouxlaux vunzsai ndaej aeu cehmbu（daiq sim）30 gwz、haeuxsuen 50 gwz, caez cawj baenz souh, moix singhgiz gwn 2 baez, ndaej ciengx sim dingh saenz、cangq mamx ik mak, ndaej fuengzceih yindung le laemok.

遗精太频繁会导致不育吗？
Ciengzciengz laemok ndaej cauxbaenz maen lwi?

偶尔遗精对生育并没有什么影响，若频繁遗精并伴有早泄，常因精子质量下降或性功能障碍而造成不育。

造成遗精的原因主要是大脑皮层的抑制过程减弱，性中枢兴奋性增强，在有性方面的刺激时，常可出现遗精。内裤过紧、包皮垢刺激等可导致反射性遗精。包皮龟头炎及尿道、前列腺、精囊等部位的炎症均可能导致遗精。所以如果频繁遗精，务必要引起重视，需要尽早到正规的医院查明原因，然后再进行有针对性的治疗，只有这样才不会引起不育症。

Saekseiz laemok doiq senglwg bingq mbouj miz gijmaz yingjyangj, danghnaeuz ciengzciengz laemok caemhcaiq buenx miz baiz mok vaiq, ciengzseiz aenvih lwgcing cizlieng doekdaemq roxnaeuz singgunghnwngz gazngaih cix cauxbaenz maen.

Gij yienzaen cauxbaenz laemok cujyau dwg danaujbizcwngz hanhhaed gocwngz gemjnyieg, singcunghsuh gikdoengh gya lai, youq mwh miz singq gikcoi fuengmienh, ciengzseiz ndaej okyienh laemok. Vaqndaw ndaet lai、haexbyukbau coegcamz daengj ndaej yinxhwnj fanjsesing laemok, gij binghhuj byukbau gyaeujviz caeuq lohnyouh、cenzlezsen、gyaeqraem daengj doengh giz neix cungj aiq yinxhwnj laemok. Ndigah danghnaeuz ciengzciengz laemok, itdingh aeu yawjnaek, yaek caeux di bae yihyen cwnggveih haenx cazmingz yienzaen, yienzhaeuh caiq cimdoiq de bae ywbingh, cijmiz yienghneix cij mbouj cauhbaenz maen.

治精液异常为何疗程较长？
Yw raemxcing mbouj cingqciengz，vihmaz liuzcwngz haemq raez？

很多男性不育患者常常疑惑："为什么我服药3～4个月，精子数量才有增加，才有了自己的宝宝？"

其实，精子生长包括精子发生、成熟分裂、成熟等一系列过程，即在睾丸中有精子发生的曲细精管，在管中含有发生、成熟分裂到不同阶段的各型生殖细胞，每个阶段都经历了一次复杂的成熟分裂，最后精子在附睾中成熟成为具有受精能力的精子，整个过程需要近3个月。因此，精液异常的男性临床治疗以3个月为1个治疗周期，4个月复查看疗效。所以，男性不育患者要有思想准备，治疗时间可能很长。

Miz haujlai bouxsaimaen ciengzseiz ngeizvaeg："Gou vih gijmaz gwn 3 daengz 4 ndwen yw，lwgcing soqliengh cij mizdi daezsang, cij ndaej miz lwg bonjfaenh."

Gizsaed, lwgcing sengmaj baudaengz lwgcing seng ok、seng baenz、faenmbek、caiq seng baenz daengj baenzroix gocwngz, couhdwg youq ndaw raem miz diuzguenj lwgcing seng ok saeq youh gaeuz, youq ndaw guenj hamz miz gak cungj swnghciz sibauh seng ok、seng baenz、faenmbek daengz mbouj doengz gaihdon haenx, moix aen gaihdon cungj ginglig le baez seng baenz、faenmbek fukcab ndeu, doeklaeng lwgcing youq ndaw fugauh sengbaenz baenz gij lwgcing miz naengzlig soucingh haenx, daengx aen gocwngz aeu gaenh sam ndwen. Vihneix, gij bouxsai raemxcing mbouj cingqciengz haenx, youq yawjbingh ywbingh seiz, aeu 3 ndwen guh aen hopgeiz ywbingh ndeu, 4 ndwen dauqcaz yawj liuzyau. Ndigah, bouxsaimaen aeu miz swhsiengj cunjbei, ywbingh seizgan aiq gig raez.

怎样提高精子活力？
Yienghlawz daezsang gij rengzhoengh lwgcing？

腹股沟区是指下腹部两侧的三角区域，正确地按摩这个部位，能有效地促进血液循环，改善局部的血液供应，进一步完善神经调节，促进精子的蠕动等，对提高精子的活力及质量有一定的好处。

具体的按摩手法：平卧后，顺着腹股沟的方向，自上而下地按摩30～50下，力度中等，以感觉腹股沟区稍稍发热为止，每周坚持3～5次比较适宜。精子生成是一个系统工程，腹股沟按摩对提高精子活力有帮助，但对精子生成的源头把关更为重要。

Gehgoekga dwg ceij dungxlaj song mbiengj henzbien sam gak gizde, cingqdeng nunaenx gizneix, ndaej mizyauq coicaenh lwed lae baedauq, gaijndei gij lwed gunghawj gizbu, caenh'itbouh diuzcez sinzgingh caezcienz, coicaenh lwgcing noddoengh daengj, doiq daezsang gij rengzhoengh caeuq caetliengh lwgcing miz itdingh ndeicawq.

Gidij nunaenx soujfap dwg：Ninzbingz le, swnh aen fuengyiengq gehgoekga, daj gwnz daengz laj nunaenx 30 daengz 50 baez, roengzrengz cunghdwngj, roxnyinh gehgoekga miz di ndat couh ndaej, moix aen singhgiz genhciz 3 daengz 5 baez haemq habngamj. Lwgcing sengbaenz dwg aen hidungj gunghcwngz ndeu, nunaenx gehgoekga doiq daezsang rengzhoengh lwgcing miz bangcoh, hoeng bajgvan ndei giz goek lwgcing sengbaenz de engq youqgaenj.

精液量多好还是少好？
Raemxcing soqliengh lai ndei roxnaeuz noix ndei ne?

对于射精量而言，通常有两种观点：射精量少，对身体好，不伤肾；射精量多，说明年轻体壮。其实，科学地来看，精液量过多或过少都不好。

正常的性生活，男性每次射精的精液量少于1毫升，被称为精液过少。这可能是由睾丸功能异常，内分泌紊乱，精囊、前列腺疾病或尿道狭窄造成的。这类精液过少症容易鉴别，可以禁欲或禁止手淫5～7天后，再排一次精液，若精液较前增多，表明没有疾病；否则，为病理性精液过少症。

与精液量过少的情况相似，精液量过多（如超过7毫升）也是一种病态，大多为精囊炎症引起。精液过多的实质是精浆分泌或渗出过多，而精子总数没有变化，这样会引起精液中精子的密度降低，影响受孕的机会。过量分泌的精浆因炎症等病理因素的影响，也会干扰精子的活动和功能。另外，精液量过多也致使性交后从阴道流失过多精液而带出大量精子，同样减少了受孕的机会。

Doiq secingh soqliengh daeuj gangj，doengciengz miz song cungj yawjfap：Secingh soqliengh noix, doiq ndangdaej ndei, mbouj sieng daengz mak；Secingh soqliengh lai, gangjmingz nienzoiq ndangdaej cangq. Gizsaed, daj gohyoz fuengmienh daeuj yawj, raemxcing soqliengh lai gvaqbouh roxnaeux noix gvaqbouh cungj mbouj ndei.

Gij singswnghhoz cingqciengz haenx, bouxsai moix baez dwk ok gij raemxcing soqliengh de noix gvaq 1 hauzswngh, ndaej heuhguh raemxcing noix gvaqbouh. De aiq dwg aenvih gij gunghnwngz raem mbouj cingqciengz, baihndaw iemqok luenhlablab, bingh gyaeqraem、cenzlezsen roxnaeuz lohnyouh gaebgeb cauhbaenz. Loih bingh raemxcing noix gvaqbouh neix yungzheih faenbied, ndaej gimqej roxnaeuz gimqcij fwngzngomx gagnai 5 daengz 7 ngoenz le, caiq baiz baez raemxcing ndeu, danghnaeuz raemxcing beij gaxgonq gyalai, byaujmingz mbouj miz bingh; Mboujne, couh dwg bingh raemxcing noix gvaqbouh.

Caeuq gij cingzgvang raemxcing soqliengh noix gvaqbouh doxlumj, raemxcing soqliengh lai gvaqbouh (beijlumj mauhgvaq 7 hauzswngh) hix dwg cungj bingh ndeu, dingzlai aenvih gij binghhhuj aen gyaeqraem yinxhwnj. Raemxcing lai gvaqbouh saedsaeh dwg mokcing baizok roxnaeuz iemqok lai gvaqbouh, hoeng lwgcing cungjsoq youh mbouj miz bienqvaq, yienghneix couh sawj gij maeddoh lwgcing ndaw raemxcing doekdaemq, yingjyangj mizndang gihvei. Gij mokcing baizok lai gvaqbouh haenx aenvih deng binghhhwngq daengj binglij yinhsu yingjyangj, hix ndaej ganhyauj gij hozdung caeuq gunghnwngz lwgcing. Linghvaih, raemxcing soqliengh lai gvaqbouh hix sawj doxej le raemxcing ciengzseiz daj conghced riuzsaet lai gvaqbouh, ndaej daiq daihbuek lwgcing okbae, doengzyiengh gemjnoix gihvei mizndang.

锻炼可增强精子活力吗？
Lienhndang ndaej demgiengz gij rengzhoengh lwgcing lwi？

西班牙科尔多瓦大学的一项新研究发现，男性常锻炼可以提高精子的游动速度，使精子活力更强。

在这项新研究中，科学家评估了经常运动和不爱运动的 31 名男性参试者在精液质量和激素水平方面的差异，调查了包括精子数、精子活力在内的诸多因素，分析了包括睾丸激素（雄激素）、皮质醇和促卵泡激素等激素的水平。结果发现，爱运动的参试男性的精液多项指标更好。

导致男性精子质量下降的因素很多，如饮酒、吸烟及肥胖等。研究人员同时提出，尽管锻炼有助于提高精子质量，但过量运动可能适得其反。2010 年的一项研究表明，体育明星的精子质量比普通经常运动的男性的要差。其主要原因之一是，过量高强度运动导致精子质量下降。

Sihbanhyaz Goh'wjdohvaj Dayoz hangh yenzgiu moq ndeu fatyienh, vunzsai ciengz lienhndang ndaej daezsang lwgcing noddoengh suzdu, sawj gij rengzhoengh lwgcing engq giengz.

Youq ndaw hangh yenzgiu moq neix, gohyozgyah bingzguj le gij cengca raemxcing caetliengh caeuq gizsu suijbingz fuengmienh 31 boux vunzsai camgya cwzsi ciengzseiz yindung caeuq mbouj haengj yindung haenx, diucaz le haujlai yinhsu, ndawde baudaengz lwgcing soqliengh、rengzhoengh lwgcing, faensik le baudaengz gizsu（yungzgizsu）raem、bizcizcunz caeuq gizsu coi bopgyaeq daengj gizsu suijbingz. Doeklaeng fatyienh, gij raemxcing vunzsai camgya cwzsi haengj yindung haenx engqgya ndei.

Gij yinhsu cauhbaenz bouxsai lwgcing caetliengh doekdaemq haenx gig lai, beijlumj gwn laeuj、cit ien caeuq bizbwt daengj. Yenzgiu yinzyenz doengzseiz gienq，caenhguenj lienhndang doiq daezsang gij cizlieng lwgcing miz bangcoh，hoeng yindung gvaqliengh aiq cingqngamj doxbyonj. 2010 nienz hangh yenzgiu ndeu biujmingz，gij caetliengh lwgcing dijyuz mingzsingh beij itbuen vunzsai ciengzseiz yindung haenx ca. Gij cujyau yienzaen ndawde miz aen ndeu dwg，yindung giengzdoh sang gvaqbouh ndaej cauhbaenz lwgcing caetliengh doekdaemq.

龟头炎长期不愈是何原因？
Gyaeujviz in ciengzgeiz yw mbouj ndei dwg gijmaz yienzaen?

包皮龟头炎是常见病、多发病，念珠菌感染是最常见的病因。较容易罹患此病的男性大部分阴茎包皮过长，或配偶患有细菌性、真菌性阴道炎。包皮龟头炎表现为龟头潮红，并有针尖至粟粒大小的红色丘疹，表面有较多白色奶酪状附着物，自觉瘙痒；皮损刮屑涂片直接镜检显示真菌阳性，培养为念珠菌。包皮龟头炎反复发作或久治不愈，严重时出现龟头皮肤潮红、表面附着大量白色乳酪状分泌物，甚至出现皮肤皲裂、疼痛、包皮不能上翻的症状时，此时就应高度怀疑合并糖尿病的可能。

因为当血糖升高时，机体抵抗力就会下降，男性很容易出现包皮龟头炎、皮肤裂口疼痛及长期不愈的情况，所以包皮龟头炎是男性糖尿病患者血糖高低的晴雨表。健康人群若出现包皮龟头炎长期不愈，要及时检测血糖。

Gyaeujviz in dwg cungj bingh ciengz raen、lai fat ndeu，gij baenzbingh yienzaen de ciengz raen dwg lahdawz nencuhgin. Gij vunzsai haemq yungzheih lahdawz cungj bingh neix dingzlai dwg aenvih byukbau raez gvaqbouh，roxnaeuz baz de deng siginsing conghced in、cinhginsing conghced in. Gyaeujviz in biujyienh baenz gyaeujviz hoengz，caemhcaiq miz gij nwnj hoengz iq lumj byaicim hung lumj naed haeux nei，biujmienh nem miz haemq lai doxgaiq hau lumj naijloz nei，vunzbingh gag roxnyinh humz；Gvet giz naeng sieng de daeuj genjcaz，cigciep yienh'ok cinhgin yangzsing，ciengx le couh baenz nencuhgin. Gyaeujviz in fanfoek fat roxnaeuz yw nanz mbouj ndei，mwh youqgaenj de raen naengnoh hoengz、daihliengh doxgaiq baizok hau lumj naijloz nei，vanzlij raen naengnoh dekleg、indot、byukbau mbouj ndaej fan hwnj gwnz bae dem，couh wnggai gig ngeizvaeg aiq gyoebfat binghnyouhdangz lo.

Aenvih mwh hezdangz swng sang，rengz ndang dingjbingh couh doekdaemq，vunzsai gig yungzheih deng gyaeujviz in、bakdek naengnoh in caeuq ciengzgeiz yw mbouj ndei，ndigah gyaeujviz in dwg aen biuj fanjyingj bouxsai baenz binghnyouhdangz hezdangz sang daemq ndeu. Gyoengqvunz ndangcangq danghnaeuz raen gyaeujviz in ciengzgeiz mbouj ndei，aeu gibseiz genjcwz hezdangz.

阴茎再发育是否可信？

Diuzviz youh caiq maj ndaej saenq mbouj saenq?

阴茎从 10 岁左右开始发育，到 20 岁左右就基本定型了。也就是说，当一个男孩进入成年后，阴茎就不可能再度发育。目前没有药物可以使发育定型的阴茎增粗。

很多医院宣传有一种手术可以使阴茎增粗。阴茎勃起要靠海绵体的充血膨胀，而海绵体由白膜包裹，若想真正增粗，必须取材料"加宽"白膜以前用过的材料有自体浅筋膜、特殊处理的猪皮甚至口腔黏膜，但缺点是形状难看，会膨出来一块儿。实际上，阴茎的粗细和长短并不是影响性生活质量的唯一决定性因素，"硬度是关键"。性生活的美满程度还取决于夫妻双方的心理状态、彼此的情感交流和体力情况，一味强调增粗阴茎是不合适的。

Diuzviz daj 10 bi baedauq hainduj fatmaj, daengz 20 bi baedauq couh gihbwnj dinghhingz lo. Hix couh dwg naeuz, dang daeg lwgmbauq ndeu maj baenz vunzhung le, diuzviz de couh mbouj gojnaengz caiq fatmaj lo. Dangqnaj lij mbouj caengz miz yw ndaej sawj diuzviz maj dinghhingz haenx gya co.

Haujlai yihyen senhconz miz cungj soujsuz ndeu ndaej sawj diuzviz gya co. Diuzviz gaenzhwnj yaek baengh gij haijmenzdij de cunglwed gawhraeng, haijmenzdij youz mueghau suek dwk, danghnaeuz siengj caencingq dem co, Itdingh aeu "gya gvangq" mueghau, gij caizliu doenghbaez yungh gvaq haenx miz noh lajnaeng、gij naengmou daegbied cawqleix gvaq haenx, lienz gij nemmuek ndawbak cungj yungh gvaq, hoeng gezdenj dwg yienghceij nanz yawj, rox baenzgaiq bongq okdaeuj. Gizsaed, diuzviz co saeq caeuq raezdinj, bingq mbouj dwg aen yinhsu gietdingh dog yingjyangj singswnghhhoz caetliengh, "geng dwg gij ceiq youqgaenj de". Singswnghhhoz ndei mbouj ndei lij youz gvanbaz song fueng simleix cangdai、caezgya cingzgamj gyauhliuz caeuq rengzndang cingzgvang gietdingh, dan giengzdiuh hawj diuzviz co ndwi mbouj habngamj.

冬季为何易发生阳痿？

Seizdoeng vihmaz yungzzheih deng vizyoq?

进入秋冬季节，人们性致普遍不高。男科医生指出，天气转凉，人体正在为抵御寒冬做准备，性生活确实少了，这是正常现象。但有一点要重视，勃起功能障碍（ED）的患者也增多了。

这主要有两个方面的原因。一是从心理上来看，在秋冬季节，草枯花谢，万物凋零，容易让人悲愁和压抑，对性生活也有负面影响。二是从身体上来看，秋冬主收藏，人体活力会随着气温下降而逐渐进入相对的低谷，生理能量也不断走下坡路，容易产生慵懒感。因此，不少男性的欲望也会进入"休眠期"。而且秋冬季节，气温下降，血管自然收缩，也会加重 ED 症状。

不过与季节有关的 ED 不会长期影响性生活，为了有效预防，男性可适当进补，多吃滋阴壮阳补肾的食物；加强体育锻炼和心理调适也非常重要。如果性生活后经常有明显的腰酸、小便疼痛、射精痛等，应及时就医。

Haeuj daengz geiqciet seizcou seizdoeng le, gyoengqvunz bujben mbouj yinx doxej geijlai. Canghyw goh bouxsai ceijok, mbwn cienq liengz, ndang vunz cingq bwh dingj seiznit, singswnghhoz caen noix lo, neix dwg cingqciengz yienhsiengq. Hoeng miz di ndeu aeu yawjnaek, gij vunzbingh deng gaenzhwnj gunghnwngz gazgiengh（ED）haenx caemh gyalai lo.

Neix cujyau miz song fuengmienh yienzaen. It dwg daj simleix fuengmienh daeuj yawj, youq cou doeng geiqciet, rum roz va loenq, yienghyiengh baih, yungzheih hawj vunz simnaiq caeuq gaemhnaenx, doiq singswnghhoz hix miz yingjyangj. Ngeih dwg daj ndangdaej fuengmienh daeuj yawj, cou doeng cujyau dwg souyo, rengzhoengh ndangdaej ndaej riengz dienheiq doekdaemq cix cugciemh haeuj daengz giz diegdaemq, swnghlij naengzliengh hix mboujduenh byaij roengz roenlingq bae, yungzheih gik. Vihneix, gij siengjmuengh doxej mbouj noix bouxsai, hix mdaek haeuj daengz "mboengq ninz" de bae. Caiqlix seizdoeng seizcou geiqciet, dienheiq doekdaemq, sailwed swyenz sousuk, hix ndaej gyanaek bingh ED.

Mboujgvaq gij ED caeuq geiqciet mizgven haenx mbouj ciengzgeiz yingjyangj daengz doxej, vihliux mizyauq yawhfuengz, vunzsai ndaej habdangq gwn bouj, lai gwn gijgwn ciengx yaem cangq yiengz bouj mak haenx. Gyagiengz dijyuz donlen caeuq diuzgvenq simleix hix gig youqgaenj. Danghnaeuz doxej le ciengzseiz roxnyinh hwet nanq、nyouh in、secingh in daengj, wnggai gibseiz bae ywbingh.

性生活后大汗淋漓怎么调整？
Doxej gvaqlaeng, hanh conhswdswd yienghlawz diuzcingj?

过性生活时大汗淋漓，古籍认为是七损之一，也有夫妻觉得这是"酣畅淋漓"的激情。但在性生活中汗量过大，就要分是生理性还是病理性的原因了，尤其是出汗的方式或汗液的量、色、气味等发生改变，可作为疾病的提示，应引起重视。

病理性出汗也叫多汗症。中医认为，这是由阴阳失调引起的，多因肺气虚弱、卫阳不固、津液外泄所致。其原因概括起来包括中枢神经功能失调，内分泌紊乱（如更年期综合征），以及一些代谢性疾病（如甲状腺功能亢进症）。糖尿病的低血糖状态或冠心病疼痛缺氧，以及使用一些药物后，也可能引起异常出汗。考虑到在性生活中，男女必然会出现情绪亢奋、心跳加快、呼吸急促、肌肉挛缩、皮肤潮红、血压升高等现象，汗腺系统也同样会有所反应。不过这种亢奋现象的强弱是由自主神经功能来决定的。如果长期过度出汗，特别是伴有疲倦、乏力、夜间盗汗以及性生活焦虑等情况，就需要及时就

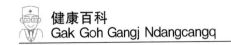

医了。

在接受专业医生帮助的同时，人们还要注意在生活中积极调整，以达到"阴平阳秘，精神乃治"的状态。长期大量出汗容易引起微量元素的丢失，此时应适当进补一些生津养阴的食物，如大枣、银耳、黑豆、核桃、黑芝麻、海参等。食物宜清补，宜吃含丰富优质蛋白的食物，忌吃辛辣刺激、温热香燥的食物。

Mwh doxej hanh conhswdswd, saw ciuhlaux gaenq nyinhnaeuz dwg caet vaih ndawde cungj ndeu, hix mizmbangj gvanbaz roxnyinh neix dwg cungj gikcingz "sangj dangqmaz" ndeu. Hoeng youq mwh doxej ok hanh lai gvaqbouh, couh yaek faen gij yienzaen dwg swnghlijsing roxnaeuz binglijsing lo, daegbied dwg gij fuengsik ok hanh roxnaeuz gij soqliengh, saek, feihdauh raemxhanh daengj haenx fatseng gaijbienq, ndaej dangguh bingh daeuj daezsingj, wnggai yawjnaek.

Binglijsing ok hanh hix heuhguh binghhanh. Cunghyih nyinhnaeuz, neix dwg aenvih yaemyiengz mbouj doxdaengh cij yinxhwnj, lai aenvih heiqbwt hawnyieg, henhoh ndangdaej mbouj maenh, raemx ndaw ndang yaem ok rog bae cauhbaenz. Gij yienzaen de gyonj hwnjdaeuj baudaengz cunghsuh sinzgingh gunghnwngz saetdiuz, neifwnhmi luenhlablab (beijlumj gwnghnenzgiz cunghhozcwng), caeuq mbangjdi bingh daisesing (beijlumj gyazgang). Binghnyouhdangz youq mwh hezdangz daemq roxnaeuz gvanhsinhbing indot noix yangj, caeuq sawjyungh mbangjdi yw gvaqlaeng, hix aiq cauhbaenz ok hanh mbouj cingqciengz. Naemj daengz youq mwh doxej, sai caeuq mbwk itdingh miz simcingz angqyangz, simdiuq gyavaiq, diemheiq gip co, ndangnoh fatgeuq, naengnoh hoengzfwt, hezyaz hwnjsang daengj, hansen hidungj hix doengzyiengh yaek miz di fanjywngq. Mboujgvaq cungj yienhsiengq angqvauvau neix giengz nyieg, dwg youz swcuj saenzging gunghnwngz daeuj gietdingh. Danghnaeuz ciengzgeiz ok hanh lai gvaqbouh, daegbied dwg buenx miz naetnaiq, mbouj miz rengz, gyanghwnz doek hanhheu caeuq doxej simfanz daengj cingzgvang, couh aeu gibseiz bae ywbingh lo.

Youq mwh ciepsouh ciennieb canghyw bangcoh, gyoengqvunz lij aeu haeujsim youq swnghhoz ndawde cizgiz diuzcingj, yawhbienh dabdaengz aen cangdai "yaem onj yangz maenh, cingsaenz hoenghhwd". Ciengzgeiz daihliengh ok hanh yungzheih cauhbaenz veizlieng yenzsu saet bae, seizneix wnggai habdangq gwn di gijgwn ndaej nyinh yaem ciengx ndang haenx, beijlumj makcauj, raetngaenz, duhndaem, makhwzdauz, lwgraz ndaem, binghaij daengj. Gijgwn hab cingdamh, hab gwn gijgwn hamz danbwz lai haenx, geih gwn gijgwn manh coegcamz, raeuj hwngq rang sauj haenx.

酒后过性生活为何更伤男性？
Gwn laeuj le doxej, vihmaz engqgya sieng bouxsai ne?

很多男性喜欢喝点酒再过性生活。其实，这样更伤男性。酒精进入人体后刺激中枢神经系统，可以增强男性的性欲，但大量饮酒后，人很快就会由兴奋期转入抑制期，此时过性生活导致发生阳痿、早泄的概率很大，长期下去，最终会导致性功能障碍。此外，过度刺激的性行为还可能导致猝死。所以，饮酒后的男性要克制住性冲动，避免酒后过性生活。

Haujlai vunzsai haengj gwn di laeuj menhcij doxej. Gizsaed, yienghneix engqgya sieng bouxsai. Ciujcingh haeuj ndaw ndang vunz le, gikcoi cunghsuh sinzgingh hidungj, ndaej hawj bouxsai lai siengj doxej, hoeng gwn laeuj lailai le, vunz gig vaiq couh daj mwh gikdoengh cienj haeuj aen seizgeiz naenxhaed de bae, mwhneix doxej yinxhwnj vizyoq, ok rae vaiq gij daihgaiq beijlwd gig daih, ciengzgeiz roengzbae, daengz gatsat yaek yinxhwnj singgunghnwngz gazngaih. Linghvaih, gij singhingzveiz coegcamz gvaqbouh haenx lij ndaej cauhbaenz daigaemz. Ndigah, vunzsai gwn laeuj le aeu nyaenxhaed doxej cungdoengh, bietmienx gwn laeuj le doxej.

如何判断性生活是否过度？
Hauhlawz duenhdingh doxej dwg mbouj dwg gvaqbouh?

性生活的间隔究竟以多长时间为好？这要根据每个人的具体情况而定。身体壮实、营养良好、工作负担不太重的人，精子的再生能力强，性腺分泌旺盛，即便次数多一些也无碍。但是，还是要根据性生活后第二天的表现和感觉，才能知道性生活是否过度。一般认为，在性生活后第二天或近几日内，出现以下情况，就可认为是过度了：①全身无力，腰酸腿软，懒得动，头重脚轻，头昏目眩，两眼冒金星；②气短心跳，时出虚汗，失眠多梦，不易入睡；③精神倦怠，萎靡不振，无精打采，工作没劲，学习精力不集中，昏昏欲睡；④面色苍白，两眼无神，神态憔悴，形体消瘦；⑤食欲减退，不思饮食，胃纳欠佳，有轻度恶心感。

如果出现以上情况，应及时纠正，加以节制，减少性生活次数和每次性生活的时间。严重者，应暂停一段时间的性生活。

Doxej dauqdaej yaek gek geijlai nanz seizgan cij ndei? Neix aeu gaengawq gidij cingzgvang moix boux vunz bae dingh. Gij vunz ndang cangq、yingzyangj ndei、gunghcoz fudanh mbouj naek geijlai, lwgcing caiq seng naengzlig giengz, singsen iemq ok hoenghhwd haenx, couhcinj baezsoq lai di hix mbouj ngaih. Hoeng, lij aeu gaengawq doxej gvaqlaeng ngoenz daihngeih gij biujyienh caeuq roxnyinh de, cij ndaej rox doxej dwg mbouj dwg gvaqdoh. Itbuen nyinhnaeuz, doxej gvaqlaeng ngoenz daihngeih roxnaeuz gaenh geij ngoenz ndawde, okyienh gij cingzgvang lajneix, couh ndaej nyinhnaeuz dwg gvaqdoh lo：①Daengx ndang mbouj miz rengz, hwet nanq ga unq, gik ndaej doengh, gyaeuj naek din mbaeu, gyaeuj ngunh da raiz, song da yap byajmig；② Heiq dinj sim diuq, miz seiz ok hanhheu, nanz haeujninz fangzhwnz lai, mbouj yungzheih ninz ndaek；③ Cingsaenz naiqnuek，duixdwddwd，mboujmiz cingsaenz，guhhong mbouj miz rengz，hagsib cinglig mbouj gyonjcomz，baiqraninz ngaekngaek；④ Najheu，song da mbouj miz cingsaenz，saeksaenz reuqroz，yienghceij bienq byom；⑤ Gwnndoet gemjdoiq，mbouj ngah gwnndoet，dungxraeng，miz di siengj rueg.

Danghnaeuz okyienh gij cingzgvang gwnzneix gangj，wnggai gibseiz niujcingq，hanhhaed ndei，gemjnoix doxej baezsoq caeuq moix baez doxej seizgan. Boux haenqnaek de，wngdang camhdingz doxej duenh seizgan ndeu.

如何使性欲不衰退？
Hauhlawz sawj siengj doxej mbouj doinyieg？

在中医理论中，神阙穴（肚脐）是一个重要的穴位，与脏腑经络关系密切，是精气汇聚之处。轻轻按摩肚脐，或用艾条灸肚脐，能改善男性内脏器官代谢，进而促进性能力的旺盛。此外，国外有研究发现，肚脐周围也是男性性敏感点之一，在性爱时亲吻肚脐四周，能激发性欲。

因此，建议男性每晚睡前用手掌按摩肚脐 5～7 分钟。阳虚怕冷的男性也可以利用艾灸法，即将一支点燃的艾条靠近肚脐，当有灼热感时，迅速移开，如此重复做 10 次。长期坚持此法有助于改善性能力，提升性欲。

Youq cunghyih lijlun ndawde，sinzgezhez（congh saejndw）dwg aen hezvei youqgaenj ndeu，caeuq gingmeg dungxsaej gvanhaeh maedcaed，dwg gizdieg heiqmeg comz youq itheij. Menhmenh nunaenx saejndw，roxnaeuz yungh ngaihdiuz cit saejndw，ndaej gaijndei bouxsai dungxsaej gi'gvanh moq gaeuq doxvuenh，caenh'itbouh coicaenh singqnaengzlig hoengh hwnjdaeuj. Linghvaih，rog guek miz yenzgiu fatyienh，seiqhenz saejndw hix dwg vunzsai gizdieg minjganj ndawde giz ndeu，youq mwh doxej cup seiqhenz saejndw，ndaej gikfat siengj ej.

Ndigah，genyi bouxsai moix haemh yaek ninz seiz，yungh fwngz nunaenx saejndw 5～7 faencung. Gij vunzsai yangzhaw lau nit haenx，hix ndaej yungh fapngaihcit，couhdwg diemj dawz lieg ngaihdiuz ndeu nod gaenh saejndw，roxnyinh ndat raixcaix seiz，vaiq di senj deuz，yienghneix cungzfuk guh 10 baez. Ciengzgeiz genhciz guh aen fap neix ndaej gaijndei singqnaengzlig，daezswng siengj doxej.

如何用中断小便法来增强性能力？
Yienghlawz yungh aen fap buenqgyang mbaet nyouh daeuj demgiengz singqnaengzlig？

男性解小便时，两脚分开成内八字，抬脚跟，脚尖着地，咬紧牙关，用两足大趾承受重力，如立不稳可扶墙。在小便畅快的时候，有意停止排尿，待停止 3～5 秒后再继续排尿。如此停了再排，排了再停，连续 3 次即可。

晚上睡前和早上起床时小便量较大，是用此法锻炼的最佳时机。此法能防治前列腺增生，可改善尿频、尿急等症状，对防治阳痿、早泄也有良好的疗效。

Vunzsai ok nyouh seiz, song ga faenhai baenz cih bet hai baihndaw, ndiengq giujdin, byaidin caij gwnznamh, haeb heuj haeb faenz, aeu song mehdin dingj rengz naek, danghnaeuz ndwn mbouj onj ndaej baengh ciengz. Youq mwh ok nyouh sangjsat, daegdaengq dingz baiz nyouh, daengx 3 daengz 5 miux le caiq laebdaeb baiz nyouh. Yienghneix dingz le caiq baiz, baiz le caiq dingz, lienzdaemh sam baez couh ndaej.

Gyanghaemh haeuj mbonq gaxgonq caeuq gyanghaet hwnqmbonq seiz nyouhliengh haemq lai, dwg aen seizgei ceiq ndei yungh aen fap neix daeuj lienh. Aen fap neix ndaej fuengzceih cenzlezsen demmaj, ndaej sawj bingh nyouhdeih、nyouhndaemq daengj gaijndei, doiq fuengzceih vizyoq、ok rae vaiq hix miz ywyauq ndei.

性生活后背痛怎么办？
Doxej gvaqlaeng baihlaeng in hauhlawz guh？

80％的人在一生中都遭遇过性爱背痛。背痛不仅会降低生活质量，而且还会"牵连"性生活。

在过性生活前，应该充分休息，积蓄体力。通常早晨背部不适较轻，可在此时享受性爱。性生活前应做些伸展练习，以减少肌肉痉挛的发生。冲个热水澡也是热身的好办法。此外，硬床板能提供更好的支撑，减少背部在性爱过程中承受的压力。同时，可以多用几个枕头来支持膝盖和头部，或在腰部垫一个毛巾卷。若丈夫背痛，可以采取女上位，避免过度摇摆的动作；或者将性爱场地移至椅子上，采用坐姿。

Miz 80％ vunz youq ndaw ciuhvunz cungj bungzdaengz gvaq doxej le baihlaeng in. Baihlaeng in mboujdan yaek gyangqdaemq swnghhoz caetliengh, vanzlij ndaej "nangq daengz" doxej dem.

Youq doxej gaxgonq, wnggai yietnaiq cukgaeuq, cwkrom goengrengz. Itbuenq haetromh baihlaeng gij mbouj cwxcaih haenx haemq mbaeu, ndaej youq seizneix yiengjsouh doxej. Doxej gaxgonq wnggai lienhguh di dungcoz mbehai ndeu, gemjnoix fatseng ndangnoh hwnjgeuq. Swiq baez ndang raemxndat ndeu hix dwg aen banhfap ndei ndatndang ndeu. Linghvaih, benj mbonq geng ndaej daezgung gij cengjdaemx engq ndei, gemjnoix gij atlig baihlaeng youq mwh doxej dingjsouh haenx. Doengzseiz, ndaej lai aeu geij aenswiz daeuj bang gyaeujhoq caeuq gyaeuj, roxnaeuz youq hwet gizde demh mbaw denz sujbaq gienj ndeu. Danghnaeuz bouxsai bailaeng in, ndaej hawj mehmbwk youq baihgwnz, bietmienx gij dungcoz bibuengq gvaqbouh haenx；Roxnaeuz youq gwnz eij doxej, naengh daeuj guh.

四、五官科
Seiq、Vujgvanhgoh

近视患者年老后眼睛会老花吗?
Boux deng dagaenhyanx nienz laux le lij baenz dalauxva lwi?

近视眼是因为眼轴过长，使远处物体光线成像在视网膜之前而引起视物模糊，一般用凹透镜矫正。远视眼正好相反，一般用凸透镜矫正。而老花眼既不是近视眼也不是远视眼，而是由于年龄增长导致眼睛的生理调节功能下降。老花眼是因晶状体硬化与睫状肌功能减弱引起的。老花眼表现为近视力逐渐减退，阅读及近距离工作发生困难，这是一种正常的衰老现象。虽然也需要戴凸透镜纠正，但是仅将近视的缺陷部分抵消，并不是近视眼患者老了以后就不患老花眼。

与视力正常的人转变为老花眼，看远处不需要戴眼镜，看近物时需佩戴老花镜的特点不同，近视眼患者进入老年后，根据原来近视的程度、年龄段的不同，常需要再配一副或两副眼镜以便在看远处和看近处交替着戴。原有近视的人不要以为老后眼睛不会老花而沾沾自喜，而应随着年龄的增长、视力的变化，适时佩戴合适度数的老花镜。

Dagaenhyanx dwg aenvih diuzloek da raez lai, sawj gij rongh doxgaiq gizgyae baenzsiengq youq baihnaj sivangjmoz cix yinxhwnj yawjraen doxgaiq myox, itbuen yungh auhdouging gaijcingq. Dayenjsi cingqngamj doxfanj, itbuen yungh duzdouging gaijcingq. Dalauxva mbouj dwg dagaenhyanx hix mbouj dwg dayenjsi, cix dwg aenvih nienzgeij bae le cauhbaenz gij swnghlij diuzcez gunghnwngz lwgda doekdaemq. Dalauxva dwg aenvih cinghcangdij gietndongj caeuq cezcanggih gunghnwngz gemjnyieg yinxhwnj. Dalauxva biujyienh baenz gij naengzlig yawj gizgyawj cugciemh gemjnoix, yawjdoeg caeuq guh gij hong liz gyawj haenx miz gunnanz, neix dwg cungj yienhsiengq cingqciengz bienq laux ndeu. Yiennaeuz caemh aeu duzdouging daeuj niujcingq, hoeng dan dijsiu bae dagaenhyanx bouhfaenh mbouj gaeuq ndei haenx, bingq mbouj dwg doengh boux deng dagaenhyanx haenx geq le couh mbouj baenz dalauxva.

Caeuq gij lwgda vunz cingqciengz cienjbienq baenz dalauxva, yawj gizgyae mbouj yungh daenj gingqda, yawj doxgaiq gizgyawj seiz aeu daenj gingqlauxva cungj daegdiemj neix mbouj doengz, boux deng dagaenhyanx haeuj nienzlaux le, gaengawq yienzlaiz gij cingzdoh dagaenhyanx、duenh nienzlingz mbouj doengz de, ciengzseiz yaekaeu caiq boiq fouq ndeu roxnaeuz song fouq gingqda, yawhbienh doxlawh daenj daeuj yawj gizgyae caeuq gizgyawj. Bouxlaux yienzlaiz deng dagaenhyanx haenx, gaej laihnaeuz sou geq le lwgda mbouj rox baenz dalauxva cix gag angq. Wngdang riengz nienzgeij demmaj、siliz bienqvaq, habseiz daenj gij gingqlauxva dohsoq habngamj haenx.

与年龄相关的眼睛黄斑病变危害大吗？

Bingh cehda raizhenj caeuq nienzgeij doxgven haenx，sienghaih daih lwi？

有数据显示，中国 50 岁以上的老年人中，年龄相关性黄斑病变的患病率高达 15.5％，并且随着年龄增加，患病的危险显著增高，70 岁以上老年人患病率达到 20.2％（即每 5 个人里就有 1 个人是老年黄斑病变患者）。与年龄相关性黄斑病变的高发及严重危害形成鲜明对比的是，此病在我国中老年人群中鲜为人知。香港的一项调查结果显示，仅有 9.2％的人听说过年龄相关性黄斑病变，但却有 92.9％和 78.4％的人听说过白内障和青光眼。

可见，公众和患者对这个隐藏在身边的杀手的认识和重视程度远远不够。

眼科专家指出，与白内障这一众所周知的致盲性眼病相比，年龄相关性黄斑病变的隐蔽性更强，危害更严重。人体眼睛的构造相当于照相机，患了白内障相当于相机镜头蒙尘，可手术恢复，而老年黄斑变性则相当于底片损毁，因为黄斑区的视觉感光细胞一旦被破坏，视力则永久受损，无法修复。

Miz soqgawq yienh'ok, bouxlaux Cungguek 50 bi doxhwnj ndawde, gij beijlwd baenz binghraizhenj gven daengz nienzgeij haenx lai daengz 15.5％, caemhcaiq riengz nienzgeij doxbae, gij yungyiemj baenz bingh de demgya gig mingzyienj, 70 bi doxhwnj baenz bingh beijlwd dabdaengz 20.2％（couhdwg moix 5 boux vunz ndawde couh miz boux ndeu dwg boux baenz binghraizhenj nienzlaux）. Gij binghraizhenj caeuq nienzgeij doxgven fatbingh lai caeuq sienghaih youqgaenj baenz doxbei mingzyienj de dwg, cungj bingh neix youq ndaw guek raeuz bouxcungnienz caeuq bouxlaux ndawde vunz rox gig noix. Yanghgangj miz hangh diucaz gezgoj ndeu yienh'ok, dan miz 9.2％ vunz dingqnaeuz gvaq binghraizhenj caeuq nienzgeij doxgven, hoeng cix miz 92.9％ caeuq 78.4％ vunz dingqnaeuz gvaq damueg caeuq mengzmax.

Daj lingh aen fuengmienh daeuj gangj, vunzlai caeuq vunzbingh doiq ndaek gij bingh ndoj youq henz ndang neix gij nyinhrox caeuq yawjnaek cingzdoh de cix mbouj gaeuq lailai.

Conhgyah gohlwgda ceijok, caeuq damueg bouxboux cungj rox ndaej yinxhwnj gij binghdafangz haenx doxbei, aen binghraizhenj caeuq nienzgeij doxgven haenx bomz ndaej engqgya laeg, sienghaih engq youqgaenj. Gij goucau lwgda bouxvunz caeuq causienggih doxha, baenz damueg caeuq gingqdouz sienggih miz faenx doxha, ndaej guh soujsuz hoizfuk, binghraizhenj caeuq nienzlaux doxgven cix caeuq daejbenq sonjvaih doxha, aenvih gij sigyoz ganjgvangh sibauh giz raizhenj de baez deng buqvaih le, gij rengzyawj couh deng sonjsaet ciengzlwenx bae, fouzfap coih ndei.

如何自查黄斑变性？

Yienghlawz gag caz ok binghraizhenj ne？

眼睛的黄斑变性有时发展得很慢而使老年人察觉不到视力的改变，因此老年人养成每天做视力检查的习惯必不可少。

可以用一种简单有效的方法自查黄斑变性：用黑底粗白线绘成一张方格表（如同围棋格子），中央有一点，把方格表放在视平线以外 30 厘米的距离。如日常有佩戴眼镜者，需佩戴原有眼镜进行检查，年老者亦应佩戴老花镜进行检查。用手盖着左眼，右眼凝视方格表中心点，当凝视中心白点时，发现方格表中心或其他白线出现弯曲、断裂或变形，或方格部分位置出现模糊或空缺，就可能是眼底黄斑部出现毛病，须尽快找眼科医生做详细检查。

Binghraizhenj cehda mizseiz fazcanj ndaej gig menh，cix hawj vunzlaux yawj mbouj daengz lwgda de gaijbienq，ndigah bouxlaux guhbaenz gij sibgvenq moix ngoenz cungj guh siliz genjcaz haenx noix mbouj ndaej.

Ndaej yungh cungj fuengfap genjdanh mizyauq ndeu，gag caz binghraizenj：Yungh gij sienq hau youh co haenx，youq gwnz daej ndaem veh mbaw gekbiuj ndeu（lumjbaenz gek veizgiz nei），cungqgyang miz diemj ndeu，cuengq gekbiuj youq baihrog giz liz lwgda 30 lizmij，caeuq lwgda doxbingz gizde. Danghnaeuz bouxde ngoenznaengz daenj gingqda，aeu daenj aen gingq yienzlaiz haenx bae guh genjcaz，nienzlaux hix wngdang daenj aen gingqlauxva bae guh genjcaz. Yungh fwngz goemq lwgda swix，lwgda gvaz cimyawj diemjcungqgyang mbaw biuj. Mwh cimyawj diemjhau cungqgyang，fatyienh aen cungsim biujgek roxnaeuz diuz sienqhau wnq miz gaeuz、goenq roxnaeuz bienqyiengh，roxnaeuz mbangj giz biujgek raen mumjgyumq roxnaeuz hoengqvangq，couh aiq dwg raizhenj ndaw lwgda miz mauzbingh lo，aeu caenhvaiq bae ra canghyw gohlwgda guh ciengzsaeq genjcaz.

眼镜片要定期更换吗？

Gingqbenq aeu dinghgeiz vuenh lwi？

很多戴眼镜的人都会一副眼镜戴到底。如果镜片"超期服役"，不但会产生视疲劳，出现眼干、眼涩等症状，而且还可能会加速近视。

建议成年人的近视镜应一年半到两年更换一次；青少年最好要 3 个月到半年更换一次；老年人戴老花镜看东西感到吃力，眼睛酸胀不适时，就应当更换镜片，建议最好一年换一次。每次配眼镜前，一定要重新验光。此外，无论是成年人还是青少年，每 3 个月做一次视功能检查，可以尽早发现视力问题。

Haujlai boux daenj gingqda cungj fouq gingqda ndeu daenj daengz daej. Danghnaeuz gingq benq "mauhgvaq sawjyungh geizhanh", mboujdan miz gij yienghsiengq yawj baegnaiq、dahumz、dayiem daengj, vanzlij aiq gyavaiq dagaenhyanx dem.

Genyi aen gingq dagaenhyanx vunzhung wnggai bi buenq daengz song bi vuenh baez ndeu; Bouxcoz caeuq lwgnyezrauh ceiq ndei yaek 3 ndwen daengz buenq bi vuenh baez ndeu; Bouxlaux daenj gingqlauxva gaeuq yawj doxgaiq roxnyinh gwnrengz, lwgda ciengqraeng mbouj cwxcaih seiz, couh wngdang vuenh gingqbenq, genyi ceiq ndei bi ndeu vuenh baez ndeu. Moix baez boiqgingq gaxgonq, itdingh aeu dauqcungz niemhrongh. Linghvaih, mboujlwnh dwg vunzhung roxnaeuz bouxcoz caeuq lwgnyezrauh, moix 3 ndwen guh baez siliz gunghnwngz genjcaz ndeu, ndaej caenhliengh caeux di fatyienh siliz vwndiz.

防辐射眼镜真能防辐射吗?
Aen gingqda fuengz fuzse caen ndaej fuengz fuzse lwi?

一种叫做"防辐射眼镜"的产品受到众多网友的青睐。这种被称为"上网的保护神"的防辐射眼镜,被宣传得"神乎其神",据说不仅可以防止电脑屏幕的辐射,而且还可以缓解眼部干涩,甚至可以防头晕、减血丝,仿佛可以"包治百病"。

防辐射眼镜真有那么神奇吗?眼科专家指出,目前,眼镜只有防紫外线一项被"国标"认可,而一般眼镜根本无法防辐射。专家解释说,事实上市面上所谓的"防辐射眼镜",其原理只是在平光镜片上加一层膜,就是利用这层膜,吹嘘能达到所谓防辐射的效果。所以,其宣传的"防辐射、防头晕、防眼涩充血"的功能概念,都是夸大宣传。目前,并没有相关权威机构对眼镜的防辐射功能做过质量检测,也没有相关生产标准。

Miz cungj canjbinj ndeu heuhguh "gingqda fuengz fuzse", ndaej daengz haujlai vangjyouj yawjnaek. Cungj gingqda fuengz fuzse neix ndaej heuhguh "bouxsien baujhoh hwnj gwnz vangj", senhconz ndaej "saenzmaed dangqmaz", dingqgangj mboujdan ndaej fuengzre gij fuzse bingzmu dennauj, caemhcaiq lij ndaej gemjmbaeu dayiem, vanzlij ndaej fuengz gyaeuj ngunh、gemjnoix seilwed ndaw da dem, lumjnaeuz "bau yw bak cungj bingh" ityiengh.

Aen gingqda fuengz fuzse caen miz baenzneix saenzgeiz ha? Conhgyah gohlwgda ceijok, dangqnaj, gingqda cijmiz fuengzre swjvaisen hangh ndeu ndaej "gozbyauh" nyinhhawj, itbuen gingqda gaenbonj fouzfap fuengz fuzse. Conhgyah gejnaeuz, gizsaed, gwnz hawciengz soj gangj gij "gingqda fuengz fuzse", gij yienzleix de dan dwg youq gwnz gingqbenq bingzgvanghging gya caengz i ndeu, couh dwg leihyungh caengz i neix, gag boq naeuz ndaej dabdaengz gij yaugoj soj gangj fuengz fuzse haenx. Ndigah, Gij gunghnwngz gainen "fuengz fuzse、re gyaeuj ngunh、re dayiem cunglwed" gyoengqde senhconz haenx, cungj dwg gangj gvaqmauh senhconz. Dangqnaj, bingq mbouj miz

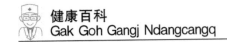

mizgven genzveih gihgou doiq aen gunghnwngz fuengz fuzse gingqgda guh gvaq caetliengh genjcwz, hix mbouj miz mizgven swnghcanj byauhcunj.

后发性白内障怎么治疗？
Cungj bingh damueg doeklaeng baenz haenx yienghlawz yw?

传统白内障摘除手术后，会出现复发，称为后发性白内障，是手术后的常见并发症。治疗后发性白内障的手术方法叫做白内障激光手术。该手术是使用激光在患者眼球后囊的中央切开一个小口，然后利用超声乳化技术将白内障吸出。该手术十分简单，在门诊部就可以进行。

需要注意的是，后发性白内障多是由于高血压、糖尿病等全身性疾病引起的。因此，患者需要去医院做一个全面的身体检查，看看其是否患有可引起白内障的全身性疾病。

Aeu fuengfap conzdungj guh damueg soujsuz le, ndaej fukfat, heuhguh damueg doeklaeng baenz, dwg cungj bingh gyoebfat ciengzseiz raen youq guh soujsuz gvaqlaeng de. Gij soujsuz ywfap ywbingh damueg doeklaeng baenz haenx, heuhguh damueg gizgvangh soujsuz. Aen soujsuz neix dwg sawjyungh gizgvangh, youq aen daeh baihlaeng cehda cingqgyang gvejhai aen bak iq ndeu, yienzhaeuh leihyungh cauhswngh yujva gisuz sup damueg ok daeuj. Aen soujsuz neix gig genjdanh, youq giz yawjbingh couh ndaej guh.

Gij aeu louzsim de dwg, damueg doeklaeng baenz haenx, dingzlai dwg aenvih hezyazsang、binghnyouhdangz daengj bingh daengxndang yinxhwnj. Ndigah, bouxbingh aeu bae yihyen guh aen cienzmienh genjcaz ndangdaej ndeu, yawjyawj de dwg mbouj dwg miz gij bingh daengx ndang ndaej yinxhwnj damueg haenx.

急性结膜炎初期为啥不能用激素眼药治疗？
Binghdahoengz cogeiz vihmaz mbouj ndaej yungh ywda gizsu daeuj yw?

一旦天气转暖，急性结膜炎（俗称红眼病）患者往往有增加的趋势。由于此病具有很强的传染性，若防治不当，与患者密切接触者就很容易被传染。

下面介绍几点急性结膜炎患者的保健小常识：①急性结膜炎起病初期，应作眼部冷敷，有助于消肿退红。相反，热敷可能会使炎症扩散引起并发症。②在炎症没有得到控制时，忌用激素类眼药。③严重的急性结膜炎患者常常畏光流泪，为减轻不适，要避免光和热的刺激，也不要勉强看书或看电视，出门时可戴太阳镜，避免阳光、风、尘等刺激。④为了使眼部分泌物排出通畅，眼部不可包扎或戴眼罩。⑤用生理盐水或3％硼酸液清洗结膜囊后，再滴入眼药水能充分发挥其药效。

Mbwn baez bienq raeuj, boux baenz gezmozyenz singqgip (bingzciengz heuhguh binghdahoengz) ciengzseiz ndaej demgya roengzbae. Aenvih cungj bingh neix gig yungzheih cienzlah, danghnaeuz fuengzceih mbouj habdangq, caeuq vunzbingh ciepcuk maedcaed couh gig yungzheih deng lahdawz.

Lajneix gaisau geij diemj baujgen cangzsiz iq hawj boux binghdahoengz：①Ngamq deng binghdahoengz, wnggai guh gyoetbaeng giz lwgda, doiq siu foeg doiq hoengz miz bangcoh. Doxfanj, ndatoep aiq sawj binghhwngq banhsanq, yinxhwnj binghgyoebfat. ② Youq mwh binghhwngq mbouj caengz ndaej gaemhanh, geih yungh ywda gizsuloih. ③ Boux binghdahoengz youqgaenj haenx ciengzseiz lau rongh raemxda rih, vihliux gemjmbaeu gij mbouj cwxcaih de, aeu bietmienx gij rongh caeuq gij ndat gikcoi, hix gaej cengqgengz yawj saw roxnaeuz yawj densi, ok dou seiz ndaej daenj daiyangzging, bietmienx ndit、rumz、faenx daengj daeuj gikcoi. ④Vihliux sawj haexda ndaej baiz ok doengrat, mbouj ndaej duk lwgda roxnaeuz daenj yenjcau. ⑤ Yungh raemxgyu dajcim roxnaeuz 3％ raemxyw Bungzsonh swiqcingh daehmueghau le, caiq ndik roengz raemxyw lwgda ndaej cungfaen fazveih gij ywbingh yaugoj de.

急性结膜炎为什么不能用眼膏治疗？
Binghdahoengz vihmaz mbouj ndaej yungh yenjgauh daeuj yw？

夏季人们容易患急性结膜炎（红眼病），有的患者自行用眼药膏治疗，反而加重了病情。

眼药膏的特点是不散热、不吸水。红眼病分泌物多，眼部温度较高，渗液较多，此时若涂眼膏，会使结膜囊内的温度更高，利于细菌或病毒的生长繁殖，却不利于渗出物排出，结果使病情加重。红眼病患者眼屎多，结膜囊内分泌物聚集。患者每天可用硼酸水或生理盐水冲洗2次或3次，用消毒棉签拭净眼缘，也可用中草药方剂洗眼或湿敷。亦可用蒲公英50克水煎后洗眼，每日2次或3次。滴眼药应该选用抗菌眼药水，常用的有氯霉素、利福平、卡那霉素、氧氟沙星等眼药水，每日隔1～2小时滴眼1次。

Seizhah gyoengqvunz yungzheih baenz gezmozyenz singqgip (binghdahoengz), mizmbangj boux gag yungh yenjyozgauh daeuj yw, dauqfanj gyanaek le binghcingz.

Gij daegdiemj yenjyozgauh dwg mbouj sanqndat、mbouj sup raemx. Binghdahoengz haexda lai, lwgda haemq ndat, raemx iemq ok haemq lai, seiz neix danghnaeuz led yenjgauh, aiq sawj gij dohraeuj ndaw daehmueghau engq sang, ndei hawj sigin roxnaeuz binghdoeg sengmaj fatlwg, cix doiq gij doxgaiq iemq ok haenx baizok mbouj leih, doeklaeng cix sawj binghcingz gyanaek bae. Boux baenz binghdahoengz haexda lai, ndaw daehmueghau dauqcawq comz haexda. Bouxbingh moix ngoenz ndaej yungh raemxyw bungzsonh roxnaeuz raemxgyu dajcim cungswiq 2 baez roxnaeuz 3 baez, aeu gij menzcenh siudoeg gvaq haenx uet henz da seuq bae, hix ndaej aeu fukyw ywdoj daeuj swiq da roxnaeuz mbaeqoep giz lwgda. Hix ndaej aeu 50 gwz golinzgaeq cienq raemx le swiq da, moix ngoenz 2 baez roxnaeuz 3 baez. Gij raemxyw ndik lwgda haenx wnggai genj yungh raemxyw lwgda dingj nengzbingh, ciengz yungh gij raemxyw lwgda de miz Luzmeizsu、Lifuzbingz、Gajnameizsu、Yangjfuzsahsingh daengj, moix ngoenz gek 1~2 aen cungdaeuz ndik roengz lwgda bae baez ndeu.

眼睛长"环"预示什么病?
Ndaw lwgda baenz "gien" yawhgingj gijmaz bingh?

由于过氧化脂质沉积角膜严重,会导致其黑眼球边缘出现白色圆环,医学上称此为"老年环"。这是脑动脉硬化的先兆。如果眼部出现"老年环"且随着年龄增长,其颜色越显越深时,表明存在高血脂、脑动脉硬化以及脑血栓病变的可能,是脑血管疾病的预警信号。

Aenvih goyangjvacijciz caemyaemz giz mueg lai, ndaej yinxhwnj henzbien cehdandaem gizde miz aen gien saekhau ndeu okdaeuj, yihyoz fuengmienh heuh cungj neix guh "gien lauxnienz". Neix dwg aen ciudaeuz doenghmeg aen uk giet ndongj. Danghnaeuz lwgda okyienh "gien lauxnienz" caemhcaiq riengz nienzgeij doxbae demmaj, gij saek de yied daeuj yied laeg seiz, neix biujmingz aiq miz bingh hezcij sang、doenghmeg uk giet ndongj caeuq uk lwed saek, dwg aen yawhgingj saenqhauh baenz bingh naujhezgvanj.

如何锻炼以延缓老花眼的出现?
Yienghlawz lienh cix ndaej ngaiznguh deng dalauxva?

眼花了不可怕,只要保持积极的生活态度,适当休息,加强锻炼,就可以延缓老花眼的出现。

通过锻炼,可以使全身肌肉的协调性得到加强。老花眼是眼部肌肉调节功能减弱的结果,眼睛也可以进行适当的锻炼,从而延缓老花眼的出现。有规律地远近交替使用眼睛,便是一种锻炼,如每隔10分钟交替进行远距离、近距离视物。远距离视物时,最好视野开阔一些。每天进行1小时的训练,对延缓眼睛衰老肯定有好处。大多数"年轻的老花眼",可能还只是处于调节能力减弱的阶段,这就需要平时学会合理用眼,定期休息,经常做户外运动,保证充足的睡眠,让眼睛得到真正的休息。

Deng dalauxva le mbouj yungh lau, cijaeu baujciz swnghhoz daidu cizgiz, habdangq yietnaiq, gyagiengz lienh ndang, couh ndaej ngaiznguh deng dalauxva.

Doenggvaq lienh ndang, sawj daengx ndangnoh hezdiuzsing ndaej daengz gyagiengz. Dalauxva dwg gij gezgoj noh da diuzcez gunghnwngz gemjnyieg, hix ndaej habdangq lienh lwgda, yienghneix cix ngaiznguh okyienh dalauxva. Miz gvilwd bae gyae caeuq gyawj lawhvuenh sawjyungh lwgda, couh dwg cungj lienh ndang ndeu, lumjbaenz moix gek 10 faencung doxlawh guh yawj doxgaiq gyae、doxgaiq gyawj. Mwh yawj doxgaiq gyae, ceiq ndei yawj gvangq di. Moix ngoenz lienh aen cungdaeuz ndeu, doiq ngaiznguh da geqgoem haengjdingh miz ndeicawq. Dingzlai boux "dalauxva nienzoiq haenx", aiq lij dan dwg cawqyouq aen gaihdon diuzcez naengzlig gemjnyieg de, neix couh aeu bingzseiz hag rox hableix yungh da, dinghgeiz yietnaiq, ciengzseiz bae baihrog guh yindung, baujcwng ninz gaeuq bae, hawj lwgda ndaej daengz caencingq yietnaiq.

喝枸杞水对眼睛有好处吗？
Gwn raemx gaeujgij doiq lwgda miz ndeicawq lwi?

如果老年人常流泪，检查没有眼疾，可多吃枸杞子。枸杞子对视网膜，特别是对感光细胞的新陈代谢有很大帮助。每天用30～50克枸杞子，以沸水泡10分钟后，代茶饮，枸杞子也一并吃掉，对眼睛保护有积极的作用。

Danghnaeuz bouxlaux ciengzseiz lae raemxda, genjcaz lwgda mbouj miz bingh, ndaej lai gwn cehgaeujgij. Cehgaeujgij doiq sivangjmoz, daegbied dwg doiq ganjgvangh sibauh guh moq lawh gaeuq bangcoh gig daih. Moix ngoenz aeu 30 daengz 50 gwz cehgaeujgij, dwk raemxgoenj haeujbae cimq 10 faencung le, guh caz gwn, cehgaeujgij hix itheij gwn roengzbae, doiq baujhoh lwgda miz coicaenh cozyung.

经常揉眼容易导致散光吗？
Ciengzseiz nu lwgda yungzheih deng sanjgvangh lwi?

眼睛不舒服时用手揉揉是很多人的习惯，眼科专家指出，经常揉眼睛可能引起散光，导致视力模糊。

人们知道近视眼患者大多数伴有散光，这是由角膜弧度改变引起的。但人们却不知道揉眼睛也是导致散光的重要原因。有些人眼睛不舒服、患过敏症感到眼睛痒时，会大力揉搓。揉眼睛时通常会闭上双眼，这时眼球会向上移，揉时的压力便会聚在眼球下方，造成角膜下方的弧度发生变化。角膜弧度不均，便会出现散光。因此，经常揉眼睛会增加散光的风险，尤其是青少年更应注意。

Lwgda mbouj cwxcaih seiz yungh fwngz nu dwg gij sibgvenq haujlai vunz, conhgyah gohlwgda ceijok, ciengzseiz nu lwgda aiq deng sanjgvangh, cauxbaenz da yawj mbouj cingcuj.

Vunzraeuz rox, dingzlai boux baenz dagaenhyanx buenx miz sanjgvangh, neix dwg aenvih gij gungj mueggok bienq le yinxhwnj. Hoeng gyoengq vunz cix mbouj rox nu lwgda hix dwg aen yienzaen youqgaenj cauhbaenz sanjgvangh. Mbangjdi vunz lwgda mbouj cwxcaih、baenz binghgominj roxnyinh lwgda haenz seiz, couh haenqrengz bae nu. Mwh nu lwgda ciengzseiz laep song da, seizneix cehda rox senj hwnj gwnz bae, gij atlig mwh nu haenx couh comz youq laj cehda, cauhbaenz mueg baihlaj fatseng bienqvaq. Mueggok gungj mbouj yinz, couh aiq deng sanjgvangh. Ndigah, ciengzseiz nu lwgda aiq gyalai gij fungyiemj sanjgvangh, daegbied dwg bouxcoz caeuq lwgnyezrauh engq wnggai louzsim.

寒冷季节为何是青光眼高发期?
Geiqciet nit vihmaz deng da'ngangq lai?

冬季来临，青光眼也进入了高发期。临床上有相当一部分患者容易在冬季出现闭角型青光眼急性发作。这是因为冬季气温骤降，寒冷的刺激会使交感神经兴奋，此时青光眼患者的瞳孔容易放大，诱发眼内房水的出口房角突然关闭，房水流出受阻，引起房水涨满、眼压升高，导致青光眼突然发作。由于闭角型青光眼的症状是恶心欲吐、头昏不适、双眼胀痛等，有的患者以为是患了感冒、肠胃炎等小病，从而延误最佳就医时机。

青光眼的治疗提倡早发现、早治疗，因此预防此病显得尤为重要。平时要情绪平稳，少量多次饮水，避免疲劳等，这些都有助于避免闭角型青光眼的急性发作。青光眼患者在寒冷的季节要注意保暖，生活中要保持平和、乐观的心态，定期到医院监测眼压，接受眼部体检。

Seizdoeng daeuj daengz, da'ngangq hix fat lai. Yawjbingh ywbingh ndaej raen miz maqhuz lai boux vunzbingh yungzheih youq seizdoeng sawqmwh fatbingh da'ngangq haepgok. Neix dwg aenvih seizdoeng mbwn sawqmwh nit, deng nit gikcoi le, couh sawj gyauhganj saenzging gikdoengh hwnjdaeuj, seizneix aen lwgbaed boux da'ngangq yungzheih bienq hung, yaeuhfat gabgokda giz bak ok raemxda sawqmwh gven hwnjdaeuj, Raemxda lae mbouj okbae, cauhbaenz ndaw da raemx rimmbup、gij atlig lwgda hwnjsang, cauhbaenz sawqmwh deng da'ngangq. Aenvih gij binghyiengh da'ngangq haepgok dwg siengj rueg、gyaeuj ngunh mbouj cwxcaih、song da gawh in daengj, mizmbangj bouxbingh laihnaeuz deng dwgliengz、dungxsaej in daengj bingh iq, yienghneix couh ngaiznguh le aen seizgei ceiq ndei bae ywbingh de.

Yw da'ngangq, dizcang caeux fatyienh, caeux ywbingh, ndigah yawhfuengz cungj bingh neix yienhndaej engqgya youqgaenj. Bingzseiz aeu simcingz bingzonj, noix liengh lai baez gwn raemx、bietmienx naetnaiq daengj, doengh gij neix cungj ndaej bang bietmienx sawqmwh deng aen bingh da'ngangq haepgok. Bouxda'ngangq youq ndaw geiqciet nit aeu haeujsim bauj raeuj, ndaw saedceij aeu baujciz simcingz hozswnh、sim'angqlagyag, dinghgeiz bae yihyen caetrau yawj gij atlig lwgda, ciepsouh lwgda genjcaz.

低视力老年人怎样预防摔倒？

Bouxlaux lwgda yawj mbouj cingcuj hauhlawz fuengzre deng laemx?

80％的低视力（经矫正后，视力范围为 0.05～0.30）老年人都曾跌倒过，专家指出，低视力老年人预防摔倒有以下技巧。

（1）选用单焦眼镜。多焦点眼镜，即在一个镜片上有多个焦点，用于看不同距离的物体，对老年人来说，戴一副多焦点眼镜，就可以解决看近处和看远处的需要，不用频繁更换眼镜了。但多焦点眼镜容易让人产生空间混乱感，对距离的判断产生错误，尤其是下楼梯时，习惯用眼镜往下方看，这时是一片模糊，很容易踩空而摔倒。因此，低视力老年人最好选用单焦眼镜。

（2）掌握"前三后三"原则。老年人上下楼梯的时候有个"前三后三"原则，即前三个阶梯和后三个阶梯是最易摔倒的。前者是由于环境改变，需适应；后者则因爬到后面，体力不济。因此，在这两个地方，护理者应该特别注意小心搀扶。

Bouxlaux lwgda yawj mbouj cingcuj (ginggvaq niujcingq le, siliz fanveiz dwg 0.05～0.30) 80％ deng laemx gvaq, conhgyah ceijok, fuengzre doengh bouxlaux lwgda yawj mbouj cingcuj de deng laemx, miz gij gi'gyauj lajneix.

（1）Genj aeu aen gingqda aen ciudiemj dog. Gingqda ciudiemj lai, couh dwg youq gwnz gingqbenq ndeu miz lai aen ciudiemj, yungh daeuj yawj gij doxgaiq liz gyae gyawj mbouj doengz de, doiq bouxlaux daeuj gangj, daenj fouq gingqda ciudiemj lai ndeu, couh ndaej gaijgez gij sihyau yawj gizgyawj caeuq yawj gizgyae, mbouj yungh deihdeih vuenh gingqda lo. Hoeng gingqda lai aen ciudiemj yungzheih hawj vunz roxnyinh gunghgenh luenh, duenqdingh gyae gyawj miz loek, daegbied dwg roengz laj mbaeklae seiz, sibgvenq yungh gingqda yawj baihlaj, mwhneix moengzloengz dangqmaz, gig yungzheih caij hoengq deng laemx. Vihneix, bouxlaux lwgda yawj mbouj cingcuj de ceiq ndei genj yungh aen gingqda aen ciudiemj dog.

（2）Gaemdawz aen yenzcwz "sam gonq sam laeng". Bouxlaux mwh hwnj roengz mbaeklae miz aen yenzcwz "sam gonq sam laeng" ndeu, couh dwg sam gyaek mbaeklae gonq caeuq sam gyaek mbaeklae laeng ceiq yungzheih deng laemx. Sam gyaek mbaeklae gonq dwg aenvih vanzging gaijbienq, aeu gvenq; sam gyaek mbaeklae laeng dwg aenvih bin daengz doeklaeng, goengrengz mbouj gaeuq. Ndigah, youq song giz deihfueng neix, bouxganq wnggai daegbied louzsim siujsim bae rex.

怎么知道自己是否患黄斑变性？

Hauhlawz rox bonjfaenh dwg mbouj dwg baenz binghraizhenj ne?

年龄越大，患黄斑变性眼病的可能性就越大，尤其是有家族病史的人。吸烟者，高血压、高血脂、高血糖等患者易发病。虽说该病的有些因素不可控，但有些因素是可以控制的，如爱吃荤的人要多吃些色彩斑斓的蔬菜、水果等，补充核黄素；户外活动时要多用墨镜、遮阳伞、帽子等防晒工具，日照最强烈的正午时分，最好避免到户外活动。

该病自我检查方法：可利用天花板、窗户框的直线条进行观察，一旦发现视物模糊、看东西变形等症状，就要警惕了。自查时，要双眼交替进行，蒙住一只眼，用另外一只眼去看。

Nienzgeij yied laux, gij gojnaengzsingq ndaw lwgda baenz binghraizhenj couh yied daih, daegbied dwg gij vunz miz gyahcuz bingsij, boux gwn ien, boux baenz hezyaz sang、hezcij sang、hezdangz sang daengj haenx, yungzheih fatbingh. Yiennzaeuz mizmbangj yinhsu cungj bingh neix mbouj ndaej gaemhanh, hoeng mizmbangj ndaej hanhhaed, lumj boux haengj gwn noh aeu lai gwn di byaekheu caeuq lwgmak saek vava loegloeg haenx daengj, daeuj bouj hwzvangzsu; Ok rog bae guh hozdung seiz aeu lai yungh gingqmaeg、liengjdangjndit、mauh daengj hongdawz daeuj fuengzre ndit dak, banringz ndit ceiq haenq, ceiq ndei gaej ok rog bae guh hozdung.

Gij fuengfap gag genjcaz cungj bingh neix：Ndaej yungh diuz sienqsoh denhvahbanj、gvaengzconghcueng bae cazyawj, baez raen doxgaiq mbouj cingcuj, yawjraen doxgaiq bienq yiengh daengj, couh aeu singjgaeh lo. Mwh gag caz, aeu doxlawh goemq aen lwgda ndeu, yungh lingh aen lwgda bae yawj.

做俯卧撑过快过急为何会伤眼？
Guh hoemjcengq vaiq lai，vihmaz sieng lwgda？

俯卧撑是一种传统的健身方式。但是很少有人知道，如果做俯卧撑过量过急，会对眼睛造成伤害。这是因为在做俯卧撑时，如果把握不好力度，会引起胸腔或腹腔内压力突然增加，进而导致眼静脉回流出现障碍，视网膜中央静脉压力增加，最终因视网膜血管破裂而引起视力急剧下降。所以，在做俯卧撑时一定要量力而行，不可过快过急。如遇到视物模糊的情况，应立即停止运动，半坐卧位休息，并冷敷眼睛局部。如无好转，尽快到医院就诊。

Hoemjcengq dwg cungj lienh ndang fuengsik conzdungj ndeu. Hoeng miz vunz rox gig noix, danghnaeuz guh hoemjcengq vaiq lai, ndaej doiq lwgda cauhbaenz sienghaih. Neix dwg aenvih guh hoemjcengq seiz, danghnaeuz rengz gaemdawz mbouj ndei, ndaej yinxhwnj gij atlig ndaw aek roxnaeuz ndaw dungx sawqmwh demlai, ciep roengzbae yinxhwnj cingmwz lwgda riuz dauqma okyienh gazngaih, gij atlig cingmwz cungqgyang sivangjmoz demlai, doeksat aenvih sailwed sivangjmoz dek cix yinxhwnj siliz doekdaemq vaiqvad bae. Ndigah, youq mwh guh hoemjcengq, itdingh aeu aenq rengz bae guh, mbouj ndaej guh vaiq lai. Danghnaeuz bungz daengz gij cingzgvang yawj doxgaiq mbouj cingcuj，wnggai dingzcij yindung，ninz ing yietnaiq，caemhcaiq nit baeng giz lwgda. Danghnaeuz mbouj ndei saek di，couh vaiq di bae yihyen yawjbingh.

如何用热敷法明目？

Yienghlawz yungh ndatoepfap daeuj hawj lwgda rongh ne?

如今，由于过度用眼导致视力疲劳的情况越来越普遍。平时学会热敷眼睛，可促进眼睛血液循环，为眼睛补充营养。在此介绍两种热敷眼睛的方法。

（1）干热敷法。用热水袋装满热水，然后用纱布或干净毛巾包裹，待水温降至40 ℃左右时，敷在眼部。

（2）湿热敷法。将干净的毛巾用热水浸透，拧干后折成块状，待温度适宜时直接放在眼睑皮肤上。

上述两种方法可选其一，每次15～20分钟，每日2次。平时，还应多做眼保健操，休息时凝视远方。在饮食上可适当多吃菊花枸杞子茶、胡萝卜等维生素含量丰富的食物。

Seizneix，aenvih yungh da daiq lai，yinxhwnj cungj cingzgvang da naetnaiq haenx yied daeuj yied bujbienq. Bingzseiz hag rox ndat oep lwgda，ndaej coicaenh lwgda lwed lae baedauq，bouj yingzyangj hawj lwgda. Youq gizneix gaisau song cungj fuengfap ndat oep lwgda.

（1）Ndat oep hawq fap. Yungh daehraemxndat cang rim raemxndat，yienzhaeuh yungh baengzsa roxnaeuz mbaw sujbaq seuq duk，caj raemx dohraeuj gyangq daengz 40 doh baedauq le，oep lwgda.

（2）Ndat oep cumx fap. Cimq mbaw sujbaq seuq roengz ndaw raemxndat bae，niujhawq le baeb baenz gaiq，caj dohraeuj habngamj le cigciep cuengq youq gwnz naengnoh buengzda.

Song cungj fuengfap gwnzneix ndaej genj aeu aen ndeu，moix baez 15 daengz 20 faencung，ngoenz guh 2 baez. Bingzseiz，lij wnggai lai guh lwgda baujgencauh，yietnaiq seiz cimyawj baihgyae. Gijgwn fuengmienh ndaej habdangq lai gwn caz vagut gaeujgij、lauxbaeghoengz daengj gijgwn hamz veizswnghsu lai haenx.

怎样治疗干燥性鼻炎？

Hauhlawz yw ndei ndaeng fatyiemz hawqsauj?

干燥性鼻炎主要因鼻中隔前端长期受干燥空气、粉尘等刺激，导致鼻黏液腺体萎缩，黏液分泌减少。过稠的分泌物潴留刺激鼻黏膜，导致黏膜糜烂、溃疡、穿孔、反复鼻出血。局部应用维生素C治疗效果较好。

方法：用棉签蘸取10％维生素C溶液，涂抹于鼻中隔前端，每日6～10次，1个疗程2～3周。如果遇鼻出血，需在血止后12小时后再予治疗。

Gij ndaeng fatyiemz hawqsauj, cujyau aenvih byaindaeng ciengzgeiz deng hoengheiq hawqsauj、faenx daengj gikcoi, cauhbaenz i ndaw ndaeng reuqsuk, raemxniu baizok gemjnoix, doxgaiq baizok niunangqnangq yo youq ndaw ndaeng gikcoi i ndaeng, cauhbaenz i naeuh、naeuhnwd、mbongq congh、ndaeng fanfuk ok lwed. Mbangj giz yungh veizswnghsu C yw le yaugoj haemq ndei.

Guhfap：Aeu menzcenh daeuj yub 10% raemxyw veizswnghsu C, cat byai gyaeujndaeng, moix ngoenz 6 daengz 10 baez, aen liuzcwngz ndeu 2 daengz 3 aen singhgiz. Danghnaeuz bungzdaengz ndaeng ok lwed, yaek caj lwed dingz le gek 12 aen cungdaeuz caiq yw.

怎样按摩能缓解鼻塞？
Yienghlawz nunaenx ndaej gemjmbaeu ndaengsaek？

天气忽冷忽热，会让鼻塞鼻炎的老年人饱受煎熬。在此给大家介绍一个治疗鼻塞的方法——"侧卧按摩法"：躺在床上，左侧鼻塞时向右卧，右侧鼻塞时向左卧，用双指夹鼻按揉双侧迎香穴1～2分钟，鼻塞便可消除。

Mbwn fwt nit fwt ndat, hawj doengh boux vunzlaux ndaeng fatyiemz ndaengsaek haenx nanzsouh lai lo. Youq gizneix hawj daihgya gaisau aen fuengfap ndaej yw ndaengsaek ndeu, heuhguh "nyeng ninz nunaenx fap" ——ninz youq gwnz mbonq：Aen ndaeng baihswix deng saek couh ninz coh baihgvaz bae, aen ndaeng baihgvaz deng saek couh ninz coh baihswix bae, yungh song lwgfwngz gab gyaeujndaeng nunaenx song mbiengj yingzyanghhez 1～2 faencung, conghndaeng couh mbouj saek lo.

枕头对打鼾有何影响？
Aenswiz doiq ninzgyaen miz maz yingjyangj？

打鼾会使睡眠者的呼吸反复暂停，造成体内严重缺氧，大大增加了发生心脑血管意外的风险。引起打鼾的因素有很多，枕头便是不可忽视的一个因素。

打鼾的老年人应选择硬度适中的枕头（如荞麦皮枕头），枕头外形应贴合头颈部曲线，弹性不宜过大，以免头部不断受到弹力作用，造成肌肉疲劳，加重打鼾。选择枕头时还要注意高度，喜欢仰卧的老年人将虎口向上握拳，枕头的高度以竖着的一拳高为宜；习惯侧卧的老年人，则要根据自己的肩膀宽度来选择，枕头高度以一侧肩膀宽度最为合适。

Ninzgyaen ndaej hawj boux ninz ndaek de diemheiq fanfoek camhdingz, cauhbaenz ndaw ndang noix yangj youqgaenj, sawj gij fungyiemj baenz bingh sailwed simdaeuz siengj mbouj daengz haenx demgya haujlai. Gij yinhsu hawj vunz ninzgyaen haenx gig lai, aenswiz couh dwg aen yinhsu mbouj ndaej yawjlawq ndeu.

Bouxlaux ninzgyaen wnggai genj aeu aenswiz gengndongj ngamjhab daeuj demh (lumj aenswiz byukmeg)，aenyiengh rog swiz wngdang caeuq gij sienqdiuz gyaeuj caeuq hoz doxciep, mbouj hab soengdoengh lai, mienxndaej gyaeuj mbouj duenh soengdoengh, cauhbaenz ndangnoh baegnaiq, gyaen ndaej engq haenq. Genj aeu aenswiz seiz lij aeu louzsim gij sang de, bouxlaux haengj ninzdaengjhai haenx, bakguk fajfwngz yiengq baihgwnz gaemgienz, aenswiz sang lumj aen gaemgienz daengj couh ngamj; Bouxlaux ninz ngeng gvenq de, couh aeu gaengawq aenmbaq gvangq bonjfaenh bae genj aeu, swiz sang lumj mbiengj mbaq ndeu gvangq ceiq habngamj.

过敏性鼻炎患者为什么不宜游泳？
Boux baenz gominjsing ndaeng fatyiemz vih gijmaz mbouj hab youzraemx?

游泳馆经常向泳池投放消毒剂（俗称漂白粉）消毒。漂白粉的主要成分为次氯酸钠，杀菌力强、消毒效果好。不过，漂白粉也是常见的过敏原，漂白粉水溶液的分解产物氯气刺激呼吸道及鼻黏膜，能引起咳嗽和喷嚏，从而引发鼻炎、哮喘以及丘疹性荨麻疹等过敏性疾病。所以，有过敏性鼻炎病史的人应当尽量少去游泳池游泳，或者在游泳前后服用相应的抗过敏药。游泳姿势要正确，防止鼻腔进水；可经常按摩迎香穴、鼻通穴。游泳完毕可以用盐水洗洗鼻子，减少致敏原在鼻腔内驻留。

Bouqyouzraemx ciengzseiz cuengq ywsiudoeg（bingzciengz heuh byaujbwzfwnj）roengz daemzyouzraemx bae. Gij cujyau cwngzfwn byaujbwzfwnj dwg swluzsonhnaz, gaj nengz rengz ak, siudoeg yaugoj ndei. Mboujgvaq, byaujbwzfwnj hix dwg gij gominjyenz ciengzseiz raen de, raemxbyaujbwzfwnj faencek ok gij luzheiq haenx gikcoi saidiemheiq caeuq i ndaw ndaeng, ndaej cauhbaenz ae caeuq haetcwi, yienghneix couh yinxfat ndaeng fatyiemz、ae'ngab caeuq cimjrumz baenznwnj daengj bingh gominj. Ndigah, Boux miz gominjsing ndaeng fatyiemz lizsij haenx wngdang caenhliengh noix bae daemzyouzraemx youzraemx, roxnaeuz youq youzraemx gonqlaeng gwn gij yw gang gominj doxwngq haenx. Youzraemx yienghceij aeu cingqdeng, fuengzre raemx haeuj ndaw conghndaeng bae; Ndaej ciengzseiz nunaenx yingzyanghhez、bizdunghhez. Youzraemx sat le ndaej aeu raemxgyu swiq ndaeng, gemjnoix gij doxgaiq yinxhwnj gominj haenx youq ndaw conghndaeng dingzyouq.

如何缓解过敏性鼻炎？
Hauhlawz gemjmbaeu gominjsing ndaeng fatyiemz?

过敏性鼻炎、慢性鼻炎和慢性鼻窦炎患者可试用盐水洗鼻法以消除鼻炎症状。盐水洗鼻最好用注射用的生理盐水，如果自己配盐水，可在 500 毫升纯净水里加 4.5 克无碘盐，就得到 0.9% 的盐水。若鼻黏膜水肿严重，可以用 2%～3% 的高浓度盐水，但高浓度盐水冲鼻一般不要超过 7 天。无鼻塞、鼻子很干燥、有鼻出血症状的人不要使用高浓度盐水。

冲洗时，先把头侧低下来，注意鼻子不能低于嘴。让左鼻孔在下，把盐水从右鼻孔灌入，水会从左鼻孔流出来，如此重复几遍。转过头再冲洗另一侧鼻腔。洗鼻过程中要张嘴呼吸，如果嘴里有水流出来，不要吞咽，让它自然流下。用盐水洗鼻前最好把水加热一下，水温与体温差不多时效果会更好。

Boux baenz gominjsing ndaeng fatyiemz、menhsingq ndaeng fatyiemz caeuq boux baenz menhsingq conghndaeng fatyiemz, ndaej sawq yungh raemxgyu swiq ndaeng daeuj siucawz binghndaeng. Raemxgyu swiq ndaeng, ceiq ndei aeu raemxgyu dajcim daeuj swiq, danghnaeuz gag boiq raemxgyu, ndaej youq 500 hauzswngh raemxcingh ndawde gya 4.5 gwz gyu mbouj miz denj, couh ndaej daengz 0.9% raemxgyu. Langh i ndaw ndaeng bongzraemx youqgaenj, ndaej yungh 2% daengz 3% raemxgyu noengzdoh sang haenx, hoeng aeu raemxgyu noengzdoh sang cung ndaeng mbouj ndaej mauhgvaq 7 ngoenz. Boux ndaeng mbouj saek、ndaeng gig sauj、ndaeng ok lwed de gaej yungh raemxgyu noengzdoh sang.

Cungswiq seiz, sien ngaem gyaeuj roengz daemq, louzsim ndaeng mbouj ndaej daemq gvaq bak. Hawj conghndaeng swix youq laj, gueng raemxgyu haeuj congh ndaeng gvaz bae, raemx couh daj conghndaeng swix lae okdaeuj, baenzneix cungzfuk guh geij baez. Cienq gvaq daeuj caiq cungswiq lingh mbiengj conghndaeng. Swiq ndaeng seiz aeu aj bak diemheiq, danghnaeuz ndaw bak miz raemx lae okdaeuj, gaej gyanndwnj, hawj de swhyienz lae roengzdaeuj. Yungh raemxgyu swiq ndaeng gaxgonq ceiq ndei ndat raemx yaepndeu, raemx raeuj caeuq ndangraeuj ca mbouj geij lai engq ndei.

按摩哪个穴位可缓解鼻炎症状?
Nunaenx aen hezvei lawz ndaej gemjmbaeu binghhndaeng?

春季是鼻炎高发季节，患者常有头痛、鼻塞、鼻痒、打喷嚏、流清鼻涕等不适，按摩额头可有效缓解这些症状。

额头上的上星穴属督脉，按摩它具有温振阳气、祛风散寒的作用。该穴位于额头正中发际直上 1 寸处，以大拇指按揉，并朝向鼻尖方向用力。早、晚各按摩 5 分钟，可以改善鼻腔供血、消除炎症。

Seizcin fat binghndaeng lai, bouxbingh ciengzseiz miz gyaeuj in、ndaeng saek、ndaeng humz、haetcwi、mugsaw rih daengj mbouj cwxcaih, nunaenx najbyak ndaej mizyauq gemjmbaeu doengh gij binghyiengh neix.

Aen hezvei gwnz najbyak dwg duzmeg, nunaenx de ndaej raeujrub heiqyiengz、cawz rumz sanq nit. Aen hezvei neix youq cingqgyang najbyak henz gyaeujbyoem cigsoh hwnjbae conq ndeu gizde, yungh mehfwngz nu, caemhcaiq coh byaindaeng fueng'yiengq yungh rengz. Haet、haemh gak nunaenx 5 faencung, ndaej hawj conghndaeng gung lwed bienq ndei、siucawz binghhwngq.

中老年人经常流鼻血是何原因？

Bouxcungnienz caeuq bouxlaux ciengzseiz deng ndaeng oklwed dwg gijmaz yienzaen?

中老年人鼻腔出血主要与血管硬化和高血压有关。老年人鼻腔内血管柔软度不足，在血压升高而脑血管发生破裂之前，鼻腔的某条血管会破裂而发生鼻出血。除鼻孔流血外，部分血液还会因流入咽部而从口腔吐出。在这种情况下，即使做鼻腔检查，也难以找到出血点，用鼻翼压迫止血的办法效果也不明显。有时已经用了止血纱条填塞鼻孔，却仍然出血不止，但又会突然停止，如此反复。如果出血不止应马上到医院进行治疗。实际上，这种出血的位置多半在下鼻道后部，大多是由于下鼻道的静脉曲张所致。这里的静脉曲张同下肢静脉曲张一样，都是静脉扩张发生扭曲，并突出于黏膜之上，在血压升高的情况下，很容易发生破裂。

中老年人一旦出现经常性的反复鼻出血，应该检查是否有高血压和血管硬化。对于老年鼻出血患者，要使其保持镇静，安慰患者放松心情，告诉患者将流入口中的血液尽量吐出，以免咽下刺激胃部引起呕吐。平时应当生活规律，适当进行体育锻炼，控制血压，保持充足的睡眠，少吃油腻食物，多吃蔬菜和水果，保持大便通畅，外出注意保暖。

Bouxcungnienz caeuq bouxlaux conghndaeng ok lwed cujyau caeuq sailwed giet ndongj、hezyaz sang miz gvanhaeh. Gij sailwed ndaw conghndaeng bouxcungnienz caeuq bouxlaux mbouj gaeuq unq, youq mwh hezyaz hwnjsang sailwed ndaw uk caengz dek gaxgonq, ndaw conghndaeng moux diuz sailwed dek cix deng ndaeng ok lwed. Cawz le conghndaeng ok lwed, mbangj lwed lij aenvih lae haeuj conghhoz cix daj ndawbak rueg okdaeuj. Youq cungj cingzgvang neix, couhcinj genjcaz conghndaeng, hix nanz ra doiq lwed daj gizlawz okdaeuj, naenx song mbiengj ndaeng hawj de dingz lwed yaugoj hix mbouj mingzyienj. Miz seiz gaenq yungh sadiuz dingzlwed dienz conghndaeng, vanzlij ok lwed mbouj dingz, hoeng youh ndaej sawqmwh dingz roengzdaeuj, yienghneix fanfoek. Danghnaeuz ok lwed mbouj dingz wngdang sikhaek bae yihyen ywbingh. Gizsaed, cungj dieg ok lwed neix, dingzlai dwg youq giz baihlaeng conghndaeng, dingzlai dwg aenvih cingmeg conghndaeng baihlaeng ngutciengq cauhbaenz. Gizneix cingmeg ngutciengq caeuq song ga cingmeg ngutciengq, cungj dwg cingmeg gya'gvangq fatseng niujgoz, caemhcaiq doed youq gwnz i, youq mwh hezyaz hwnjsang, couh gig yungzheih dek.

Bouxcungnienz caeuq bouxlaux baez raen aenndaeng ciengzseiz fanfoek ok lwed, wnggai genjcaz dwg mbouj dwg hezyaz sang caeuq sailwed giet ndongj. Bouxlaux deng ndaeng ok lwed, yaek hawj de baujciz caemdingh, nai de cuengqsoeng simcingz, naeuz bouxbingh caenhliengh biq gij lwed lae haeuj bak haenx okdaeuj, mienxndaej ndwnj roengz bae le gikcoi aendungx yinxhwnj rueg. Bingzseiz wngdang swnghhoz miz gvilwd, habdangq guh dijyuz donlen, gaemhanh hezyaz, baujciz ninz gaeuq, noix gwn gijgwn nywnx, lai gwn byaekheu caeuq lwgmak, baujciz haex doengrat, ok rog bae yaek haeujsim bauj raeuj.

感冒后怎么办？
Dwgliengz le baenzlawz guh?

感冒之后，利用下列自然疗法就可以缓解鼻塞等症状：①以热水蒸气治鼻塞。如果感冒出现流鼻涕、鼻塞等症状，可以接一盆热水，头上围一条毛巾保护头部，然后深呼吸水蒸气，能有效疏通阻塞的鼻腔。②以生姜、薄荷水治嗓子疼。不少人感冒常伴有嗓子疼的症状，风寒感冒鼻塞者可以把生姜切成姜末放进杯子里，倒入沸水泡5分钟左右，把泡好的姜汤水过滤出来饮用即可。如果不喜欢姜汤水的辛辣味，不妨加些蜂蜜。与姜汤水疗效类似的是薄荷水，风热感冒鼻塞者可以把薄荷叶切碎，用沸水冲泡服用，对治疗鼻塞、嗓子疼很管用，也可在薄荷水中加入蜂蜜调味。

Dwgliengz le, yungh gij swyenz ywfap lajneix couh ndaej gemjmbaeu ndaeng saek daengj binghyiengh. ①Yungh gij fwi raemxndat yw ndaeng saek. Danghnaeuz dwgliengz le miz mug rih、ndaeng saek daengj binghyiengh, ndaej ciep aeu bat raemxndat ndeu, gwnz gyaeuj duk diuz sujbaq ndeu baujhoh gyaeuj, yienzhaeuh sup gaemz fwi hung ndeu, ndaej mizyauq deudoeng conghndaeng. ② Yungh hingndip、raemxbozhoz ywbingh conghhoz in. Mbouj noix vunz deng dwgliengz ciengz buenx miz conghhoz in, boux deng rumz nit caegguk dwgliengz ndaeng saek, ndaej ronq hing saeq le cuengq haeuj ndaw cenj bae, raix raemxgoenj roengzbae cimq 5 faencung baedauq, raemxhing cimq ndaej le, daihlawh gwn dang couh ndaej lo. Danghnaeuz mbouj haengj gij feih raemxhing manhsaengsaeng haenx, mbouj fuengz gya di dangzrwi roengzbae. Raemxbozhoz caeuq raemxdanghing ywbingh yaugoj ityiengh, boux deng rumzndat caegguk dwgliengz ndaeng saek haenx, ndaej ronq soiq mbaw bozhoz, dwk raemxgoenj cimq gwn, doiq ywbingh ndaeng saek、conghhoz in mizyungh raixcaix, hix ndaej youq ndaw raemxbozhoz gya dangzrwi diuz feihdauh.

怎样按摩阳谷穴缓解老年人耳鸣？
Yienghlawz nunaenx yangzguzhez daeuj gemjmbaeu bouxlaux rwzokrumz?

耳鸣，可造成听力衰退，甚至耳聋。中医认为，阳谷穴可直达耳中，按压此穴，对缓解老年人耳聋耳鸣，有显著疗效。

按揉方法：伸开右手，小指根部连接手腕横纹处，即为阳谷穴。拇指压住阳谷穴揉压 3 分钟，然后按揉另一只手的阳谷穴。每日 2 次，早、晚各 1 次。

Rwzokrumz ndaej cauhbaenz dingqlig bienq nyieg, lij deng rwznuk dem. Cunghyih nyinhnaeuz, yangzguzhez ndaej cig daengz ndaw rwz, nunaenx aen hezvei neix, doiq gemjmbaeu rwznuk bouxlaux, miz yauqgoj gig mingzyienj.

Nunaenx fuengfap: Iet hai fwngzgvaz, goenhfwngz goek lwgfwngzcod ciepdwk hozfwngz raizvang gizde, couh dwg yangzguzhez. Lwgfwngzmeh gaemhdawz nunaenx aen hezvei neix 3 faencung, yienzhaeuh nunaenx aen hezvei yangzguzhez lingh cik fwngz. Moix ngoenz 2 baez, haet、haemh gak baez ndeu.

如何缓解老年人耳鸣？
Yienghlawz gemjmbaeu bouxlaux rwzokrumz?

耳朵嗡嗡鸣响，不少老年人都碰到过这种情况。建议这类人每天早晚找个安静的地方，按住耳屏，5 秒后放开，这样一按一放做 30 次。然后自上而下按摩两侧耳轮，每次做 15 分钟。

睡觉前，可用白醋水泡脚。具体方法为：直接将适量白醋倒进热水中，水烫时，把双脚搁在脚盆边熏蒸。等水温降到35 ℃左右时，将双脚伸进盆中搓洗，同时用手按摩脚心。

Rwz yiengjhumhum, haujlai bouxlaux cungj bungz daengz cungj cingzgvang neix gvaq. Genyi loih vunz neix moix ngoenz haethaemh ra dieg caem ndeu, goemq rwz, gvaq 5 miuxcung le cuengqhai, yienghneix baez goemq baez cuengq guh 30 baez. Yienzhaeuh daj gwnz daengz laj nunaenx song mbiengj gvaenghrwz, moix baez guh 15 faencung.

Yaek ninz seiz, ndaej aeu raemxmeiq daeuj cimq din. Gidij fuengfap dwg：Cigciep raix di meiq roengz raemxnat bae, mwh raemx ndat, cuengq song din youq henz bat roemznaengj. Caj dohraeuj daemq daengz 35 doh baedauq seiz, cuengq song din roengz bat bae caed swiq, doengzseiz aeu fwngz nunaenx gumzdin.

突发性耳聋发病原因有哪些？
Gij yienzaen sawqmwh deng rwznuk haenx miz dilawz?

突发性耳聋是指突然发生的原因不明的一种感音神经性听力下降。此病常伴有耳鸣、耳闷、耳堵塞感等不适，有些患者还伴有眩晕、恶心、呕吐等症状，是耳鼻喉科的常见病、多发病。突发性耳聋的发病机制目前认为主要有以下三点：①内耳血循环受阻，如动脉的痉挛、出血、血栓及栓塞等。②病毒感染，最常见的首先是感冒，其次是流行性腮腺炎、麻疹等感染。③窗膜破裂学说，即在起床、打喷嚏、咳嗽及遭受暴力时

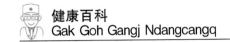
导致内耳的小窗膜破裂，影响声音的传递。

引起该病的因素主要有精神紧张、过度劳累、酗酒、感冒等。另外，患有糖尿病、高血压、高血脂、心脑血管等疾病时亦容易引起突发性耳聋。

Sawqmwh deng rwznuk, dwg ceij cungj saenzgingsingq gamjsouh sing'yaem rengzdingq doekdaemq sawqmwh fatseng yienzaen mbouj cingcuj haenx. Cungj bingh neix ciengz buenx miz rwz okrumz、rwz gawh、rwz saek daengj mbouj cwxcaih, miz mbangj boux lij buenx miz daraiz、siengj rueg、rueg daengj, dwg goh rwz、ndaeng、hoz ciengz raen、lai fat bingh. Aen gihci fat bingh sawqmwh rwznuk haenx, seizneix nyinhnaeuz cujyau miz sam diemj lajneix: ①Rwzbaihndaw lwed lae baedauq deng laengz, beijlumj doenghmeg fatnyinzgeuq, ok lwed, hezsanh caeuq sanhsaek daengj. ② Binghdoeg lahdawz, ceiq ciengz raen de daih'it dwg dwgliengz, gaenlaeng dwg lahdawz binghhangzgauqmou、dokmaz daengj. ③ Gij yozsoz icueng deng dek, couhdwg youq mwh hwnqmbonq、haetcwi、ae caeuq deng rengzak dub, sawj icueng iq ndaw rwz deng dek bae, yingjyangj cienz sing.

Gij yinhsu yingjyangj yinxhwnj cungj bingh neix cujyau miz cingsaenz gaenjcieng、baegnaiq gvaqbouh、lanhlaeuj、deng dwgliengz daengj. Linghvaih, baenz binghnyouhdangz、hezyaz sang、hezcij sang、sailwed sim uk daengj bingh seiz, hix yungzheih yinxhwnj sawqmwh rwznuk.

夏日耳聋与缺水有关吗?
Seizhah rwznuk caeuq noix raemx mizgven lwi?

突发性耳聋是指突然发生的原因不明的感觉神经性耳聋，人们通常称之为"耳中风"。

夏季运动后不注意喝水和工作时人体处于脱水状态都会使血液流动变慢，容易形成血栓，堵塞血管，造成神经系统信息不畅，导致突发性耳聋。

有人平常不运动，一旦突然大量运动，却不注意及时补水；还有人在高温环境下工作，大量出汗而忘记补水。这些都是"耳中风"的高危人群。专家建议：无论有无突发性耳聋史，在工作和运动时都要及时补水，以白开水为首选。

Sawqmwh deng rwznuk, dwg ceij sawqmwh deng ganjgyoz saenzgingsingq rwznuk yienzaen mbouj cingcuj de, vunzlai ciengzseiz heuh de guh "mauhfungrwz".

Seizhah yindung le mbouj louzsim gwn raemx caeuq guhhong seiz ndangvunz cingq cawqyouq mwh saetraemx, cungj yaek sawj lwed lae bienq menh, yungzheih baenz hezsonh, saek sailwed, cauxbaenz saenzging hidungj saenqsik mbouj swnh, yinxhwnj sawqmwh rwznuk.

Miz vunz bingzciengz mbouj hozdung, miz saek ngoenz sawqmwh daihliengh yindung le，youh mbouj louzsim gibseiz bouj raemx；Vanzlij miz vunz youq ndaw vanzging vwnhdu sang de guhhong，daihliengh ok hanh youh lumz bouj raemx. Doengh gij neix cungj dwg gyoengq vunz baenz "mauhfungrwz" yungyiemj gig lai de. Conhgyah genyi：Mboujlwnh miz mbouj miz gij lizsij sawqmwh deng rwznuk，youq mwh guhhong caeuq yindung cungj aeu gibseiz bouj raemx，miz raemxgoenj sien gwn raemxgoenj.

怎样正确掏耳朵？
Hauhlawz cingqdeng vat rwz?

保护听力，从保护耳朵开始。一般人一周掏一次耳朵即可，频繁掏耳朵会导致耳道分泌物增多。用手指、棉签掏耳朵相对安全。如果因耵聍过多而导致耳朵发痒时，正确的方法是到医院耳鼻喉科用特制的耵聍钩，把耵聍取出；如果耵聍较大，可以先点几天耵聍药水，将耵聍泡软后再将其取出。

如果不慎让水进入耳朵，耵聍吸水膨胀，酸性的耵聍会腐蚀耳道深处的皮肤，引发炎症。在这种情况下，可以用棉签进入外耳道擦拭水分，进入深度 2.5～3.5 厘米即可，不要太深，以免造成耳道损伤。

Baujhoh rengzdingq，daj baujhoh aenrwz hainduj. Itbuen vunz aen singhgiz vat baez rwz ndeu couh ndaej lo，vat rwz deih lai ndaej sawj gij haex conghrwz yied baiz yied lai. Yungh lwgfwngz、menzcenh mbut rwz sienghdui ancienz. Danghnaeuz aenvih haexrwz lailai yinxhwnj rwz humz，gij fuengfap cingqdeng de dwg，bae yihyen goh rwz、ndaeng、hoz aeu aenvatrwz daegbied guh haenx，vat haexrwz okdaeuj；Danghnaeuz haexrwz haemq hung，ndaej ndik geij ngoenz raemxyw haexrwz gonq，cimq haexrwz unq le caiq aeu de okdaeuj.

Danghnaeuz mbouj siujsim deng raemx haeuj ndaw rwz bae，haexrwz gwn raemx le gawh hwnjdaeuj，gij haexrwz sonhsing haenx rox cimqnduk gij naengnoh ndaw conghrwz，baenz binghhwngq hwnjdaeuj. Youq cungj cingzgvang neix，ndaej aeu menzcenh coq haeuj ndaw rwz bae mad raemx，haeuj bae laeg miz 2.5～3.5 lizmij couh ndaej lo，gaej coq haeujbae laeg lai，mienxndaej cauhbaenz conghrwz deng sieng.

怎样按摩阳谷穴防治听力下降？
Yienghlawz nunaenx yangzguzhez daeuj fuengzceih rengzdingq doekdaemq?

耳鸣、耳聋是中老年人的常见病症。临床统计资料表明，60 岁以上的老年人中有 30％～50％患有耳鸣、耳聋，65 岁以后患此病的老年人达 72％。经常按摩手腕的阳谷穴可治疗耳鸣、耳聋。

中医认为，心主血脉，可濡养滋润耳窍，若心之气血不足，肾精亏损，则耳鸣。手腕上有阳谷穴，可达耳中，并联络心脏，按摩此穴对治疗耳鸣、神经性耳聋有明显效果。方法：伸开右手，小指根部连接手腕横纹处，即为阳谷穴。拇指按压阳谷穴3分钟，然后按压另一只手的阳谷穴。每日2次，早、晚各1次。长期坚持可预防听力下降。

Rwzokrumz、rwznuk dwg gij bingh ciengz raen bouxcungnienz caeuq bouxlaux. Gij swhliu doengjgeiq ywbingh de biujmingz, bouxlaux 60 bi doxhwnj ndawde miz 30% daengz 50% deng rwzokrumz、rwznuk, 65 bi doxhwnj deng cungj bingh neix dabdaengz 72%. Ciengzseiz nunaenx yangzguzhez hozfwngz gizde, ndaej yw rwzokrumz、rwznuk.

Cunghyih nyinhnaeuz, sim guenj lwed meg, ndaej ciengx nyinh conghrwz, danghnaeuz simdaeuz heiq lwed mbouj cuk, makhaw, couh deng rwznuk. Gwnz hozfwngz miz yangzguzhez, ndaej lienz daengz ndaw rwz, caemhcaiq lienzhaeh daengz simdaeuz, nunaenx aen hezvei neix doiq yw rwzokrumz、sinzginghsing rwznuk miz yaugoj mingzyienj. Guhfap：Iet fwngzgvaz okbae, goenhfwngz goek lwgfwngzcod ciepdwk hozfwngz raizvang gizde, couh dwg yangzguzhez. Lwgfwngzmeh gaemhdawz nunaenx aen hezvei neix 3 faencung, yienzhaeuh nunaenx aen hezvei yangzguzhez lingh cik fwngz. Moix ngoenz 2 baez, haet、haemh gak baez ndeu. Ciengzgeiz genhciz guh, ndaej yawhfuengz dingqlig doekdaemq.

低频噪声为何会损伤听力？
Singcauz baezsoq noix vihmaz ndaej sieng daengz dingqlig?

高频噪声比较容易引起人们的警惕并设法远离，而对于低频噪声以及次声波，人们从主观上也许不会觉得特别刺耳，因此更容易被忽视。长时间接触低频噪声或次声波，久而久之对人整个身心都会造成一种无形的损害，导致耳鸣幻听、烦躁易怒、焦虑暴躁、头痛头晕、失眠多梦、神经衰弱等神经官能症，也可导致心慌心悸，消化性溃疡，血压、血糖、血脂升高等。

在日常生活中，低频噪声几乎无处不在，如冰箱、洗衣机、电脑、有电设备的鱼缸等，只要这些设备处于工作状态，都可能持续地发出"嗡嗡"声。所以，电冰箱、电脑、鱼缸最好远离卧室，空调等各种家电设备要定期检修以保证其正常运行，尽量降低工作时持续出现的噪声。对于长期接触噪声引起听力减弱、心烦气躁、头痛失眠的人群，建议尽快到医院就诊。

Singcauz baezsoq lai yungzheih yinxhwnj vunzraeuz singjgaeh caemhcaiq siengj banhfap liz gyae bae, hoeng doiq gij singcauz baezsoq noix caeuq gij sing vunzraeuz dingq mbouj ndaej nyi haenx, gyoengqvunz daj cujgvanh fuengmienh aiq mbouj roxnyinh daegbied coegrwz, ndigah engq yungzheih deng vunz yawjlawq. Ciepcuk gij singcauz baezsoq noix caeuq gij sing vunzraeuz dingq mbouj ndaej nyi haenx seizgan raez lai, ngoenz nanz le cungj ndaej hawj daengx ndang vunz daiq daeuj sonjhaih yawj mbouj raen de, cauhbaenz rwzokrumz caeuq mbouj miz vunz gangjvaih hix dingqnyi vunz gangjvah、 simfanz yungzheih fatheiq、simgip heiqgaenj、gyaeuj in gyaeuj ngunh、ninz mbouj ndaek guh loq lai、ukhaw daengj doengh cungj bingh saenzging neix, hix ndaej sawj aekbau simvueng, hezyaz hwnjsang, i dungx i saej naeuh、hezdangz、hezcih swngsang daengj.

Youq ndaw bingzciengz swnhhoz, gij singcauz baezsoq noix haenx ca mbouj geijlai gizgiz cungj miz, lumjbaenz binghsiengh、sijyihgih、dennauj、gij gangbya sezbei miz dienh haenx daengj, cijaeu doengh gij sezbei neix cawqyouq gunghcoz cangdai, cungj ndaej lienzdaemh fatok gij sing "hoemhoem". Ndigah, denbinghsiengh、dennauj、gangbya ceiq ndei liz rug gyae bae, gunghdiuz daengj gak cungj gyahden sezbei aeu dinghgeiz genjcaz coih ndei, daeuj baujcwng de cingqciengz yinhhengz, caenhliengh gyangqdaemq gij singcauz mwh gunghcoz laebdaeb okyienh haenx. Doiq gyoengq vunz ciengzgeiz baedauq ndaw singcauz yinxhwnj dingqlig gemjnyieg、simfanz simgaenj、gyaeujdot ninz mbouj ndaek haenx, genyi caenhliengh vaiq di bae yihyen yawjbingh.

怎样用热敷缓解中耳炎疼痛？
Yienghlawz yungh ndat oep bae gemjmbaeu rwzoknong indot?

中耳炎患者发病时，常会感到耳痛、发热，有耳朵堵塞感、牵引压迫感。如不及时治疗，会引起严重的并发症，如丧失听力、面神经麻痹等。因此，一旦发现中耳炎的相关症状，一定要寻求医生的正规治疗。耳痛难忍时，患者可用一个热水瓶或一条热毛巾放在患耳上敷 20 分钟，能够很好地刺激耳周血液循环，减轻疼痛。

Boux rwzoknong fatbingh seiz, ciengzseiz roxnyinh rwz in、fatndat, roxnyinh ndaw rwz deng dimzsaek、apbik bengrag. Danghnaeuz mbouj gibseiz bae yw, ndaej yinxhwnj bingh gyoebfat youqgaenj, beijlumj rwznuk、najgyad daengj. Ndigah, baez raen miz gij binghyiengh caeuq rwzoknong dox gvanlienz haenx, itdingh aeu ra canghyw guh cwnggveih ywbingh. Rwz in nanz nyaenx seiz, bouxbingh ndaej aeu bingz raemxndat ndeu roxnaeuz diuz sujbaq ndat ndeu, cuengq youq gwnz dujrwz deng bingh haenx oep 20 faencung, ndaej gig ndei bae gikcoi seiqhenz rwz lwed lae baedauq, gemjmbaeu indot.

治老年人口臭有何简便良方？
Yw bouxlaux bak haeu miz maz danyw ndei youh genjbienh?

中医认为，老年人口臭与三焦积热、湿浊上侵有关。适当按揉后溪穴，不但能起到疏通三焦、清泻火热、化浊利湿的功效，而且还能尽快祛除口臭，是一种消除口臭的简便良方。

按摩方法：后溪穴位于小指根部尺侧，第五指关节后方掌横纹尽头赤白交际处。按摩时微握掌，以另一只手拇指掐揉后溪穴 5 分钟，换掌，按摩另一侧该穴。

按摩时间：早、晚各 1 次。

注意事项：后溪穴位置比较深，按摩时，要剪掉指甲，用力去按，达到酸胀程度，方能见效。

效果：经常按摩后溪穴，大部分老年人不再有口臭。

Cunghyih nyinhnaeuz, bouxlaux bak haeu caeuq dungxsaej cwkrom ndat、heiqcumx ciemq hwnj baihgwnz bae mizgven. Habdangq nunaenx houhihhez, mboujdan ndaej doeng dungxsaej, doiq ndat、cawz cumx siudoeg, caemhcaiq ndaej caenhvaiq cawz bae bak haeu, dwg cungj fuengfap ndei siucawz bak haeu ndeu.

Nunaenx fuengfap: Houhihhez youq goek lwgfwngzcod, daihhaj hoh lwgfwngz baihlaeng raizfwngz gyaeujbyai hoengzhau doxgyaux gizde. Mwh nunaenx loq gaemgienz, aeu mehfwngz lingh cik fwngz bae nunaenx houhihhez 5 faencung, vuenh fwngz, nunaenx lingh mbiengj fwngz aen hezvei neix.

Nunaenx seizgan: Haet、haemh gak baez ndeu.

Louzsim saehhangh: Houhihhez gizdieg de haemq laeg, mwh nunaenx, yaek raed ribfwngz bae, yunghrengz bae naenx, daengz roxnyinh nanq bae, cij ndaej raen yaugoj.

Yaugoj: Ciengzseiz nunaenx houhihhez, dingzlai bouxlaux bak mbouj caiq haeu.

经常口苦是何原因？
Ciengzseiz bak haemz dwg gijmaz yienzaen?

口中出现异味，经常感到发苦，很可能是患了消化系统疾病。胃肠消化功能不好时可出现口苦。肝、胆部位存在炎症，特别是患有胆囊炎、胆石症的人，由于胆囊功能差，胆道系统运动障碍，可以导致胆汁的疏泄排放不正常，从而产生口苦感。这些患者常常伴有头痛眩晕、面红眼赤、性急易怒、大便干结、舌质偏红等表现，这时应去消化科门诊就医。一些口腔疾病，如牙齿有洞、牙龈炎等，也会导致口里有异味、发苦，这时应去口腔科就医。此外，一些慢性病如糖尿病患者也会经常有口苦的感觉。女性进入更年期，内分泌平衡被打破，也可能导致口里有气味，这时应去内分泌科就医。

值得注意的是，因精神压力较大导致的口苦现象也比较常见，这时就需要自我调节或看心理医生了。

Ndawbak miz feihdauh daegbied, ciengzseiz roxnyinh fathaemz, gig gojnaengz dwg baenz gij bingh siuva hidungj. Dungx saej siuvaq gunghnwngz mbouj ndei seiz, ndaej okyienh bak haemz. Daep、mbei miz bingh, daegbied dwg boux baenz binghmbei、mbeigietrin, aenvih aenmbei gunghnwngz ca, roen mbei gazngaih, ndaej sawj raemx mbei baiz mbouj cingqciengz, yienghneix couh roxnyinh bak haemz. Gij vunz neix ciengzseiz buenx miz gyaeuj in daraiz、naj hoengz da nding、simgaenj heih huj、haex gaz、diuzlinx bien hoengz daengj biujyienh, mwhneix wnggai bae mwnzcinj siuhvagoh ywbingh. Mbangj di bingh conghbak, lumj heujndungj、nohheuj in daengj, hix rox yinxhwnj ndawbak miz heiq、fathaemz, mwhneix hab bae gohconghbak ywbingh. Linghvaih, mbangj boux binghmenhsingq lumj binghnyouhdangz caemh ciengzseiz roxnyinh bak haemz. Mehmbwk haeuj daengz gwnghnenzgiz, baihndaw iemqok mbouj caiq doxdaengh, hix aiq yinxhwnj ndawbak miz heiq, mwhneix wnggai bae neifwnhmigoh ywbingh.

Gij cigndaej louzsim de dwg, cungj yienhsiengq bak haemz aenvih cingsaenz atlig haemq daih cij yinxhwnj haenx, caemh haemq ciengzseiz raen, mwhneix couh aeu gag diuzcez roxnaeuz bae yawj canghyw simleix lo.

牙齿健康与老年痴呆症有何关联？
Heuj cangqheiq caeuq bingh nienzlaux ngawzngoengq miz maz gvanlienz?

一项最新研究成果显示，那些能保持口腔健康的人晚年患上老年痴呆症的可能性会明显降低。

研究团队在美国加州一个退休人群居住的社区中选取了 5468 名居民，从 1992 年至 2010 年对他们进行了跟踪调查。这些居民在调查的初始阶段都未患老年痴呆症，研究者询问了他们的口腔卫生习惯、牙齿健康状况和是否佩戴假牙。十多年后，研究者采用访谈、病历卡和死亡证明等方式发现当初参与调查的居民中有 1145 人被诊断患有老年痴呆症。统计结果发现，不是每天都刷牙的老年人比每天刷牙 3 次的老年人患上老年痴呆症的概率增加了 22%～65%，而且这种效应在老年女性中更为明显。因此，研究者建议，老年人应养成良好的口腔卫生保健习惯。

Hangh yenzgiu cingzgoj moq ndeu yienh'ok, doengh boux vunz ndaej baujciz conghbak cangqheiq haenx, daengz mwh nienzlaux baenz bingh nienzlaux ngawzngoengq, aiq ndaej mingzyienj roengzdaemq.

Yenzgiu donzdui youq Meijgoz Gyahcouh aen segih dieg youq gyoengq vunz duiyouh ndeu genj aeu 5468 boux gihminz, daj 1992 nienz daengz 2010 nienz, doiq gyoengqde guh le gaenriz diucaz. Gyoengqde youq mwh ngamq guh diucaz, cungj mij raen baenz bingh nienzlaux ngawzngoengq, bouxyenzgiu cam le gij veiswngh sibgvenq、diuzheuj gengangh canggvang caeuq dwg mbouj dwg daenj heuj gyaj gyoengqde. Gvaq 10 lai bi le, bouxyenzgiu yungh doengh gij fuengsik bae cunzcaz、mbawgaj bingliz caeuq gij cingqmingz vunz dai, ra raen doengh bouxlaux codaeuz caeuqfaenh diucaz haenx, ndawde miz 1145 vunz deng baenz bingh nienzlaux ngawzngoengq. Gyoepsuenq gezgoj fatyienh, bouxlaux mbouj dwg moix ngoenz cungj catheuj haenx, beij bouxlaux moix ngoenz catheuj 3 baez de, aen daihgaiq beijlwd baenz bingh nienzlaux ngawzngoengq de demlai 22%～65%, caemhcaiq cungj yienghsiengq neix youq ndaw bouxlaux mehmbwk

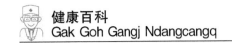

engqgya mingzyienj. Vihneix, bouxyenzgiu genyi, bouxlaux wngdang guhbaenz gij sibgvenq ndei conghbak veiswngh baujgen.

老年人长新牙是好事吗？
Bouxlaux maj heuj moq dwg saeh ndei lwi?

有些老年人脱牙后，口腔里又突然"长"出新牙来，对此应特别注意。这种再生现象是怎么回事呢？有三种可能：一是牙龈萎缩，原来脱落的牙残根慢慢显露出来了，被误当作新牙；二是牙槽骨突出暴露后，牙床上原有的个别多生牙开始出现；三是如真有个别"新牙"出现，则常与内分泌紊乱、肿瘤或其他生理病变发生有关。因此，这是口腔发出的"红灯"信号，应引起注意。

Mbangj bouxlaux heuj doek le, ndaw bak youh sawqmwh "maj" ok heuj moq daeuj, doiq cungj yienghsiengq neix wngdang daegbied louzsim. Cungj yienhsiengq heuj caiq maj neix dwg gijmaz yienzaen ne? Miz sam cungj gojnaengz: It dwg nohheuj reuq le, gij goekheuj vauq yenzlaiz lw roengzdaeuj haenx menhmenh loh okdaeuj, deng loek dangguh heuj moq; Ngeih dwg ndok cauzheuj doed okdaeuj le, gwnz hwkheuj yienzlaiz miz gij heuj wnq lai maj haenx ngamq hainduj raen miz; Sam dwg danghnaeuz caen miz saek diuz "heuj moq" okyienh, cix ciengzseiz caeuq neifwnhmi iemqok luenhlablab、baezfoeg roxnaeuz gizyawz swnghlij binghbienq miz gvanhaeh. Ndigah, neix dwg gij saenqhauh "gingjgauq" conghbak fat okdaeuj de, wngdang louzsim.

口腔溃疡涂蜂蜜外治效果好吗？
Cat dangzrwi ywbingh conghbak i naeuh, yaugoj ndei lwi?

蜂蜜治口腔溃疡有较好的疗效。患者可洗净双手，食指蘸一点蜂蜜，涂抹于口腔溃疡处，让蜂蜜在溃疡处保留一会儿，然后用白开水漱口，可吐掉也可咽下，一天2次或3次。一般3天内患处疼痛消失，溃疡面缩小，4～5天愈合。该方法的原理是利用蜂蜜含有肾上腺皮质激素样物质和抑菌素，可起到较强的抗菌、消炎、收敛、止痛的作用。

Dangzrwi yw conghbak i naeuh miz ywbingh yaugoj haemq ndei. Bouxbingh ndaej swiq song fwngz seuq le, aeu lwgfwngzvix yub di dangzrwi, mad youq conghbak giz i naeuh, hawj dangzrwi youq ndaw bak dingz yaep ndeu, yienzhaeuh yungh raemxgoenj riengxbak, ndaej haiz raemx bae hix ndaej ndwnj roengz dungx bae, ngoenz 2 baez roxnaeuz 3 baez. Itbuen youq 3 ngoenz ndawde giz bingh couh mbouj in lo, giz i naeuh suk iq, 4～5 ngoenz hob ndei. Gij yienzleix aen fuengfap neix dwg, yungh dangzrwi hamz miz gij doxgaiq sinsangbizciz gizsu caeuq yizginsu, ndaej haemq giengz bae dingj nengzbingh、siu huj、souliemx、dingz in.

牙痛用花椒酒治疗有效果吗？
Heuj in yungh laeujvaceu yw miz yaugoj lwi?

俗话说："牙疼不是病，疼起来要人命。"确实是这样，牙疼非常痛苦，严重影响人们的日常生活和工作。按下法配制的花椒酒，能缓解牙疼症状。

取 5～10 克干花椒，加水没过干花椒煮 3 分钟，候温，加入 50 克高度白酒，待凉后将花椒水过滤，倒入小瓶内，用棉花团蘸此药酒塞入牙痛的部位咬住即可。

Vahsug gangj："Heuj in mbouj dwg bingh, in ndaej mingh mbouj aeu." Caen dwg yienghneix, heuj in gig haemzhoj, yenzcung yingjyangj vunzraeuz ngoenznaengz swnghhoz caeuq guhhong. Ciuq aen fap lajneix bae boiq gij laeujvaceu, ndaej gemjmbaeu bingh heuj in.

Aeu 5～10 gwz vaceu sauj, gya raemx cimq gvaq vaceu le cawj 3 faencung, caj raeuj le, gyahaeuj 50 gwz laeujget, caj liengz le daihlawh aeu raemxvaceu, raix roengz ndaw bingz iq bae, aeu aen ywmienz ndeu daeuj caemj gij laeuj neix le saek haeuj giz heuj in bae haeb dwk couh ndaej lo.

洗牙后为何牙齿会变得敏感？
Swiq heuj le vihmaz heuj rox bienq minjganj bae?

都说洗牙有好处，可很多人洗完牙后牙齿变得很敏感，进食过凉过热的东西很不舒服。这是怎么回事，该怎么处理？

洗牙是一种治疗牙龈炎症的有效方法。洗牙并不会把牙齿洗坏，只是通过超声工作头将牙菌斑、牙结石去除。出现牙齿敏感与患者是否存在牙龈萎缩、牙根暴露以及牙颈部的解剖结构有关系。牙龈萎缩、牙根暴露以及牙颈部的解剖结构导致的牙本质暴露，使得原来应当被保护的结构暴露于口腔中，易出现牙齿敏感。洗牙后，通常会有短时间的不适，只要暂时避免过冷过热的刺激，大多会自然好转，无需治疗。对比较敏感的患者，也可应用脱敏牙膏辅助治疗，以减轻症状。如果症状特别明显，也可以在洗牙后于牙颈部或牙根表面涂布脱敏药物。定期洗牙是预防和治疗牙周疾病最有效的手段，因此，不能因噎废食，因为洗牙会有暂时的不舒服而放弃洗牙治疗。

Cungj naeuz swiq heuj miz ndeicawq, hoeng haujlai vunz swiq heuj sat le heuj cix bienq dwk minjganj dangqmaz, gwn gij doxgaiq nit gvaqbouh roxnaeuz ndat gvaqbouh haenx gig mbouj cwxcaih. Neix dwg vih gijmaz, yienghlawz cawqleix ne?

Swiq heuj dwg cungj fuengfap mizyauq bae yw nohheuj binghhwngq ndeu. Swiq heuj mbouj dwg swiq heuj vaih bae, cijdwg doenggvaq aen gyaeuj hongdawz cauhswnghboh daeuj cawz rizheujnengz、heuj gietsig bae. Roxnyinh heuj minjganj caeuq boux vunzbingh deng mbouj deng nohheuj reuq、goekheuj laeuh caeuq aenhoz heuj seng youq diegde miz gvanhaeh. Nohheuj reuq、goekheuj laeuh caeuq aenhoz heuj seng youq diegde yinxhwnj heuj laeuh okdaeuj, sawj gij gezgou yienzlaiz wngdang ndaej baujhoh haenx laeuh ok ndawbak daeuj, yungzheih okyienh diuzheuj minjganj. Swiq heuj le, ciengzciengz miz duenh seizgan dinj ndeu mbouj hab, cijaeu camhseiz bietmienx gij gikcoi nit lai roxnaeuz ndat lai haenx, dingzlai ndaej gag ndei, mbouj yungh bae yw. Doiq boux haemq minjganj de hix ndaej yungh duet gominj yazgauh daeuj bangbouj ywbingh, gemjmbaeu binghhyiengh. Danghnaeuz binghhyiengh daegbied mingzyienj, hix ndaej youq mwh swiq heuj gvaqlaeng, youq aenhoz heuj roxnaeuz goekheuj biujmienh ledmad ywduetminj. Dinghgeiz swiq heuj dwg gij soujduenh ceiq mizyauq bae yawhfuengz caeuq yw binghheuj seiqhenz haenx, vihneix, mbouj ndaej deng genx couh mbouj gwn haeux, aenvih swiq heuj miz camhseiz mbouj cwxcaih cix mbouj yungh aen ywfap swiq heuj bae ywbingh.

龋齿残牙根要不要保留？
Goek heujndungj aeu baujlouz mbouj baujlouz ne?

有的老年人对龋齿不在意，觉得牙齿烂了拔掉再镶，既省事又美观。其实，现代口腔医学中一个重要的原则就是要尽可能地保留和保护口腔组织，使其在咀嚼功能中发挥作用。随着根管治疗技术的不断完善，经根管治疗后的牙体严重缺损的残根残冠，用桩核冠修复技术可取得较好的远期效果。临床证实保留残根残冠，能够提高义齿的咀嚼效率，增强咬颌力，抑制牙槽骨萎缩。

但是在以下几种情况下，患者还是要考虑拔除患牙根：①牙体严重广泛龋坏不能有效完成根管治疗者；②根尖周围病变，不能治愈者；③牙周病晚期或因外伤牙齿已折裂龈下，同时根折；④已引起颌面部蜂窝组织炎等，在急性炎症期控制后应拔除患牙根。

Miz mbangj bouxlaux mbouj dawz heujndungj haeuj rwz, roxnyinh heuj naeuh le ciemz bae caiq sieng, fuengbienh youh ndei yawj. Gizsaed, Yendai Goujgyangh Yihyoz ndawde aen yenzcwz youqgaenj ndeu, couhdwg yaek caenhliengh bae baujlouz caeuq baujhoh gij cujciz conghbak, sawj de youq ndaw gunghnwngz nyaij fazveih cozyung. Gaenriengz gij gisuz ragguenj ywbingh ndaej mboujduenh laeb caezcienz, gij goek lw heujndungj vaihnyaiq haenx ginggvaq ragguenj ywbingh le, aeu aen gisuz guhdongh guh mauh coihndei, yungh ndaej haemq nanz. Linzcangz cingqsaed, baujlouz gij heujndungj lw roengzdaeuj haenx, ndaej daezsang gij yauliz heujgyaj nyaij, demgiengz rengzhaeb, naenxhaed ndok cauzheuj reuqsuk.

Hoeng youq geij cungj cingzgvang lajneix, vunzbingh vanzlij aeu ngeixnaemj ciemz goekheujbingh bae：① Diuzheuj naeuhmwt, mbouj ndaej mizyauq bae guh ragguenj ywbingh haenx；②Goek soem heuj seiqhenz bingh bienq, yw mbouj ndaej ndei；③Heuj seiqhenz baenzbingh geizlaeng roxnaeuz aenvih heuj deng siengrog gaenq raek youq laj nohheuj, goek heuj youh deng raek dem；④Gaenq yinxhwnj daengx aen hangzheuj in daengj, youq mwh binghhwngq gaenjgip ndaej gaemhaed le, wnggai ciemz goekheuj okbae.

治牙病也要看日子吗?
Yw heuj caemh aeu yawj ngoenz lwi?

（1）青春期矫正牙齿效果最好。凡是有牙齿排列不齐、口腔颌面部畸形的患者，在青春期做矫正治疗最好，不仅可以缩短疗程，而且还可以达到最佳的美容效果。

（2）女性应避开月经期拔牙。女性在月经期，痛觉敏感，血液的凝固性差，口腔局部抗感染能力下降。因此，月经期女性禁止拔牙。妇女治疗牙病的最佳时间，应选在月经过后的10天左右。

（3）拔牙日子避开农历月初一和十五。人体中的"生物潮"受月球运动的影响。调查发现，手术后出血的病例主要发生在农历月初一和十五这两天，恰好是月球处于对地球引力最大的位置。因此，体质差、血小板计数较低、凝血功能较差的人，应避免在农历月初一和十五这两天拔牙。

（1）Seizbouxcoz coih heuj yaugoj ceiq ndei. Fanzdwg boux miz heuj doxbaiz mbouj caez、boux conghbak、naj caeuq hangz mbouj cingqciengz de, youq mwh seizbouxcoz guh niujcingq ywbingh ceiq ndei, mboujdan ndaej sukdinj liuzcwngz, vanzlij ndaej dabdaengz gij yaugoj canggyaeu ceiq ndei haenx.

（2）Mehmbwk wngdang gaej youq mwh dawzsaeg bae ciemz heuj. Mehmbwk youq mwh dawzsaeg, indot minjganj, giet lwed naengzlig yaez, giz conghbak dingj bingh lahdawz naengzlig doekdaemq. Vihneix, youq mwh dawzsaeg, mehmbwk gimqcij ciemz heuj. Mehmbwk yw binghheuj gij seizgan ceiq ndei de, wnggai genj youq dawzsaeg gvaqlaeng 10 ngoenz baedauq.

（3）Gaej youq liggaeuq ndwen coit caeuq cibngux bae ciemz heuj. Gij "swnghvuzcungh" ndaw ndang vunz souhdaengz ronghndwen baenqcienq yingjyangj. Diucaz fatyienh, gij binghlaeh soujsuz gvaqlaeng ok lwed haenx, cujyau fatseng youq liggaeuq ndwen coit caeuq cibngux song ngoenz neix, cingqngamj dwg ronghndwen cawqyouq aen dieg doiq digiuz yinjliz ceiq hung de. Ndigah, boux ndangdaej ca、hezsiujbanj geiq soq haemq daemq、lwed giet gunghhnwngz haemq yaez de, wngdang bietmienx youq ndwen coit caeuq cibngux song ngoenz neix ciemz heuj.

老年人拔牙后注意什么?
Bouxlaux ciemz heuj le aeu haeujsim gijmaz?

（1）勿着急吐出纱布。拔牙后口腔中的纱布应在半小时以后才能吐出。另外，拔牙后切忌用手指触摸伤口，防止破坏已形成的血凝块，引发感染。

（2）勿着急漱口。过早漱口可能会将血凝块漱掉，还可引起牙窝空虚，导致疼痛，延长痊愈时间。通常拔牙后 24 小时内不要漱口，也不要用舌头舔伤口。

（3）勿着急进食。拔牙后 2 小时可以进食，应吃流质类食物，不喝热开水，不可进食过烫、过硬的食物；5～6 小时后可进软食，但避免用拔牙侧咀嚼食物。牙齿拔除后，若伤口出血不止，可用洁净的凉毛巾或者蘸冰水的纱布，敷于拔牙一侧面部，也可用消毒棉球或纱布塞于伤口上，稍稍用力咬住，即可止血。如果出血不能控制，应尽快请医生处理。

（1）Gaej gip mbut baengzsa okdaeuj. Gij baengzsa ndaw conghbak wnggai youq ciemz heuj gvaqlaeng buenq aen cungdaeuz cij ndaej haiz okdaeuj. Linghvaih, ciemz heuj le gaej yungh lwgfwngz bae lumh giz baksieng. Fuengzre buqvaih gaiq lwedgiet gaenq cauxbaenz haenx, yinxfat lahdawz.

（2）Gaej gaenjgip riengxbak. Riengxbak vaiq lai aiq riengx gaiq lwedgiet okbae, lij hawj rongzheuj bienq gyoeng bae dem, cauhbaenz in, gya raex gij seizgan ywbingh. Itbuenq ciemz heuj gvaqlaeng 24 aen cungdaeuz ndawde gaej riengxbak, hix gaej yungh linx riz giz baksieng.

（3）Gaej gaenj gwnhaeux. Ciemz heuj gvaqlaeng 2 aen cungdaeuz cij ndaej gwn doxgaiq, wnggai gwn gij doxgaiq ndaej riuzdoengh haenx, mbouj gwn raemxgoenj ndat, mbouj ndaej gwn gijgwn ndat gvaqbouh、ndongj gvaqbouh haenx；5～6 aen cungdaeuz gvaqbae le ndaej gwn gij unq de, hoeng gaej yungh mbiengj ciemz heuj de nyaij doxgaiq. Ciemz heuj deuz le, danghnaeuz giz baksieng ok lwed mbouj dingz, ndaej yungh sujbaq liengz seuqsak roxnaeuz gij baengzsa yub raemxnae haenx, oep mbiengj naj ciemz heuj de, hix ndaej yungh siudoeg menzgiuz roxnaeuz baengzsa saek youq giz baksieng, yungh di rengz ndeu haebdawz de, couh ndaej dingz lwed lo. Danghnaeuz mbouj ndaej gaemhanh ok lwed, wnggai caenhliengh vaiq di cingj canghyw bae cawqleix.

老年人患龋齿为何可诱发肺炎？
Bouxlaux baenz heujndungj, vihmaz ndaej yaeuhfat binghbwt?

研究发现，老年性龋齿和肺炎存在一定的关联性。美国研究人员跟踪研究了 49 名老年人，这些老年人的共同点在于经常因肺炎到医院就诊。这些老年人患肺炎之前，研究人员对他们的口部细菌进行采样，发现其中 28 份样本中含有可引起呼吸道疾病的细菌。经过密切观察一段时间后，49 名受试的老年人中有 14 人感染肺炎，研究人员在其中 10 人的口部细菌样本中发现了含有可引起呼吸道疾病的细菌。通过与其肺部细菌比对，研究者发现 8 名感染肺炎的老年人肺部细菌的 DNA 与其口腔细菌的 DNA 相吻合。这项跟踪试验说明，龋齿有可能导致呼吸道疾病病菌滋生，进而使患龋齿的老年人感染肺炎。

Yenzgiu fatyienh, bouxlaux deng heujnndungj caeuq binghbwt miz itdingh gvanhlenzsing. Meijgoz yenzgiu yinzyenz gaenriz yenzgiu le 49 boux vunzlaux, doengh gij vunzlaux neix giz doxdoengz gyoengqde dwg ciengzseiz aenvih binghbwt bae yihyen yawjbingh. Doengh gij bouxlaux neix baenz binghbwt gaxgonq, yenzgiu yinzyenz aeu gij nengzbingh ndaw bak gyoengqde daeuj guh yienghbonj, fatyienh ndawde miz 28 aen yienghbonj ndawde hamz miz gij nengzbingh ndaej yinxhwnj binghsaidiemheiq haenx. Ginggvaq maedcaed cazyawj duenh seizgan ndeu le, 49 bouxlaux guh sawqniemh ndawde miz 14 boux deng lahdawz binghbwt, yenzgiu yinzyenz youq ndaw yienghbonj nengzbingh ndaw bak ndawde 10 boux, fatyienh le hamz miz gij nengzbingh ndaej yinxhwnj binghsaidiemheiq haenx. Doenggvaq caeuq gij nengzbingh aen bwt de doxbeij, bouxyenzgiu fatyienh, gij DNA nengzbingh aenbwt bouxlaux 8 boux deng lahdawz binghbwt haenx caeuq gij DNA nengzbingh ndawbak gyoengqde doxngamj. Hangh gaenriz sawqniemh neix gangjmingz, heujndungj aiq yinxhwnj binghsaidiemheiq nengzbingh sengmaj, ciep roengzbae ndaej sawj bouxlaux baenz heujnengz haenx lahdawz binghbwt.

刚佩戴假牙不适能否含糖果缓解？

Ngamq daenj heujgyaj roxnyinh mbouj cwxcaih, ndaej mbouj ndaej hamz dangznaed daeuj gemjmbaeu ne?

刚佩戴假牙时，很多老人都感觉嘴里有异物，不时有口水往外冒。专家建议，开始使用假牙的几周里，嘴里不妨常含块糖或红枣。临床上，大约有四成患者因不适而放弃用假牙。嘴里经常含块糖、红枣或其他软点的小块食物，能够帮助消除嘴里过多的唾液，1~2周后不适感会逐渐消失。

专家提醒，假牙的咀嚼功能不如真牙，戴着假牙最好不要吃较黏的食物。摘戴假牙的过程中，如发生疼痛、咬腮、咀嚼不得力、吃饭时假牙易脱落等情况，应及时找医生矫正。

Ngamq daenj heujgyaj seiz, haujlai bouxlaux cungj roxnyinh ndaw bak miz doxgaiq wnq, seiz mbouj seiz miz myaiz rih ok rog bak daeuj. Conhgyah genyi, hainduj daenj heujgyaj ndaw geij aen singhgiz de, ndaw bak mbouj fuengz ciengz hamz gaiq dangz roxnaeuz makcauj nding. Youq seiz yawjbingh ywbingh, daih'iek miz seiq cingz vunzbingh aenvih mbouj cwxcaih cix mbouj daenj heujgyaj. Ndaw bak ciengzseiz hamz saek gaiq dangz、makcauj nding roxnaeuz gijgwn unq gizyawz, ndaej bangcoh siucawz myaiz ndaw bak lai gvaqbouh. 1~2 aen singhgiz le, gij roxnyinh mboujngamj de couh cugciemh siusaet lo.

Conhgyah daezsingj naeuz, gij gunghnwngz nyaij heujgyaj mbouj beij heujcaen, daenj heujgyaj ceiq ndei gaej gwn gijgwn haemq niu haenx. Youq mwh daenj heujgyaj,

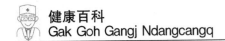

danghnaeuz miz gij cingzgvang indot、haeb bangxgemj、nyaij mbouj miz rengz、gwnhaeux seiz heujgyaj yungzheih deng duet daengj, wnggai gibseiz ra canghyw gaijcingq.

老年人怎样刷牙才是正确的?
Bouxlaux yienghlawz catheuj cij deng ne?

研究发现,饭后 10 分钟左右漱口或刷牙效果最佳。这是由于饭后 10 分钟内,口腔里的酸度达到高峰,酸性物质会侵蚀牙齿表面的珐琅质,形成脱钙现象。此时刷牙,可有效降低患龋齿的概率。

老年人应选择刷毛柔软、弹性好的牙刷和含氟牙膏,在饭后用温水刷 3 分钟即可,特别是在吃酸甜食物后。如果刷牙不方便也可漱口代替,即含适量温水,咬紧后牙,反复漱口三四次,以口腔内无食物残渣为宜。

Yenzgiu fatyienh, gwnhaeux gvaq 10 faencung baedauq riengxbak roxnaeuz catheuj yaugoj ceiq ndei. Neix dwg aenvih gwn haeux gvaq ndaw 10 faencung, gij soemj ndaw bak dabdaengz ceiq sang, gij doxgaiq soemj rox cimqmyaex gij doxgaiq geng caengz heuj baihrog, cauxbaenz heuj unq yienhsiengq. Seizneix catheuj, ndaej mizyauq gyangqdaemq gij gailiz baenz heujndungj.

Bouxlaux wnggai genj aeu gaiqcatheuj bwn unq youh ietrwt caeuq yazgauh hamz fuz haenx, aeu raemxraeuj catheuj, gwnhaeux sat le cat 3 faencung couh ndaej lo, daegbied dwg gwn gijgwn soemj diemz gvaqlaeng. Danghnaeuz catheuj mbouj fuengbienh hix ndaej aeu riengxbak dingjlawh, couhdwg hamz raemxraeuj habliengh, haeb ndaet heujlaux, fanfoek riengxbak sam seiq baez, daengz ndaw bak mbouj miz nyaqlw gijgwn couh ndaej lo.

怎样预防口腔"上火"?
Hauhlawz fuengzre conghbak "hwnjhuj"?

中医学认为,口腔"上火"分为"心火"和"肝火"两种。"心火"分虚实证型,虚火主要表现有心烦、口干、盗汗、睡眠不安等,实火则表现为口腔溃疡、口干、尿黄、心烦易怒等。"肝火"的症状有口干舌燥、口苦、口臭、头痛、头晕、眼干、睡眠不稳定、身体闷热、舌苔增厚等。如果不分"心火""肝火",一遇"上火"就盲目猛喝凉茶,滥吃消炎药,很可能不仅下不了火,还有副作用。

预防口腔"上火",应注意保持生活规律,按时作息;多吃富含维生素的新鲜绿叶蔬菜、黄瓜、水果,不吃辛辣食物,不喝酒,不抽烟,不熬夜;保持口腔卫生;保持心情舒畅。另外,如果"上火"症状严重,则需在医生的指导下服用"清火"药物。

Cunghyihyoz nyinhnaeuz, conghbak "hwnjhuj" faen guh "simhuj" caeuq "daephuj" song cungj. "Simhuj" faen haw saed song cungj, hawhuj cujyau biujyienh miz sim fanz、bak sauj、ok hanhheu、ninz mbouj onj daengj, saedhuj cix biujyienh baenz conghbak i naeuh、bak sauj、nyouh henj、sim fanz yungzheih fatheiq daengj. Gij binghyiengh "daephuj", cix miz bak hawq linx ro、bak haemz、bak haeu、gyaeuj in、gyaeuj ngunh、da humz、ninz mbouj onj、ndangdaej aeng、ngawhlinx demna daengj. Danghnaeuz mbouj faen "simhuj" "daephuj", baez bungz "hwnjhuj" couh luenh buekmingh gwn caz liengz, lanh gwn yw siu huj, gig gojnaengz mboujdan siu mbouj ndaej huj, vanzlij miz fucozyung dem.

Yawhfuengz conghbak "hwnjhuj", wngdang louzsim baujciz swnghhoz gvilwd, ciuqseiz guhhong yietnaiq; Lai gwn byaekheu singjsien、lwgbieng、lwgmak hamz veizswnghsu lai haenx, gaej gwn gijgwn manh lai, gaej gwn laeuj, gaej cit ien, gaej ngauz hwnz; Aeu baujciz conghbak veiswngh; Ndawsim seizseiz angqyangz. Linghvaih, danghnaeuz "hwnjhuj" youqgaenj lai, couh aeu hawj canghyw cijdauj bae gwn gij yw "siu huj" de.

慢性咽炎与爱发脾气有关吗？
Ciengzseiz conghhoz in caeuq ngah fatheiq mizgven lwi?

慢性咽炎是常见的耳鼻喉科疾病之一。引起慢性咽炎的原因很多，但对于女性来说，爱发脾气也可以引发咽炎。这是因为当女性总是处于怒、愁、忧、虑等不良情绪状态下，大脑会命令身体制造一种由胆固醇转化而来的皮质固醇。这种物质如果在体内积累过多，就会阻碍免疫细胞的运作，让身体的抵抗力下降，容易患上感冒及慢性咽炎等疾病。

另外，中医认为情志不畅可导致肝郁犯脾，痰浊内生。也就是说，多愁善感、心胸狭隘、易怒易生闷气等不良情志也是引发慢性咽炎的重要原因。临床中还见到一些患者，在空闲的时候会不停地清嗓子，但是一工作起来就没有了，这也是由于工作压力大、情绪紧张等原因引起的嗓子不适。

Ciengzseiz conghhoz in dwg cungj bingh goh rwz、ndaeng、hoz ciengzseiz raen ndeu. Gij yienzaen yinxhwnj conghhoz in haenx gig lai, hoeng doiq mehmbwk daeuj gangj, ngah fat beizheiq hix ndaej yinxfat conghhoz in. Neix dwg aenvih mehmbwk cungj cawqyouq aen cangdai hozndat、nyap、you、heiq daengj simcingz mbouj ndei seiz, ukgyaeuj couh mingling ndangdaej cauxguh cungj bizcizgucunz ndeu, daj danjgucunz cienjvaq ndaej daeuj haenx. Cungj doxgaiq neix danghnaeuz rom youq ndaw ndang lai gvaqbouh, couh rox gazngaih menjyiz sibauh guhhong, hawj ndangdaej dijgangliz doekdaemq, yungzheih deng dwgliengz caeuq ciengzseiz deng conghhoz in daengj bingh.

Linghvaih, cunghyih nyinhnaeuz sim mbouj sangj, ndaej hawj daepcwk famh mamx, myaiz noengz gag fat. Hix couh dwg naeuz, ngeix naemj lailai、aek gaeb、yungzheih hozndat yungzheih aeuqheiq daengj doengh gij simcingz mbouj ndei neix, hix dwg aen yienzaen youqgaenj yinxfat conghhoz ciengzseiz in. Mwh yawjbingh ywbingh lij raen mbangj bouxbingh, youq mwh ndaejhoengq couh mbouj dingz yungh heiq daeuj coeg conghhoz, hoeng baez guhhong hwnjdaeuj couh dingz lo. Neix hix dwg aenvih guhhong atlig daih、simcingz gaenjcieng daengj yienzaen yinxhwnj conghhoz mbouj cwxcaih.

喝冰糖绿茶对咽炎有缓解作用吗？
Gwn cazheu dangzrin ndaej gemjmbaeu conghhoz in lwi?

中医认为，咽喉炎的发生主要是由肺肾阴亏、阴虚火旺、虚火上升或外感风热所致，而绿茶加冰糖可有效缓解咽炎症状。

绿茶性凉，具有生津止渴、清热解毒的作用；冰糖性平偏凉，具有补中益气、养阴润肺、止咳化痰的功效。二者搭配着喝，能让绿茶清热解毒的功效充分发挥，减缓咽喉疼痛，还可以发挥其养阴润肺、生津止渴的作用，改善咽喉局部的干燥不适感。

Cunghyih nyinhnaeuz, deng conghhoz in cujyau dwg aenvih bwt mak yaemhaw、yaemhaw hujhaenq, hawhuj swng doxhwnj roxnaeuz lahdawz gij rumzndat baihrog cauhbaenz, cazheu gya dangzrin ndaej mizyauq gemjmbaeu conghhoz in.

Cazheu liengz, ndaej seng raemx gaij hozhawq、siu ndat gej doeg; Dangzrin singq bingz bien liengz, ndaej bouj ndang ik heiq、ciengx yaem nyinh bwt、vaq myaiz dingz ae. Song yiengh doxboiq gwn roengzbae, ndaej hawj aen gunghyau siu ndat gej doeg cazheu cungfaen fazveih okdaeuj, gemjmbaeu conghhoz indot, lij ndaej fazveih gij cozyung ciengx yaem nyinh bwt、seng raemx gaij hozhawq haenx, gaijndei giz conghhoz hawqsauj mbouj cwxcaih de.

转动舌根为何能缓解咽炎？
Baenq goeklinx vihmaz ndaej gemjmbaeu conghhoz in?

春天乍暖还寒时，阳气升发易致上火，是咽喉炎的高发时期。

咽喉炎可导致咽喉肿痛、嗓子燥痒、吞咽有异物感。适当运动舌根可舒缓咽喉痛：闭口，舌根正转 18 次，反转 18 次，然后将口中津液分 3 次咽下，每日早、晚各做 1 次即可。

Seizcin fwt raeuj fwt nit, heiqyiengz swng hwnjdaeuj yungzheih hwnjhuj, dwg aen seizgeiz conghhoz in fat lai ndeu.

Conghhoz in ndaej cauhbaenz conghhoz foeg in、conghhoz sauj humz、ndwnjgyan roxnyinh miz doxgaiq wnq. Habdangq yindung goeklinx ndaej gemjmbaeu conghhoz in：

Haep bak, goeklinx baenq doxbae 18 baez, baenq doxdauq 18 baez, yienzhaeuh faen 3 baez ndwnj gij raemx ndawbak roengz dungx bae, moix ngoenz haet、haemh gak guh baez ndeu couh ndaej lo.

怎样预防尘螨性喉炎?
Hauhlawz yawhfuengz conghhoz in faenxmuenx?

不少人认为秋、冬季容易干咳,其实夏季也会出现干咳。如干咳并伴声音嘶哑、咽喉疼痛等症状,就要警惕是尘螨性喉炎。尘螨在夏季易繁殖并产生代谢物、碎屑,清早整理床铺时会随呼吸进入喉部,刺激黏膜释放组胺。尘螨容易寄生在床褥、枕芯、地毯及空调口处,除了及时清洗床褥(用55 ℃以上的热水浸泡5分钟)和保持通风,室内的空气相对湿度控制在50%左右,温度控制在26 ℃左右,可有效预防尘螨性喉炎。

Mbouj noix vunz nyinhnaeuz seizcou caeuq seizdoeng yungzheih ae'ngangx, gizsaed seizhah hix rox deng ae'ngangx. Lumj ae'ngangx sing hep、conghhoz in daengj binghyiengh, couh aeu singjgaeh dwg conghhoz in faenxmuenx. Faenxmuenx youq seizhah yungzheih fatlwg caemhcaiq miz haex caeuq dinwnh, haetromh cingjleix aen mbonq seiz ndaej riengz diemheiq haeuj ndaw conghhoz bae, gikcoi caengz i cuengq cujanh okdaeuj. Faenxmuenx yungzheih geiqseng youq aen demhmbonq、simswiz、deihdamj caeuq bak gunghdiuz gizde, cawz gibseiz swiq demhmbonq (yungh gij raemxndat 55 ℃ doxhwnj haenx cimq 5 faencung) caeuq baujciz doeng rumz, gij dohmbaeq sienghdui hoengheiq ndaw ranz gaemhanh youq 50% baedauq, dohraeuj gaemhanh youq 26 ℃ baedauq, ndaej mizyauq bae fuengzre conghhoz in faenxmuenx.

五、妇科、儿科
Haj、Fugoh、Wzgoh

性生活时尿急是何原因？
Mwh doxej nyouhraeng dwg gijmaz yienzaen?

有些女性在性生活中很少体会到美好的感觉，相反经常觉得憋尿，想上厕所。对此，医生初步判断可能有以下三种原因：

一是尿路感染或生殖系统出了问题。女性的膀胱、子宫和尿道都与阴道毗邻，尤其是尿道，很可能在性交摩擦中受伤。另外，由于女性的尿道较短，容易引起尿道感染，这些都会导致尿急。二是使用避孕环。尤其在避孕环不合适的时候，尿急的症状会非常明显。三是过敏。有的女性由于对外用杀精剂过敏，也会出现尿急。

医生建议，在性生活前后必须排尿，以减轻膀胱的负担。在前戏和性交的过程中保证自己以及伴侣双手清洁。如果症状仍然存在，就必须到医院检查。

Miz mbangj mehmbwk youq mwh doxej gig noix roxnyinh ndei, dauqfanj ciengzseiz raen nyouhraeng, siengj bae diengzhaex. Doiq gijneix, canghyw codaeuz buenqduenh aiq miz lajneix sam cungj yienzaen：

It dwg sainyouh deng lahdawz roxnaeuz aen senglwg hidungj miz mauzbingh. Gij ronghnyouh、rongzlwg caeuq sainyouh mehmbwk caeuq conghced doxlienz, daegbied dwg sainyouh, gig gojnaengz youq mwh doxej deng ngad sieng. Linghvaih, aenvih sainyouh mehmbwk haemq dinj, yungzheih hawj sainyouh deng lahdawz, doengh gij neix cungj ndaej yinxhwnj nyouhraeng. Ngeih dwg sawjyungh biyinvanz. Daegbied dwg youq mwh biyinvanz mbouj habngamj, gij yienghsiengq nyouhraeng de gig mingzyienj. Sam dwg gominj. Miz mbangj mehmbwk aenvih doiq gij yw baihrog yungh daeuj gaj lwgcing haenx gominj, hix rox deng nyouhraeng.

Canghyw genyi, youq doxej gonq laeng itdingh aeu baiznyouh, yawhbienh gemjmbaeu diuzrap rongznyouh. Youq ndaw gocwngz doxej gaxgonq guhheiq caeuq mwh doxej, aeu baujcwng doxbuenx caeuq swhgeij song fwngz cinghseuq. Danghnaeuz lij ciuqyiengh miz gij binghyiengh nyouhraeng haenx, couh itdingh aeu bae yihyen genjcaz lo.

母亲生气时哺乳会影响婴儿健康吗？

Daxmeh youq mwh hozndat bwnq lwgnding gwn cij yingjyangj daengz lwgnding ndangcangq lwi?

最新研究指出，哺乳妈妈的心情会影响母乳的质量。所以，如果哺乳妈妈正在气头上，最好不要给宝宝喂奶，应等情绪平复后才喂奶。

婴儿喝了妈妈正在生气时的奶，心跳也会随之加快，变得烦躁不安，甚至夜睡不宁、喜哭闹，并伴有消化功能紊乱等症状。儿科专家说："妈妈生气时给孩子喂奶，孩子喝了这种奶往往容易腹泻，而且妈妈心情不好，在心理上也会对孩子产生影响。"

Gij yenzgiu ceiq moq de ceijok, aen simcingz meh hawj lwg gwn cij ndaej yingjyangj daengz gij caetliengh cij daxmeh. Ndigah, danghnaeuz meh hawj lwg gwn cij cingq youq mwh hozndat haenx, ceiq ndei gaej hawj lwg guengcij, hab caj simciengz dingh le caiq guengcij.

Lwgnding gwn gij cij daxmeh cingq hozndat haenx, simdiuq hix ndaej gaenriengz gyavaiq, bienq ndaej simnyap mbouj onj, youqgaenj vanzlij hwnz ninz mbouj onj、ngah daej ngah nauh, caemhcaiq buenx miz siuvaq gunghnwngz luenhlablab daenj binghyiengh dem. Conhgyah goh lwgnyez naeuz:"Daxmeh hozndat seiz bwnq lwgnyez gwn cij, lwgnyez gwn cungj cij neix le ciengzseiz yungzheih oksiq, caemhcaiq daxmeh simcingz mbouj ndei, youq simleix fuengmienh hix ndaej doiq lwgnyez miz yingjyangj.

秋天痛经与穿凉鞋有何关系？

Seizcou dawzsaeg lajdungx in caeuq daenj haizliengz miz maz gvanhaeh?

最近，大学生小晴被痛经缠上了，她向医生诉苦："最近接二连三地下雨，因为下雨怕麻烦，所以在实习途中还是每天赤脚穿凉鞋，结果经期一至就腹痛难忍。"最近，来医院妇科就诊的年轻女性人数也较往日略有增加，而且大多因月经不调、经期提前或延后、痛经等前来就诊。

俗话说，病从寒起，寒从脚生。因此足部的保暖很重要，尤其是女性需要特别注意。妇科专家表示，秋季早晚温差大，喜欢赤脚穿时尚凉鞋的女性极易因此受寒着凉，导致子宫、下腹部血液循环不畅，造成经期提前或延迟，严重者还会因子宫肌痉挛、组织缺血而导致痛经。

专家建议，即使在多雨季节，最好也不要为了贪图方便而赤脚穿凉鞋。在空调房里，最好还要穿双薄丝袜。

Ceiqgaenh, daihhagseng Siujcingz deng dawzsaeg lajdungx in, de geqhoj hawj canghyw:"Ceiqgaenh lienzdaemh mbouj dingz mbouj duenh doek fwn, aenvih doek fwn lau mazfanz, ndigah moix ngoenz lij itloh lohdin daenj haizliengz bae saedlienh, doeklaeng geiz dawzsaeg baez daengz couh dungx in nanz nyaenx lu." Ceiqgaenh, doengh boux mehmbwk nienzoiq daeuj yihyen fugoh ywbingh haenx, vunzsoq hix loq lai gvaq gaxgonq, caemhcaiq dingzlai aenvih dawzsaeg saetdiuz, seiz dawzsaeg daezgonq roxnaeuz doiqlaeng, dawzsaeg in daengj daeuj yawjbingh.

Vahsug gangj, bingh daj nit hwnj, nit daj din ok. Vihneix baujraeuj song din gig youqgaenj, daegbied dwg mehmbwk aeu daegbied louzsim. Conhgyah goh mehmbwk byaujsi, seizcou haethaemh dohraeuj doxca daih, mehmbwk haengj lohdin daenj haizliengz seizhoengh haenx gig yungzheih vihneix deng dwgliengz, cauhbaenz rongzlwg、 dungxlaj lwed lae baedauq mbouj swnh, cauxbaenz seiz dawzsaeg daezgonq roxnaeuz doiqlaeng, boux youqgaenj de lij ndaej aenvih noh rongzlwg hwnjgeuq, cujciz lwedhaw cix yinxhwnj dawzsaeg in.

Cien'gya genyi, couhcinj youq mwh fwn lai, ceiq ndei hix gaej vihliux damdoz fuengbienh cix lohdin daenj haizliengz. Youq ndaw ranz gunghdiuz, ceiq ndei lij aeu daenj gouh madsei mbang.

常喝黑豆奶能让女性瘦身吗？
Ciengzseiz gwn raemxcij duhndaem ndaej hawj mehmbwk ndang byom lwi?

人到中年，随着身体代谢减慢，很多女性身材渐渐"发福"。如果体内堆积过多的脂肪，不仅影响体型，而且还会导致高血脂、动脉硬化等各种病症。

多吃一些能改善血液循环、提高排尿能力、消除水肿的食物，不但有助于减肥，而且还能让人精力充沛，黑豆就是其中的佼佼者。黑豆富含卵磷脂，卵磷脂能减少体内"坏胆固醇"，防止动脉硬化，而且具有很强的抗氧化作用，能有效预防癌症和肥胖。更年期女性多吃些黑豆还能缓解更年期的症状。

把黑豆和黑芝麻及牛奶混合在一起，可制成营养美味的黑豆奶。平时容易疲劳、代谢不好的中老年女性，每天早餐前或晚餐前喝一杯黑豆奶，可以达到控制食欲、调节食量的目的。

Vunz daengz cungnienz, riengz ndangdaej doxlawh gemjmenh, haujlai ndangdaej vunzmbwk ciemhciemh "fat fuk". Danghnaeuz ndaw ndang cwkrom youzlauz daiq lai, mboujdan yingjyangj ndangdaej, caemhcaiq lij ndaej yinxhwnj hezcij sang、 doenghmeg giet ndongj daengj gak cungj bingh dem.

Lai gwn di gijgwn ndaej gaijndei lwed lae baedauq、 daezsang baiz nyouh naengzlig、 siucawz foegfouz haenx, mboujdan ndaej bangcoh gemj biz, caemhcaiq lij ndaej hawj vunz cinglig gaeuq, duhndaem couhdwg ndawde cungj ceiq ak ndeu. Duhndaem hamz miz lonjlinzcij, lonjlinzcij ndaej gemjnoix ndaw ndang "danjgucunz vaih", fuengzre doenghmeg giet ndongj，caemhcaiq miz gij cozyung dingj yangjva gig giengz de，ndaej mizyauq bae yawhfuengz bingh ngaizcwng caeuq biz. Mehmbwk youq mwh gwnghnenzgiz lai gwn di duhndaem，lij ndaej gemjmbaeu gij binghyiengh gwnghnenzgiz dem.

Aeu duhndaem caeuq lwgraz ndaem caeuq cijvaiz doxgyaux youq itheij，ndaej guhbaenz gij raemxcij duhndaem yingzyangj lai haenx. Mehmbwk bouxcungcienz caeuq bouxlaux yungzheih baegnaiq，moq gaeuq doxvuenh mbouj ndei haenx，moix ngoenz yaek gwn ngaizhaet roxnaeuz haeuxcaeuz seuzde gwn cenj raemxcij duhndaem ndeu，ndaej dabdaengz aen muzdiz gaemhanh gwnndoet、diuzcez gwn lai gwn noix.

绝经后睡眠不足更易患乳腺癌吗?
Duenhging gvaqlaeng ninz mbouj gaeuq yungzheih baenz binghhyujsennganz lwi?

一项新研究发现，缺乏睡眠易导致侵袭性乳腺癌的发生。

研究人员分析了 412 名绝经后乳腺癌患者的情况，所有患者都经过诊断并被询问过去两年的平均睡眠时间。研究人员发现，平均每晚睡 6 小时或更少的女性患乳腺癌的可能性更高。

Hangh yenzgiu moq ndeu fatyienh，ninz noix ndaej cauhbaenz deng binghhyujsennganz ciemqhaeujsingq haenx engq lai.

Yenzgiu yinzyenz faensik le gij cingzgvang 412 boux duenhging gvaqlaeng baenz binghhyujsennganz，sojmiz vunzbingh cungj ginggvaq yawjbingh，caemhcaiq cazcam song bi gaxgonq gij seizgan bingzyaenz ninz gyoengqde. Yenzgiu yinzyenz fatyienh，doengh boux mehmbwk bingzyaenz moix haemh ninz 6 aen cungdaeuz roxnaeuz engq noix haenx gij gojnwngzsing baenz binghhyujsennganz de engq sang.

服叶酸可以预防宫颈癌吗?
Gwn Yezsonh ndaej yawhfuengz gunghhgingjnganz lwi?

最新研究表明，女性适量补充叶酸可以预防宫颈癌。所以，女性应当适量补充叶酸，包括服用叶酸补充制剂和摄入富含叶酸的食物，如动物肝肾、菠菜、小白菜、苋菜、韭菜、鱼、蛋、谷类、豆制品、坚果等，从而有效预防宫颈癌和降低其发病率。

Gij yenzgiu ceiq moq de biujmingz，mehmbwk bouj yezsonh habliengh ndaej yawhfuengz gunghhgingjnganz. Ndigah，mehmbwk wngdang gwn Yezsonh liengh habdangq daeuj boujndang，baudaengz gwn yw bouj yezsonh caeuq gwn gijgwn hamz yezsonh gig lai haenx，lumjbaenz daep、mak doenghhduz、byaekbohcai、byaekbwzcai go iq、byaekgep、bya、gyaeq、haeuxgwn、gijhuq duh guhbaenz haenx、mak gyamqgenq daengj. Yienghneix couh ndaej mizyauq bae yawhfuengz gunghgingjnganz caeuq roengzdaemq gij fatbingh beijlwd de.

儿童肥胖与西方化饮食模式有关吗？

Lwgnyez bizbwd caeuq gij yienghsik gwnndoet sihfanghva de miz gvanhaeh lwi？

儿童、青少年肥胖已成为 21 世纪全球最重要的公共卫生问题之一。在我国，儿童肥胖伴慢性代谢性疾病（包括脂代谢紊乱、高血压、高胰岛素血症、糖尿病、脂肪肝等）也呈上升趋势。2002 年，中国居民营养与健康调查数据显示：96％的肥胖儿童有 1 项慢性疾病，74.1％的肥胖儿童至少有 2 项慢性疾病，儿童肥胖约有 50％延续至成人。

目前的共识是，儿童肥胖主要由不良的饮食模式和生活方式导致的。多项研究已证实，中国大中城市儿童存在"西方化饮食模式"倾向，即过量的红肉、过于精细的主食、高热能的精加工食材、不健康的食品（比如含糖类饮料、高密度热能零食）、不良的饮食行为（不吃早餐、爱吃夜宵、进餐速度过快）。此外，静态活动时间增加，动态活动时间减少，都是构成儿童肥胖的主要原因。

Lwgnyez、bouxcoz bizbwd gaenq baenz 21 sigij daengx seiqgyaiq aen gunghgung veiswngh vwndiz ceiq youqgaenj haenx ndawde aen ndeu. Youq guek raeuz, lwgnyez bizbwd buenx gij bingh menhsingq daisesing（baudaengz lauz ndaw ndang doxlawh luenhlablab、hezyaz sang、gauhyizdaujsu hezcwng、binghnyouhdangz、cijfangzdaep daengj）haenx hix ok aen yienghsiengq swng doxhwnj. 2002 nienz, gij diucaz soqgawq Cungguek gihminz yingzyangj caeuq gengangh haenx yienh'ok：96％ lwgnyez biz miz hangh binghmenhsingq ndeu, 74.1％ lwgnyez biz ceiqnoix miz 2 hangh binghmenhsingq. Lwgnyez biz daihgaiq miz 50％ ndaej lienzdaemh daengz majhung baenzvunz.

Dangqnaj gij nyinhrox doxdoengz de dwg, lwgnyez biz cujyau youz gij yienghsik gwnndoet caeuq swnghhoz fuengsik mbouj ndei haenx cauhbaenz. Lai hangh yenzgiu gaenq cingqsaed, lwgnyez Cungguek hawsingz hung rauh miz "sihfanghva gwnndoet yienghsik" ginghyang, couhdwg gwn nohhoengz lai gvaqbouh、gijgwn cujyau cingsaeq lai、gij doxgaiq gyagoeng cingsaeq naengzliengh lai、gijgwn mbouj gengangh haenx（beijlumj gij yinjliu hamz dangzloih、gij saejdaeuz naengzliengh maeddoh sang haenx）、gij hingzveiz gwnndoet mbouj ndei（mbouj gwn ngaizhaet、maij gwn caeuzhwnz、gwn haeux vaiq gvaqbouh）haenx. Linghvaih, guh gij hozdung nod dieg iq haenx seizgan demlai, guh gij hozdung nod dieg lai de seizgan gemjnoix, cungj dwg gij cujyau yienzaen cauhbaenz lwgnyez bizbwd.

小儿自闭症与看电视有关吗？

Lwgnyez baenz binghgudog caeuq yawj densi mizgven lwi？

5 岁的波波，至今仍无法说出完整的句子。上周，妈妈带着他到医院检查，结果发现，波波患上了自闭症。据了解，波波妈妈爱看电视，常常一天要看十几个小时的电视节目。尽管波波一天只看 1 个半小时的幼儿节目，但专家认为，波波的病情应归因于看电视。因为研究证实，电视光开不看也有危害。

专家指出，对于 8 个月至 2 岁的宝宝，电视开着就是一种负面影响。一旦错过这个语言发育期，再训练补救就比较困难了。专家建议，家中如果有 2 岁以内的孩子，1 天开电视的时间最好不超过 2 小时。

Bohboh 5 bi haenx, daengz seizneix lij fouzfap gangj ok vahcoenz caezcingj. Aen singhgiz gonq, daxmeh daiq de bae yihyen genjcaz, doeklaeng fatyienh, Bohboh baenz binghgudog lo. Gaengawq liujgaij, daxmeh Bohboh ngah yawj densi lai, ciengzseiz ngoenz ndeu aeu yawj densi cezmuz cib geij aen cungdaeuz. Caenhguenj Bohboh ngoenz ndeu cij ndaej yawj cezmuz lwgnyez aen buenq cungdaeuz, conhgyah nyinhnaeuz, gij binghcingz Bohboh wnggai gvihaeuj aenvih yawj densi. Aenvih yenzgiu cingqsaed, hai densi le mbouj yawj hix miz sienghaih.

Conhgyah ceijok, doiq gij lwgnyez 8 ndwen daengz 2 bi haenx, densi hai dwk couhdwg cungj yingjyangj mbouj ndei ndeu. Baez loek gvaq duenh seizgan vah fatmaj neix, caiq lienh daeuj boujgouq couh haemq gunnanz lo. Conhgyah genyi, ndaw ranz danghnaeuz miz lwgnyez 2 bi dauqndaw, moix ngoenz hai densi seizgan ceiq ndei mbouj ndaej mauhgvaq 2 aen cungdaeuz.

儿童发育早对身高有影响吗？

Lwgnyez fatmaj caeux doiq ndang sang miz yingjyangj lwi？

有的父母为了让孩子身体更壮，在饮食方面整天给他补这补那。你可能会觉得，这些只不过是父母溺爱孩子的一个表现而已。殊不知，正是如此盲目溺爱，引发了儿童青春期的"抢跑"现象。性早熟已成为仅次于儿童肥胖的第二大儿科内分泌疾病，如不及时治疗，会对儿童身心发育造成不良影响。

专家介绍，由于性早熟的孩子青春期和生长期都提前，骨骼发育过快，早发育儿童的生长周期会明显缩短，没有足够的时间发育，导致骨骺提前闭合，骨骼提前终止生长，最终使其成年后的身高比同龄人矮。这些儿童在发育初期身材较同龄儿童高，成年后身高却往往达不到 154 厘米。所以，家长们对此一定要引起重视。

Miz mbangj bohmeh vihliux hawj lwgnyez ndangdaej engq cangq, youq gwnndoet fuengmienh ngoenznaengz hawj de bouj neix youh bouj haenx. Mwngz aiq roxnyinh，doengh gij neix cij mboujgvaq dwg bohmeh ungjcungh lwgnyez aen biujyienh ndeu sat lo. Gingyenz mbouj rox, cingq dwg yienghneix laepda luenh ungjcungh, yinxfat le cungj yienhsiengq lwgnyez "ciengj buet" haeuj seizbouxcoz. Singqmajcaeux gaenq bienqbaenz bingh meifwnhmi goh lwgnyez bingh hung daihngeih, ngamq daemq gvaq lwgnyez bizbwd, danghnaeuz mbouj gibseiz ywbingh, yaek doiq lwgnyez ndangdaej fatmaj cauhbaenz yingjyangj mbouj ndei.

Conhgyah gaisau, aenvih lwgnyez singqmajcaeux seizbouxcoz caeuq seiz maj gyoengqde cungj daezgonq, goetndok fatmaj vaiq gvaqbouh, lwgnyez majcaeux gij majhung hopgeiz de ndaej sukdinj mingzyenj, mbouj miz seizgan cukgaeuq fatmaj, cauhbaenz hoh ndok daezgonq haephab, ndok daezgonq dingz maj, doeklaeng sawj de maj hung le ndang sang beij vunz doengzbi daemq. Doengh gij lwgnyez neix youq mwh ngamq fatmaj ndang de sang gvaq boux lwgnyez doengzbi，baenz vunzhung le ndang sang cix ciengzseiz mbouj daengz 154 lizmij. Ndigah, gyoengq cawjranz itdingh aeu yawjnaek gijneix.

哺乳时间长短与婴儿智商有关吗？
Gwn cij seizgan raezdinj caeuq gij cisangh lwgnding mizgven lwi?

研究发现，母乳喂养期的长短与孩子智力发展有正向关联，即使在调整过母亲的年龄、教育、智商和怀孕期间吸烟与否等因素后，仍然呈正向关联。研究数据支持母乳喂养期较长对孩子认知发展有益的假设。这项发现支持了"母乳喂养最好"的建议。

母乳富含特殊的营养素、荷尔蒙和抗体，有助于宝宝抵抗疾病感染。专家尤其建议发展中国家的母亲应坚持母乳喂养，因为发展中国家的婴儿若未在出生后三四个月内用母乳哺喂的话，死亡的风险比较大。

Yenzgiu fatyienh，geiz gwn cij daxmeh seizgan raezdinj caeuq lwgnyez ciliz fazcanj miz gvanlienz doxbae, couhcinj youq diuzcingj gvaq gij yinhsu nienzgeij、gyauyuz、cisangh caeuq mizndang geizgan cit mbouj cit ien daxmeh daengj gvaqlaeng, vanzlij baenz gvanlienz doxbae. Yenzgiu soqgawq haeujcoengh cij meh gueng ciengx geiz haemq raez doiq lwgnyez nyinhrox fazcanj miz ik. Hangh fatyienh neix haeujcoengh le gij genyi "cij meh ciengx lwg ceiq ndei".

Cij meh hamz miz lai cungj yingzyangjsu daegbied、hozwjmungz caeuq gangdij, ndaej bang lwgnyez dingj bingh lahdawz. Conhgyah daegbied genyi daxmeh doengh aen guekgya cingqcaih fazcanj haenx, wngdang genhciz cij meh ciengx lwg, aenvih gij lwgnding doengh aen guekgya cingqcaih fazcanj haenx, danghnaeuz mbouj youq doekseng gvaqlaeng sam seiq ndwen ndawde gwn cij meh, gij fungyiemj dai bae de haemq daih.

如何用蜂蜜缓解儿童咳嗽?

Yienghlawz aeu dangzrwi daeuj gemjmbaeu lwgnyez ae?

小孩子容易咳嗽，但治疗咳嗽的药物效果有限，并具有潜在的副作用。一项新的研究表明，睡前喝一勺蜂蜜可帮助缓解小孩的夜间咳嗽。

以色列的研究人员将 300 名孩子随机分组，年龄从 1 岁到 5 岁，睡前半小时，父母给他们的孩子服用 10 克蜂蜜或糖浆，结果服用蜂蜜组的孩子夜间咳嗽症状比服用糖浆组孩子改善明显。

Lwgnyez yungzheih ae, hoeng gij yw ae haenx ywbingh yaugoj miz hanh, caemhcaiq miz fucozyung ndumjyouq dem. Hangh yenzgiu moq ndeu biujmingz, yaek ninz seiz gwn sieg dangzrwi ndeu, ndaej bangcoh gemjmbaeu lwgnyez gyanghwnz ae.

Yenzgiu yinzyenz Yijswzlez aeu 300 boux lwgnyez seizbienh faencuj, nienzgeij daj bi ndeu daengz 5 bi, ninz gaxgonq buenq aen cungdaeuz, bohmeh couh hawj lwgnyez gyoengqde gwn 10 gwz dangzrwi roxnaeuz dangzliu, doeklaeng, cuj lwgnyez ndaej gwn dangzrwi haenx, bingh gyanghwnz ae beij cuj lwgnyez gwn dangzliu haenx bienqndei mingzyienj.

怎样用桃叶水治痱子?

Yienghlawz yungh raemx mbaw godauz daeuj yw bitfiengj?

盛夏时节，孩子容易长痱子。家长应适当控制孩子的户外活动时间，洗澡水不宜过冷或过热。过冷可使汗腺孔闭塞，汗液排泄不畅，致使痱子加重；过热则刺激皮肤，使痱子增多。家庭治疗痱子，可用桃叶 50 克，加水 500 毫升，将其熬到只剩一半水量时，用煮过桃叶的水直接涂擦痱子，效果不错。

Seizhah hwngqfwtfwt, lwgnyez yungzheih baenz bitfiengj. Gyahcangj wnggai habdangq gaemhanh seizgan lwgnyez rogranz hozdung, raemxdajcaemx mbouj hab nit gvaqbouh roxnaeuz ndat gvaqbouh. Nit lai ndaej hawj congh hanh deng saek, raemxhanh ok mbouj swnh, cauhbaenz bitfiengj gya naek; Ndat gvaqbouh cix gikcoi naengnoh, sawj bitfiengj demlai. Gag yw bitfiengj, ndaej aeu 50 gwz mbaw godauz, dwk raemx 500 hauzswngh, ngauz de daengz ngamq lw byongh raemx liengh seiz, yungh raemx mbaw godauz cawj gvaq haenx cigsoh cat giz bitfiengj, yaugoj mbouj loek.

"贪睡"的婴儿更容易长高吗？

Gij lwgnding "damninz" de engq yungzheih maj sang lwi?

美国一项最新研究发现，"贪睡"的婴儿更易长高。研究人员对 23 名婴儿从其出生后第 12 天开始进行跟踪研究，结果显示，这些婴儿在身高增长 48 小时前，一般都会出现不同程度的"贪睡"现象，即连续两天平均每天增加 4.5 小时的睡眠时间。此外，这些婴儿每天的睡眠次数也有所增加，连续两天平均每天增加 3 次小睡。研究结果表明，睡眠影响婴儿的成长，睡眠多的婴儿更容易长高。

Meijgoz hangh yenzgiu ceiq moq ndeu fatyienh, gij lwgnding "damninz" de engqgya yungzheih maj sang. Yenzgiu yinzyenz doiq 23 boux lwgnding daj de doekseng gvaqlaeng ndaej 12 ngoenz hainduj guh gaenriz yenzgiu, gezgoj yienh'ok, doengh gij lwgnding neix ndang sang demmaj 48 aen cungdaeuz gaxgonq, itbuen cungj ndaej okyienh gij yienhsiengq "damninz" cingzdoh mbouj doengz haenx, couh dwg gij seizgan ninz lienzdaemh song ngoenz bingzyaenz moix ngoenz demgya 4.5 aen cungdaeuz. Linghvaih, doengh gij lwgnding neix moix ngoenz ninz baezsoq hix miz di demgya, lienzdaemh song ngoenz bingzyaenz moix ngoenz demgya sam baez ninz yaepndeu. Yenzgiu cwngzgoj biujmingz, ninzndaek ndaej yingjyangj lwgnding majhung, boux lwgnding ninz lai haenx engqgya yungzheih maj sang.

如何自制预防手足口病的中药香囊？

Yienghlawz gag guh aen daehhom ywdoj daeuj fuengzre bingh fwngz、din、ndaw bak hwnj bop naeuhnwd?

在手足口病的高发期，人们可自制中药香囊，预防手足口病。

取藿香、艾叶、肉桂、山奈 4 味中药，各 2~3 克，混合磨碎，缝制成香囊带在孩子身上、放在家里或车上。香囊可以自己用红布制作，也可以去婚庆用品店买用来盛喜糖的红袋子，用纸巾包好上述中药粉，放在袋子里。香囊让孩子随身携带，既能预防手足口病，又能清热解毒。

Youq mwh bingh fwngz、din、ndaw bak hwnj bop naeuhnwd fat lai haenx, vunzlai ndaej gag guh daehhom ywdoj, yawhfuengz bingh fwngz、din、ndaw bak hwnj bop naeuhnwd.

Aeu gozyangh、mbawngaih、go'gviq、sagieng 4 cungj ywdoj, gak 2 daengz 3 gwz, doxgyaux loiz soiq le, nyib baenz daehhom raek youq gwnz ndang lwgnyez、cuengq youq ndaw ranz roxnaeuz gwnz ci. Daehhom ndaej gag aeu baengz hoengz daeuj guh, hix ndaej bae aen bouq doxgaiq angqhoh gezvunh yungh haenx, cawx aen daehhoengz coux dangz, aeu ceijgaen duk ndei gij ywmba gwnzneix gangj le，cuengq haeuj ndaw daeh bae. Daehhom hawj lwgnyez raek riengz ndang，gawq ndaej fuengzre bingh fwngz、din、 ndaw bak hwnj bop naeuhnwd，youh ndaej siu ndat gej doeg.